Protocolos Clínicos em Endocrinologia e Diabetes

Grupo Editorial Nacional

O GEN | Grupo Editorial Nacional, a maior plataforma editorial no segmento CTP (científico, técnico e profissional), publica nas áreas de saúde, ciências exatas, jurídicas, sociais aplicadas, humanas e de concursos, além de prover serviços direcionados a educação, capacitação médica continuada e preparação para concursos. Conheça nosso catálogo, composto por mais de cinco mil obras e três mil e-books, em www.grupogen.com.br.

As editoras que integram o GEN, respeitadas no mercado editorial, construíram catálogos inigualáveis, com obras decisivas na formação acadêmica e no aperfeiçoamento de várias gerações de profissionais e de estudantes de Administração, Direito, Engenharia, Enfermagem, Fisioterapia, Medicina, Odontologia, Educação Física e muitas outras ciências, tendo se tornado sinônimo de seriedade e respeito.

Nossa missão é prover o melhor conteúdo científico e distribuí-lo de maneira flexível e conveniente, a preços justos, gerando benefícios e servindo a autores, docentes, livreiros, funcionários, colaboradores e acionistas.

Nosso comportamento ético incondicional e nossa responsabilidade social e ambiental são reforçados pela natureza educacional de nossa atividade, sem comprometer o crescimento contínuo e a rentabilidade do grupo.

Protocolos Clínicos em Endocrinologia e Diabetes

Francisco Bandeira
Professor Associado e Livre-docente da disciplina de Endocrinologia da Faculdade de Ciências Médicas da Universidade de Pernambuco (UPE). Chefe da Divisão de Endocrinologia, Diabetes e Doenças Ósseas do Hospital Agamenon Magalhães (HAM) – MS/SUS/SES/UPE. Presidente do Capítulo Brasileiro da American Association of Clinical Endocrinologists (AACE) e American College Endocrinology (ACE). Presidente da Comissão do Título de Especialista da Sociedade Brasileira de Endocrinologia e Metabologia (SBEM) de 2004 a 2014. Coeditor do Archives of Endocrinology & Metabolism (ABEM).

Segunda edição

GEN GUANABARA KOOGAN

EDITORA GUANABARA KOOGAN LTDA.
Uma editora integrante do GEN | Grupo Editorial Nacional
Travessa do Ouvidor, 11
Rio de Janeiro – RJ – CEP 20040-040
Tels.: (21) 3543-0770/(11) 5080-0770 | Fax: (21) 3543-0896
www.grupogen.com.br | editorial.saude@grupogen.com.br

- Capa: Rubens Lima
Editoração eletrônica: Diretriz

- Ficha catalográfica

B165p
2.ed.

Bandeira, Francisco
Protocolos clínicos em endocrinologia e diabetes / Francisco Bandeira. - 2. ed. - Rio de Janeiro: Guanabara Koogan, 2017.
il.

ISBN 978-85-277-3088-4

1. Endocrinologia. I. Título.

16-37709

CDD: 616.4
CDU: 616.4

Colaboradores

Adriane Maria Rodrigues

Endocrinologista. Chefe da Unidade de Adrenal e Gônadas do Serviço de Endocrinologia e Metabologia do Hospital de Clínicas da Universidade Federal do Paraná (HC-UFPR).

Alexandre Alessi

Professor Adjunto da disciplina de Propedêutica Médica e Cardiologia do Departamento de Clínica Médica da Universidade Federal do Paraná (UFPR).

Alexandre Hohl

Mestre em Neurociências e Doutor em Ciências Médicas pela Universidade Federal de Santa Catarina (UFSC). Professor da disciplina de Endocrinologia da Universidade Federal de Santa Catarina (UFSC).

Aline Guerra Correia

Endocrinologista. Pós-graduada pela Divisão de Endocrinologia e Diabetes do Hospital Agamenon Magalhães (HAM) – MS/SUS/SES/UPE.

Alyne Diniz Loureiro

Pós-graduada pela Divisão de Endocrinologia e Diabetes do Hospital Agamenon Magalhães (HAM) – MS/SUS/SES/UPE.

Alyne Layane Pereira Lemos

Pós-graduanda da Divisão de Endocrinologia e Diabetes do Hospital Agamenon Magalhães (HAM) – MS/SUS/SES/UPE.

Amanda de Souza Barros

Pós-graduada pela Divisão de Endocrinologia e Diabetes do Hospital Agamenon Magalhães (HAM) – MS/SUS/SES/UPE.

Arianna Barreto de Sousa Chacon

Pós-graduanda da Divisão de Endocrinologia e Diabetes do Hospital Agamenon Magalhães (HAM) – MS/SUS/SES/UPE.

Breno Coimbra

Pós-graduando da Divisão de Endocrinologia e Diabetes do Hospital Agamenon Magalhães (HAM) – MS/SUS/SES/UPE.

Bruna Burkhardt Costii

Endocrinologista. Residência em Clínica Médica pelo Hospital Universitário Oswaldo Cruz da Universidade de Pernambuco (UPE). Residência em Endocrinologia pela Divisão de Endocrinologia e Diabetes do Hospital Agamenon Magalhães (HAM) – MS/SUS/SES/UPE.

Bruno Caldas

Pós-graduando da Divisão de Endocrinologia e Diabetes do Hospital Agamenon Magalhães (HAM) – MS/SUS/SES/UPE.

Carolina Aguiar Moreira Kulak

Médica da Unidade de Metabolismo Ósseo do Serviço de Endocrinologia e Metabologia do Hospital de Clínicas da Universidade Federal do Paraná (HC-UFPR). Professora do Departamento de Clínica Médica da UFPR.

Cesar Luiz Boguszewski

Doutor em Endocrinologia pela University of Gothenburg – Suécia. Professor Associado III da disciplina de Endocrinologia e Metabologia do Departamento de Clínica Médica e Coordenador da Unidade de Neuroendocrinologia do Serviço de Endocrinologia e Metabologia do Hospital de Clínicas da Universidade Federal do Paraná (SEMPR/HC-UFPR).

Clarissa Beatriz Santos de Almeida

Pós-graduada em Endocrinologia pela Divisão de Endocrinologia e Diabetes do Hospital Agamenon Magalhães (HAM) – MS/SUS/SES/UPE.

Cynthia Salgado Lucena

Preceptora da Divisão de Endocrinologia, Diabetes e Doenças Ósseas do Hospital Agamenon Magalhães (HAM) – MS/SUS/SES/UPE. Mestre em Ciências da Saúde pela Faculdade de Ciências Médicas da Universidade de Pernambuco (FCM/UPE).

Daniella Maria Carneiro do Rêgo

Mestre em Neuropsiquiatria e Ciências do Comportamento pela Universidade Federal de Pernambuco (UFPE). Preceptora da Divisão de Endocrinologia, Diabetes e Doenças Metabólicas Ósseas do Hospital Agamenon Magalhães (HAM) – MS/SUS/SES/UPE.

Denise Antunes

Pós-graduanda da Divisão de Endocrinologia e Diabetes do Hospital Agamenon Magalhães (HAM) – MS/SUS/SES/UPE.

Éllyda Duarte

Pós-graduanda da Divisão de Endocrinologia e Diabetes do Hospital Agamenon Magalhães (HAM) – MS/SUS/SES/UPE.

Fernanda Victor

Pós-graduanda da Divisão de Endocrinologia e Diabetes do Hospital Agamenon Magalhães (HAM) – MS/SUS/SES/UPE.

Gustavo José Caldas Pinto Costa

Médico Preceptor da Divisão de Endocrinologia e Diabetes do Hospital Agamenon Magalhães (HAM) – MS/SUS/SES/UPE. Mestre em Ciências da Saúde pela Faculdade de Ciências Médicas da Universidade de Pernambuco (FCM/UPE).

Izabel Calland Ricarte Beserra

Especialista em Endocrinologia Pediátrica pela Associação Médica Brasileira (AMB). Mestre e Doutora em Medicina Endocrinológica pela Universidade Federal do Rio de Janeiro (UFRJ). Chefe do Serviço de Endocrinologia Pediátrica do Instituto de Puericultura e Pediatria da UFRJ. Professora Adjunta do Departamento de Pediatria da UFRJ.

Josivan Gomes de Lima

Endocrinologista. Professor Adjunto da disciplina de Endocrinologia do Hospital Universitário Onofre Lopes da Universidade Federal do Rio Grande do Norte (UFRN). Presidente da Comissão do Título de Especialista da SBEM.

Keilly Grangeiro Wanderley

Pós-graduanda da Divisão de Endocrinologia e Diabetes do Hospital Agamenon Magalhães (HAM) – MS/SUS/SES/UPE.

Kyara Ramalho Freire

Pós-graduanda da Divisão de Endocrinologia e Diabetes do Hospital Agamenon Magalhães (HAM) – MS/SUS/SES/UPE.

Larissa Bastos Pimentel

Mestranda em Ciências da Saúde pela Faculdade de Ciências Médicas da Universidade de Pernambuco (FCM/UPE). Pós-graduada em Endocrinologia pela Divisão de Endocrinologia e Diabetes do Hospital Agamenon Magalhães (HAM) – MS/SUS/SES/UPE.

Larissa Pakuszevski Savi

Médica Residente em Endocrinologia e Metabologia do Serviço de Endocrinologia e Metabologia do Hospital de Clínicas da Universidade Federal do Paraná (SEMPR/HC-UFPR).

Larissa Pontes

Pós-graduanda da Divisão de Endocrinologia e Diabetes do Hospital Agamenon Magalhães (HAM) – MS/SUS/SES/UPE.

Leonardo Costa Bandeira e Farias
Research Fellow em Endocrinologia, College of Physicians and Surgeons, Columbia University, Nova York, EUA.

Lílian Barbosa de Souza
Pós-graduanda da Divisão de Endocrinologia e Diabetes do Hospital Agamenon Magalhães (HAM) – MS/SUS/SES/UPE.

Lourena Rodrigues Lima
Pós-graduada pela Divisão de Endocrinologia e Diabetes do Hospital Agamenon Magalhães (HAM) – MS/SUS/SES/UPE.

Lúcia Helena Coelho Nóbrega
Professora Assistente da disciplina de Endocrinologia da Faculdade de Medicina da Universidade Federal do Rio Grande do Norte (UFRN).

Luiz Henrique Maciel Griz
Professor Adjunto da disciplina de Endocrinologia da Faculdade de Ciências Médicas da Universidade de Pernambuco (UPE).

Manoel Aderson Soares Filho
Pós-graduado pela Divisão de Endocrinologia e Diabetes do Hospital Agamenon Magalhães (HAM) – MS/SUS/SES/UPE.

Marcela Maia Pitaluga
Pós-graduanda da Divisão de Endocrinologia e Diabetes do Hospital Agamenon Magalhães (HAM) – MS/SUS/SES/UPE.

Marcela Melo Corrêa de Oliveira
Pós-graduada pela Divisão de Endocrinologia e Diabetes do Hospital Agamenon Magalhães (HAM) – MS/SUS/SES/UPE.

Marcio Corrêa Mancini
Doutor em Endocrinologia e Metabologia pela Faculdade de Medicina da Universidade de São Paulo (FMUSP). Chefe do Grupo de Obesidade e Síndrome Metabólica da disciplina de Endocrinologia e Metabologia do Hospital das Clínicas da HC-FMUSP.

Maria Elba Bandeira de Farias
Preceptora da Divisão de Endocrinologia, Diabetes e Doenças Ósseas do Hospital Agamenon Magalhães (HAM) – MS/SUS/SES/UPE. Mestre em Ciências da Saúde pela Faculdade de Ciências Médicas da Universidade de Pernambuco (FCM/UPE).

Maria do Socorro Costa Azevedo
Especialista em Endocrinologia e Metabologia pela Sociedade Brasileira de Endocrinologia e Metabologia (SBEM). Pós-graduada em Endocrinologia e Diabetes pela Divisão de Endocrinologia e Diabetes do Hospital Agamenon Magalhães (HAM) – MS/SUS/SES/UPE.

Maria Paula Costa Bandeira e Farias
Médica Residente em Endocrinologia Pediátrica do Instituto de Medicina Integral Professor Fernando Figueira, Pernambuco (IMIP).

Marilia Martins Guimarães
Especialista em Endocrinologia Pediátrica pela Associação Médica Brasileira (AMB). Mestre e Doutora em Medicina Endocrinológica pela Universidade Federal do Rio de Janeiro (UFRJ). Professora Associada aposentada dos Departamentos de Clínica Médica e Pediatria da UFRJ.

Marisa Helena Cesar Coral
Mestre em Endocrinologia pela Pontifícia Universidade Católica do Rio de Janeiro (PUC/RJ). Professora responsável pela disciplina de Endocrinologia e Metabologia do Departamento de Clínica Médica da Universidade Federal de Santa Catarina (UFSC).

Mateus de Carvalho Tínel
Pós-graduando da Divisão de Endocrinologia e Diabetes do Hospital Agamenon Magalhães (HAM) – MS/SUS/SES/UPE.

Mauricio de Carvalho
Professor Adjunto e Chefe da disciplina de Clínica Médica do Hospital de Clínicas da Universidade Federal do Paraná (HC-UFPR). Professor Titular da disciplina de Nefrologia da Pontifícia Universidade Católica do Paraná (PUC/PR).

Micheline Abreu Rayol de Souza
Especialista em Endocrinologia Pediátrica pela Associação Médica Brasileira (AMB). Mestre em Endocrinologia. Médica do Instituto de Puericultura e Pediatria da Universidade Federal do RIo de Janeiro (UFRJ).

Mirna Alves de Sá
Pós-graduada da Divisão de Endocrinologia e Diabetes do Hospital Agamenon Magalhães (HAM) – MS/SUS/SES/UPE.

Nathalia Lobo
Pós-graduanda da Divisão de Endocrinologia e Diabetes do Hospital Agamenon Magalhães (HAM) – MS/SUS/SES/UPE.

Osmar Monte
Professor Titular da disciplina de Endocrinologia da Faculdade de Ciências Médicas da Santa Casa de São Paulo (FCM/SCSP).

Paulo Alonso Garcia Alves Junior
Especialista em Endocrinologia Pediátrica pela Associação Médica Brasileira (AMB). Mestre em Endocrinologia. Professor Substituto do Instituto de Puericultura e Pediatria da Universidade Federal do Rio de Janeiro (UFRJ).

Rafael Rabelo Lira
Pós-graduado pela Divisão de Endocrinologia e Diabetes do Hospital Agamenon Magalhães (HAM) – MS/SUS/SES/UPE.

Rodolpho Pinto de Mendonça
Médico Assistente do Departamento de Clínica Médica da Universidade Federal do Rio Grande do Norte (UFRN).

Sara Cassibba
Endocrinologista do Hospital Santa Croce e Carle di Cuneo, Universidade di Torino, Itália.

Sirley Portela Vasconcelos
Pós-graduada pela Divisão de Endocrinologia e Diabetes do Hospital Agamenon Magalhães (HAM) – MS/SUS/SES/UPE.

Tatiana Munhoz da Rocha Lemos Costa
Endocrinologista do Hospital do Idoso Zilda Arns, do Centro de Diabetes Curitiba e do Hospital Marcelino Champagnat.

Thyciara Fontenele Marques
Professora das disciplinas de Endocrinologia e Clínica Médica da Faculdade de Medicina de Juazeiro do Norte (FMJ). Mestre em Neurociências pela Universidade Federal do Pernambuco (UFPE).

Vanessa Caroline Costa Machado Mazullo
Residência em Clínica Médica pelas Obras Sociais Irmã Dulce – SUS/SES, Bahia. Pós-graduada pela Divisão de Endocrinologia e Diabetes do Hospital Agamenon Magalhães (HAM) – MS/SUS/SES/UPE.

Vanessa Leão de Medeiros
Endocrinologista. Residência em Pediatria no Instituto de Medicina Integral Professor Fernando Figueira, Pernambuco (IMIP). Especialista em Endocrinologia Pediátrica pela Divisão de Endocrinologia, Diabetes e Doenças Metabólicas Ósseas do Hospital Agamenon Magalhães (HAM) – MS/SUS/SES/UPE e pela University of Central Florida.

Victória Zeghbi Cochenski Borba
Professora Adjunta do Departamento de Clínica Médica da Universidade Federal do Paraná (UFPR). Serviço de Endocrinologia e Metabologia da UFPR.

Viviane Pereira de Araújo
Pós-graduanda da Divisão de Endocrinologia e Diabetes do Hospital Agamenon Magalhães (HAM) – MS/SUS/SES/UPE.

COLABORADORA ESPECIAL

Isabel Oliveira de Sousa
Endocrinologista. Coordenadora do Ambulatório de Doenças Metabólicas da Divisão de Ortopedia do Hospital Getúlio Vargas (HGV) – MS/SUS/SES/UPE.

Prefácio

A segunda edição de *Protocolos Clínicos em Endocrinologia e Diabetes* tem como objetivo atender às constantes mudanças e evoluções na área da endocrinologia e da diabetologia. A manutenção do formato conciso e objetivo facilita a consulta, tornando-a rápida e eficaz.

Novos capítulos foram acrescentados, tais como: Osteoporose Induzida por Glicocorticoides; Doença Hepática Gordurosa Não Alcoólica; Insuficiência Suprarrenal; Amenorreia; Síndrome dos Ovários Policísticos; Terapia Hormonal em Transgênero; e Monitoramento Contínuo de Glicose | Princípios e Métodos.

Na parte sobre os casos clínicos do TEEM, novas situações clínicas foram inseridas para que o candidato ao concurso amplie a oportunidade de exercitar o raciocínio clínico no mesmo formato do exame oficial.

Gostaríamos de agradecer ao Grupo GEN pela dedicação e presteza na elaboração desta segunda edição e a todos os colaboradores pelo esmero na preparação e atualização dos capítulos e casos clínicos.

Francisco Bandeira

Sumário

Parte 1 Diabetes Melito, 1

Parte 8 Casos Clínicos, 447

1
PARTE
Diabetes Melito

1

Aspectos Gerais do Diagnóstico e Tratamento do Diabetes Melito Tipo 2

Lourena Rodrigues Lima | Aline Guerra Correia | Francisco Bandeira

Definição

O diabetes melito (DM) inclui um conjunto de distúrbios metabólicos de diferentes etiologias, caracterizados por hiperglicemia crônica resultante da diminuição da sensibilidade dos tecidos à ação da insulina e/ou da deficiência de sua secreção. A hiperglicemia a longo prazo associa-se a lesões nos vários órgãos, especialmente olhos, rins, coração, nervos e vasos sanguíneos. O DM está associado a outras doenças, como hipertensão arterial, dislipidemia, alteração da função endotelial, aumento do risco cardiovascular e cerebrovascular e doença arterial periférica.

Etiologia

O DM constitui um sério problema de saúde, atualmente, e sua prevalência tem aumentado em proporções epidêmicas. Estimativas da Federação Internacional de Diabetes sugerem que hoje existam cerca de 285 milhões de diabéticos no mundo (6,4% da população adulta), e esse número poderá chegar a 440 milhões em 2030.

Esse aumento da prevalência está associado a vários fatores, como aumento do consumo de açúcar, alteração do estilo de vida, obesidade, síndrome metabólica e sedentarismo. Um estudo recente relatou que o consumo diário e excessivo de açúcar está relacionado com o maior risco de DM, mesmo sem o paciente ganhar peso. Observa-se o aumento da prevalência de DM2 em crianças e adolescentes devido, principalmente, a alterações do estilo de vida (Tabela 1.1).

Além da prevalência crescente do DM, ocorreu aumento do risco de complicações inerentes à doença e de sua morbimortalidade. O risco relativo de desenvolver doenças

Tabela 1.1 Classificação etiológica.

Diabetes melito tipo 1*
A. Mediação imunológica B. Idiopática
Diabetes melito tipo 2*
Outros tipos específicos
A. Defeitos genéticos da função da célula beta ▪ Cromossomo 12, *HNF-1α* (MODY 3) ▪ Cromossomo 7, glicocinase (MODY 2) ▪ Cromossomo 20, *HNF-4α* (MODY 1) ▪ DNA mitocondrial ▪ Outros
B. Defeitos genéticos da ação da insulina ▪ Resistência à insulina do tipo A ▪ Leprechaunismo ▪ Síndrome de Rabson-Mendenhall ▪ Diabetes lipoatrófico ▪ Outros
C. Doenças de pâncreas exócrino ▪ Pancreatite ▪ Traumatismo/pancreatectomia ▪ Neoplasia ▪ Fibrose cística ▪ Hemocromatose ▪ Pancreatopatia fibrocalculosa ▪ Outras
D. Endocrinopatias ▪ Acromegalia ▪ Síndrome de Cushing ▪ Glucagonoma ▪ Feocromocitoma ▪ Hipertireoidismo ▪ Somatostatina ▪ Outros
E. Induzidos por fármacos ou produtos químicos como ▪ Vacor ▪ Pentamidina ▪ Ácido nicotínico ▪ Glicocorticoides ▪ Hormônio tireoidiano ▪ Diazóxido ▪ Agonistas beta-adrenérgicos ▪ Tiazídicos ▪ IFN-α ▪ Outros
F. Infecções ▪ Rubéola congênita

(continua)

Tabela 1.1 Classificação etiológica. (*continuação*)

▪ Citomegalovírus ▪ Outros
G. Formas incomuns de diabetes mediadas imunologicamente ▪ Síndrome de *stiff-man* (homem rígido) ▪ Anticorpo antirreceptor de insulina ▪ Outros
H. Outras síndromes genéticas algumas vezes associadas a diabetes ▪ Síndrome de Down ▪ Síndrome de Klinefelter ▪ Síndrome de Turner ▪ Síndrome de Wolfram ▪ Ataxia de Friedreich ▪ Coreia de Huntington ▪ Síndrome de Laurence-Moon-Biedl ▪ Distrofia miotônica ▪ Porfiria ▪ Síndrome de Prader-Willi ▪ Outras
Diabetes gestacional

* Pacientes com qualquer forma de diabetes podem necessitar de tratamento insulínico em algum estágio da doença. O uso da insulina, por si só, não classifica o paciente. *HNF-1α: hepatic nuclear factor 1-alpha*; *HNF-4α: hepatic nuclear factor 4-alpha*; IFN-α: interferona-alfa; MODY: *maturity-onset diabetes of the young*.

cardiovasculares entre aqueles com DM tem sido duas vezes maior com relação àqueles sem diabetes. Houve um aumento crescente de complicações como neuropatia, nefropatia, retinopatia e amputação. Esse incremento nas complicações pode ser explicado em razão da demora diagnóstica, do não acompanhamento adequado, da falta de acesso ao sistema de saúde e das novas terapias.

Apresentação clínica

A diferenciação entre o DM1 e o DM2 é relativamente simples e baseia-se nos achados clínicos. Os casos de DM1, em sua quase totalidade, apresentam sintomas clássicos como poliúria, polidipsia e polifagia, ao passo que pacientes com DM2 podem ser assintomáticos ou oligossintomáticos. Nos casos em que houver dúvida, o diagnóstico pode ser confirmado pela dosagem de autoanticorpos.

Diabetes melito tipo 1

No DM1, há uma deficiência insulínica por destruição das células beta pancreáticas decorrente da insulinite autoimune, que ocorre frequentemente em jovens, com instalação rápida dos sintomas clínicos, propensão à cetose e presença de autoanticorpos circulantes – tipo 1A. Em outros casos, o processo etiopatogênico é desconhecido e não há evidências de autoimunidade – tipo 1B.

LADA

O latent autoimmune diabetes of the adult (LADA) acomete adultos predominantemente na quinta década de vida e evolui com falência secretória de insulina. Os critérios diagnósticos são:

- Idade de diagnóstico entre 25 e 65 anos
- Ausências de cetoacidose diabética ou hiperglicemia acentuada no diagnóstico ou imediatamente após, sem necessidade de insulina por pelo menos 6 a 12 meses (diferenciando-se do DM1 do adulto)
- Existência da autoanticorpos (especialmente o anti-GAD).

Diabetes melito tipo 2

O DM2 é uma síndrome heterogênea com patogênese diversa, que envolve fatores genéticos e ambientais e resulta em defeitos da secreção e ação da insulina. Surge geralmente após os 40 anos de idade, e a maioria dos pacientes é obesa. Pode acometer crianças e adolescentes, principalmente, pela mudança do estilo de vida. O DM2 está associado a:

- História familiar de diabetes
- Obesidade
- Diagnóstico prévio de intolerância à glicose
- Diabetes gestacional ou macrossomia fetal
- Tabagismo
- Hipertensão arterial sistêmica (HAS)
- Dislipidemia.

Diabetes tipo MODY

Define-se o diabetes do tipo MODY (do inglês *maturity-onset diabetes of the young*) como o diabetes familiar diagnosticado na infância, na adolescência ou na idade adulta jovem, com modo de transmissão autossômico-dominante associado a defeitos na secreção de insulina, evoluindo com hiperglicemia em 95% dos afetados antes dos 55 anos de idade. Atualmente, existem seis subtipos de MODY secundários a seis diferentes genes (Tabela 1.2).

A maioria dos pacientes com MODY é magra e responde bem ao uso de sulfonilureias e medidas comportamentais (dieta e atividade física). Em alguns casos, podem ocorrer complicações microvasculares do diabetes, como retinopatia e nefropatia (MODY 1 e 3).

Diagnóstico

Clínico

Tradicionalmente, baseia-se nos achados relacionados com a hiperglicemia – poliúria, polidipsia e polifagia – que, associados à perda ponderal, têm mais relação com o DM1. A obesidade não descarta o diagnóstico.

Tabela 1.2 Tipos de MODY | Dados clínicos e genéticos dos seis subtipos de MODY conhecidos e do MODY X.

Tipos	Gene	Achados (%)	Hiperglicemia	Idade ao diagnóstico	Defeito primário
MODY 1	*HNF-4α*	Raro	Progressiva	Pós-puberal	Pâncreas/outros?
MODY 2	*GCK*	10 a 65	Leve	Infância	Pâncreas/fígado
MODY 3	*HNF-1α*	20 a 75	Progressiva	Pós-puberal	Pâncreas/rim/fígado
MODY 4	*IPF-1*	Raro	Progressiva	Adultos jovens	Pâncreas/outros
MODY 5	*HNF-1β*	Raro	Progressiva	Pós-puberal	Pâncreas/rim/outros?
MODY 6	*NEUROD*	Raro	?	Adultos jovens	Pâncreas/outros?
MODY X	?	10 a 20	Progressiva	Variável	Desconhecido

Os pacientes com DM2 costumam ser assintomáticos ou oligossintomáticos e apresentam sintomas inespecíficos como tontura, dificuldade visual, astenia, cãibras, vulvovaginites de repetição e disfunção erétil. A obesidade está associada em 80% dos casos.

Laboratorial

O diagnóstico laboratorial baseia-se nos seguintes achados:

- Hemoglobina glicada (HbA1c) ≥ 6,5% ou
- Glicemia de jejum ≥ 126 mg/dℓ (7 mmol/ℓ) ou
- Glicemia de 2 h ≥ 200 mg/dℓ (11,1 mmol/ℓ) durante o teste oral de tolerância à glicose (TOTG) – 75 g, 2 h ou
- Glicemia de 2 h ≥ 200 mg/dℓ em pacientes com sintomas clássicos de hiperglicemia ou crise hiperglicêmica + glicemia de jejum ≥ 126 mg/dℓ (7 mmol/ℓ)

Os valores para o diagnóstico em crianças e adultos são os mesmos.

Hemoglobina glicada

Os valores da HbA1c refletem a média das glicemias durante os últimos 2 a 3 meses, que é o tempo médio de sobrevida das hemácias. Quanto maior a concentração de glicose plasmática e maior o período de contato, maior a porcentagem de HbA1c. Sua utilização justifica-se pelo fato de a identificação do paciente portador de DM ser mais rápida. Considera-se a HbA1c como padrão-ouro para o controle glicêmico.

A American Diabetes Association (ADA) tem recomendado como meta níveis de HbA1c < 7%. Isso porque níveis acima desse valor estão relacionados com a elevação progressiva nos riscos de complicações macro e microvasculares e o aumento na mortalidade cardiovascular.

Existem alguns fatores que podem esconder os valores de HbA1c:

- Falso-positivos: insuficiência renal crônica (IRC), hipertrigliceridemia, consumo de álcool, esplenectomia, anemia ferropriva, toxicidade por chumbo e por opiáceos

- Falso-negativos: qualquer condição que diminua a meia-vida das hemácias (anemia hemolítica, esferocitose, eliptocitose, lise desencadeada por deficiência de G6PD), perda de sangue aguda ou crônica, transfusão de sangue recente, gravidez ou parto recente, altas doses de vitamina C ou E, hemoglobinopatias, hemoglobina F e dapsona.

Teste oral de tolerância à glicose

No adulto, faz-se a coleta da glicemia de jejum administrando-se 75 g de glicose anidra dissolvidos em água. Após duas horas, coleta-se nova amostra de glicemia. Em crianças, a sobrecarga deve ser realizada a 1,75 g/kg de peso, não ultrapassando 75 g de glicose. As indicações para o teste são:

- Diagnóstico de DM (glicemia de jejum propicia resultados dúbios)
- Diagnóstico diferencial de diabetes gestacional
- Glicemia de jejum > 100 e < 126 mg/dℓ.

Frutosamina

Deve ser considerada em pacientes com condições que alterem os valores de HbA1c (gravidez e hemoglobinopatias).

Peptídeo C

A capacidade secretória do pâncreas é analisada pela dosagem do peptídeo C, que apresenta valores equimolares com a insulina. Pacientes portadores de DM1 apresentam valores de peptídeo C < 0,9 ng/mℓ no basal e < 1,8 ng/mℓ após injeção de glucagon.

Categorias de risco para o pré-diabetes

O rótulo de pré-diabetes pode gerar tratamento precoce, reversão e melhora dos parâmetros. Para paciente pré-diabético ou com intolerância à glicose com glicemia de jejum > 100 e < 126 mg/dℓ ou HbA1c > 5,7 e < 6,5%, a mudança no estilo de vida (dieta e atividade física) e/ou a associação de fármacos antidiabéticos podem ser medidas terapêuticas para a prevenção de DM.

O estudo Atherosclerosis Risk in Communities (ARIC) sugeriu que a HbA1c > 5,4% aumentaria o risco de doenças cardiovasculares e DM. Por isso, haveria a necessidade de intervir o mais precocemente possível para evitar essa evolução.

Tratamento

Recomenda-se individualizar a terapia e adaptar os objetivos do tratamento para cada paciente, analisando de forma abrangente, com base em anamnese, fatores de risco, comportamentos etnoculturais e meio ambiente. Os resultados de alguns estudos ajudaram a estabelecer metas glicêmicas para pacientes com DM2. Os níveis de HbA1c < 6 (estudos ACCORD e VADT) e HbA1c < 6,5 (estudo ADVANCE) utilizados nesses estudos demonstraram que o controle excessivo pode apresentar resultados graves.

O estudo ACCORD foi interrompido precocemente em virtude de um aumento da taxa de mortalidade nos pacientes submetidos a intenso controle glicêmico. Nesse estudo, a hipoglicemia foi três vezes mais comum no grupo intensivo. Os estudos ADVANCE e VADT não evidenciaram o aumento da mortalidade, mas não houve nenhum benefício cardiovascular. As metas do controle glicêmico devem ser individualizadas e levar em consideração: a idade do paciente, a duração da doença, a presença ou a ausência de complicações microvasculares, a presença ou a ausência de doença macrovascular (incluindo fatores de risco para doença cardiovascular) e o risco de hipoglicemia grave.

Indicações gerais

- A HbA1c para pacientes com diabetes tipo 2 deve permanecer inferior a 7%
- A glicemia de jejum deve ficar entre 90 e 130 mg/dℓ
- Glicemia pós-prandial (GPP) < 180 mg/dℓ
- Para pacientes idosos, com longa duração da doença, o controle menos agressivo deve permitir HbA1c ≤ 8%
- Já os pacientes recém-diagnosticados sem doença aterosclerótica preestabelecida podem se beneficiar de um controle glicêmico mais intensivo, com HbA1c mais próxima do normal (ou seja, 6,5%)
- LDL < 100 mg/dℓ para pacientes com ausência de doença arterial coronariana
- LDL < 70 mg/dℓ para pacientes com doença arterial coronariana
- PA < 130 × 80 mmHg
- Redução de 5 a 10% do peso corporal mostra benefício na redução de hiperglicemia, dislipidemia e hipertensão, apneia de sono e esteatose hepática.

Estratégias para o tratamento

Terapia nutricional

Considera-se a terapia nutricional fundamental no tratamento e deve ser considerada individualmente. Os indivíduos portadores de diabetes ou pré-diabéticos devem receber orientação nutricional e submeter-se a uma terapia nutricional médica, com o objetivo de alcançar as metas do tratamento.

Atividade física

Os portadores de diabetes devem ser aconselhados a fazer atividades físicas aeróbicas de intensidade moderada por, pelo menos, 150 min por semana (50 a 70% da taxa cardíaca máxima), ou por 30 a 60 min por dia, cinco vezes na semana. Na ausência de contraindicações, os portadores de DM2 devem ser incentivados a fazer exercícios de resistência 3 vezes/semana. Assim, o tratamento inicial consiste em dieta saudável associada a aumento da atividade física e controle do peso.

Associação de fármacos

Em caso de monoterapia, utiliza-se a metformina. Se a meta de HbA1c não for alcançada após 3 meses, convém optar pela combinação de dois fármacos. Já se a meta de HbA1c não for alcançada após 3 meses, recomenda-se a combinação de três fármacos (Figura 1.1).

Se a terapia combinada, que inclui insulina basal, falhar após 3 a 6 meses, convém optar por uma estratégia insulínica mais complexa, em geral a combinação de um ou dois agentes não insulínicos. As estratégias mais complexas com insulina são: insulina basal + 1 injeção de ultrarrápida antes da maior refeição (basal *plus*); ou insulina basal + insulina ultrarrápida antes das principais refeições (basal-bólus).

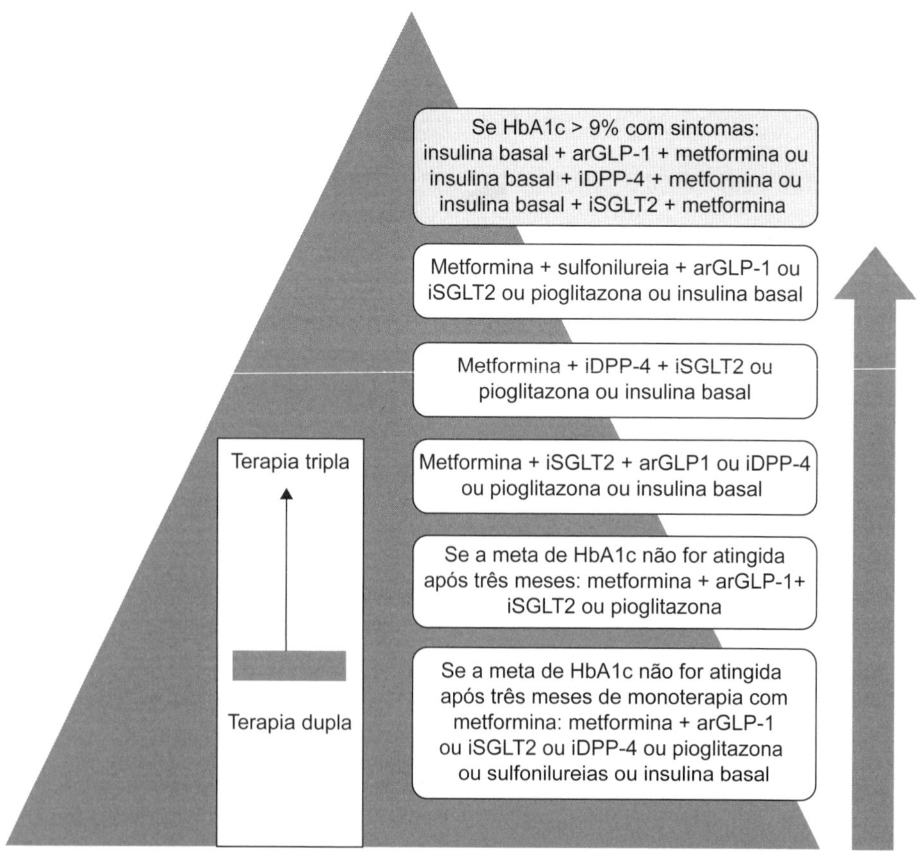

Figura 1.1 Tratamento do diabetes tipo 2; passo a passo com base na meta da HbA1c.

Antidiabéticos

Biguanida

- Composto: metformina. Ocupa a posição de primeiro fármaco no tratamento do DM2 e na estratégia para a prevenção deste. Seu efeito fisiológico primário é a diminuição hepática da glicose
- Vantagens: tem extensa experiência no tratamento de DM2, não acarreta ganho de peso, possivelmente se relaciona com a diminuição do risco de doenças cardiovasculares, reduz a glicemia de jejum de 20 a 30%, não causa hipoglicemia e tem baixo custo
- Desvantagens: efeitos colaterais gastrintestinais (diarreia, náuseas, dor abdominal), risco de acidose láctica (disfunção renal – creatinina sérica > 1,4 mg/dℓ em mulheres e 1,5 mg/dℓ em homens), doenças hepáticas crônicas, doença pulmonar obstrutiva crônica, insuficiência cardíaca congestiva (ICC), fase aguda da doença miocárdica isquêmica, sepse, etilistas crônicos e história de acidose láctica. Suspende-se por 1 a 2 dias antes do uso de contrastes radiológicos
- Posologia:
  - Metformina: comp. de 500 mg, 850 mg e 1 g – administrada 1 a 3 vezes/dia
  - XR: comp. de 500 mg, 750 mg e 1 g – dose única diária (liberação lenta)
    - Dose inicial: 500 a 850 mg/dia após as refeições
    - Dose máxima recomendada: 2.000 mg/dia.

Sulfonilureias

- Compostos: glibenclamida, glimepirida, gliclazida MR, glipizida e clorpropamida
- Efeito fisiológico primário: aumentam a excreção pancreática de insulina, reduzem o débito hepático da glicose e levam à maior utilização periférica da glicose
- Vantagem: têm extensa experiência no tratamento da doença
- Desvantagens: maior risco de hipoglicemia, ganho de peso, potencial aumento do risco cardiovascular (com exceção da gliclazida), necessidade de administrar antes das refeições, devem ser evitadas na insuficiência renal e hepática e são, em geral, contraindicadas na gestação e durante a amamentação
- Posologia:
  - Glimepirida: comp. de 1, 2, 3, 4 e 6 mg – dose única diária
    - Dose inicial: 1 a 2 mg/dia
    - Dose máxima: 8 mg/dia
  - Gliclazida: comp. de 30 e 60 mg – dose única diária
    - Dose inicial: 30 mg/dia
    - Dose máxima: 120 mg/dia
  - Glipizida: comp. de 5 mg – administrada 1 a 3 vezes/dia
    - Dose inicial: 2,5 a 5 mg/dia
    - Dose máxima: 20 mg/dia

- Glibenclamida: comp. de 5 mg – administrada 1 a 3 vezes/dia
    - Dose inicial: 2,5 a 5 mg/dia
    - Dose máxima: 20 mg/dia
- Clorpropamida: comp. de 250 mg – administrada 1 vez/dia
    - Dose inicial: 125 a 250 mg/dia
    - Dose máxima: 500 mg/dia.

Glinidas

- Compostos: repaglinida e nateglinida
- Efeito fisiológico primário: aumento da excreção de insulina
- Vantagens: diminuem os picos glicêmicos pós-prandiais e apresentam baixo risco de hipoglicemia
- Desvantagens: ganho de peso, hipoglicemia, necessidade de administração antes de cada refeição
- Posologia:
    - Repaglinida: comp. de 0,5, 1 e 2 mg – administrada 1 a 3 vezes/dia
        - Dose inicial: 0,5 a 2 mg/dia
        - Dose máxima: 16 mg/dia
    - Nateglinida: comp. de 120 mg – administrada 1 a 3 vezes/dia
        - Dose inicial: 120 mg/dia
        - Dose máxima: 360 mg/dia.

Tiazolidinediona | Pioglitazona

- Efeito fisiológico primário: aumento da sensibilidade à insulina, efeito potencializador da ação periférica da insulina e menor eficácia em reduzir o débito hepático de glicose
- Indica-se o uso de glitazona em pacientes com síndrome de ovários policísticos e lipodistrofias
- Vantagens: não induz à hipoglicemia, aumenta o HDL-C e diminui os triglicerídeos. A pioglitazona reduz o risco de diabetes em pacientes com resistência à insulina recrutados pelo HOMA-IR [glicose plasmática de jejum (mg/dℓ) × insulina plasmática de jejum (mUI/ℓ) ÷ 405], além de infarto agudo do miocárdio (IAM) e acidente vascular encefálico (AVE)
- Desvantagens: edema, ganho de peso, aumento de risco de ICC e de fraturas ósseas.
- Posologia:
    - Pioglitazona: comp. de 15, 30 e 45 mg – administrada em dose única diária
        - Dose inicial: 15 a 30 mg/dia
        - Dose máxima: 45 mg/dia.

Inibidores da alfaglicosidase

- Compostos: acarbose, miglitol e voglibose. Apenas a acarbose é comercializada no Brasil. São pouco utilizados, por causarem flatulência e, por isso, não destacáveis no nosso protocolo
- Mecanismo de ação: diminuem a absorção intestinal de carboidratos por gerarem retardo na digestão e na absorção de carboidratos complexos pelo intestino delgado
- Vantagens: não induzem à hipoglicemia e diminuem os picos pós-prandiais
- Desvantagens: discreta redução da HbA1c e efeitos colaterais como flatulência e diarreia
- Posologia:
  - Acarbose: comp. de 50 a 100 mg
    - Dose inicial: 25 mg antes das maiores refeições (3 vezes/dia)
    - Dose máxima: 150 mg (não há eficácia no uso de doses maiores).

Inibidores do cotransportador sódio-glicose 2 | Gliflozinas

A descoberta de que os rins participam do processo de metabolismo e homeostase da glicose levou ao desenvolvimento de bloqueadores da glicose filtrada pelos rins – agentes que provocam glicosúria. Tal efeito tem tanto o potencial de melhorar o controle glicêmico dos pacientes com diabetes tipo 2 quanto o de induzir a perda calórica e contribuir para a perda de peso.

As indicações das gliflozinas seriam, portanto, para o diabetes tipo 2 em associação a metformina, pioglitazona, inibidores de DPP-4, arGLP-1 ou insulina ou ainda em monoterapia (Figura 1.2). A ação ocorre na inibição dos cotransportadores sódio-glicose 2 (SGLT2).

Esses compostos foram desenvolvidos a partir da florizina, um SGLT não seletivo presente naturalmente no tronco de algumas árvores frutíferas, como a macieira, porém sua absorção é pobre. Ademais, os efeitos rapidamente desaparecem por causa da hidrólise intestinal pela lactase-florizina-hidrolase.

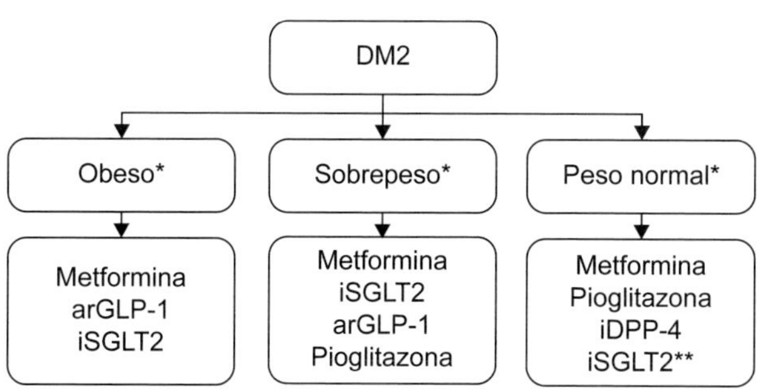

Figura 1.2 Tratamento do diabetes tipo 2 com base na fisiopatologia e na redução de desfechos cardiovasculares e renais. *Listadas por ordem de preferência da classe terapêutica. Terapia tripla inicial preferida. Incluir insulina basal se HbA1c > 9% com sintomas. **Considerar se DCV clínica estabelecida.

Vários inibidores seletivos dos SGLT2 foram desenvolvidos nos últimos anos. Entre eles, além da canagliflozina, há a dapagliflozina, a empagliflozina, a ipragliflozina e a tofogliflozina.

Nos seres humanos, cerca de 180 g de glicose são filtrados diariamente pelos rins, dos quais menos de 1% é excretado, por conta da alta taxa de reabsorção no túbulo contorcido proximal. Em condições normais, a glicosúria só se torna evidente quando a carga tubular de glicose alcança 220 mg/minuto, o que corresponde a concentrações plasmáticas de 200 mg/dℓ. Parece haver um mecanismo de *feedback* na regulação da expressão dos SGLT, pois as concentrações plasmáticas elevadas aumentam sua expressão. Sua inibição leva a aumento na excreção urinária de glicose e redução da glicemia, com perda de 200 a 300 calorias ao dia, bem como a uma queda no limiar de excreção da glicose.

Dois cotransportadores são responsáveis pela reabsorção renal: SGLT1 e SGLT2.

O SGLT1 é mais comum na borda em escova da mucosa do intestino delgado e tem importância maior na absorção intestinal de glicose. Também está presente no segmento S3 do túbulo contorcido proximal, mas sua participação na reabsorção da glicose filtrada é de, aproximadamente, 10%. O SGLT2 é exclusivo da borda em escova do segmento S1 do túbulo contorcido proximal, respondendo por 90% da reabsorção renal da glicose.

O primeiro estudo de desfechos cardiovasculares a demonstrar redução de mortalidade geral e cardiovascular foi realizado com a empagliflozina (Empa-Reg Outcome). Assim, foram considerados os seguintes mecanismos mais bem estabelecidos:

- Redução da glicemia sem estímulo insulínico
- Redução da pressão arterial sem aumento da atividade adrenérgica, com redução do produto frequência cardíaca-pressão arterial
- Redução do peso
- Redução do tecido adiposo visceral.

Tais mecanismos devem ser atribuídos a efeitos da classe terapêutica. Outros efeitos prováveis com responsabilidade na redução do risco cardiovascular e de progressão renal são:

- Redução da uricemia
- Aumento do HDL-C
- Retroalimentação (*feedback*) tubuloglomerular.

POSOLOGIA

- Dapagliflozina: 10 mg/dia
- Canagliflozina: 100 a 300 mg/dia
- Empagliflozina: 10 a 25 mg/dia

EFEITOS ADVERSOS

Aumento do risco de infecções urogenitais, sejam bacterianas, infecções do trato urinário (ITU) ou fúngicas (vulvovaginites), porém são pouco frequentes e têm baixa taxa de recidiva. Em comparação com o placebo, ocorreu ITU em 5 a 10% dos pacientes em uso das gliflozinas e em 3,8% daqueles sob placebo. Por outro lado, ocorreu vulvovaginite em 10% dos pacientes em uso das gliflozinas e em 2,9% do grupo placebo. As gliflozinas, em geral, não são recomendadas em pacientes com ClCr < 45 mℓ/min, pois sua eficiência em reduzir a glicemia é atenuada. No entanto, os efeitos benéficos na pressão arterial e na proteção renal se mantêm. Em pacientes com *clearance* de creatinina entre 30 e 45 mℓ/min devem ser utilizados com cautela, pois a probabilidade de efeitos adversos relacionados com a contração do volume plasmático aumenta. Embora possa haver aumento do glucagon, além de redução das necessidades de insulina e maior risco de cetoacidose euglicêmica, os dados sobre diabetes tipo 2 não indicam maior incidência de cetoacidose diabética após a introdução dos iSGLT2 na prática clínica. Esse risco torna-se mais evidente no diabetes tipo 1, para o qual o uso dos iSGLT2 é considerado experimental.

Inibidores da dipeptidil peptidase-4 (DPP-4)

- Compostos: vildagliptina, sitagliptina, linagliptina, saxagliptina e alogliptina
- Mecanismo de ação: aumentam a excreção de insulina (glicose-dependente) e diminuem a excreção de glucagon (glicose-dependente)
- Vantagens: não induzem à hipoglicemia, são bem tolerados, não há ganho de peso (efeito neutro), diminuem os picos glicêmicos pós-prandiais e reduzem possivelmente o risco cardiovascular
- Desvantagens: modesta redução da HbA1c (0,5 a 1%); segurança a longo prazo ainda não foi bem estabelecida; além disso, estudos relacionados com o risco de nasofaringite, infecção de vias respiratórias superiores, urticária e angioedema não foram confirmados
- Posologia:
  - Vildagliptina: comp. de 50 mg – administrada 2 vezes/dia
  - Sitagliptina: comp. de 100 mg – administrada 1 vez/dia
  - Alogliptina: comp. de 25 mg – administrada 1 vez/dia
  - Saxagliptina: comp. de 5 mg – administrada 1 vez/dia
  - Linagliptina: comp. de 5 mg – administrada 1 vez/dia – não necessita de correção na insuficiência renal.

Observação: redução de 50% da dose em pacientes portadores de insuficiência renal com *clearance* de creatinina menor ou igual.

Agonistas do receptor de glucagon-like peptide 1 (GLP-1)

- Compostos: liraglutida, exenatida de curta duração e exenatida de longa duração (LAR)
- Mecanismos fisiopatológicos: aumentam a excreção de insulina (glicose-dependente), diminuem a excreção de glucagon (glicose-dependente), diminuem a produção hepática

de glicose, aumentam a sensibilidade à insulina, lentificam o esvaziamento gástrico e aumentam a saciedade

- Vantagens: perda ponderal, não induzem à hipoglicemia, diminuem os picos glicêmicos pós-prandiais, melhoram o perfil lipídico, apresentam efeitos cardiovasculares protetores e têm potencial para melhora e função das células beta
- Desvantagens: administração subcutânea, efeitos colaterais gastrintestinais (náuseas, vômitos e diarreia), pancreatite (aumentam o risco de hospitalização por pancreatite, mas sua real associação ainda suscita dúvidas) e hiperplasia de células C (liraglutida). É importante atentar que estudos relacionados com o aumento do risco de pancreatite são conflitantes. Há um pequeno número de casos descritos – a maioria com fatores de risco tradicionais para pancreatite, como obesidade, colelitíase, hipertrigliceridemia e consumo de álcool. A ocorrência de pancreatite aguda isolada não foi confirmada nos estudos a longo prazo até o momento
- Posologia:
  - Exenatida de curta duração: dose administrada de 5 a 10 µg por via subcutânea (SC), 30 min antes do desjejum e jantar
  - Exenatida LAR (*long-acting release*): dose admimistrada 2 mg SC, 1 vez/semana
  - Liraglutida: SC, 1 vez/dia
    - Dose inicial: 0,6 mg/dia durante 10 a 15 dias, aumentando-se a dose para 1,2 mg/dia
    - Dose máxima: 1,8 mg/dia para o tratamento do diabetes.

Mimético da amilina

- Composto: pranlitida
- Mecanismo fisiopatológico: diminui a secreção de glucagon, lentifica o esvaziamento gástrico e aumenta a saciedade
- Vantagens: perda ponderal e diminuição dos picos glicêmicos pós-prandiais
- Desvantagens: efeitos colaterais gastrintestinais (náuseas e vômitos) e hipoglicemia (deve-se reduzir a dose de insulina). É injetável
- Posologia:
  - Pranlitida: dose administrada antes das refeições (pré-prandial)
    - Dose inicial: 15 a 30 µg antes das refeições
    - Dose máxima recomendada: 120 µg antes das refeições (3 vezes/dia).

Leituras sugeridas

Copeland KC, Silverstein J, Moore KR, Prazar GE, Raymer T, Shiffman RN et al. Management of newly diagnosed type 2 diabetes mellitus (T2DM) in children and adolescents. Pediatrics. 2013;131:364-82.

Kim GW, Chung SH. Clinical implication of SGLT2 inhibitors in type 2 diabetes. Arch Pharm Res. 2014;37:957-66.

Malik VS, Popkin BM, Bray GA, Després JP, Hu FB. Sugar-sweetened beverages, obesity, type 2 diabetes mellitus, and cardiovascular disease risk. Circulation. 2010;121:1356-64.

Marso S, Daniels G, Brown-Frandsen K et al. Liraglutide and cardiovascular outcomes in type 2 diabetes. N Engl J Med. 2016; 375:311-22.

Meigs JB. Epidemiology of type 2 diabetes and cardiovascular disease: translation from population to prevention. Diabetes Care. 2010;33:1865-71.

Unger J. Clinical efficacy of GLP-1 agonists and their place in the diabetes treatment algorithm. J Am Osteopath Assoc. 2011;111(2 Suppl 1):eS2-9.

Wanner C, Inzucchi S, Lachin J et al. Empagliflozin and progression of kidney disease in type 2 diabetes. N Engl J Med. 2016; 375:323-34.

2

Diabetes Gestacional

Alyne Diniz Loureiro | Bruna Burkhardt Costii | Gustavo José Caldas Pinto Costa | Luiz Henrique Maciel Griz | Larissa Bastos Pimentel | Keilly Grangeiro Wanderley

Definição

Durante muito tempo, definiu-se diabetes melito gestacional (DMG) como qualquer nível de intolerância à glicose reconhecido durante a gestação. Entretanto, as mulheres com diabetes no primeiro trimestre teriam diagnóstico provável de diabetes melito tipo 2. Já o diabetes melito gestacional seria a doença diagnosticada no segundo ou no terceiro trimestres, se não fosse evidente a presença de diabetes melito tipo 1 ou 2 (DM1 ou DM2). Atualmente, têm sido propostos critérios diagnósticos mais rígidos, incluindo nessa definição pacientes com níveis menos graves de hiperglicemia, com base em evidências que demonstram aumento do risco de complicações fetais e obstétricas com níveis glicêmicos antes não classificados como DMG.

Fatores de risco

A maior parte das pacientes que desenvolvem DMG apresenta características clínicas compatíveis com resistência à insulina e, consequentemente, maior risco de DM2. Os fatores de risco mais importantes para DMG são: história prévia de DMG ou de nascimento de recém-nascido (RN) > 4 kg, história familiar de DM2, idade avançada (> 35 anos), síndrome dos ovários policísticos e/ou acantose *nigricans*, obesidade e glicosúria.

Diagnóstico

Toda gestante deve ser investigada na primeira consulta pré-natal por meio dos exames da glicemia de jejum e HbA1c. Qualquer um dos valores alterados, a partir do que está exposto na Tabela 2.1, leva ao diagnóstico de DMG ou DM preexistente.

Tabela 2.1 Critérios diagnósticos: DMG × DM2.

DM preexistente	DMG
GJ ≥ 126 mg/dℓ	GJ ≥ 92 mg/dℓ
HbA1c ≥ 6,5%	TOTG 1 h > 180 mg/dℓ
TOTG 75 g ≥ 200 mg/dℓ	TOTG 2 h > 153 mg/dℓ

GJ: glicemia de jejum; HbA1c: hemoglobina glicada; TOTG: teste oral de tolerância à glicose. Para o diagnóstico de DM2, há os valores confirmados em mais de um teste alterado.

O diagnóstico de DM2 prévio coincide com os critérios utilizados em não gestantes, conforme exposto na Tabela 2.1. A paciente deve ser prontamente tratada. Caso a glicemia de jejum esteja entre 92 e 125 mg/dℓ, o diagnóstico é de DMG. Nas mulheres com fatores de risco para diabetes, deve-se incluir na avaliação inicial a realização de TOTG mais precocemente, com a finalidade de se detectar diabetes melito preexistente. Deve-se realizar em todas as gestantes sem diagnóstico prévio de diabetes o TOTG entre 24 e 28 semanas de gestação. Para o diagnóstico, propõem-se duas estratégias, podendo-se escolher uma ou outra (Tabela 2.2). Na Tabela 2.3 estão listados os critérios para diagnóstico de diabetes gestacional segundo o National Institute for Health and Care Excellence 2015 (NICE-2015).

Tabela 2.2 Rastreamento e diagnóstico de DMG.

Estratégia 1 (uma etapa)	Com base na recomendação da International Association of the Diabetes and Pregnancy Study Groups (IADPSG)
	Realizar TOTG 75 g com medidas da glicemia em jejum, após 1 h e após 2 h com 24 a 28 semanas de gestação nas mulheres sem diagnóstico prévio de diabetes Com qualquer um desses valores alterados a partir dos valores a seguir, há diagnóstico de DMG: ▪ Jejum: 92 mg/dℓ ▪ 1 h: 180 mg/dℓ ▪ 2 h: 153 mg/dℓ
Estratégia 2 (duas etapas)	**Passo 1:** administrar 50 g de Dextrosol® sem jejum e medir glicemia após 1 h em gestantes com 24 a 28 semanas e sem diagnóstico prévio de diabetes Se a glicemia após 1 h for ≥ 140 mg/dℓ, realizar TOTG 100 g
	Passo 2: Realizar TOTG, administrar 100 g de Dextrosol®; deve ser feito com paciente em jejum O diagnóstico é confirmado quando, pelo menos, 2 de 4 medições seguidas apresentam-se alteradas, de acordo com os seguintes valores a seguir: **Carpenter/Counstan** — **Ou NDDG** Jejum: 95 mg/dℓ — ou 105 mg/dℓ 1 h: 180 mg/dℓ — ou 190 mg/dℓ 2 h: 155 mg/dℓ — ou 165 mg/dℓ 3 h: 140 mg/dℓ — ou 145 mg/dℓ

Adaptada do National Diabetes Data Group (NDDG) e da American Diabetes Association 2016 (ADA, 2016).

Tabela 2.3 Diagnóstico de DMG segundo o National Institute for Health and Care Excellence 2015 (NICE-2015).

Critério	Alvo glicêmico
Glicemia de jejum	100 mg/dℓ ou acima
Glicemia após 2 h	A partir de 140 mg/dℓ

Tratamento

A conduta inicial após o diagnóstico do DMG deve ser a orientação de dieta e a atividade física. A dieta prescrita deve conter 30 kcal por kg de peso ideal, com adição de 340/450 kcal no terceiro trimestre, mantendo o mínimo de 1.600 a 1.800 kcal/dia, para evitar cetose e seus efeitos deletérios no desenvolvimento neurológico do feto. Devem-se suspender gorduras saturadas e carboidratos de rápida absorção e indicar dieta composta por 40 a 45% de carboidratos, 15 a 20% de proteínas e 30 a 40% de gorduras, divididos em três pequenas ou moderadas refeições e dois a três lanches, incluindo um lanche à noite. O peso deve ser monitorado e o ganho de peso no primeiro trimestre, variar de 0,5 a 2 kg. O ganho de peso recomendado durante a gestação para as mulheres com sobrepeso é de 7 a 11,5 kg e, para aquelas com obesidade, de 4 a 9 kg.

A mudança de estilo de vida é um componente essencial para o manejo de diabetes gestacional e pode ser o suficiente para o tratamento de várias mulheres. Se necessário, deve-se adicionar o tratamento farmacológico, para alcançar os alvos glicêmicos.

De maneira geral, o diabetes sem controle adequado na gestação tem como riscos a ocorrência de anomalias fetais, pré-eclâmpsia, morte intrauterina, macrossomia, hipoglicemia neonatal e hiperbilirrubinemia neonatal, entre outros.

Devido ao aumento do *turnover* da série vermelha na gestação, a HbA1c é menor na gestação normal do que nas mulheres não gestantes e não diabéticas. Para tratamento, o alvo da HbA1c é 6 a 6,5%, sendo 6% um valor excelente se puder ser obtido sem hipoglicemia significativa. No entanto, o alvo pode ser estendido para 7%, se for necessário, para evitar a ocorrência de hipoglicemia.

A paciente deve ser orientada a realizar glicemia capilar periférica (GCP) pré-prandial e uma ou duas horas após as refeições. Deve-se analisar o perfil glicêmico após 5 a 7 dias do início da mudança de estilo de vida. Os alvos desejados são GCP pré-prandial < 95 mg/dℓ e duas horas pós-prandial < 120 mg/dℓ. Caso haja registro de dois ou mais valores acima dessa meta, deve ser considerada a insulinização (Figura 2.1).

É importante acompanhar parâmetros de impacto da hiperglicemia no desenvolvimento fetal e obstétrico. Caso haja indícios de ganho de peso fetal ou polidrâmnio, podem ser adotados critérios mais rígidos, como a glicemia (GCP) uma hora pós-prandial < 120 mg/dℓ e a glicemia de jejum < 90 mg/dℓ. Não há consenso acerca da melhor estratégia de controle da glicemia pós-prandial, porém os que defendem um controle mais rigoroso, com medição de GCP uma hora após as refeições, alegam a diminuição de complicações como a macrossomia.

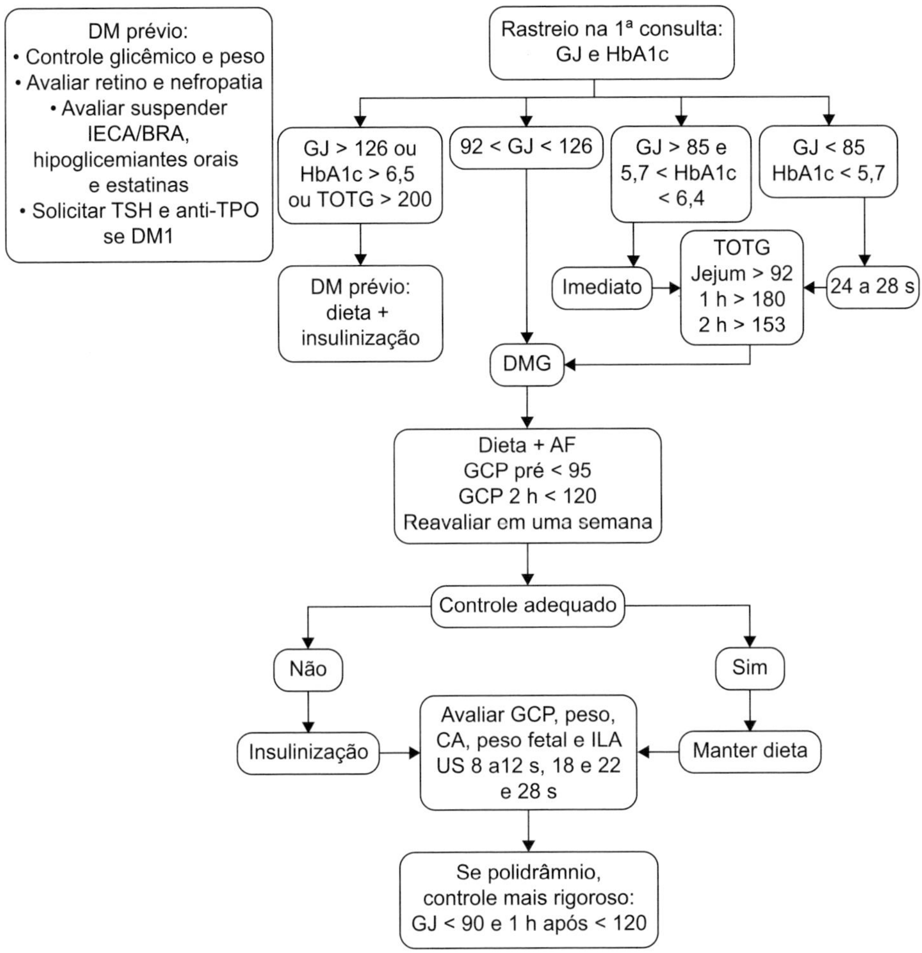

Figura 2.1 Tratamento do diabates melito gestacional (DMG). GCP: glicemia capilar; AF: atividade física; GJ: glicemia de jejum.

A resposta fetal ao controle da glicemia materna pode ser obtida pela medida da circunferência abdominal fetal, pelo peso fetal estimado e pela medida do índice de líquido amniótico. A circunferência abdominal (CA) fetal pode ser avaliada em ultrassonografias (US) seriadas a partir de 28 semanas de gestação e repetida a cada 2 a 4 semanas. O achado de CA fetal igual ou superior ao percentil 75 para idade gestacional é considerado indicador de crescimento excessivo e marcador indireto de hiperinsulinismo fetal. Algumas evidências sugerem que duas US consecutivas entre 28 e 34 semanas com medidas de CA abaixo do percentil 90 são suficientes para descartar a presença de crescimento fetal excessivo. Isso é válido desde que não existam outros fatores de risco maternos para macrossomia, como obesidade, macrossomia fetal prévia e hiperglicemia em jejum no TOTG.

O peso fetal e o índice de líquido amniótico (ILA) também podem ser estimados por meio de US seriadas, com valores maiores que o percentil 70 indicando alteração no crescimento fetal e maiores que 95 ou 97,5 revelando polidrâmnio. A avaliação por US em gestações complicadas com DM deve conter US precoce entre 8 e 12 semanas para precisar a data correta da gravidez, entre 18 e 22 semanas para avaliação morfológica e com 28 semanas para avaliar crescimento fetal e desvios da normalidade, com medidas do peso, CA fetal e ILA. Na Tabela 2.4, há alguns parâmetros recomendados para controle do DMG.

Hipoglicemiantes orais

As medicações preferidas para o tratamento de diabetes gestacional são a insulina e a metformina. A glibenclamida pode ser utilizada, mas tem maior taxa de hipoglicemia neonatal e macrossomia em comparação com a metformina ou a insulina. Outros agentes não foram adequadamente estudados. A maioria das medicações orais atravessa a placenta e ainda não existem estudos de segurança a longo prazo.

Pode-se utilizar metformina nas mulheres com DMG se os alvos glicêmicos não forem alcançados com as mudanças na dieta e o exercício físico entre 1 e 2 semanas.

Glibenclamida. Mais recentemente, várias metanálises e estudos observacionais que avaliaram desfechos maternos e fetais sugeriram que as sulfonilureias, assim como a glibenclamida, seriam inferiores à insulina e à metformina, devido ao aumento do risco de hipoglicemia neonatal e macrossomia com essa classe.

Metformina. Está associada a menor risco de hipoglicemia e menor potencial de ganho de peso, sendo preferida com relação à insulina nesses aspectos para a saúde materna, caso sua utilização seja suficiente para o controle da hiperglicemia. Entretanto, a metformina pode aumentar discretamente o risco de prematuridade. Nas pacientes portadoras

Tabela 2.4 Parâmetros recomendados para controle do DMG.

<table>
<tr><th>Fonte</th><th>Critério</th><th>Alvo glicêmico</th></tr>
<tr><td rowspan="3">American College of Obstetricians and Gynecologists (ACOG) – alvos para diabetes pré-gestacional tipo 1 ou 2</td><td>Glicemia de jejum</td><td>90 mg/dℓ (5,0 mmol/ℓ)</td></tr>
<tr><td>Pós-prandial (1 h)</td><td>130 a 140 mg/dℓ (7,2 a 7,8 mmol/ℓ)</td></tr>
<tr><td>Pós-prandial (2 h)</td><td>120 mg/dℓ (6,7 mmol/ℓ)</td></tr>
<tr><td rowspan="3">National Institute for Health and Care Excellence (NICE-2015)</td><td>Glicemia de jejum</td><td>95 mg/dℓ</td></tr>
<tr><td>1 h após refeição</td><td>140 mg/dℓ</td></tr>
<tr><td>2 h após refeição</td><td>115 mg/dℓ</td></tr>
<tr><td rowspan="3">Fifth International Workshop – Conference on Gestational Diabetes Mellitus – alvo para controle glicêmico</td><td>Glicemia de jejum</td><td>95 mg/dℓ (5,3 mmol/ℓ)</td></tr>
<tr><td>Glicemia pós-prandial (1 h)</td><td>140 mg/dℓ (7,8 mmol/ℓ)</td></tr>
<tr><td>Glicemia pós-prandial (2 h)</td><td>120 mg/dℓ (6,7 mmol/ℓ)</td></tr>
</table>

de síndrome de ovários policísticos (SOP) que estejam usando a metformina para tratamento de infertilidade e abortos recorrentes, a metformina pode ser mantida sem demonstração de risco para o feto e a gestante.

Insulinização

Uma vez definida a necessidade de insulinização, deve-se fazer o cálculo da dose inicial de acordo com o peso e a fase gestacional (Tabela 2.5). A distribuição dessa dose total de insulina geralmente é feita da seguinte maneira:

- < 50% composta de insulina de ação prolongada
- > 50% de insulina de ação rápida ou ultrarrápida antes das refeições.

A insulina é considerada a terapia de primeira linha para o tratamento de diabetes melito gestacional. Todas as insulinas são categoria B na gestação, exceto a glargina, a glulisina e a degludec, que são classificadas como categoria C. Considera-se continuar o tratamento com análogos de ação longa (glargina ou detemir) em mulheres com diabetes que tinham bom controle glicêmico com o tratamento antes da gestação. Para gestantes com história de hipoglicemia com uso da insulina NPH ou sob risco de ocorrência de hipoglicemia, deve ser considerado o uso da insulina detemir.

A insulinoterapia é o tratamento de escolha nas pacientes com diabetes tipo 1 ou naquelas com diabetes tipo 2 pré-gestacional que não estejam adequadamente controladas com dieta, exercícios e metformina. Utiliza-se também a insulina em vez de metformina para mulheres com diabetes gestacional se a metformina for contraindicada ou não for aceita pela gestante. Vale ressaltar, também, que a gestação é um estado cetogênico. Assim, as mulheres diabéticas, principalmente as do tipo 1, correm o risco de apresentar cetoacidose diabética com menores níveis de glicemia em comparação com as pacientes não gestantes.

Com relação às insulinas prandiais, recomenda-se o uso de análogos de ação ultrarrápida (lispro e aspart), cujo uso é liberado durante a gestação, com melhor controle da glicemia pós-prandial e melhor perfil de segurança quanto à ocorrência de hipoglicemia. Na impossibilidade de uso dos análogos, pode-se fazer uso da insulina regular. Vale lembrar que seu início de ação é mais demorado, com tempo de ação prolongado.

Tabela 2.5 Insulinização no DMG.

Fase da gestação	Dose total de insulina
Primeiro trimestre	0,4 a 0,7 U/kg
Segundo trimestre	0,8 U/kg
Terceiro trimestre	0,9 U/kg
35 a 41 semanas	1 U/kg

Manejo de pacientes com DM prévio à gestação

As pacientes com DM tipo 1 ou 2 devem ser aconselhadas, antes da concepção, a alcançar valores de glicemias de jejum e HbA1c próximos ao normal antes de engravidar. Aquelas que já utilizam insulina devem ser preferencialmente tratadas com esquema de múltiplas aplicações ou de infusão contínua. As pacientes devem estar familiarizadas com o esquema de tratamento antes da concepção e o uso do sistema de infusão contínua não deve ser iniciado durante a gestação. O uso de pré-misturas não é aconselhável, pois dificulta o ajuste preciso da insulina.

As pacientes devem ser rastreadas para retinopatia por um profissional experiente antes de interromperem o método contraceptivo. Se houver retinopatia, deve-se orientá-la sobre os riscos de agravamento da doença durante a gestação. Caso haja indicação de tratamento, a gestação deve ser adiada até o tratamento completo e a estabilização do quadro. As pacientes com retinopatia devem ser avaliadas logo após a concepção, a cada trimestre e 3 meses após o parto.

A pressão arterial deve estar controlada antes da concepção. Os inibidores da enzima conversora da angiotensina (IECA) e os bloqueadores dos receptores da angiotensina (BRA) devem ser descontinuados antes da interrupção do método contraceptivo. Durante a gestação, o tratamento com IECA ou BRA é contraindicado, pois eles podem causar displasia renal fetal, oligodidrâmnio e restrição de crescimento intrauterino. Os fármacos anti-hipertensivos eficazes e seguros na gestação são metildopa, diltiazem, clonidina, labetalol e prazosina.

Na gravidez complicada com diabetes e hipertensão crônica, são aceitáveis níveis de pressão sistólica de 110 a 129 mmHg e de pressão diastólica de 65 a 79 mmHg. Níveis menores podem prejudicar o crescimento fetal.

O rastreio para nefropatia deve ser realizado antes da concepção, por meio de microalbuminúria, creatinina sérica e cálculo da taxa de filtração glomerular (TFG). As pacientes com disfunção renal devem ser avaliadas periodicamente durante a gestação.

A decisão de manter ou não IECA ou BRA deve ser tomada mediante acordo entre o médico e a paciente. Caso a nefropatia seja avançada e não haja certeza da possibilidade de haver gestação, a medicação pode ser mantida até que a gestação seja confirmada. No entanto, a paciente deve ser informada sobre os riscos dessa continuidade e sobre a perda da proteção renal após a interrupção do medicamento.

Estatinas, fibratos e niacina não devem ser utilizados durante a gestação. As resinas trocadoras de ácidos biliares podem ser usadas para tratar hipercolesterolemia, mas seu uso raramente é necessário.

As pacientes com DM tipo 1 devem ser avaliadas com hormônio tireostimulante (TSH) e anticorpo antitireoperoxidase (anti-TPO) antes da gestação. Já as diabéticas com sobrepeso ou obesidade devem perder peso antes de engravidar. As pacientes devem iniciar o uso de ácido fólico na dose de 5 mg/dia, 3 meses antes de descontinuar o método contraceptivo, para evitar defeitos no tubo neural.

Manejo no parto

A escolha do momento e da via de parto não deve ser influenciada pelo diagnóstico de diabetes. A cesárea deve ser indicada em casos de suspeita ou confirmação de macrossomia fetal ou por motivos obstétricos. Gestantes com diabetes gestacional controlado apenas com dieta não precisam de cuidados adicionais durante o trabalho de parto, além dos necessários para qualquer gestação.

No parto programado, a dose matinal da insulina de ação longa ou intermediária deve ser suspensa ou administrada em 1/3 da dose, com monitoramento da glicemia capilar (Figura 2.2). Em partos espontâneos, caso a insulina já tenha sido administrada, recomenda-se monitorar por meio da glicemia capilar, que deve ser realizada a cada duas horas.

Os níveis de glicemia devem ser mantidos entre 72 e 126 mg/dℓ durante o trabalho de parto para reduzir os riscos de hipoglicemia fetal, alterações nos batimentos cardíacos e asfixia neonatal. Valores menores que 70 mg/dℓ indicam a necessidade de infusão de soro glicosado (SG) 5%, e maiores que 126 mg/dℓ, necessidade de insulina. Não há consenso quanto à melhor forma de administrar a insulina: se pela infusão contínua ou pela intermitente de insulina regular ou ultrarrápida. Portanto, a decisão deve ser individualizada.

Manejo pós-parto

Em pacientes com DMG, recomendam-se suspensão da insulina no pós-parto e avaliação da glicemia capilar pré-prandial por 24 h (Figura 2.3). Deve ser realizado rastreio com glicemia de jejum e/ou TOTG após 6 semanas. Não há parâmetros para o rastreio com

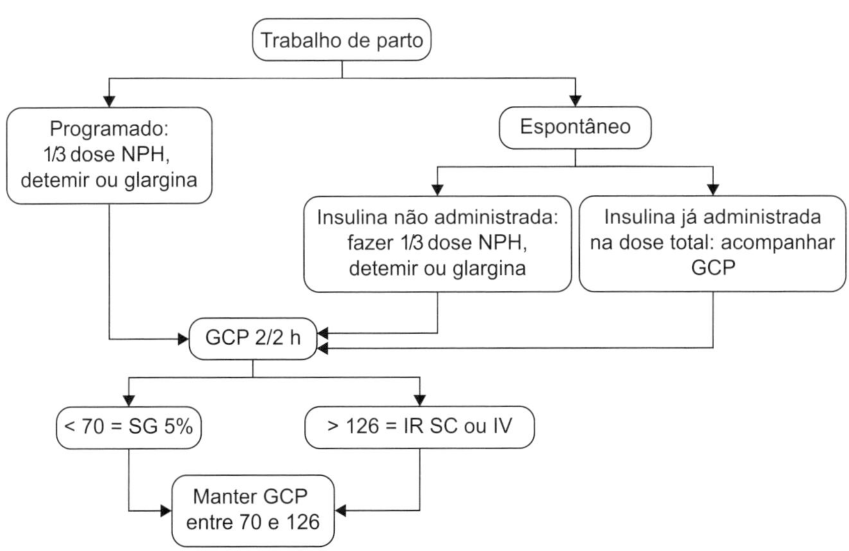

Figura 2.2 Controle glicêmico durante o parto. NPH: insulina de ação intermediária; GCP: glicemia capilar; SC: subcutâneo; IV: intravenoso; SG: soro glicosado; IR: insulina regular.

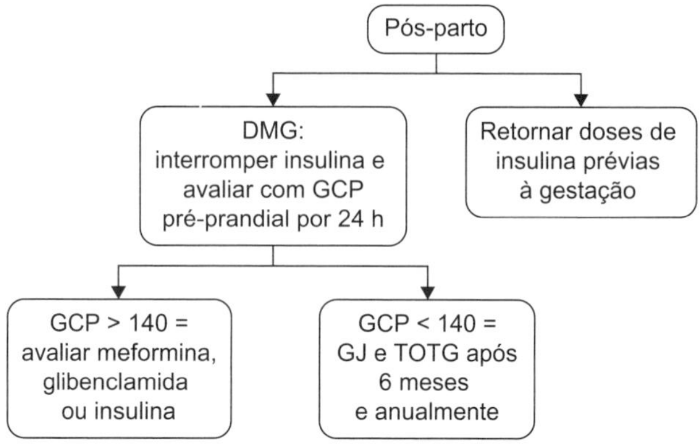

Figura 2.3 Seguimento pós-parto. DMG: diabetes melito gestacional; GCP: glicemia capilar; GJ: glicemia de jejum; TOTG: teste oral de tolerância à glicose.

HbA1c no pós-parto. Com relação ao DM1, a dose de insulina deve ser reduzida às doses anteriores à gestação.

O achado de intolerância à glicose exige um acompanhamento mais cauteloso, além de medidas mais agressivas de mudança de estilo de vida, pelo maior risco de desenvolvimento de DM2. Em pacientes com perfil glicêmico normal no pós-parto, deve-se seguir com dosagem de glicemia de jejum e HbA1c anuais por tempo prolongado, uma vez que os riscos de desenvolver DM2 continuam aumentados até 10 anos após o parto.

Convém estimular a amamentação, pois ela tem relação com a perda ponderal. A ingestão calórica deve ser em torno de 1.800 kcal/dia, o suficiente para a perda gradual de peso e as necessidades da lactação. A metformina e a glibenclamida podem ser mantidas para as pacientes que apresentarem bom controle glicêmico com essas medicações durante a gestação e ainda necessitarem utilizá-las. Isso porque não são excretadas em quantidades significativas no leite materno.

Os filhos de mães com DMG apresentam maior risco de obesidade e DM2 na infância e na adolescência, representando, portanto, uma população de risco. Devem receber aconselhamento para um estilo de vida saudável, a fim de evitar o surgimento de DM2. As pacientes com DM tipo 1 devem ser avaliadas para tireoidite pós-parto com dosagem de TSH, 3 e 6 meses após o parto.

Leituras sugeridas

Balsells M, García-Patterson A et al. Glibenclamide, metformin, and insulin for the treatment of gestational diabetes: a systematic review and meta-analysis. Br Med J. 2015; 350:h102.

Blumer I, Hadar E, Hadden DR, Jovanovič L, Mestman JH, Murad MH et al. Diabetes and pregnancy: an endocrine society clinical practice guideline. J Clin Endocrinol Metab. 2013; 98(11): 4227-49.

Buchanan TA, Page KA. Approach to the patient with gestational diabetes after delivery. J Clin Endocrinol Metab. 2011; 96(12):3592-8.

Hone J, Jovanovic L. Approach to the patient with diabetes during pregnancy. J Clin Endocrinol Metab. 2010; 95(8):3578-85.

International Association of Diabetes and Pregnancy Study Groups Consensus Panel. International Association of Diabetes and Pregnancy Study Groups recommendations on the diagnosis and classification of hyperglycemia in pregnancy. Diabetes Care. 2010; 33(3):676-82.

NICE Guideline. Diabetes in pregnancy. Management of diabetes and its complications from preconception to the postnatal period. Disponível em: https://www.nice.org.uk/guidance/ng3?unlid=7937432842016825203051 [nice.org.uk/guidance/ng3, 2015].

Weinert LS, Silveiro SP, Oppermann ML, Salazar CC, Simionato BM, Siebeneichler A et al. Gestational diabetes management: a multidisciplinary treatment algorithm. Arq Bras Endocrinol Metab. 2011; 55(7):435-45.

William T, Cefalu M. Standards of medical care in diabetes. Diabetes Care. 2016; 39(Supp 1):S1-2.

3

Diabetes e Doença Cardiovascular

Francisco Bandeira | Bruna Burkhardt Costii | Larissa Bastos Pimentel | Luiz Henrique Maciel Griz | Marcela Maia Pitaluga

Introdução

Isoladamente, o diabetes representa um importante fator de risco para doença cardiovascular (DCV). Esta consiste na maior causa de morte em pacientes diabéticos. Além disso, é comum a associação a outros fatores relacionados com o aumento do risco cardiovascular, como hipertensão, dislipidemia e obesidade. É importante o rastreio adequado e o controle de todas essas variáveis, que requerem um manejo peculiar nesse paciente.

Glicemia

Um alvo de hemoglobina glicada (HbA1c) em torno de 7% é razoável para a maioria dos pacientes e mostrou reduzir complicações microvasculares. Se alcançadas precocemente, diminui ainda complicações macrovasculares a longo prazo.

No paciente coronariano, o alvo glicêmico deve ser especialmente individualizado. O controle adequado do diabetes é essencial para a prevenção de DCV, porém já existem dados convincentes na literatura de que o controle glicêmico estrito, com HbA1c < 6,5%, não reduziria a morbimortalidade, ou talvez até a aumentaria. Dessa maneira, a recomendação atual é que se estabeleçam metas individualizadas, principalmente em pacientes idosos e com várias comorbidades. Nesse contexto, recomenda-se um alvo de HbA1c < 8%.

Os estudos Empa-Reg e Leader confirmaram a atuação de classes medicamentosas, como os inibidores do cotransportador sódio-glicose 2 (SGLT2) e os agonistas do peptídeo semelhante ao glucagon (GLP-1), no tratamento do diabetes de modo estendido, priorizando os efeitos glicêmicos (redução de hipoglicemia e picos pós-prandiais). Contudo, estes estão associados aos benefícios extraglicêmicos (p. ex., redução de pressão arterial [PA], perda ponderal e melhora do perfil lipídico), com potenciais efeitos cardiovasculares e ósseos protetores.

Pressão arterial

A pressão arterial deve ser medida em toda consulta de rotina. Diabéticos com PA > 120 × 80 mmHg devem ser orientados a mudar seu estilo de vida. Se a PA ≥ 140 × 80 mmHg, deve-se iniciar tratamento medicamentoso.

É preciso lembrar que as metas devem ser individualizadas. A meta seria de PA sistólica (PAS) < 140 e PA diastólica (PAD) < 80 mmHg. Pacientes jovens, sem comorbidades, podem alcançar PAS < 130. Em 2016, a American Association of Clinical Endocrinologists (AACE) sugeriu meta de PAS < 147 a 149 em indivíduos com alto risco de acidente vascular encefálico (AVE).

Considera-se alvo de PAS 110 a 129 e PAD 65 a 79 em gestantes e recomenda-se prescrever para gestantes metildopa, diltiazem, labetalol ou prazosina. Inibidores da enzima conversora de angiotensina (IECA), bloqueadores do receptor de angiotensina (BRA) e diuréticos são contraindicados a esse público.

A rigor, a terapia anti-hipertensiva deve conter um IECA ou BRA (exceto se houver contraindicações). Frequentemente um esquema combinado é necessário, devendo-se optar por acrescentar um bloqueador de canal de cálcio (como o anlodipino) ou um diurético tiazídico em baixas doses. O betabloqueador deve ser evitado como segunda escolha, pelo impacto negativo no controle metabólico. Deve ser restrito aos pacientes com indicações inquestionáveis (doença coronariana) ou em terapia anti-hipertensiva com várias substâncias. Se houver hipertensão arterial sistêmica (HAS) resistente ao uso de três fármacos de classes diferentes, investigar causa secundária.

Lipídios

De acordo com a diretriz do American College of Cardiology (ACC) 2013 para o tratamento do colesterol, todos os pacientes diabéticos, DM1 ou DM2, com mais de 40 anos são candidatos a utilizar estatina em um tratamento de intensidade moderada, ou seja, objetivando uma redução de LDL de 30 a 50%. Em diabéticos cujo risco cardiovascular em 10 anos seja maior que 7,5%, o tratamento torna-se de alta intensidade (redução de LDL ≥ 50%). As novas evidências não recomendam valores de LDL como alvo do tratamento.

Os pacientes diabéticos ou não diabéticos com LDL ≥ 190 mg/dℓ são considerados portadores de hipercolesterolemia familiar. Não deve ser estimado o risco nesses casos. Além disso, existe indicação para início de tratamento intensivo. Os demais devem ser calculados por meio da calculadora de risco disponível no endereço eletrônico citado na lista de leituras sugeridas no fim do capítulo.

Para redução de risco cardiovascular, o foco é a utilização da estatina. Outras substâncias, como fibratos, niacina e ômega-3, não são recomendadas, a não ser que estatinas não sejam toleradas. As evidências para que se utilizem outras medicações para redução de risco cardiovascular são limitadas ou inexistentes. A mudança de estilo de vida também deve ser sempre recomendada.

Os inibidores da PCSK9 pertencem a uma classe medicamentosa recente, indicada no caso de hipercolesterolemia familiar homozigótica e heterozigótica e para pacientes com alto risco cardiovascular, associada a estatinas. Tal medicação age no metabolismo hepático, reduzindo o colesterol e o LDL, por meio da reciclagem do receptor de LDL para a superfície celular, ocasionando maior efeito de captação do colesterol plasmático (Figura 3.1 e Tabelas 3.1, 3.2 e 3.3).

A lipoproteína (a) é formada por meio de uma ligação covalente entre a apoproteína A e a apoproteína B100 (ver Figura 3.2).

A terapia combinada de estatina com fibrato em pacientes com hipertrigliceridemia (triglicerídeos 150 a 500 mg) é controversa, pois não há benefício cardiovascular comprovado. O estudo ACCORD observou a não redução de eventos cardiovasculares na associação de estatina e fibrato em pacientes com alto risco de DCV aterosclerótica (DCVA), se comparado com o uso isolado de estatina. Entretanto, sugere provável benefício de tratamento adjunto de estatina com fibrato em homens com triglicerídeos ≥ 204 mg/dℓ e HDL ≤ 34 mg/dℓ (Tabelas 3.4 e 3.5).

Em 2016, a American Diabetes Association (ADA) indicou o uso de fibrato se o nível de triglicerídeos for maior ou igual a 1.000 mg/dℓ, devido ao maior risco de pancreatite. Nesse caso, deve-se optar pelo fenofibrato em associação à estatina em dose de baixa a moderada.

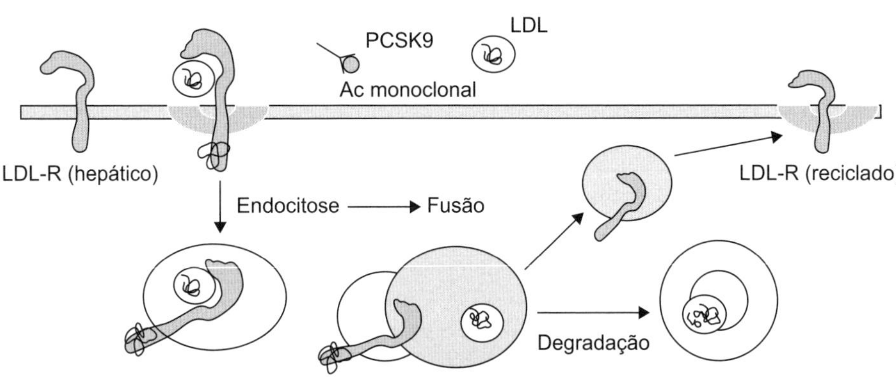

Figura 3.1 Efeitos da inibição da atividade da PCSK9 no metabolismo intracelular do receptor do LDL: o receptor da LDL não é degradado no endossomo/lisossomo e retorna à membrana celular, captando mais colesterol circulante.

Tabela 3.1 Pacientes com meta de LDL-C não alcançada e potenciais candidatos ao uso de inibidor da PCSK9.

Hipercolesterolemia familiar	Alto e muito alto risco	Intolerância ao uso de estatina
História familiar heterozigótica: 1:200	20% com LDL-C > 100 mg/dℓ	10 a 15% dos pacientes em uso de terapia de alta intensidade
79% não alcançaram a meta	59% com LDL-C > 70 mg/dℓ	–

Tabela 3.2 Terapia combinada/Inibidor de PCSK9.

Estudo	*Design*	Pacientes	Tratamento	LDL-C *baseline*	LDL-C alcançado	Ponto final
Odyssey	Randomizado, duplo-cego, controlado mediante placebo, 78 semanas	2.341 homens e mulheres, com alto risco de DCV e com LDL-C ≥ 70 mg/dℓ, com uso de estatina em dose máxima tolerada, com ou sem outro fármaco hipolipemiante	Alirocumabe 150 mg ou placebo 1 mℓ SC, a cada 2 semanas	123 mg/dℓ	48 mg/dℓ (61%)	Taxa de risco = 0,52; 95%IC = 0,31 a 0,9 (p = 0,02)
Osler	Randomizado, *open label* 11,1 meses	4.465 homens e mulheres, com participação prévia em 12 ensaios curtos de evolocumabe	Evolocumabe 140 mg a cada 2 semanas ou 420 mg mensal + terapia padrão; ou terapia padrão isolada	120 mg/dℓ	48 mg/dℓ (61%)	Taxa de risco = 0,47; 95%IC (p = 0,007)

DCV: doença cardiovascular; IC: intervalo de confiança.

Tabela 3.3 Estudos em andamento com inibidores da PCSK9 para avaliação de desfechos cardiovasculares e função cognitiva.

Estudo	Medicação	LDL-C	N
Fourier	Evolocumabe	> 70 mg/dℓ	22.500
Odyssey	Alirocumabe	> 70 mg/dℓ	17.000
Spire* I	Bococizumabe	> 70 mg/dℓ	17.000
Spire* II	Bococizumabe	> 100 mg/dℓ	9.000

Os estudos Spire foram descontinuados prematuramente por falta de eficácia.

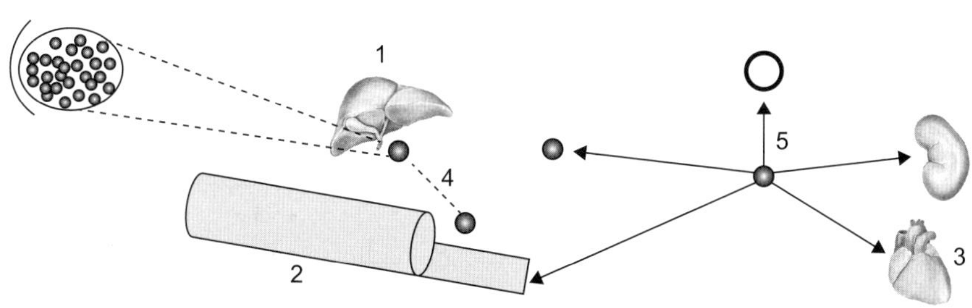

Figura 3.2 Metabolismo da lipoproteína (a). A lipoproteína (a) é sintetizada no fígado (1), com meia-vida na circulação superior a 3 dias, e induz a aterosclerose e a aterotrombose (2). Os mecanismos pelos quais a lipoproteína (a) promove tais efeitos são (4): recrutamento de células inflamatórias, ativação de plaquetas, prejuízo da fibrinólise, ativação do plasminogênio, disfunção das células endoteliais, aumento da expressão de inibidor do ativador plasminogênio tipo 1 (PAI-1) e aumento da oxidação de fosfolipídio. A lipoproteína (a) foi recentemente associada ao aparecimento de calcificação valvar e estenose de aorta (3). Os rins e os tecidos periféricos (5) parecem contribuir para a remoção de Lp (a) do plasma

Tabela 3.4 Tratamento medicamentoso da dislipidemia.

<table>
<tr><td>Ausência de DCVA e riscos</td><td>< 40 anos: acompanhar
> 40 anos: estatina de moderada intensidade</td><td>Moderada intensidade: (redução de 30 a 50% do LDL)
▪ Atorvastatina 10, 20 mg
▪ Rosuvastatina 5, 10 mg
▪ Sinvastatina 20, 40 mg
▪ Pravastatina 40, 80 mg
▪ Lovastatina 40 mg
▪ Fluvastatina XL 80 mg
▪ Pitavastatina 2,4 mg</td></tr>
<tr><td>Presença de riscos de DCVA</td><td>< 40 ou > 75 anos: estatina de moderada ou alta intensidade
40 a 75 anos: estatina de alta intensidade</td><td rowspan="2">Estatina de alta intensidade (redução > 50% do LDL)
▪ Atorvastatina 40, 80 mg
▪ Rosuvastatina 20, 40 mg</td></tr>
<tr><td>Presença de DCVA</td><td>Estatina de alta intensidade a todos</td></tr>
<tr><td>> 40 anos, DCV estabelecida e LDL > 70 mg/dℓ e/ou intolerantes a estatina de alta intensidade</td><td>Estatina moderada + ezetimibe</td><td>Ezetimibe 10 mg</td></tr>
<tr><td>Alto risco de DCVA ou intolerância a estatina de alta intensidade</td><td>Estatina moderada + inibidor da PCSK9</td><td>Inibidor da PCSK9: redução de 36 a 59% do LDL)
▪ Alirocumabe (Praluent®)* 75, 150 mg/mℓ
▪ Evolocumabe (Repatha®) 140 mg/mℓ
▪ Bococizumabe 75, 150 mg/mℓ*</td></tr>
</table>

*Sob estudo, não comercializado no Brasil. DCVS: doença cardiovascular aterosclerótica.

Obesidade

O paciente deve ser orientado a realizar modificações no estilo de vida, como reeducação alimentar, prática de exercícios físicos (150 min semanais) e cessação do tabagismo. A redução de 5% do peso corporal já está associada a claros benefícios metabólicos e redução do risco cardiovascular.

Observam-se grandes benefícios com liraglutida no tratamento de pacientes diabéticos e obesos. O uso de metformina, inibidor de dipeptidil peptidase-4 (DPP-4) e inibidores do SGLT2 também é indicado, porém secretagogos, glitazonas e insulinas podem estar associados ao ganho de peso.

A adiposopatia, causada por comorbidades e adiposidade (definida por meio do índice de massa corporal [IMC], circunferência abdominal e/ou índice de massa adiposa [IMA] e %gordura à bioimpedância), é uma definição em evidência. Assim, pode ser considerada na determinação do tratamento do paciente diabético.

Tabela 3.5 Critérios de risco segundo National Lipid Association (NLA), EUA.

Categoria de risco	Critérios	Meta do tratamento Não HDL-C (mg/dℓ) LDL-C (mg/dℓ)	Considerar farmacoterapia Não HDL-C (mg/dℓ) LDL-C (mg/dℓ)
Baixo	▪ 0-1 fator de risco maior para DCVA ▪ Considerar outros indicadores de risco, se conhecidos	< 130 < 100	≥ 190 ≥ 160
Moderado	▪ 2 fatores de risco maiores para DCVA ▪ Considerar índice quantitativo de risco ▪ Considerar outros indicadores de risco[1]	< 130 < 100	≥ 160 ≥ 130
Alto	▪ ≥ 3 fatores de risco maiores para DCVA ▪ Diabetes melito (tipo 1 ou 2)[2] • 0-1 outro fator de risco maior para DCVA e • Sem evidência de lesão de órgão-alvo ▪ Doença renal crônica em estágio 3B ou 4[3] ▪ LDL-C ≥ 190 mg/dℓ (hipercolesterolemia grave)[4] ▪ Índice quantitativo de risco alcançando o limiar de alto risco[5]	< 130 < 100	≥ 130 ≥ 100
Muito alto	▪ DCVA ▪ Diabetes melito (tipo 1 ou 2) • ≥ 2 outros fatores de risco maiores para DCVA ou • Evidência de lesão de órgão-alvo[6]	< 100 < 70	≥ 100 ≥ 70
Nos pacientes com DCVA ou diabetes melito, deve-se considerar o uso moderado ou de alta intensidade de estatinas, quaisquer que sejam os níveis iniciais de colesterol aterogênico			

DCVA: doença cardiovascular aterosclerótica; HDL-C: colesterol de lipoproteína de alta densidade; LDL-C: colesterol ligado à lipoproteína de baixa densidade. [1]Para aqueles em risco moderado, podem-se considerar outros exames em alguns pacientes para auxiliar as decisões sobre estratificação de risco. [2]Nos pacientes com diabetes mais um fator de risco maior para DCVA, o tratamento para alcançar a meta de não HDL-C de 100 mg/dℓ (LDL-C de 70 mg/dℓ) é considerado uma opção terapêutica. [3]Nos pacientes com doença renal crônica (DRC) em estágio 3B (taxa de filtração glomerular estimada [TFGe], 30 a 44 mℓ/min/1,73 m^2) ou estágio 4 (TFGe, 15 a 29 mℓ/min/1,73 m^2) não é recomendado o uso de calculadoras de risco porque elas podem subestimar o risco. A DRC em estágio 5 (ou hemodiálise) é uma condição de risco muito alto, mas resultados de estudos controlados e randomizados de terapias modificadoras de lipídios não mostraram evidências convincentes de redução de eventos de DCVA nesses pacientes. Portanto, não foram definidas metas de tratamento para a terapia hipolipemiante na DRC em estágio 5. [4]Se o nível de LDL-C for ≥ 190 mg/dℓ, considere a possibilidade do fenótipo de hipercolesterolemia grave, que inclui a hipercolesterolemia familiar. Recomendam-se a intervenção no estilo de vida e a farmacoterapia em adultos com o fenótipo de hipercolesterolemia grave. Se não for possível alcançar níveis desejáveis de colesterol aterogênico, recomenda-se a redução mínima de 50%. Nos pacientes com hipercolesterolemia familiar e outros múltiplos ou mal controlados fatores de risco maiores para DCVA, os profissionais de saúde podem adotar como meta níveis ainda menores de colesterol aterogênico. Não se devem usar calculadoras de risco nesses pacientes. [5]O limiar de alto risco é definido como ≥ 10% pelo índice de risco Framingham segundo o III Painel de Tratamento de Adultos para o desfecho duro de cardiopatia coronariana (cardiopatia coronariana; infarto do miocárdio ou morte por cardiopatia coronariana), ≥ 15% pelas *2013 Pooled Cohort Equations* (Equações de Coorte Agrupadas) para o desfecho duro de DCVA (infarto do miocárdio, acidente vascular encefálico ou morte por cardiopatia coronariana ou acidente vascular encefálico), ou ≥ 45% pelo cálculo de risco de Framingham de doença cardiovascular a longo prazo (infarto do miocárdio, acidente vascular encefálico ou morte por cardiopatia coronariana). Os profissionais de saúde podem preferir usar outras calculadoras de risco, mas é preciso estar atento ao fato de que as calculadoras de risco quantitativo variam no tocante aos desfechos previstos (p. ex., eventos de cardiopatia coronariana, eventos de DCVA, mortalidade cardiovascular); nos fatores de risco incluídos no cálculo; e no período de previsão (p. ex., 5 anos, 10 anos ou a longo prazo ou permanente). Essas calculadoras podem omitir alguns indicadores de risco muito importantes para pacientes individuais, oferecer apenas uma estimativa aproximada do risco e demandar julgamento clínico para interpretação. [6]Lesão de órgão-alvo indicada por aumento da razão albumina-creatinina (≥ 30 mg/g), DRC (TFGe < 60 mℓ/min/1,73 m^2) ou retinopatia.

Tratamento

Terapia antiplaquetária

Recomenda-se o uso de ácido acetilsalicílico (AAS) na dose de 81 a 162 mg/dia como estratégia de prevenção primária no DM1 e DM2 com maior risco cardiovascular (> 10% em 10 anos). Essa recomendação inclui a maior parte dos diabéticos com 50 anos ou mais, e um fator de risco adicional. Pacientes com idade inferior a 50 anos e que apresentam risco entre 5 e 10%, ficam a critério clínico.

O uso na prevenção secundária é bem estabelecido e amplamente recomendado, nas mesmas doses. O paciente alérgico a AAS deve usar clopidogrel 75 mg/dia. A associação das duas medicações pode ser utilizada no primeiro ano após um evento coronariano agudo.

Revascularização

As evidências sugerem que, em comparação com a angioplastia percutânea com *stent* farmacológico, a melhor estratégia de tratamento em pacientes diabéticos multiarteriais é a cirurgia de revascularização miocárdica.

A estratégia de tratamento do diabetes no paciente cardiopata deve considerar questões fundamentais como a segurança e os efeitos metabólicos favoráveis. A metformina continua sendo o medicamento de primeira escolha, salvo contraindicações. O esquema combinado deve dar preferência a fármacos com perfil mais seguro com relação à hipoglicemia e não induzir ganho de peso (como inibidores de DPP-4 e análogos de GLP-1). Se a opção for pela sulfonilureia, por maior disponibilidade e/ou menor custo, prefere-se a gliclazida. Quanto aos agentes incretínicos, o estudo SAVOR mostrou segurança cardiovascular do inibidor de DPP-4 saxagliptina, sem demonstrar aumento na taxa de eventos isquêmicos com relação ao placebo. No entanto, houve aumento do risco de hospitalização por insuficiência cardíaca.

O estudo Empa-Reg notou redução de 14% de morte cardiovascular, infarto agudo do miocárdio (IAM) e AVE; e de 38% de morte cardiovascular, concluindo que a empagliflozina é o primeiro e recente tratamento aprovado associado a um baixo risco de doença cardiovascular. O estudo Leader também confirmou os benefícios cardiovasculares do tratamento com liraglutida. Pesquisas a respeito da segurança cardiovascular a longo prazo com alguns inibidores de DPP-4 e demais análogos do GLP-1 permanecem em andamento.

Em 2016, a ADA considerou o *screening* de doença arterial coronariana em pacientes diabéticos assintomáticos, recomendando investigação em pacientes com sintomas atípicos (dispneia inexplicável ou desconforto torácico) ou sinais e sintomas de doença vascular associada. O teste de esforço com ECG é a avaliação inicial. Para pacientes diabéticos com idade igual ou superior a 40 anos, solicitar escore de cálcio de artéria coronariana. Os benefícios da angiotomografia computadorizada (angio-TC) ou da tomografia computadorizada (TC) ainda estão sob análise. Um estudo japonês de novembro de 2015 sugeriu que a retinopatia e a duração do diabetes seriam preditores de lesões coronarianas em pacientes assintomáticos.

Leituras sugeridas

AACE/ACE Consensus Statement. Endocrine Practice. 2016; 22(1):84-113.

American Diabetes Association. Diabetes Care. 2016; 39(Suppl1).

American Diabetes Association. Executive summary. Standards of medical care in diabetes 2013. Diabetes Care. 2013; 36(Suppl 1):S4-10.

American Heart Association 2013. Prevention guidelines tools. CV Risk Calculator. Disponível em: http://my.americanheart.org/professional/StatementsGuidelines/PreventionGuidelines/Prevention-Guidelines_UCM_457698_SubHomePage.jsp Acesso em: 25 de novembro de 2014.

Farkouh ME, Domanski M, Sleeper LA, Siami FS, Dangas G, Mack M et al. Freedom Trial Investigators. Strategies for multivessel revascularization in patients with diabetes. N Engl J Med. 2012; 367(25):2375-84.

Gerstein HC, Miller ME, Byington RP, Goff DC Jr, Bigger JT, Buse JB et al. Action to control cardiovascular risk in diabetes study group. Effects of intensive glucose lowering in type 2 diabetes. N Engl J Med. 2008; 358(24):2545-59.

Goff DC Jr, Lloyd-Jones DM, Bennett G, Coady S, D'Agostino RB Sr, Gibbons R et al. 2013 ACC/AHA guideline on the assessment of cardiovascular risk: a report of the American College of Cardiology/American Heart Association task force on practice guidelines. Circulation. 2014; 129(25 Suppl 2):S49-73.

Patel A, MacMahon S, Chalmers J, Neal B, Billot L, Woodward M et al. Advance Collaborative Group. Intensive blood glucose control and vascular outcomes in patients with type 2 diabetes. N Engl J Med. 2008; 358(24):2560-72.

Stone N, Lloyd-Jones D. Lowering LDL cholesterol is good but how and in whom? N Engl J Med. 2015; 372(16):1564-5.

Shumabukuro M, Saito T, Higa T, Nakamura K et al. Risk stratification of coronary artery disease in asymptomatic diabetic subjects using multidetector computed tomography. Circ J. 2015; 79(11):2422-9.

4

Complicações Agudas do Diabetes

Bruna Burkhardt Costii | Larissa Bastos Pimentel |
Breno Coimbra | Luiz Henrique Maciel Griz | Francisco Bandeira

Introdução

A cetoacidose diabética (CAD) e o estado hiperosmolar hiperglicêmico (EHH) são ainda importantes causas de morbidade e mortalidade entre os pacientes diabéticos, mesmo com critérios diagnósticos e protocolos de tratamento bem definidos. A mortalidade por CAD tem diminuído ao longo dos anos nos EUA, enquanto a mortalidade por EHH permaneceu elevada (aproximadamente 15%). Desidratação grave, idade avançada e presença de comorbidades nos pacientes com EHH contribuem para maior mortalidade entre esses pacientes. O pronto reconhecimento dessas condições e o tratamento adequado são fundamentais para obter melhores resultados.

Fisiopatologia

As duas condições resultam de uma condição fisiopatológica básica, a insulinopenia, que aumenta a sensibilidade dos tecidos à insulina e a atividade da lipase no tecido adiposo, com consequente degradação de triglicerídeos em ácidos graxos, oxidados a corpos cetônicos (ácidos fortes), predominantemente estimulados pelo glucagon. A hiperglicemia e a cetonemia favorecem diurese osmótica, aumentando a hipovolemia e a redução da filtração glomerular, criando um ciclo vicioso. Geralmente na CAD esse déficit de insulina é mais grave, condição que proporciona o aparecimento da acidose e da cetose. No EHH, os níveis de insulina são suficientes para evitar a lipólise e a cetogênese. A CAD ocorre mais frequentemente em pacientes com diabetes melito tipo 1 (DM1), mas também pode aparecer no diabetes melito tipo 2 (DM2) sob condições de extremo estresse, como infecções graves, trauma, emergências cardiovasculares ou, menos frequentemente, como manifestação inicial do DM2. De modo similar, o EHH ocorre com maior frequência no DM2, mas também pode ser visto no DM1 em associação à CAD. A CAD pode ocorrer mesmo com níveis glicêmicos não muito elevados, situação denominada cetoacidose euglicêmica, que entrou em evidência como uso clínico dos inibidores do cotransportador sódio-glicose 2 (SGLT2).

Fatores de risco

Os dois fatores precipitantes mais comuns para CAD e EHH são a terapia inadequada ou inapropriada com insulina e infecção. Outros fatores são: infarto agudo, acidente vascular encefálico, tromboembolismo pulmonar, pancreatite, abuso de álcool e substâncias (corticoides, tiazídicos, agentes simpaticomiméticos e antipsicóticos de segunda geração).

É mandatória a busca por um fator precipitante em todos os quadros de CAD/EHH, por meio da solicitação de exames iniciais como hemograma, culturas, eletrocardiograma, marcadores de necrose miocárdica e radiografia de tórax. São solicitados exames mais específicos conforme a suspeita diagnóstica.

Inibidores do cotransportador sódio-glicose-dependente

Os inibidores do cotransportador sódio-glicose-dependente (iSGLT) tipo 2 (iSGLT2) fazem parte da nova classe de antidiabéticos orais que vem sendo responsabilizada por alguns casos de CAD e aumento da incidência de CAD euglicêmica. Isso levou a American Association of Clinical Endocrinologists (AACE), junto ao American College of Endocrinology (ACE), a publicar um posicionamento oficial sobre o tema. Nele, defende-se o uso dos fármacos pertencentes à classe e os devidos cuidados a serem adotados e informados ao paciente, sob a justificativa de evidências de benefícios em ensaios randomizados e a redução de eventos fatais. Os pontos-chave do documento são listados na Tabela 4.1.

O documento também versa sobre as recomendações para pacientes em uso de iSGLT2, a fim de reduzir os riscos de CAD (Tabela 4.2).

Apresentação clínica e diagnóstico diferencial

A CAD evolui rapidamente dentro de poucas horas após a precipitação, enquanto o desenvolvimento do EHH é insidioso e pode ocorrer ao longo de dias ou semanas. O quadro clínico comum devido à hiperglicemia inclui poliúria, polifagia, polidipsia, perda de peso, fraqueza e sinais físicos de desidratação, como mucosa bucal seca, olho fundo, redução do turgor da pele, taquicardia, hipotensão e, em casos graves, choque. Respiração de Kussmaul, hálito de cetona, náuseas, vômitos e dor abdominal também podem ocorrer principalmente na CAD. A dor abdominal, que se relaciona com a gravidade da acidose, pode ser suficientemente grave para ser confundida com abdome agudo em 50 a 75% dos casos. Os pacientes podem apresentar hipotermia leve, mesmo com uma infecção. O nível de consciência na CAD pode variar. Em pacientes com EHH, os sintomas incluem turvação do sensório que progride para obnubilação mental ou coma. Ocasionalmente, podem apresentar déficit neurológico focal e convulsões.

Tabela 4.1 Pontos-chave do documento divulgado pela AACE/ACE.

1. A incidência de CAD em pacientes como DM2 não aumentou com a comercialização dos iSGLT2
2. Os casos relatados foram mal documentados sem diferenciar cetose de cetoacidose. Além disso, a relação dos casos com a medicação não ficou bem estabelecida
3. A maioria dos casos ocorreu em pacientes insulinopênicos com LADA e DM1, porém houve alguns com apresentação atípica, como níveis mais baixos de hiperglicemia. Isso também ocorreu com outros fármacos antidiabéticos
4. Os fatores predisponentes para desenvolvimento de CAD tanto em DM1 quanto em DM2 foram cirurgia, exercício extenuante, infarto agudo do miocárdio (IAM), acidente vascular encefálico (AVE), infecções graves, jejum prolongado e situações de estresse, o que comumente altera o metabolismo de carboidratos para a oxidação de gorduras
5. Nos pacientes em uso de iSGLT2 com sintomas sugestivos de CAD (náuseas, vômitos, dor abdominal, fadiga e dispneia), o diagnóstico deve ser investigado, recomendando a mensuração do beta-hidroxibutirato em amostra sanguínea e pH arterial, não descartando CAD quando a glicemia não estiver muito elevada
6. O iSGLT2 deve ser suspenso na suspeita de CAD, devendo-se seguir os protocolos habituais

AACE: American Association of Clinical Endocrinologists; ACE: American College of Endocrinology; LADA: *latent autoimmune diabetes of the adult.* Adaptada de Handelsman et al., 2016.

Tabela 4.2 Recomendações para minimizar riscos de CAD em iSGLT2 divulgadas pela AACE/ACE.

Parar iSGLT2 24 h antes de cirurgias eletivas, procedimentos invasivos e exercícios intensos
Evitar parar ou reduzir excessivamente as doses de insulina
Parar iSGLT2 em caso de cirurgia de urgência ou estresse intenso
Mensurar cetonemia em pacientes sintomáticos
Recomendar que os pacientes em uso de iSGLT2 evitem uso abusivo de bebidas alcoólicas e dietas cetogênicas

AACE: American Association of Clinical Endocrinologists; ACE: American College of Endocrinology. Adaptada de Handelsman et al., 2016.

Algumas situações configuram verdadeiras armadilhas na prática clínica. Uma delas, já citada, é a ocorrência de dor abdominal intensa simulando abdome agudo na CAD, geralmente em paciente jovem, podendo estar acompanhada de febre e levando à realização de laparotomia exploradora "branca". Outros falsos alertas são os achados de leucocitose, mesmo na ausência de infecção, e o aumento falso-positivo de amilase e lipase, que não se correlaciona com pancreatite aguda. A pesquisa de cetonúria também pode ser inicialmente negativa, pois as fitas reagem apenas para o acetoacetato, a última das cetonas a positivar-se na urina. As que estão presentes desde o início são a acetona e o beta-hidroxibutirato (> 2,7 mmol/ℓ), não detectadas na cetonúria. Outras alterações são elevação de creatinina sérica, quer como resultado da desidratação, quer como interferência de corpos cetônicos.

Existem outras condições que levam a hiperglicemia, acidose e cetose, que devem, portanto, ser diferenciadas da CAD e do EHH. Veja a Tabela 4.3.

Tabela 4.3 Causas de hiperglicemia, cetose e acidose metabólica.

Causas de hiperglicemia	Causas de cetose	Causas de acidose metabólica
Diabetes melito	Hipoglicemia	Acidose láctica
CAD/EHH	Álcool	Acidose hiperclorêmica
Intolerância à glicose	Jejum prolongado	Uremia
Estresse por hipoglicemia	–	Fármacos

Critérios diagnósticos

Verifique na Tabela 4.4 os critérios diagnósticos e a classificação das complicações agudas do DM. Para calcular a osmolalidade sérica e o *anion gap*, podem-se utilizar as fórmulas a seguir:

$$\text{Osmolalidade sérica efetiva} = 2 \times (\text{Na}^+ \text{ medido}) + \text{glicose}/18$$

$$\textit{Anion gap} = (\text{Na}^+) - (\text{Cl}^- + \text{HCO}_3^-).$$

Tratamento

As primeiras medidas referem-se à estabilização clínica do paciente grave, que consiste em garantir vias respiratórias pérvias, acesso venoso central e instalar sonda vesical. Além disso, após primeiro atendimento em ambiente de urgência, o paciente deve ser manejado em centro de tratamento intensivo (CTI).

Hidratação

- É recomendado, inicialmente, o uso de soro fisiológico (SF) 0,9%, 15 a 20 mℓ/kg/h ou 1 a 1,5 ℓ na primeira hora. A escolha da solução a ser reposta continuamente vai depender do grau de hidratação, da depleção de eletrólitos e do débito urinário

Tabela 4.4 Diagnóstico e classificação das complicações agudas do DM.

	CAD			
	Leve	**Moderada**	**Grave**	**EHH**
Glicemia (mg/dℓ)	Elevada > 250	Elevada > 250	Elevada > 250	Geralmente > 600
pH arterial	7,25 a 7,3	7 a 7,24	< 7	> 7,3
HCO_3 sérico (mEq/ℓ)	15 a 18	10 a 15	< 10	> 18
Cetonúria e/ou β-hidroxibutirato*	+	+	+	Fracamente +
Osmolalidade	< 330	< 330	< 330	> 330
Anion gap	> 10	> 12	> 12	Variável

*≥ 2,7 mmol/ℓ ou 27 mg/dℓ.

- Em pacientes com hipernatremia, aconselha-se 0,45% de NaCl infundido em 4 a 14 mℓ/kg/h, e com hipo ou normonatremia, 0,9% de NaCl. A meta é repor metade da perda estimada em 12 a 24 h
- Em pacientes com hipotensão, deve ser continuada terapia agressiva com SF até que se estabilize a pressão arterial
- É necessário cuidado com pacientes idosos, com insuficiência cardíaca ou outras condições que restrinjam a reposição vigorosa de líquidos.

Insulinoterapia

- É recomendado o uso intravenoso (IV) de insulina regular em bólus de 0,1 U/kg ou infusão contínua de insulina regular 0,1 U/kg/hora como método de escolha
- A insulina só deve ser administrada se $K^+ > 3,3$ mEq/ℓ
- A taxa de redução de glicose deve ocorrer entre 50 e 70 mg/h
- Se a meta não for alcançada, a dose deve ser dobrada
- Quando a glicemia alcançar 200 ou 300 (CAD e EHH, respectivamente), a dose deve ser diminuída para 0,05 U/kg/h
- A glicemia deve ser mantida entre 150 e 200 mg/dℓ na CAD até a cetoacidose ter sido resolvida, e 250 a 300 mg/dℓ no EHH até a melhora do estado de consciência e a correção da hiperosmolaridade
- A insulina pode ser passada para a aplicação subcutânea (SC) quando houver a melhora da acidose (pH > 7,3, $HCO_3 > 18$ mEq/ℓ).

Há estudos demonstrando a eficácia do uso de insulina por via intramuscular (IM), porém com declínio mais lento da glicemia. Recentes estudos têm demonstrado eficácia no uso de insulinas ultrarrápidas (lispro e aspart) na cetoacidose leve e moderada. Não se recomenda o uso das insulinas ultrarrápidas em CAD grave ou EHH, pois não existem estudos que o justifiquem.

Na CAD, assim que a glicemia estiver abaixo de 200 mg/dℓ, a hidratação deve ser trocada por soro glicosado (SG) 5% com redução da dose de insulina até que se controlem a acidose e a cetose, evitando rápida correção da hiperglicemia (associada ao edema cerebral). No EHH, quando a glicemia estiver abaixo de 300 mg/dℓ, deve-se iniciar SG 5%. As perdas urinárias devem ser repostas. Caso contrário, haverá atraso na restauração de Na^+, K^+ e déficit de água.

Reposição de potássio

- Para prevenir hipopotassemia, o potássio deve ser reposto se $K^+ < 5,3$ mEq/ℓ, em pacientes com adequado débito urinário
- Adicionar 20 a 30 mEq de potássio por litro de fluido infundido é suficiente para manter o potássio entre 4 e 5 mEq/ℓ
- Se ocorrerem hiperpotassemia e oligúria/anúria, deve-se realizar a hidratação antes de iniciar a reposição.

Reposição de bicarbonato

- Em pacientes com CAD com pH > 7, a terapia com insulina inibe a lipólise e corrige a cetoacidose sem necessidade do uso do bicarbonato
- Se pH < 6,9, devem ser administrados 100 mmol de bicarbonato de sódio + 400 mℓ de água destilada (AD), titulando-se 200 mℓ/h durante 2 h até alcançar o pH > 7. O tratamento pode ser repetido a cada 2 h, se necessário.

Monitoramento

Acompanhar parâmetros laboratoriais a cada 2 a 4 h (gasometria, função renal, glicemia, ionograma).

Critérios de resolução

Critérios de resolução para cetoacidose diabética:

- Glicemia < 200 mg/dℓ
- Bicarbonato plasmático > 18 mEq/ℓ
- pH > 7,30
- *Anion gap* < 12

São critérios de resolução para estado hiperosmolar hiperglicêmico:

- Osmolalidade plasmática < 320 mOsm/kg
- Recuperação gradual do estado de consciência.

Uma vez resolvida a CAD, o paciente pode se alimentar e iniciar múltiplas doses de insulina (lenta e rápida). A insulina IV deve ser continuada por 1 a 2 h após a realização da dose de insulina SC, para manter níveis adequados de insulina plasmática. Se o paciente não puder se alimentar, deve-se manter a insulina venosa e a reposição de fluidos. Os pacientes já diagnosticados com DM devem voltar a receber doses de insulina antes da CAD. Para pacientes com diagnóstico recente, é preciso calcular a dose de 0,5 a 0,8 U/kg/dia de ambas as insulinas até que se estabeleçam valores adequados.

Leituras sugeridas

Bandeira F, Gharib H, Gobert A, Griz L, Faria M. Endocrinology and diabetes: a problem-oriented approach. New York: Springer; 2014. p. 407-19.

Gosmanov AR, Gosmanova EO, Dillard-Cannon E. Management of adult diabetic ketoacidosis. Diabetes Metab Syndr Obes. 2014; 7: 255-64.

Handelsman Y et al. American Association of Clinical Endocrinologists and American College of Endocrinology Position Statement on the Association of SGLT-2 Inhibitors and Diabetic Ketoacidosis. Endocr Pract. 2016;6:1-10.

5

Nefropatia e Retinopatia Diabéticas

Alyne Diniz Loureiro | Vanessa Leão de Medeiros | Maria Elba Bandeira de Farias

Nefropatia

A nefropatia é uma complicação crônica microvascular do diabetes caracterizada por hiperfiltração glomerular, aumento da excreção urinária de albumina (EAU), declínio da taxa de filtração glomerular (TFG), hipertensão e elevadas morbidade e mortalidade cardiovasculares. É uma das principais causas de insuficiência renal dialítica.

Etiologia

Acomete 30 a 40% dos diabéticos tipo 1 e cerca de 33% do tipo 2. Sua prevalência vem aumentando na proporção do aumento do diabetes, apesar do surgimento de novos fármacos.

Fatores de risco

São fatores de risco controle glicêmico inadequado, duração do diabetes, hipertensão arterial sistêmica (HAS), tabagismo, hipercolesterolemia, obesidade, fatores genéticos e altos níveis séricos de proteína amiloide.

Apresentação clínica

A nefropatia pode ser classicamente dividida em microalbuminúria (EAU entre 30 e 299 mg/24 h), macroalbuminúria (300 mg/24 h) e proteinúria. O risco observado entre a relação albumina/creatinina (RAC) urinária e a doença cardiovascular e entre a RAC urinária e a doença renal é contínuo. Não há um limiar específico que aumente esse risco, observado mesmo em indivíduos com uma faixa normal a alta de excreção de albumina urinária. Além disso, o termo microalbuminúria está relacionado com a presença de pequenas moléculas de albumina, fato que está se tornando confuso com as novas evidências de que a urina pode conter diferentes moléculas imunorreativas e fragmentos de albumina. Em decorrência disso, foi proposta uma nova nomenclatura, endossada pela Kidney Disease: Improving Global Outcomes (KDIGO), na qual o termo "microalbuminúria" (EAU entre 30 e 299 mg/24 h; 20 a 200 µg/min ou RAC entre 30 e 300 mg/g) é substituído por "albuminúria elevada" e "macroalbuminúria" (EAU ≥ 300 mg/24 h; ≥ 200 µg/min ou RAC ≥ 300 mg/g), por "albuminúria muito elevada" (Tabela 5.1).

A nefropatia diabética pode ser classificada em cinco estágios com base na TFG (mℓ/min/1,73 m² de área de superfície corpórea) e no dano renal:

- Estágio 1: caracterizado por dano renal com TFG normal ou aumentada (≥ 90)
- Estágio 2: tem dano renal com diminuição leve da TFG (60 a 89)
- Estágio 3: diminuição da TFG é moderada (30 a 59).
- Estágio 4: observa-se uma considerável diminuição da TFG (15 a 29)
- Estágio 5: a insuficiência renal é definida por TFG abaixo de 15 ou paciente em diálise.

Os estágios de 1 a 3 são considerados indicativos de doença renal crônica (DRC) incipiente.

Na conferência de consenso no Reino Unido, em 2007, com aprovação do National Institute for Health and Clinical Excellence (NICE), da Scottish Intercollegiate Guidelines Network (SIGN) e da National Kidney Foundation Kidney Disease Outcomes Quality Initiative (NKF-KDOQI), o estágio 3 da DRC foi dividido em 3A (taxa de filtração glomerular estimada [TFGe] 45 a 59) e 3B (TFGe 30 a 44). Houve ainda a adição do sufixo "p" para os estágios com base na TFG que tivessem proteinúria.

Diagnóstico

Ocorre pela presença de albuminúria ou proteinúria em, pelo menos, dois exames realizados em um período de 3 a 6 meses. Deve ser feita a dosagem de creatinina para o cálculo da taxa de filtração glomerular. Na prática clínica, a creatinina sérica é usada para estimar a TFG, aplicando-se as equações MDRD (*modification of diet in renal disease*) e/ou CKD-EPI (*chronic kidney disease epidemiology collaboration*), que têm maior acurácia que a dosagem de creatinina isolada.

Pode ocorrer falso-positivo por aumento da excreção de albumina por descompensação do diabetes, exercício físico nas últimas 24 h, infecção, febre, ingestão proteica excessiva, HAS não controlada, insuficiência cardíaca, litíase urinária e menstruação.

Tabela 5.1 Nova nomenclatura para albuminúria.

Albuminúria elevada (microalbuminúria)	EAU 30 a 299 mg/24 h ou RAC entre 30 e 300 mg/g
Albuminúria muito elevada (macroalbuminúria)	EAU ≥ 300 mg/24 h ou RAC ≥ 300 mg/g

EAU: excreção urinária de albumina; RAC: relação albumina/creatinina.

O diagnóstico diferencial de DRC deve ser considerado em pacientes com: proteinúria rapidamente progressiva ou síndrome nefrótica, baixa ou rápida diminuição da TFG, hipertensão refratária, DRC na ausência de retinopatia diabética significativa ou progressiva (apesar de 43% dos pacientes com proteinúria e dano comprovado com biopsia não apresentarem retinopatia), presença de sedimento urinário ativo, hematúria significativa, sinais ou sintomas de outras doenças sistêmicas ou diminuição da TFG em mais de 30% no período de 2 a 3 meses após o início dos inibidores da enzima de conversão da angiotensina (IECA) ou bloqueadores do receptor de angiotensina (BRA).

Tratamento

O tratamento visa à prevenção e ao retardo na progressão do dano renal e consiste em adequado controle glicêmico e pressórico, tratamento da dislipidemia, suspensão do tabagismo e redução da ingestão proteica (Tabelas 5.2 e 5.3).

Dieta

Recomenda-se ingesta de 0,8 a 1 g de proteína/kg/dia, de preferência de origem vegetal, com redução para 0,8 g/kg/dia no caso de pacientes com estágios mais avançados de DRC. A alta ingesta proteica (> 20% das calorias diárias ou 1,3 g/kg/dia) tem sido associada a piora da albuminúria e perda mais rápida da função renal. A dieta rica em ácidos graxos poli-insaturados parece ter efeito sobre a albuminúria, e os ácidos graxos de cadeia longa tipo ômega-3 reduzem-na. Recomenda-se a redução na ingestão de sódio (manter ingesta entre 1,5 g e 2,3 g de sal/dia) para pacientes diabéticos, especialmente hipertensos.

Alvo glicêmico

O alvo glicêmico é a hemoglobina glicada (HbA1c) < 7 mg/dℓ. Se o paciente apresentar alto risco de hipoglicemia, como é o caso do idoso, do portador de doenças cardiovasculares ou do indivíduo com reduzida expectativa de vida, o controle glicêmico pode ser menos rigoroso, com meta de HbA1c > 7 e < 8,5 mg/dℓ. Em pacientes em diálise, devido às variações frequentes da glicemia e à redução da acurácia da HbA1c, as medidas da glicemia capilar devem ser associadas, para que se obtenham melhor avaliação e controle glicêmico mais adequado, com valores de HbA1c entre 7 e 8 mg/dℓ relacionados com maiores taxas de sobrevida.

Hipertensão

Atualmente, recomenda-se manter a pressão arterial (PA) ≤ 140×90 mmHg, se albumina urinária for < 30 mg/dia. Se albuminúria for ≥ 30 mg/dia, o controle da pressão arterial deve ser mais rigoroso, com manutenção de PA < 130×80 mmHg, exceto quando houver risco de hipotensão postural ou em pacientes idosos e/ou com doença cardiovascular de alto risco.

Tabela 5.2 Ajuste de doses de insulina e hipoglicemiantes orais na insuficiência renal.

Insulinas: glargina, detemir, NPH, regular, aspart, lispro e glulisina	Ajuste de dose
Sulfonilureias de primeira geração: Acetoxamida Clorpropramida	 Não usar TFG 50 a 80: reduzir dose em 50%; se TFG < 50%, não usar
Sulfonilureias de segunda geração: Glipizida Glimepirida Gliclazida	 Não necessita de ajuste Iniciar com 1 mg/dia Não necessita de ajuste
Metilglinidas: Repaglinida Nateglinida	 TFG < 30: iniciar com 0,5 mg TFG < 30: iniciar com 60 mg
Biguanida: Metformina	TFG > 60: função renal anual TFG 45 a 60: função renal 3 a 6 meses TFG 30 a 45: dose máx. 1 g/dia – função renal 3/3 meses – não iniciar fármaco TFG < 30: suspender fármaco
Inibidor da alfaglicosidase: Acarbose	 Não usar se TFG < 30
Inibidores da DPP-4: Siltagliptina Saxagliptina Linagliptina Vildagliptina	 TFG > 50: 100 mg/dia TFG 30 a 50: 50 mg/dia TFG < 30: 25 mg/dia ClCr > 50: 5 mg/dia ClCr < 50: 2,5 mg/dia Não necessita de ajuste TFG > 50: 50 mg 2 vezes/dia TFG < 50: 50 mg/dia
Incretinomiméticos: Exenatida Liraglutida	 Não usar se TFG < 30 Não usar se TFG < 60
Inibidores de SGLT2: Canagliflozina Dapagliflozina Empagliflozina	 100 mg/dia se TFG 45 a 59 Suspender se TFG < 45 Evitar se TFG < 60 Usar com cautela se TFG estiver entre 30 e 45 mℓ/min Não usar se < 30 mℓ/min

ClCr: *clearance de* creatinina; DPP-4: dipeptidil peptidase-4; TFG: taxa de filtração glomerolar = mℓ/min por 1,73 m^2 de área de superfície corpórea.

Inibidores da enzima conversora da angiotensina (IECA) ou bloqueadores do receptor da angiotensina I (BRA) reduzem a pressão arterial e a albuminúria, retardando a progressão para a doença renal terminal. Esses medicamentos são indicados quando houver aumento da excreção urinária de albumina, mesmo com pressão arterial normal. Assim, os anti-hipertensivos de escolha são os IECA ou os BRA – não é recomendada a associação de ambos. Outras substâncias podem ser associadas para a obtenção de

Tabela 5.3 Manejo da doença renal em diabéticos de acordo com a taxa de filtração glomerular (TFG).

TFG (mℓ/min por 1,73 m² de área de superfície corpórea)	Recomendado
Todos os pacientes	Medida anual da creatinina, albuminúria e potássio. Cálculo da TFG
45 a 60	Encaminhar para o nefrologista para exclusão de outras causas de insuficiência renal se houver DM < 10 anos, proteinúria maciça, alterações na US, HAS resistente, queda rápida da taxa de filtração glomerular ou sedimento urinário ativo Considerar ajuste das doses das medicações Monitorar TFGe a cada 6 meses Monitorar eletrólitos, bicarbonato, hemoglobina, cálcio, fósforo e PTH ao menos uma vez por ano Dosar vitamina D Considerar a densitometria óssea Encaminhar ao nutricionista
30 a 44	Monitorar TFGe a cada 3 meses Monitorar eletrólitos, bicarbonato, cálcio, fósforo, PTH, hemoglobina, albumina e peso a cada 3 a 6 meses Considerar ajuste das medicações
< 30	Encaminhar para o nefrologista

US: ultrassonografia; HAS: hipertensão arterial sistêmica; TFGe: taxa de filtração glomerular estimada; PTH: paratormônio.

melhor controle pressórico, como bloqueadores do canal de cálcio, diuréticos e betabloqueadores. Quando utilizados IECA, BRA ou diuréticos, é preciso monitorar a creatinina e o potássio, principalmente se TFG for < 45 mℓ/min e ou $K^+ > 4,5$.

Dislipidemia

O controle lipídico deve seguir as metas para pacientes diabéticos, mas as estatinas e os fibratos não devem ser iniciados em pacientes em hemodiálise (para prevenção primária). No caso de pacientes que já utilizavam hipolipemiantes antes de começar a terapia dialítica, não há consenso sobre suspender ou não essas medicações. Tal indicação está relacionada com o risco cardiovascular.

Não é recomendado titular dose de estatina em paciente renal crônico graus 3 a 5, sendo indicado manter a mesma dose utilizada em indivíduo sem insuficiência renal crônica.

Uso de antiplaquetários

Está indicado para a prevenção primária ou secundária, de acordo com o risco individual. Seu benefício é comprovado para a prevenção de trombose vascular em dialíticos.

Doença arterial periférica

É recomendado o *screening* em diabéticos assintomáticos com TGF < 60 mℓ/min. Se o resultado for normal, repete-se exame em 5 anos. O índice tornozelo-braquial é pouco confiável em renal crônico. Assim, o índice dedo-braquial é o mais recomendado nesse caso.

Prevenção

É preciso manter adequados controles glicêmico, pressórico e lipídico, que auxiliam na prevenção da nefropatia.

Rastreamento

O rastreamento deve ser realizado no momento do diagnóstico de DM2 e após 5 anos de DM1, e repetido anualmente se a microalbuminúria estiver ausente (Figura 5.1). Entretanto, em pacientes com controle metabólico inadequado, como durante a puberdade, que é fator de risco independente para microalbuminúria, recomenda-se que o rastreamento seja realizado logo no início desta e antes de 5 anos de doença. Os exames utilizados são a pesquisa de microalbuminúria em amostra isolada de urina associada a TFGe (MDRD e/ou CKD-EPI). Se a pesquisa de microalbuminúria não estiver disponível, pode ser substituída por pesquisa de proteinúria em amostra (≥ 430 mg/ℓ) ou em urina de 24 h (> 500 mg), que correspondem a excreção urinária alta (macroalbuminúria – nefropatia clínica).

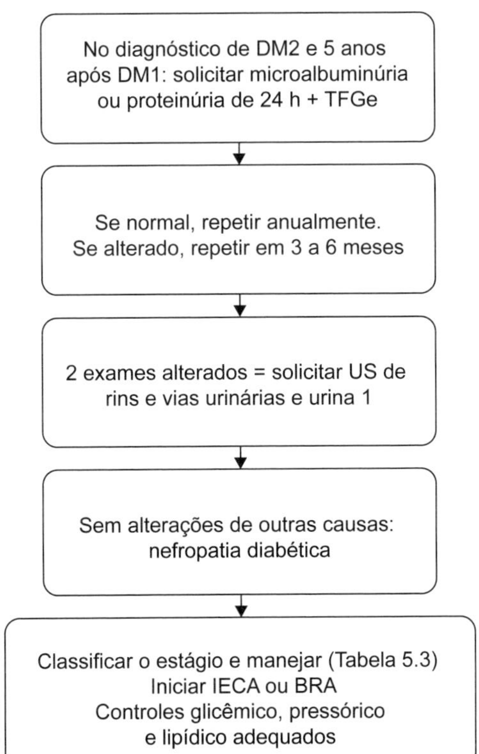

Figura 5.1 Manejo da nefropatia diabética.

Retinopatia diabética

Definição

Trata-se de complicação microvascular crônica frequente do diabetes melito (DM), caracterizada por alterações na microvasculatura da retina, de progressão gradual, ocasionando má perfusão retiniana, aumento da permeabilidade vascular e proliferação patológica intraocular dos vasos retinianos. Acomete cerca de 80% dos pacientes com mais de 15 anos de DM. Com 20 anos, mais de 90% dos diabéticos tipo 1 e 60% daqueles do tipo 2 são acometidos. A maculopatia acomete mais de 30% dos pacientes com mais de 20 anos de DM. Pode ocasionar perda da visão decorrente principalmente de edema macular, não perfusão capilar macular, hemorragia vítrea e descolamento de retina.

Fatores de risco

São fatores de risco para retinopatia diabética: duração do diabetes, hiperglicemia crônica, hipertensão e nefropatia.

Diagnóstico

Realizar avaliação ocular por meio de exame oftalmoscópico com a pupila dilatada, retinografia (usada para rastreio) e angiofluoresceinografia (fornece dados da circulação retiniana e da barreira hematorretiniana). As alterações neurossensórias ocorrem antes das vasculares; entretanto, as manifestações clínicas visíveis, mais precocemente, são microaneurismas e hemorragias. Outros exames utilizados para auxílio diagnóstico são ultrassonografia e tomografia de coerência óptica (mostra o espessamento da retina e detalhes de suas camadas). Deve ser feito o diagnóstico diferencial com outras doenças vasculares oculares (p. ex., retinopatia hipertensiva, oclusão da veia retiniana central ou ramo, doença arterial oclusiva, vasculites, hemoglobinopatias e outros tipos de edema macular) e com doenças infecciosas (p. ex., HIV), inflamatórias e autoimunes, entre outras.

Apresentação clínica

De acordo com os achados clínicos na oftalmoscopia com a pupila dilatada, a retinopatia pode ser classificada em: não aparente, não proliferativa (NPRP – *background* ou pré-proliferativa), proliferativa (PRP) e maculopatia. De acordo com a Associação Americana de Oftalmologia, a NPRP é dividida nos graus leve, moderado e grave. A maculopatia diabética pode ser classificada em quatro tipos: edema focal, edema difuso, isquêmica ou mista.

Tratamento

O tratamento tem como objetivo evitar a progressão e a perda da visão. Inclui adequado controle glicêmico, pressórico e lipídico (Figura 5.2). O alvo glicêmico é a hemoglobina glicada entre 6,5 e 7,5%, de acordo com a meta individualizada para cada paciente, e

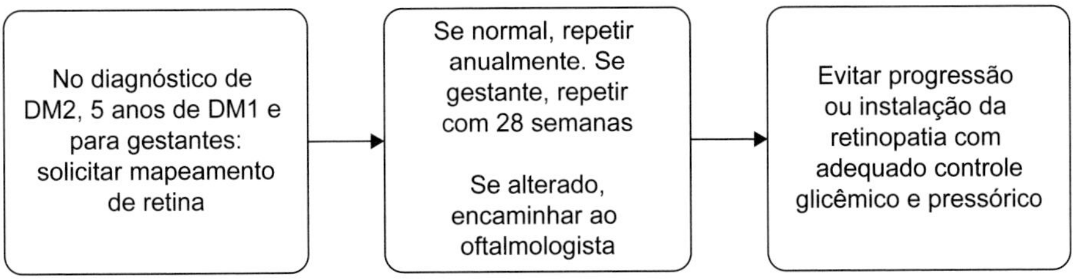

Figura 5.2 Manejo da retinopatia diabética.

pressão menor que 130 × 80 mmHg. O tratamento específico deve ser conduzido pelo oftalmologista, podendo-se utilizar fotocoagulação com *laser*, injeção intravítrea de esteroides e, mais recentemente, anticorpo antifator de crescimento do endotélio vascular (anti-VEGF), como ranibizumabe, pegaptanibe, bevacizumabe e aflibercept.

O ranibizumabe foi o fator de crescimento mais estudado, atuando contra VEGF-A, sendo indicado para o tratamento de edema macular diabético. O aflibercept é superior ao ranibizumabe e ao bevacizumabe em paciente com edema macular diabético com pior acuidade visual.

Outras substâncias também utilizadas são infliximabe, etarnecept, vitrase (hialuronidase ovina), octreotida e ruboxitaurina.

A pioglitazona deve ser evitada em pacientes com edema macular. A presença de retinopatia não é uma contraindicação para o uso de ácido acetilsalicílico para cardioproteção, pois não aumenta o risco de hemorragia. Outras terapias emergentes são o uso de flucinolona intravítrea de liberação sustentada e a prevenção com fenofibrato.

Prevenção

A melhor maneira de evitar as complicações do diabetes é manter o adequado controle glicêmico.

Rastreamento

Deve-se solicitar retinografia no diagnóstico de DM2 e após 5 anos de DM1, com frequência anual caso esteja normal. Se houver alteração, o paciente deve ser encaminhado para o oftalmologista, e o exame repetido após 3 a 6 meses. Após pelo menos dois exames consecutivos normais, convém solicitar novos exames a cada 2 anos.

Em caso de qualquer retinopatia, repete-se o exame anualmente ou em intervalos menores se houver progressão rápida de doença. Em virtude do risco de piora durante a gestação, o rastreamento deve ser solicitado assim que a gravidez for diagnosticada e repetido com 28 semanas, se for normal. Em caso de alterações na retina, o exame deve ser repetido em 16 a 20 semanas. Estudos mostram que o controle glicêmico rigoroso quando há retinopatia acarreta piora clínica da doença.

Grávidas com diabetes gestacional não apresentam maior risco de desenvolver retinopatia diabética. Mesmo na presença de exames normais, as pacientes devem ser acompanhadas até 1 ano após a gestação.

Leituras sugeridas

American Academy of Ophthalmology Retina Panel. Preferred Practice Pattern® Guidelines. Diabetic retinopathy. San Francisco, CA: American Academy of Ophthalmology; 2008.

American Diabetes Association. Executive summary: standards of medical care in diabetes – 2014. Diabetes Care. 2014; 37(Suppl 1):S5-13.

American Diabetes Association. Standards of medical care in diabetes 2014. Diabetes Care. 2014 Jan; 37(Suppl 1):S14-80.

Bandeira E, Queiroz D. Diabetic nephropathy. In: Bandeira F, Gharib H, Gobert A, Griz L, Faria M. Endocrinology and diabetes: a problem-oriented approach. New York: Springer; 2014.

Escobar C, Echarri R, Barrios V. Emerging drug combinations to optimize renovascular protection and blood pressure goals. Int J Nephrol Renovasc Dis. 2012; 5:69-80.

Gupta N, Mansoor S, Sharma A, Sapkal A, Sheth J, Falatoonzadeh P et al. Diabetic retinopathy and VEGF. Open Ophthalmol J. 2013;7:4-10.

Handelsman Y, Mechanick JI, Blonde L, Grunberger G, Bloomgarden ZT, Bray GA et al. American Association of Clinical Endocrinologists Medical Guidelines for clinical practice for developing a diabetes mellitus comprehensive care plan. Endocrine Practice. 2011; 17(Suppl 2):1-53.

National Kidney Foundation. KDOQI Clinical practice guideline for diabetes and CKD: 2012 update. Am J Kidney Dis. 2012; 60(5):850-86.

Quinn L, Fritschi C. Sweet dreams: how sleep and sleep disturbances affect glycemic control in people with diabetes. Diabetes Spectrum. 2016; 29(1):2-3.

The Royal College of Ophthalmologists [homepage na internet]. Guidelines for diabetic retinopathy [acesso em 26 nov 2014]. Disponível em: http://www.rcophth.ac.uk/core/core_picker/download.asp?id=1789&filetitle=Diabetic+Retinopathy+Guidelines+2012+%28minor+update+July+2013%29 k

Tomson C, Bailey P. Management of chronic kidney disease. Medicine. 2011 Jul; 39(7):407-13.

Tuttle KR. Diabetic kidney disease: a call to action. Diabetes Spectrum. 2015; 28(3):158-60.

Ventura AACM, Dadgostar H, Taban M. Diabetic retinopathy. In: Bandeira F, Gharib H, Gobert A, Griz L, Faria M. Endocrinology and diabetes: a problem-oriented approach. New York: Springer; 2014.

6

Neuropatia Diabética

Alyne Diniz Loureiro | Vanessa Leão de Medeiros | Maria Elba Bandeira de Farias

Definição

A neuropatia diabética é definida como distúrbio heterogêneo caracterizado por sinais e sintomas relacionados a alterações neuropáticas em pacientes diabéticos, excluídas outras causas de neuropatias. A forma mais comum é a polineuropatia periférica e afeta com maior frequência os membros inferiores.

Etiologia

Acomete cerca de 50% dos diabéticos de longa duração. Entretanto, a prevalência varia de acordo com o tempo de evolução da doença e a metodologia utilizada para o diagnóstico.

Fatores de risco

São fatores de risco da neuropatia diabética: tempo de evolução do diabetes, controle glicêmico inadequado, hipertensão, dislipidemia, circunferência abdominal aumentada, índice de massa corpórea (IMC) elevado e tabagismo.

Apresentação clínica

Existem diversas formas de classificação da neuropatia, entre as quais se evidencia a proposta pelo Toronto Expert Panel on Diabetic Neuropathy, adaptada pela American Diabetes Association (ADA), que a divide em dois grandes grupos: polineuropatia simétrica generalizada e neuropatia focal e multifocal (Figura 6.1). O painel de Toronto atualizou sua classificação dividindo a neuropatia diabética periférica generalizada em dois subgrupos: a forma típica, que é crônica, simétrica e de duração dependente (nervos mais longos são acometidos primeiro e os segmentos distais), e a atípica, que pode ser aguda, subaguda ou crônica, em geral monofásica ou flutuante com o tempo. Esta acomete, preferencialmente, as fibras sensoriais finas e autonômicas. A forma mais prevalente é a polineuropatia sensorimotora simétrica distal, seguida da forma autonômica.

Diagnóstico

Em geral, baseia-se na correlação entre o quadro clínico e as alterações neurológicas identificadas no exame físico. Reservam-se os exames complementares para o esclarecimento diagnóstico e/ou a complementação da avaliação. Cerca de 50% dos pacientes podem ser assintomáticos, em que a história e o exame físico minucioso auxiliam no diagnóstico. O rastreamento no caso de diabetes melito tipo 2 (DM2) deve ser iniciado no momento do diagnóstico, e no tipo 1 (DM1), após 5 anos de diagnóstico, e, depois, anualmente em ambos os casos.

Polineuropatia autonômica

Ocorre isoladamente ou em associação à polineuropatia periférica, o que é mais comum. Pode se apresentar como neuropatia autonômica cardiovascular (NAC), manifestações gastrintestinais, geniturinárias, sudomotoras, vasculares periféricas, metabólicas e disautonômicas, respiratórias ou oculares. O quadro clínico é variável, de acordo com o sistema afetado.

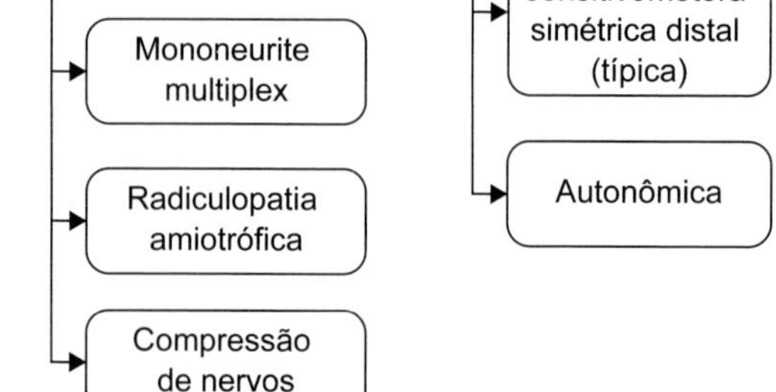

Figura 6.1 Classificação da neuropatia diabética.

Neuropatia autonômica cardiovascular

De acordo com o Toronto Consensus Panel on Diabetic Neuropathy, é definida como a redução do controle autonômico cardiovascular em pacientes com diabetes, excluindo outras causas. Pode ser detectada em cerca de 7% dos pacientes no momento do diagnóstico inicial de diabetes tipo 1 ou tipo 2. O principal fator de risco é o controle glicêmico inadequado. A NAC também está associada a fatores de risco convencionais para doença cardiovascular (DCV), como hipertensão, dislipidemia, tabagismo e obesidade. Nefropatia (incluindo microalbuminúria), retinopatia e polineuropatia são preditores de NAC. O nervo vago é o mais longo e medeia aproximadamente 75% das atividades parassimpáticas. Assim, tende a ser o mais precocemente acometido. A NAC pode ser dividida em subclínica e clínica. De início, há denervação parassimpática; na sequência, aumento do tônus simpático; e, então, denervação simpática, que correspondem a fase subclínica, NAC clínica precoce e NAC clínica avançada ou grave, respectivamente.

Apresentação clínica

Os sinais de neuropatia autonômica cardiovascular são: taquicardia em repouso (> 100 bpm), que ocorre já no estágio inicial de NAC relacionada com a redução do tônus parassimpático e o aumento da atividade simpática; intervalo R-R fixo, sinal de completa denervação; hipotensão ortostática, manifestação da NAC avançada que se deve à reduzida resposta simpática e é definida como redução na pressão sistólica (> 20 mmHg) e diastólica (> 10 mmHg) após 2 min da mudança postural de supina para em pé; intolerância ao exercício, decorrente da reduzida resposta de pressão arterial, frequência cardíaca e débito cardíaco após exercício; isquemia silenciosa; e perda do descenso noturno da pressão arterial.

A NAC é diagnosticada por meio da análise da frequência cardíaca e da pressão arterial em resposta a manobras fisiológicas: avaliação do intervalo R-R em resposta a respiração profunda, mudança da posição horizontal para vertical e manobra de Valsalva, além da variação de pressão em resposta a mudança para a posição vertical e aperto de mão mantido (esforço isométrico).

No estágio subclínico, podem ser detectadas anormalidades no domínio da frequência e do tempo na análise espectral da variabilidade da frequência cardíaca. No teste de sensibilidade ao barorreflexo, ela pode estar aumentada. Também pode haver torção do ventrículo esquerdo (VE) na imagem cardíaca.

No estágio clínico, há alterações nos testes do reflexo cardiovascular autonômico (*cardiac autonomic reflex testing* – CART). De acordo com o Toronto Consensus Panel Statement, no 8º Simpósio Internacional de Neuropatia Diabética, em 2010, a presença de um CART anormal indica diagnóstico possível ou inicial; e de dois ou três, diagnóstico definitivo ou confirmado. Já a hipotensão ortostática indica NAC grave avançada.

Tratamento

Envolve um bom controle glicêmico e, em geral, é sintomático, pois as medicações que atuam na evolução da doença ainda não têm validação científica, mas parecem apresentar resultados promissores. Entre elas, podem ser citadas: ácido alfalipoico (ácido tióctico – melhora a NAC), análogos do *glucagon-like peptide* 1 (GLP-1) e inibidores da dipeptidil peptidase-4 (DPP-4; efeitos cárdio e neuroprotetor); inibidores da aldose redutase (melhoram a função de VE), vitamina E e peptídeo C (melhoram os índices de variabilidade da taxa cardíaca); e agentes FP15 e FeTMPS (parecem melhorar a função neuronal) (Tabela 6.1).

A benfotiamina reduz a formação de produtos finais da glicação avançada (AGEs, do inglês *advanced glycation end-products*) e o estresse oxidativo, que estão relacionados com dano, disfunção e perda de fibras nervosas. Há evidências substanciais de que vários medicamentos melhorem a disfunção ventricular associada à neuropatia autonômica (NA), como na insuficiência cardíaca o bisoprolol ou a adição de espironolactona a enalapril, furosemida e digoxina. O uso de inibidor da enzima de conversão ou bloqueador do receptor da angiotensina melhora a NA e a disfunção diastólica de VE. Em caso de taquicardia, devem-se utilizar betabloqueadores cardiosseletivos, se não houver contraindicações.

O tratamento da hipotensão postural deve ser feito em pacientes sintomáticos. Isso inclui medidas de estilo de vida e comportamentais, como:

- Evitar a mudança de postura brusca
- Comer em pequenas quantidades e com mais frequência
- Evitar fármacos que precipitem hipotensão (diuréticos, antidepressivos tricíclicos, agonistas de receptores alfa)
- Realizar exercícios de contramanobra (cruzar as pernas, flexionar o tronco para baixo e sentar-se com joelhos fletidos sobre o tronco)
- Aumentar a ingestão de líquidos e sal
- Evitar atividade física extenuante e faixas nas pernas e no abdome
- Usar meias ou calças compressivas e elevar a cabeceira da cama (30 cm).

Tabela 6.1 Fármacos promissores no tratamento de neuropatia autonômica cardiovascular.

Substância	Efeito
Ácido alfalipoico (ácido tióctico)	Melhora a NAC
Análogos GLP-1	Efeito cardioprotetor e neuroprotetor
Inibidor da DPP-4	
Inibidores da aldose redutase	Melhora a função do VE
Vitamina E	Melhora os índices de variabilidade da taxa cardíaca
Peptídeo C	
Agentes FP15	Parecem melhorar a função neuronal
FeTMPS	

GLP-1: análogos do *glucagon-like peptide* 1; DPP-4: dipeptidil peptidase-4; NAC: neuropatia autonômica cardiovascular; VE: ventrículo esquerdo.

O tratamento farmacológico da hipotensão ortostática só deve ser iniciado se as medidas anteriores falharem. Além disso, devem ser levados em consideração seus riscos e benefícios. As substâncias de primeira escolha são o midodrina, que é um alfa-adrenérgico, e a 9α-flúor-hidrocortisona (100 a 400 μg), que causa retenção de sódio e expansão plasmática. Assim, deve-se ter cuidado em pacientes com insuficiência cardíaca, pois o efeito demora cerca de 10 a 14 dias para ser percebido. Outras opções são somatostatina e análogos da somatostatina (reduzem hipotensão postural, pós-prandial e induzida por exercício), eritropoetina (diminui a hipotensão na posição ereta), acetato de desmopressina (reduz a hipotensão no período da manhã), cafeína e acarbose (melhoram a hipotensão pós-prandial) (Tabela 6.2).

Neuropatia autonômica gastrintestinal

As funções secretória, motora e sensorial gastrintestinais são moduladas pela interação do sistema nervoso autônomo (simpático e parassimpático) com o sistema nervoso entérico. As alterações fixas e reversíveis do sistema nervoso autônomo podem estar relacionadas com a alteração na motilidade gastrintestinal. As alterações reversíveis como a hiperglicemia aguda retardam o esvaziamento gástrico, enquanto a hipoglicemia induzida por insulina o acelera.

Apresentação clínica

Na neuropatia autonômica gastrintestinal, há alterações da motilidade gastrintestinal e esofágica. A redução do trânsito esofágico (aproximadamente 50% dos pacientes com DM de longa duração) causa regurgitação, disfagia e propensão a erosões decorrentes de comprimidos; a diarreia pode ser decorrente do transito rápido ou lento e ser complicada com supercrescimento bacteriano e/ou distúrbios de secreção; a constipação intestinal ocorre com frequência e a incontinência pode estar relacionada com alterações do tônus do esfíncter anal e reduzida complacência e sensibilidade; a gastroparesia (aproximadamente

Tabela 6.2 Fármacos para tratamento de hipotensão ortostática.

Substância	Efeito clínico
Midodrina	Efeito alfa-adrenérgico
9α-flúor-hidrocortisona	Retenção de sódio e expansão plasmática
Somatostatina	Reduz a hipotensão postural, pós-prandial e a induzida por exercício
Análogos da somatostatina	
Eritropoetina	Reduz a hipotensão na posição ereta Expansão da volemia por aumento de hemácias
Acetato de desmopressina	Reduz a hipotensão no período da manhã
Cafeína	Melhora a hipotensão pós-prandial
Acarbose	

40% dos pacientes com diabetes de longa duração) pode ocasionar redução de absorção do antidiabético oral, difícil controle glicêmico e desnutrição.

Como é difícil avaliar o sistema autonômico gastrintestinal, o diagnóstico, em geral, é feito por exclusão. Na gastroparesia, pode ser feita a avaliação da fase sólida do esvaziamento gástrico, com cintilografia com isótopo duplo, mas os resultados têm pouca relação com os sintomas. Estudos com bário, endoscopia, manometria, eletrogastrograma também podem ser úteis.

Tratamento

O tratamento pode ser feito com dieta, agentes procinéticos como eritromicina, domperidona e metoclopramida, agentes de massa, antidepressivos tricíclicos, extratos pancreáticos, Botox® pilórico, marca-passo gástrico, alimentação enteral e antibióticos de largo espectro para supercrescimento bacteriano. A Agência Europeia de Medicamentos considera que os riscos extrapiramidais da metoclopramida superam os benefícios, e, por esse motivo, a recomendam por, no máximo, 5 dias de uso. Não é mais indicada para a gastroparesia. A decisão da Food and Drug Administration (FDA) ainda está pendente, mas apenas indica a metoclopramida para casos graves que não respondam a outras terapias.

Alterações do trato geniturinário

São elas a secura vaginal e a disfunção erétil e vesical. A disfunção erétil afeta 30 a 40% dos homens diabéticos e ocorre por disfunção endotelial e autonômica. O diagnóstico é feito com história clínica detalhada, questionários validados de sintomas e testes específicos nos casos em que não há resposta aos inibidores da 5-fosfodiesterase. A disfunção vesical ocorre em 43 a 87% dos pacientes com DM1 e em 25% dos pacientes com DM2. Há redução da sensibilidade vesical, aumento da capacidade vesical e retenção, que geralmente são assintomáticos. Ocorre aumento do risco de infecção urinária devido ao resíduo. O diagnóstico, além da história clínica, é feito com teste urodinâmico completo e ultrassonografia pós-miccional.

Tratamento

O tratamento consiste em terapia sexual, aconselhamento psicológico, lubrificante vaginal, inibidores da 5-fosfodiesterase (p. ex., sildenafila e vardenafila), prostaglandinas intracavernosa e intrauretral, dispositivos a vácuo ou prótese peniana. O tratamento da disfunção vesical é feito com a manobra de Credé, betanecol (se o resíduo for maior que 100 mℓ), doxasozina e cateterismo vesical intermitente.

Disfunção sudomotora

Há envolvimento de fibras C. Ocorre a perda do suor termorregulatório, com distribuição em "meia e luva", que pode se estender para a parte superior do membro e abdome anterior, resultando em anidrose global. Pode também haver hiperidrose como processo compensatório, envolvendo regiões proximais como cabeça e tronco. Ocasionalmente, pode ocorrer o suor gustatório, em resposta a alimentos não condimentados, no rosto, na cabeça, no pescoço, nos ombros e no tórax. A avaliação é feita com reflexo axonal sudomotor quantitativo, teste do suor e fluxo sanguíneo da pele.

Tratamento

O tratamento deve ocorrer com emolientes e lubrificantes cutâneos, escopolamina, glicopirrolato, toxina botulínica e vasodilatadores.

Polineuropatia sensorimotora simétrica distal

Trata-se da forma mais comum de neuropatia diabética, caracterizada por ser simétrica, iniciando-se nos dedos dos pés, com ascensão gradual para as pernas. As principais queixas são parestesias, disestesias, hiperalgesia, dor lancinante, alodinia e redução da sensibilidade dolorosa e térmica (relacionadas com o envolvimento de pequenas fibras mielinizadas), perda da sensibilidade vibratória, tátil e posição segmentar com redução ou ausência de reflexos profundos (fibras longas mielinizadas).

Diagnóstico

No exame físico geral, deve-se aferir a pressão arterial do paciente em pé e deitado; frequência cardíaca; verificar reflexos profundos; realizar exame detalhado do pé; pesquisar a presença de doença arterial periférica (DAP).

INSPEÇÃO DO PÉ

Neste procedimento, é necessário avaliar sinais de perda de sensibilidade, deformidades, modo de deambulação, calosidades, pontos de pressão, sinais de hemorragia subcutânea, edema, distensão das veias dos pés mesmo ao elevar o membro, pele seca com ou sem fissuras e atrofia de grupos musculares da musculatura intrínseca dos pés (também das mãos).

PALPAÇÃO

Devem-se avaliar os pulsos periféricos: quando proeminentes, sugerem neuropatia, e, se ausentes ou diminuídos, doença arterial periférica (DAP). Avaliam-se, ainda, alterações de temperatura (presença de *shunts* arteriovenosos, elevação da temperatura) e alodinia.

AVALIAÇÃO DA SENSIBILIDADE

Avalia-se a perda da sensibilidade protetora com o monofilamento de 10 g (5.07 Semmes-Weinstein) e realizar-se outro teste (sensibilidade vibratória com diapasão [128 Hz] ou bioestesiômetro), se houver sensação dolorosa com pino ou palito de dente, tátil com algodão, sensibilidade térmica; e pesquisar reflexos profundos. O teste do monofilamento avalia o aumento do risco de úlceras ou lesões nos pés. A perda da sensibilidade vibratória com diapasão (128 Hz) também é um indicador precoce de neuropatia.

EXAMES COMPLEMENTARES

São exames complementares as biopsias de nervo e cutânea, para quantificação morfométrica de fibras nervosas intraepidérmicas (diagnostica lesão de fibras finas, que são as primeiras a sofrer alteração), e a eletroneuromiografia (ENMG), que deve ser solicitada para esclarecimento diagnóstico e/ou estudos clínicos.

DIAGNÓSTICO DIFERENCIAL

Devem-se descartar outras causas de neuropatia, como etilismo, deficiência de vitamina B_{12} por deficiência autoimune do fator intrínseco e uso de fármacos (anticonvulsivantes e metformina aumentam o risco), entre outras.

Tratamento

O tratamento consiste em mudança de estilo de vida, dieta, exercícios, perda de peso, cessação do tabagismo e controle glicêmico. O controle glicêmico parece ser o tratamento mais efetivo para reduzir a progressão da neuropatia e retardar seu início, e deve ser instituído de acordo com meta individualizada a cada paciente.

Os principais medicamentos (Tabela 6.3 e Figura 6.2) para controle da dor são os antidepressivos tricíclicos (inibem a recaptação de norepinefrina e/ou serotonina – amitriptilina

Tabela 6.3 Terapia oral para neuropatia dolorosa.

Classe	Fármaco	Dose diária
Tricíclicos	Amitriptilina	25 a 150 mg
	Imipramina	25 a 150 mg
ISRS	Paroxetina	40 mg
	Citalopram	40 mg
Anticonvulsivantes	Gabapentina	900 a 1.800 mg
	Pregabalina	150 a 600 mg
	Carbamazepina	200 a 400 mg
	Topiramato	Acima de 400 mg
Opioides	Tramadol	50 a 400 mg
		10 a 120 mg
ISRNS	Venlaflaxina	150 a 200 mg
	Duloxetina	60 a 120 mg

ISRS: inibidor seletivo de receptação de serotonina; ISRNS: inibidor seletivo de receptação de norepinefrina e serotonina.

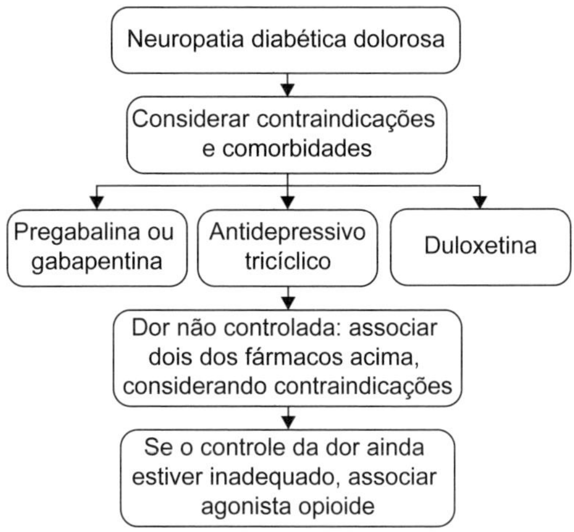

Figura 6.2 Manejo da neuropatia dolorosa.

e imipramina), os anticonvulsivantes (pregabalina e gabapentina) e a duloxetina. Entretanto, inibidores seletivos da recaptação da serotonina (paroxetina e citalopram), outros inibidores de recaptação da serotonina e da norepinefrina (venlafaxina) e anticonvulsivantes (carbamazepina, topiramato) podem ser utilizados. O opioide pode ser prescrito como adjuvante no tratamento da neuropatia.

A escolha do tratamento deve levar em consideração comorbidades e efeitos colaterais. A duloxetina é contraindicada em pacientes hepatopatas; a pregabalina, quando houver edema; e a amitriptilina, em casos de doença cardiovascular (pacientes com prolongamento do intervalo PR e QT no eletrocardiograma), neuropatia autonômica cardíaca (hipotensão ortostática) e glaucoma.

Outros medicamentos que também podem ser utilizados são a flufenazina (1 a 6 mg/dia por via oral [VO]), a mexiletina (1 a 6 mg/dia VO) e a clonidina (0,1 a 0,3 mg/dia).

Apesar de existirem referências de que o tratamento tópico tem menos efeitos colaterais e interações medicamentosas, há poucos estudos randomizados. Entre os tratamentos, pode ser utilizado o creme de capsaicina 0,075% aplicado de 3 a 4 vezes/dia na área afetada.

Rastreamento

Nos casos de DM2, o rastreamento deve ser iniciado no momento do diagnóstico, e, nos de DM1, após 5 anos de diagnóstico. Posteriormente, deve ocorrer a cada ano, em ambos os casos. Deve-se utilizar o teste do monofilamento acrescido de outro teste de sensibilidade, conforme já dito. A existência de um ponto com alteração de sensibilidade com o monofilamento deve ser considerada. Em casos de alterações na sensibilidade dos pés, o paciente deve ser orientado quanto ao exame diário dos pés e ao uso de calçados adequados, além de ser encaminhado para cuidado especializado, se necessário (Figura 6.3).

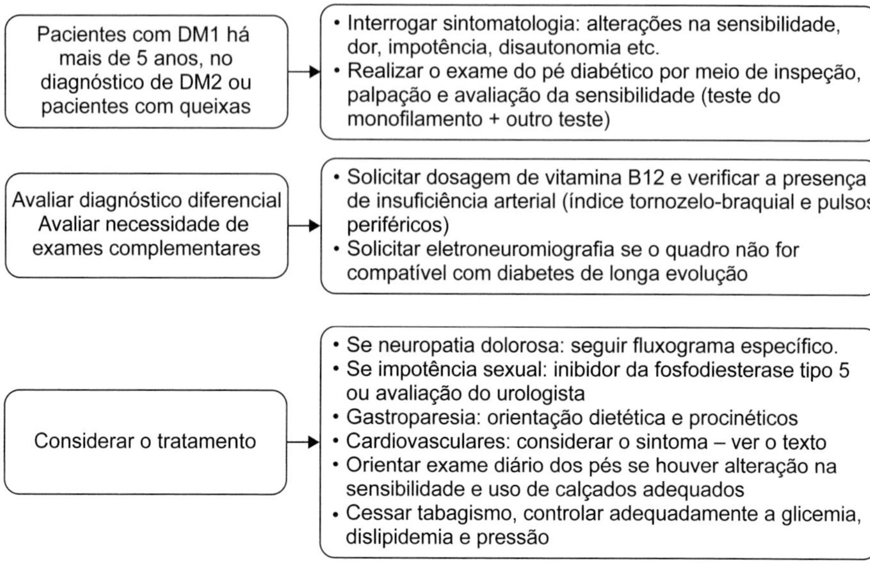

Figura 6.3 Manejo da neuropatia periférica diabética.

Mononeuropatia diabética aguda

Geralmente, surge em períodos de transição, como hiper e hipoglicemias, início ou ajuste de insulina e perda rápida de peso. A neuropatia craniana envolve, principalmente, o nervo oculomotor (geralmente poupa a pupila), seguido pelo troclear e, depois, pelo facial em frequência.

A segunda neuropatia mais comum é a síndrome do túnel do carpo. Praticamente todos os nervos periféricos podem ser acometidos – os nervos mais frequentemente atingidos são o femoral, o ciático e o peroneal, nesta ordem.

Mononeuropatia múltipla diabética e radiculopatia

Sobrepõe-se às mononeuropatias, tende a ocorrer em indivíduos mais velhos e apresenta-se como uma síndrome dolorosa unilateral ou múltipla assimétrica. Os nervos são afetados de forma randômica (mononeurite multiplex), com início de maneira abrupta em um nervo e nos outros sequencial ou irregularmente.

A síndrome caracteriza-se por início de dor subaguda seguida de fraqueza, atinge principalmente pacientes com diabetes leve e é chamada de "neuropatia *radiculoplexus*". As formas mais comuns são a cervical, a torácica e a lombossacra. A última é a maior causadora de morbidades e também conhecida como amiotrofia diabética, síndrome de Bruns-Garland, mononeurite multiplex diabética, polirradiculopatia diabética e neuropatia diabética proximal, entre outros termos. Inicia-se com dor, que pode ser lancinante, na região lombossacral, e progride para a coxa e o joelho do mesmo lado acometido. Costuma ser mais grave à noite. Apesar de nesse caso a dor ser o pior sintoma, a atrofia e a fraqueza muscular tornam-se os problemas mais importantes.

Leituras sugeridas

American Diabetes Association. Executive summary: standards of medical care in diabetes – 2014. Diabetes Care. 2014; 37(Suppl 1):S5-13.

American Diabetes Association. Standards of medical care in diabetes 2014. Diabetes Care. 2014; 37(Suppl 1):S14-80.

Deli G, Bosnyak E, Pusch G, Komoly S, Feher G. Diabetic neuropathies: diagnosis and management. Neuroendocrinology. 2013; 98:267-80.

Dimitropoulos G, Tahrani AA, Stevens MJ. Cardiac autonomic neuropathy in patients with diabetes mellitus. World J Diabetes. 2014; 5(1):17-39.

Handelsman Y, Mechanick JI, Blonde L, Grunberger G, Bloomgarden ZT, Bray GA et al. American Association of Clinical Endocrinologists medical guidelines for clinical practice for developing a diabetes mellitus comprehensive care plan. Endocrine Practice. 2011; 17(Suppl 2):1-53.

Montenegro AC, Griz L, Bandeira F. The diabetic neuropathies. In: Bandeira F, Gharib H, Gobert A, Griz L, Faria M. Endocrinology and diabetes: a problem-oriented approach. New York: Springer; 2014.

Shakher J, Stevens M. Update on the management of diabetic polyneuropathies. Diabetes Metab Syndr Obes. 2011; 4:289-305.

Sociedade Brasileira de Diabetes. Diretrizes da Sociedade Brasileira de Diabetes: 2013-2014. São Paulo: AC Farmacêutica; 2014.

Tesfaye S, Boulton AJM, Dyck PJ, Freeman R, Horowitz M, Kempler P et al. Diabetic neuropathies: update on definitions, diagnostic criteria, estimation of severity, and treatments. Diabetes Care. 2010; 33:2285-93.

Tesfaye S, Vileikyte L, Rayman G, Sindrup S, Perkins B, Baconja M et al. Painful diabetic peripheral neuropathy: consensus recommendations on diagnosis, assessment and management. Diabetes Metab Res Rev. 2011; 27(7):629-38.

7

Pé Diabético

Alyne Diniz Loureiro | Vanessa Leão de Medeiros | Maria Elba Bandeira de Farias

Definição

A Organização Mundial da Saúde (OMS) define pé diabético como um grupo de síndromes decorrente de lesões relacionadas com neuropatia, isquemia e/ou infecção no pé (região abaixo do maléolo) do paciente diabético. De modo semelhante, o Grupo de Trabalho Internacional sobre Pé Diabético (International Working Group on the Diabetic Foot – IWGDF) estabelece pé diabético como uma condição de infecção, ulceração e/ou destruição de tecido profundo associada a alteração neurológica e vários graus de vasculopatia periférica de membros inferiores.

As características comuns da doença do pé diabético são neuropatia, doença arterial periférica, infecção, osteomielite e Charcot.

Fatores de risco

Neuropatia diabética (cerca de 50% dos pacientes têm neuropatia e pé de risco), doença arterial periférica (DAP), deformidades, limitação da mobilidade articular, alterações biomecânicas e traumas. Em geral, existe a associação de dois ou mais fatores. Redução na acuidade visual, nefropatia, especialmente quando em diálise, e tabagismo também estão relacionados com maior risco de ulcerações e amputações.

Pé de risco

São fatores de risco uma ou mais das alterações: deformidade ou proeminência óssea, pele não intacta (úlcera, rachaduras e fissuras), neuropatia, pressão plantar anormal (calosidade), mobilidade articular limitada, ausência de pulso tibial anterior e/ou posterior, descoloração, história de úlceras prévias ou amputação e calçado inadequado.

Avaliação e manejo

Devem ser realizadas história clínica detalhada e remoção de sapatos e meias para inspeções e exames regulares em pacientes diabéticos, para identificar o pé de risco. Além disso, avaliar a perda da sensibilidade protetora com o monofilamento de 10 g (5.07 Semmes-Weinstein) e realizar outro teste, como: avaliar sensibilidade vibratória com diapasão (128 Hz) ou bioestesiômetro e pesquisa dos reflexos profundos (verificam fibras grossas); se há sensação dolorosa discriminativa com pino ou palito, tátil com algodão; e se há sensibilidade térmica (fibras finas). O teste do monofilamento avalia o aumento do risco de úlceras ou lesões nos pés. A pressão plantar pode anteceder os achados de polineuropatia e ser avaliada por vários métodos, como: plantígrafo com escala de força (Podotrack/PressureStat®) ou sem escala de força (Harris Mat®), plataformas e palmilhas com sensores que captam os pontos de pressão durante a pisada.

Os pacientes com fatores de risco devem ser avaliados com maior frequência, ou seja, em intervalos de 1 a 6 meses. A presença de alterações vasculares também deve ser pesquisada por meio da história de claudicação intermitente e do índice tornozelo-braquial (ITB), alterado quando menor que 0,9. O ITB pode estar falsamente elevado em virtude da presença de calcificação arterial. American College of Cardiology Foundation/American Heart Association Task Force on Practice Guidelines consideram os seguintes valores: ITB $>$ 1,4 como não compressível; 1 a 1,4 como normal; limítrofe entre 0,91 e 0,99; e anormal igual a 0,9 ou abaixo. Outros métodos são a medida da pressão no 1º pododáctilo e a da pressão transcutânea de oxigênio.

Ressalte-se a importância de orientar pacientes, familiares e cuidadores quanto aos cuidados com os pés, indicar calçado adequado e tratar patologias não ulcerativas.

Úlcera

Geralmente, é decorrente da associação de fatores. A neuropatia associada a um trauma menor como calçado inadequado (mais frequente), lesão aguda ou andar de pés descalços pode levar à formação de úlcera neuropática. A presença de pressão plantar anormal pode levar a formação de calos, hemorragia subcutânea e formação de ulceração. A DAP, em geral, associada a um trauma, pode levar à ulceração dolorosa puramente isquêmica. Pacientes com neuropatia e isquemia podem formar úlceras neuroisquêmicas que podem não ser dolorosas. As úlceras devem ser avaliadas quanto à localização, à profundidade e aos sinais de infecção.

Tipos

As úlceras compreendem três tipos, descritos a seguir:

- Neuropáticas: em geral, são indolores e plantares, e localizam-se em proeminências ósseas. Há calosidades, pele seca, fissuras e/ou rachaduras e deformidades. Os pés são hiperemiados, quentes e com veias dorsais dilatadas; os pulsos, palpáveis e proeminentes, a sensibilidade é alterada e os reflexos profundos diminuídos ou ausentes

- Isquêmicas: dolorosas, mas podem ser indolores, em dedos ou regiões laterais e mediais dos pés, com margens irregulares. Pode haver necrose seca. A pele é cianótica. As unhas são atrofiadas e micóticas, os calos são ausentes ou infrequentes. Há veias colabadas e palidez quando se eleva o membro. Os pulsos são diminuídos ou ausentes, com sensibilidade preservada
- Neuroisquêmica: quando apresentam características de ambos os tipos citados anteriormente.

Tratamento

Devem ser realizados: controle metabólico e de comorbidades, proteção da úlcera e alívio de pressão, restauração da perfusão cutânea e tratamento de infecção, se presente, e cuidados com o ferimento. Destaca-se, ainda, a necessidade de informação ao paciente e aos seus familiares, além da prevenção das causas da doença, o que evita sua recorrência.

Infecção

Há invasão e multiplicação de microrganismos no tecido, ocasionando resposta inflamatória e, em geral, destruição tecidual. Em geral, ocorre em local de trauma ou úlcera.

A infecção dificulta a resolução da úlcera e aumenta as complicações, com maior risco de perda do membro, especialmente se houver retardo no diagnóstico. A hiperglicemia reduz a resposta inflamatória, que também pode estar menos evidente quando há isquemia ou neuropatia.

Fatores de risco

São fatores de risco ferida profunda, de longa duração ou recorrente, alteração imunológica pelo diabetes, doença renal crônica e insuficiência arterial.

Diagnóstico

O diagnóstico é clínico, com base na presença de dois ou mais achados locais de inflamação: eritema ou rubor, calor, dor, edema e secreção purulenta. Outros sinais que sugerem infecção são a presença de necrose, tecido de granulação friável e descolorido, secreção não purulenta, odor fétido e dificuldade de cicatrização. A cultura da ferida é reservada para identificação do agente e sua sensibilidade aos antibióticos.

Classificação

Devem-se avaliar o tamanho e a profundidade da lesão e a presença ou a ausência de gangrena, neuropatia ou insuficiência arterial. A Sociedade Americana de Doenças Infecciosas (Infectious Diseases Society of America – IDSA) classifica a lesão em não infectada e infectada leve, moderada e grave, de acordo com as características clínicas. The International Working Group on the Diabetic Foot (IWGDF) substitui essas denominações por graus 1, 2, 3 e 4, respectivamente.

Considera-se a lesão não infectada quando não existem sinais ou sintomas de infecção local ou sistêmica. A lesão é considerada infectada se houver, pelo menos, dois sinais como edema, eritema > 0,5 cm ao redor da úlcera, dor ou incômodo local, hipertemia local e secreção purulenta. A infecção é considerada leve se envolver a pele ou o tecido subcutâneo apenas, ou se houver eritema < 2 cm ao redor da ferida; moderada se envolver estruturas mais profundas (ossos, articulação, tendão) ou se houver eritema > 2 cm ao redor da lesão; e grave se houver sinais e sintomas de resposta inflamatória sistêmica. Nos casos da presença de sinais sugestivos de infecção, devem-se excluir outras causas de resposta inflamatória, como trauma, gota, Charcot, fratura, trombose e estase venosa.

Osteomielite

Trata-se de infecção no osso que, em geral, ocorre por contiguidade de uma infecção de partes moles e raramente por via hematogênica. Deve-se suspeitar quando uma úlcera próxima a uma proeminência óssea não cicatriza, apesar do tratamento; quando um dedo se encontra hiperemiado e edemaciado; ou se houver história de eliminação de fragmentos ósseos. Exposição óssea e úlceras grandes, com área maior que 2 cm^2, têm mais probabilidade de estar relacionadas com a osteomielite.

Etiologia

Bactérias comuns são: *Staphylococcus aureus*, mais frequente e uma das mais virulentas; estreptococos; e, mais raramente, enterococos. A etiologia polimicrobiana (gram-negativo, anaeróbios e aeróbios) é mais frequente em pacientes internados ou em quadros de infecções crônicas ou previamente tratadas e lesões isquêmicas. Em países em desenvolvimento e de clima quente, os gram-negativos são mais prevalentes. *Staphylococcus aureus* resistente à meticilina (MRSA) é mais encontrado em pacientes com tratamento recente, hospitalização prévia ou provenientes de *homecare*. Bactérias produtoras de betalactamases de espectro estendido (ESBL) e estafilococo resistente à vancomicina também podem ser encontrados.

Apresentação clínica

Pode variar de acordo com o local acometido, a extensão da infecção, a presença de necrose óssea, abscesso ou infecção de partes moles, o agente causal e a perfusão tecidual.

Diagnóstico

O diagnóstico definitivo está relacionado com achados histológicos consistentes com infecção e isolamento da bactéria por amostra óssea, o que não está disponível de forma rotineira. Por isso, geralmente baseia-se em achados clínicos, laboratoriais e de imagem.

Alterações clínicas. Além dos sinais clínicos, deve-se avaliar o teste da sonda no osso, que consiste em inserir delicadamente uma sonda de metal no interior da úlcera, após desbridamento de qualquer calosidade ou tecido necrótico, para verificar se é possível tocar na estrutura óssea. Se o resultado for positivo, aumenta a probabilidade de osteomielite, e, se negativo, reduz-se essa probabilidade, embora não a exclua.

Alterações laboratoriais. Há dados que sugerem que a presença de leucocitose, o aumento da velocidade de hemossedimentação (VHS), a proteína C reativa (PCR) e a procalcitonina podem estar relacionados com a osteomielite. A hemocultura só deve ser solicitada em casos graves.

Cultura e histopatologia. Amostras de tecidos coletadas por biopsia, curetagem ou aspiração são preferíveis aos *swabs* da ferida.

- **Quando solicitar.** Pode ser útil na maior parte dos casos, principalmente se houver suspeita de infecção resistente – uso recente de antibióticos, tratamento em *homecare* ou hospitalização frequente. Torna-se difícil sua realização se houver celulite perto da ferida. Coleta adequada da cultura: a amostra de tecido profundo obtida por meio de desbridamento cirúrgico identifica o verdadeiro patógeno, enquanto as culturas superficiais podem sofrer contaminação. Tem-se a curetagem da base da úlcera, após desbridamento e aspiração de material purulento, como procedimento melhor que o *swab*, mas quando este for o único método disponível, deve ser coletado da base da úlcera desbridada e limpa.
- **Interpretação da cultura.** Patógeno único ou predominante de amostra adequada, em geral, indica ser verdadeiro. Em resultados polimicrobianos, não é necessário cobrir espécies menos virulentas, mas, se seu crescimento for frequente em várias amostras ou espécime adequado, podem ser a causa da infecção.
- **Biopsia óssea.** É o melhor exame para diagnóstico de infecção óssea, identificação de patógeno e escolha do antibiótico (amostra para cultura e histopatológico). Indica-se em caso de falência no tratamento com antibiótico empírico, dúvida diagnóstica apesar dos exames laboratoriais e de imagem ou quando a cultura de partes moles não for informativa. Pode haver falso-negativo por erro na coleta, uso prévio de antibiótico ou em infecção causada por bactérias de crescimento lento; e falso-positivo, por contaminação da amostra ou por patologias inflamatórias não infecciosas. Para reduzir o número de falso-negativos, é preciso interromper o uso de antibiótico por 2 semanas, mas a suspensão por 48 h pode ser útil. A biopsia óssea percutânea através de pele intacta ou após o desbridamento reduz os falso-positivos.

Exames de imagem. Os achados radiográficos podem ser de difícil identificação no início do quadro, além da dificuldade existente em distinguir as alterações sugestivas de osteomielite das encontradas na osteoartropatia de Charcot.

- **Radiografia simples.** Deve ser solicitada em mais de uma incidência. As alterações ósseas apenas podem ser observadas após 2 semanas do início da infecção e a utilização de antibiótico adequado pode interferir na imagem. São características radiológicas da osteomielite:

- Reação periosteal ou elevação do periósteo
- Perda do córtex com erosão óssea
- Perda focal do padrão trabecular ou da radiolucência medular
- Esclerose óssea com ou sem erosão
- Formação de osso novo
- Sequestro: osso desvitalizado com aparência radiodensa
- Invólucro: camada de novo crescimento ósseo para fora do osso existente, resultante da extração do periósteo e do crescimento do osso novo a partir dele
- Cloaca: abertura no invólucro ou córtex, por meio do qual sequestro ou tecido de granulação pode ser depositado.

Ressonância magnética (RM). Exame de maior utilidade para identificar osteomielite, assim como para avaliar a extensão de comprometimento ósseo e de partes moles e para planejamento cirúrgico. São características da osteomielite na RM:

- Baixa intensidade do sinal focal em imagens ponderadas em T1
- Sinal intenso de medula óssea, na sequência de recuperação da inversão com TI curto (STIR).

Consideram-se mudanças menos específicas ou secundárias:

- Inflamação dos tecidos moles adjacentes ou edema
- Tumoração de tecido mole
- Úlcera cutânea adjacente
- Formação de fístula
- Interrupção cortical.

Cintilografia. É mais sensível que a radiografia, entretanto, como o tecnécio não é específico, a utilização de leucócitos marcados parece mais promissora. Deve-se utilizá-la quando a RM não estiver disponível ou for contraindicada.

Tomografia com emissão de pósitrons. Parece ser útil no diagnóstico de osteomielite, mas ainda são necessários mais dados sobre sua utilidade. Recomenda-se utilizar quando a RM não estiver disponível ou for contraindicada.

Tratamento

Hospitalar ou ambulatorial

O tratamento do pé diabético pode ser ambulatorial ou hospitalar. Deve-se considerar a possibilidade de internamento em casos de lesões com ameaça de perda do membro (celulite, palidez, sinais de infecção sistêmica, odor fétido, tecido necrótico ou envolvimento ósseo). Pacientes com infecções graves devem ser hospitalizados em virtude da necessidade de antibiótico intravenoso (IV), procedimentos cirúrgicos e compensação metabólica, assim como no caso de infecções moderadas em que o indivíduo não consegue seguir o adequado tratamento ou precisa de seguimento próximo. Casos leves a moderados podem ser tratados ambulatorialmente com orientação para retorno em caso de piora da úlcera e para avaliações frequentes (Tabela 7.1).

Tabela 7.1 Tratamento do pé diabético.

Passo 1 – diabético com suspeita de infecção de pé
Limpar, desbridar e sondar a ferida Avaliar a presença de pus e sinais flogísticos Avaliar estado neurológico e vascular do pé Avaliar comorbidades e sinais de infecção sistêmica Avaliar a necessidade de abordagem cirúrgica e cultura Solicitar radiografia, se houver lesão ulcerada; e exames laboratoriais
Passo 2 – classificar se há úlcera e gravidade, se infectada
Leve e moderada
Avaliar necessidade de tratamento hospitalar Selecionar esquema antibiótico (oral e pequeno espectro) Orientar quanto ao uso de curativo e órteses Retorno para reavaliação em 2 a 4 dias
Grave
Internar o paciente Repor fluidos, eletrólitos e necessidades metabólicas Obter hemocultura e selecionar antibiótico de amplo espectro, parenteral Reavaliar diariamente e observar marcadores inflamatórios
Passo 3 – avaliar evolução
Casos leves e moderados
Melhora: considerar a retirada de antibiótico e reavaliar semanalmente até a cura da infecção Ausência de melhora ou piora: considerar resistência, osteomielite ou abscesso; rever cultura, avaliar aderência e cuidados com a úlcera; considerar RM, internação e nova cultura
Casos graves
Melhora: trocar para antibiótico oral e acompanhamento ambulatorial Não melhora ou piora: definir extensão do dano tecidual com RM ou exploração cirúrgica; rever culturas e cobrir todas as bactérias isoladas Considerar ampliar o espectro e a necessidade de cirurgia ou amputação

Há características que sugerem infecção mais grave no pé diabético e possíveis indicações para hospitalização. São achados que sugerem uma infecção mais grave, com relação à ferida:

- Quando a ferida atinge tecidos subcutâneos (fáscia, tendão, músculo, articulações, ossos)
- Quando há celulite extensa (> 2 cm), distante da ulceração ou rapidamente progressiva
- Sinais locais: inflamação grave, crepitação, bolhas, endurecimento, descoloração, necrose/gangrena, equimoses ou petéquia.

São achados que sugerem uma infecção mais grave, de maneira geral:

- Apresentação: início agudo ou rapidamente progressiva

- Sinais sistêmicos: febre, calafrios, hipotensão, confusão ou depleção de volume
- Exames laboratoriais: leucocitose importante ou agravamento da hiperglicemia, acidose, azotemia ou distúrbios eletrolíticos
- Complicações: presença de um corpo estranho (acidental ou implantado cirurgicamente), ferimento, abscesso, insuficiência vascular ou linfedema
- Resposta ao tratamento: progressão durante o tratamento antibiótico aparentemente adequado.

São fatores que sugerem hospitalização:

- Sinais de infecção grave
- Instabilidade metabólica
- Necessidade de antibiótico intravenoso (quando não disponível em hospital-dia ou *homecare*)
- Testes diagnósticos necessários (não disponíveis em ambulatório)
- Presença de isquemia crítica
- Necessidade de procedimentos cirúrgicos
- Falha do tratamento ambulatorial
- Incapacidade do paciente ou falta de vontade de cumprir o tratamento ambulatorial
- Necessidade de curativos complexos.

Cirúrgico

Pode variar de desbridamento superficial a amputação. A cirurgia é fundamental no tratamento de infecções profundas. Intervenções precoces associam-se a melhores resultados. Devem-se realizar intervenções de emergência se houver infecção grave em membro isquêmico, abscesso com síndrome compartimental ou isquemia, sepse ou infecção com bolhas, equimose, dor importante ou anestesia súbita. Se a lesão apresentar necrose seca, principalmente em um membro isquêmico, o desbridamento deve ser evitado. Pode ser necessária a revascularização em casos de isquemia. A amputação só deve ser indicada se houver inviabilidade funcional do membro, em infecções graves e sistêmicas como gangrena ou fasciite necrosante. Em caso de osteomielite, podem ser necessários procedimentos cirúrgicos com maior frequência, mas não há consenso sobre quando indicá-los, podendo o tratamento ser realizado apenas com antibióticos.

Antibioticoterapia

Deve ser precoce para evitar progressão da infecção com piora do prognóstico. Os antibióticos não devem ser utilizados em feridas não infectadas, uma vez que não melhoram a cicatrização e não evitam o surgimento posterior de infecção. A escolha inicial é empírica, com cobertura dos germes mais comumente encontrados, e é preciso reavaliá-la de acordo com a gravidade e as características clínicas e microbiológicas da infecção. Indica-se antibiótico IV para infecções graves, com acometimento sistêmico ou em casos de resistência aos fármacos orais. Nos casos graves, após melhora do quadro, pode ser feita a troca para antibiótico oral (Tabela 7.2).

Tabela 7.2 Esquemas de antibiótico empírico para infecções do pé diabético.

Leve	
Sem complicações: cobrir cocos gram-positivos. Sugestão de antibiótico: penicilina ou cefalosporina de 1ª geração	Alergia a betalactâmicos: clindamicina, fluorquinolona, sulfa-trimetoprima ou macrolídeo
Uso recente de antibióticos: cobrir cocos gram-positivos e gram-negativos. Sugestão de antibiótico: betalactâmicos, piperacilina ou fluorquinolona com atividade contra coco gram-positivo	Elevado risco de MRSA: linezolida, sulfa-trimetoprima ou doxiciclina
Moderada a grave	
Sem complicações ou uso recente de antibiótico: cobrir cocos gram-positivos e gram-negativos. Sugestão de antibiótico: amoxicilina-clavulanato, ampicilina-sulbactam ou cefalosporina de 3ª geração	Úlcera macerada ou quente: cobrir cocos gram-negativos e *Pseudomonas*. Sugestão de antibiótico: fluorquinolona, piperacilina, meropeném ou imipeném
Presença de isquemia, necrose ou gás: cobrir cocos gram-positivos, gram-negativos e anaeróbios. Sugestão: amoxicilina-clavulanato, ampicilina-sulbactam, piperacilina, carbapenêmicos ou cefalosporina de 2ª ou 3ª geração + clindamicina ou metronidazol	Risco de *Pseudomonas* resistente ou ESBL: piperacilina, carbapenêmico, fluorquinolona, aminoglicosídeo ou colistina. Risco de MRSA: considerar adicionar ou substituir por glicopeptídeo, linezolida, daptomicina ou piperacilina

Observação: fluoroquinolona com boa atividade contra cocos gram-positivos aeróbios (p. ex., levofloxacino e moxifloxacino).

Há dados que sugerem que o uso de antibiótico tópico em úlceras infectadas (leve) possibilita maior concentração local sem os efeitos tóxicos sistêmicos, entretanto, não é indicado quando houver celulite extensa (> 2 cm).

Deve-se incluir um antibiótico que cubra estafilococos e estreptococos não resistentes. *Staphylococcus aureus* resistente à meticilina (MRSA) deve ser coberto se houver fatores de risco: colonização prévia conhecida, uso recente de antibiótico ou internação recente em serviço de saúde. Em infecções mais graves ou em pacientes com uso recente de antibiótico por qualquer razão, devem-se cobrir os gram-negativos mais comuns e talvez até os enterococos. Poliantibioticoterapia deve ser utilizada em casos de suspeita ou confirmação de infecção polimicrobiana, em casos de bactérias com elevada probabilidade de desenvolver resistência ou quando o antibiótico escolhido levar ao surgimento rápido de resistência ao ser utilizado sozinho.

Não existe um antibiótico de escolha, motivo pelo qual ela deve se guiar pelo menor custo. Em infecções moderadas o tratamento deve ser feito por 1 a 2 semanas e, em casos graves, por 2 a 4 semanas; pode também ser encurtado caso se realize algum procedimento cirúrgico ou prolongado se houver isquemia ou osteomielite. O antibiótico é usado para tratar a infecção e não para cicatrizar a ferida.

Com o resultado da cultura, pode-se alterar a antibioticoterapia, se necessário, porém, mesmo se as bactérias encontradas forem resistentes ao fármaco em uso, o esquema só deve ser trocado em caso de ausência de melhora da lesão. Se a bactéria for sensível, mas o paciente não estiver melhorando, devem ser considerados a necessidade de abordagem cirúrgica ou o fato de não estar ocorrendo adesão ao tratamento.

Em casos de osteomielite, o ideal é a escolha guiada por cultura. No entanto, na sua ausência, deve ser escolhido um esquema que cubra *Staphylococcus aureus*. O tratamento inicial deve ser intravenoso, durando em torno de 4 semanas. O tratamento inicia-se por via intravenosa que, após 1 semana, pode ser substituída por via oral. Infecções aparentemente incuráveis podem ser tratadas com cursos intermitentes de antibiótico. São sinais sugestivos de resolução da osteomielite: a queda nos valores de PCR e VHS, reconstrução do osso na imagem das radiografias e cura da úlcera.

Cuidados adicionais com a ferida

Os curativos devem ser trocados diariamente, com exame diário dos pés. A pressão sobre a ferida deve ser reduzida, sendo necessário aconselhar o paciente a não deambular ou utilizar órteses.

Tratamentos alternativos

Não há consenso sobre o uso de tratamentos alternativos como fator estimulador de colônias de granulócitos (G-CSF), câmeras hiperbáricas ou uso de larvas.

Tratamento de coinfecções

A onicomicose deve ser tratada com antifúngico oral. Agentes tópicos parecem promissores neste caso.

Neuro-osteoartropatia de Charcot

A neuro-osteoartropatia de Charcot (NC) é uma complicação diabética que se caracteriza pela rápida deterioração óssea, com deformidade grave e irreversível, propiciando o surgimento de úlceras e amputação. Ocorre em cerca de 10% dos diabéticos com neuropatia.

Diagnóstico

A neuro-osteoartropatia de Charcot pode ser dividida em duas fases: aguda ativa e crônica estável. A fase aguda ativa apresenta eritema e edema unilateral e temperatura 2°C mais elevada do que o membro contralateral. Inclui pacientes com alterações mais precoces, sem alterações radiológicas, e aqueles com apresentação tardia com deformidade e alterações radiológicas.

Na fase crônica estável, não existe mais eritema nem calor. Pode haver edema e a diferença de calor é $< 2°C$.

Diagnóstico diferencial

Compreende a celulite que, em geral, está associada a úlceras e sinais de infecção. Gota e trombose venosa profunda podem ser diferenciadas com dosagem de ácido úrico e ultrassonografia com Doppler.

Diagnóstico radiológico

RADIOGRAFIA SIMPLES | FASE AGUDA ATIVA E FASE CRÔNICA ESTÁVEL

A fase aguda ativa está dividida em estado agudo precoce sem alterações e estado avançado agudo com deformidades ósseas extensas e alterações ósseas com fraturas, subluxações articulares ou deslocamento. Já a fase crônica estável apresenta deformidades ósseas, sinais de cicatrização de fraturas, remodelação e esclerose óssea.

CINTILOGRAFIA

Inicialmente, detecta evidências precoces de danos ósseos pela captação focal aumentada do tecnécio, mesmo na ausência de alterações na radiografia.

RESSONÂNCIA MAGNÉTICA

Descreve melhor as alterações ósseas no estágio precoce por meio de edema da medula óssea subcondral com ou sem microfratura.

Tratamento

Fase aguda ativa precoce

A retirada de carga sobre o membro é fundamental para evitar as deformidades. Deve-se imobilizá-lo, colocar bota gessada ou similar para evitar suporte de peso e reavaliar após 1 semana. A bota deverá estar folgada por causa da redução do edema, e pode ser substituído, se necessário. Comorbidades como hipotensão postural, perda da propriocepção e alto índice de massa corpórea podem dificultar a redução do peso sobre o membro.

Fase aguda ativa (avançada aguda)

Nesta fase, é necessário manter o sistema de imobilização até que a radiografia não mostre mais sinais de continuada destruição óssea e aumento de temperatura ≤ 2°C.

Fase crônica estável

Nesta fase ainda deve ser usada a bota gessada ou similar para evitar sobrecarga sobre o membro, por cerca de 18 semanas ou mais, e progredir para a substituição por calçado adequado. Pode ser necessário o uso de órteses tornozelo-pé para estabilização. O tratamento cirúrgico ocorre quando há falha do tratamento conservador, com presença recorrente de úlceras e instabilidades articulares.

Leituras sugeridas

Berendt AR, Peters EJ, Bakker K, Embil JM, Eneroth M, Hinchliffe RJ et al. Diabetic foot osteomyelitis: a progress report on diagnosis and a systematic review of treatment. Diabetes Metab Res Ver. 2008; 24(Suppl 1):S145-61.

Lipsky BA, Peters EJ, Senneville E, Berendt AR, Embil JM, Lavery LA et al. Expert opinion on the management of infections in the diabetic foot. Diabetes Metab Res Rev. 2012; 28(Suppl 1):163-78.

Petrova NL, Edmonds ME. Charcot neuro-osteoarthropathy – current standards. Diabetes Metab Res Rev. 2008; 24(Suppl 1):S58-61.

Ramanujam C, Stapleton J, Zgonis T. The diabetic foot. In: Bandeira F, Gharib H, Gobert A, Griz L, Faria M. Endocrinology and diabetes: a problem-oriented approach. New York: Springer; 2014.

8

Insulinoterapia

Sirley Portela Vasconcelos | Marcela Maia Pitaluga |
Maria do Socorro Costa Azevedo | Gustavo José Caldas Pinto Costa | Francisco Bandeira

Definição

A insulinoterapia consiste na administração de insulina humana ou de seus análogos como tratamento para o diabetes melito, em substituição à insulina endógena, nos casos de falência pancreática primária (diabetes melito tipo 1) ou em suplementação a esta em casos de resistência à sua ação nos tecidos periféricos (diabetes melito tipo 2). O princípio para a utilização da insulina é a criação de um perfil normal da glicemia, sem, no entanto, proporcionar ganho de peso e hipoglicemia.

Indicações

As indicações para esse tipo de tratamento são apresentadas a seguir:

- Terapia inicial no diabetes melito tipo 1
- Diabetes gestacional, quando houver falência da dietoterapia e da mudança de estilo de vida
- Falha do tratamento com hipoglicemiantes orais ou em associação a estes no diabetes melito tipo 2
- Hiperglicemia sintomática independentemente do tempo de doença (glicemias ao acaso em torno de 270 mg/dℓ e/ou hemoglobina glicada [HbA1c] ≥ 9% + poliúria, polifagia, polidipsia e perda de peso)
- Temporariamente, durante doenças agudas como sepse, infarto agudo do miocárdio (IAM), acidente vascular encefálico (AVE) ou complicações agudas hiperglicêmicas (cetoacidose diabética e estado hiperglicêmico hiperosmolar) e em ambiente hospitalar.

Objetivos

Os objetivos da terapia são possibilitar o controle metabólico mais próximo ao normal, tentando de modo racional minimizar o risco de hipoglicemia e o ganho de peso; e reduzir a incidência de complicações microvasculares (retinopatia, nefropatia e neuropatia) e macrovasculares.

Contudo, os aspectos a seguir devem ser considerados no tratamento:

- Expectativa de vida
- Idade do paciente
- Comorbidades
- Problemas psicossociais e físicos preexistentes
- Dificuldade por motivos de adesão, acesso e/ou preço e armazenamento do tipo de insulina utilizada.

Tipos de insulina disponíveis

Baseando-se nos dados expostos na Tabela 8.1, referentes à farmacocinética de cada classe de insulina, as principais indicações e características dessas classes estão descritas a seguir. Ver *Apêndices* para mais detalhes sobre estrutura dos análogos da insulina.

Insulina de ação rápida | Regular

É indicada no controle da glicemia pós-prandial e correção de episódios ou períodos hiperglicêmicos, sendo a insulina mais empregada no tratamento da cetoacidose diabética.

Tabela 8.1 Tipos de insulinas disponíveis.

Ação	Insulina	Início de ação	Pico de ação	Duração
Ultrarrápida	Aspart Lispro Glulisina	10 a 15 min	1 a 1,5 h 1 a 2 h 1 a 1,5 h	3 a 5 h 3,5 a 4,75 h 3 a 5 h
Rápida	Regular	30 min	2 a 4 h	6 a 8 h
Intermediária	NPH	2 a 4 h	4 a 10 h	12 a 18 h
Lenta	Detemir Glargina	90 min 90 min	Sem pico Sem pico	16 a 24 h Até 24 h
Ultralenta	Degludec	2 a 4 h	Sem pico	Até 42 h

Insulinas pré-misturadas	Nome comercial
Lispro 25% + Lispro protamina 75%	Humalog Mix 25®
Lispro 50% + Lispro protamina 50%	Humalog Mix 50®
Aspart 30% + Aspart protamina 70%	Novomix 30®
Insulina regular 30% + NPH 70%	Humulin 30/70®

Deve ser administrada 30 min antes das refeições. Como desvantagem, apresenta absorção variável, que pode resultar em pico de ação variável, controle inconsistente da glicemia pós-prandial e hipoglicemia retardada. A vantagem é o baixo custo.

Insulinas de ação ultrarrápida | Lispro, aspart e glulisina

São indicadas no controle da glicemia pós-prandial e na correção de episódios ou períodos hiperglicêmicos. Devem ser aplicadas pouco antes ou logo após as refeições. Causam menos hipoglicemias que a insulina regular e são mais eficazes no controle da glicemia pós-prandial, sendo preferíveis a esta.

Insulinas de ação intermediária | NPH

Têm por objetivo controlar a glicemia de jejum e interprandial e a glicemia durante a noite e a madrugada (insulinemia basal). Também apresentam absorção variável. A vantagem é o baixo custo, mas, quando comparadas com os análogos de duração prolongada, apresentam maior número de hipoglicemias.

Insulinas de ação lenta | Glargina e detemir

São indicadas para prover a insulinemia basal por meio de dose única diária (glargina). Necessitam do uso concomitante das insulinas rápida ou ultrarrápida para o controle da glicemia pós-prandial. As vantagens que as tornam preferíveis à insulina intermediária (NPH) são: não têm pico pronunciado, apresentam atividade mais prolongada, estão associadas a menor aumento de peso e mostram menor variabilidade inter e intrapacientes, resultando em menor hipoglicemia, especialmente noturna.

Insulinas de ação ultralenta | Degludec 200 U, regular 500 U e glargina 300 U

As insulinas basais concentradas podem oferecer vantagens (p. ex., baixo volume, redução de hipoglicemia, menor ganho de peso, diminuída variabilidade intrapacientes e aumento de adesão), principalmente entre diabéticos que necessitam de terapia com grande volume de insulina (Tabela 8.2).

A insulina Humulin® R 500 U tem pico cerca de 30 min após administração. Acredita-se que sua ação retardada seja justificada pelo resultado da absorção atenuada a partir do depósito subcutâneo e/ou de depuração reduzida.

Tabela 8.2 Particularidades das insulinas: Humulin® R 500 U, degludec 200 U e glargina 300 U.

Insulinas	Duração da ação	Meia-vida	Estabilidade
Regular 500 U	6 a 10 h	4 h	–
Degludec 200 U	42 h	25 h	2 a 3 dias
Glargina 300 U	> 30 h	18 a 19 h	5 dias

A insulina degludec é análogo de insulina, disponível em 100 unidades/mℓ e 200 unidades/mℓ. Observa-se que os efeitos da redução de glicose foram distribuídos ao longo de 24 h após aplicação.

A insulina glargina 300 U fornece concentração mais elevada de depósito subcutâneo do que a glargina 100 U. Após a aplicação, a solução ácida é neutralizada, formando um precipitado no depósito, a partir do qual a glargina 300 U é liberada lentamente (Figuras 8.1 e 8.2). Apesar de os estudos sobre insuficiência renal e hepática ainda não terem chegado a uma conclusão, recomenda-se o ajuste da dose.

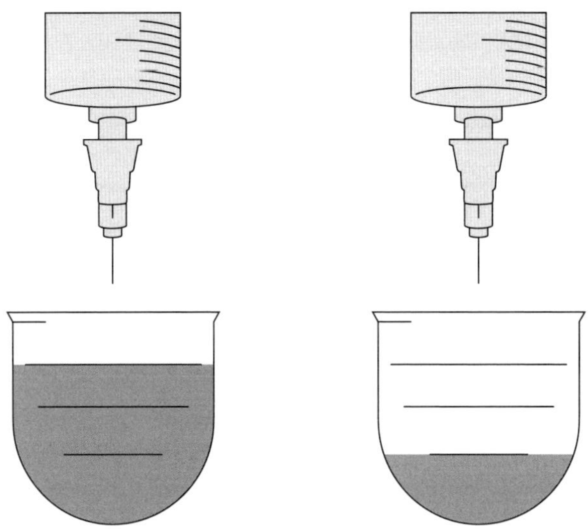

Figura 8.1 Diferença de volume da insulina glargina 100 U e 300 U.

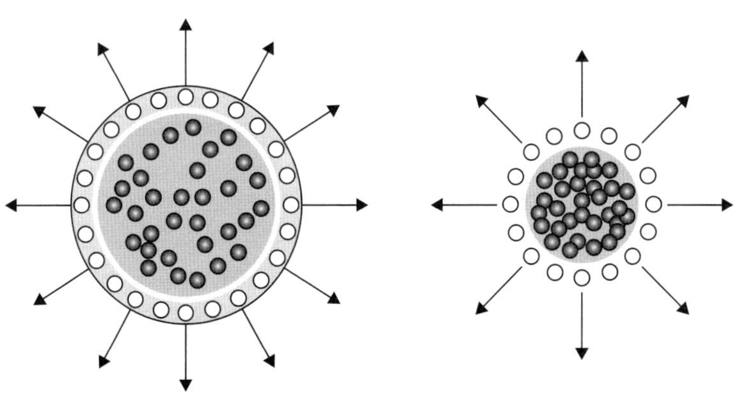

Figura 8.2 Diferença na superfície de depósito e na velocidade de liberação entre as insulinas glargina 100 U e 300 U.

Insulinas pré-misturadas

São utilizadas principalmente no diabetes melito tipo 2, especialmente nos pacientes em que a adesão ao tratamento é um problema. No entanto, têm a desvantagem de conter quantidades fixas das insulinas basal e bólus, não se adequando por vezes às necessidades dos pacientes. Predispõem a hipoglicemias, ganho de peso e ocasionam um controle glicêmico ruim. A relação 30/70 é preferível às demais, por melhor controle da glicemia pós-prandial.

As insulinas aspart, lispro, glulisina, glargina e detemir são chamadas de análogos de insulina e são compostos sintéticos obtidos pela alteração estrutural desta.

Quanto à via de administração, as insulinas ultrarrápida e rápida podem ser aplicadas por vias intravenosas (IV), intramuscular (IM) e subcutânea (SC). As demais, apenas SC.

Metas do tratamento

- Glicemia de jejum ou pré-prandial: 90 a 130 mg/dℓ
- Glicemia de duas horas pós-prandial: < 180 mg/dℓ
- HbA1c: < 7%.

Nos pacientes idosos (> 65 anos), com longa duração da doença, com comorbidades ou doença cardiovascular importante, os alvos glicêmicos são menos rígidos:

- Glicemia de jejum ou pré-prandial: < 160 mg/dℓ
- Glicemia de duas horas pós-prandial: < 200 mg/dℓ
- HbA1c: < 8%.

Os pacientes recém-diagnosticados e com ausência de doença aterosclerótica preestabelecida podem se beneficiar de um controle glicêmico mais intensivo: HbA1c mais próximo do normal (ou seja, 6%). Nas crianças, as metas glicêmicas variam conforme a faixa etária (ver Tabela 8.3). Apesar de predeterminadas, essas metas devem ser individualizadas, com avaliação dos riscos e benefícios.

Início do tratamento com insulina

O tratamento deve ser individualizado, levando em consideração as comorbidades, a idade, a expectativa de vida, as condições sociais e a adesão do paciente ao tipo de terapia proposta. É indispensável manter dieta adequada, atividade física e controle do

Tabela 8.3 Alvo terapêutico para o tratamento de diabetes em crianças conforme a faixa etária.

Faixa etária (anos)	Glicemias pré-prandiais (mg/dℓ)	Glicemia *bedtime* (mg/dℓ)	HbA1c (%)
0 a 6	100 a 180	110 a 200	< 8,5
6 a 12	90 a 180	100 a 180	< 8
13 a 19	90 a 130	90 a 150	< 7,5

peso mesmo em uso de insulina, já que esta não substitui tais medidas. Além disso, torna-se imprescindível o conhecimento do paciente acerca da prevenção, do reconhecimento e do tratamento das hipoglicemias por meio do automonitoramento glicêmico e do modo correto de aplicação (autoaplicação das insulinas).

Diabetes melito tipo 1

O tratamento com insulina deve ser iniciado logo no diagnóstico, de modo a oferecer tanto insulina basal quanto prandial.

Insulinoterapia intensificada

É considerado um esquema de primeira linha, com duas modalidades básicas: infusão contínua subcutânea; ou bomba de insulina e múltiplas aplicações diárias. Nesta última modalidade, utiliza-se o esquema com a insulina NPH (duas vezes/dia) ou detemir (1 ou 2 vezes/dia) ou glargina (1 vez/dia) – insulinemia basal –, associada à insulina regular ou, de preferência, às insulinas ultrarrápidas (lispro, aspart e glulisina) antes das refeições.

Diabetes melito tipo 2

Nos pacientes com diabetes melito tipo 2, a insulinoterapia é feita inicialmente com uma única dose diária de insulina (insulina basal) de ação intermediária (NPH) ou longa (detemir ou glargina), mantendo-se os antidiabéticos orais, quando houver controle inadequado com essas medicações. Outra opção é a associação da insulina basal com os análogos de GLP-1 (*glucagon-like peptide 1*), o que proporciona melhor controle glicêmico com menor dose de insulina utilizada e menor ganho de peso.

Esse esquema também é indicado como terapia inicial de pacientes diabéticos tipo 2 muito sintomáticos e com hiperglicemia intensa.

Esquemas de insulinização

Insulina basal/*bedtime*. Adição de insulina de ação intermediária (NPH) ou longa (glargina ou detemir) ao deitar, com manutenção dos antidiabéticos orais, como a metformina (associada a menor ganho de peso) ou os análogos de GLP-1, conforme descrito anteriormente. Iniciar com doses baixas, geralmente 10 UI ou 0,1 a 0,2 UI/kg e aumentar de 10 a 20% a cada 2 a 4 dias, se necessário. É considerada a primeira linha de tratamento em pacientes em início de insulinoterapia, especialmente no uso de insulina basal de ação prolongada.

Manutenção da insulina *bedtime* e adição de insulina regular ou insulina de ação ultrarrápida (bólus) antes da principal refeição do dia. A dose de insulina regular ou ultrarrápida deve ser ajustada para manter a glicemia duas horas após a refeição < 180 mg/dℓ e a glicemia antes da próxima refeição, variando de 70 a 126 mg/dℓ. Esse esquema é indicado quando ocorrer hiperglicemia pós-prandial a despeito do esquema 1 (*basal/bedtime*), muitas vezes evidenciada por persistência de HbA1c elevada, apesar do controle da glicemia de jejum. Nessa fase, os hipoglicemiantes orais ainda podem ser mantidos.

Esquema de insulina basal-bólus. Indicado para terapia insulínica intensiva e consiste na administração de insulina de ação longa (glargina) 1 vez/dia ou de ação intermediária (NPH) 2 vezes/dia, associada a insulina regular ou ultrarrápida (aspart, lispro ou glulisina) em injeções pré-prandiais. Indicada quando não ocorrer controle glicêmico ideal com os esquemas anteriores ou quando, apesar de a glicemia de jejum já ter alcançado os níveis preconizados, a HbA1c persistir elevada. Apresenta ainda a vantagem de propiciar um ajuste nas doses da insulina pré-prandial conforme a ingestão alimentar e o teor de carboidratos da refeição (ver item "Contagem de carboidratos" no fim deste capítulo). Outro tipo de administração de insulina nesse esquema é a bomba de insulina (item detalhado a seguir).

Insulinas pré-misturadas (Humulin® 30/70, Novolin® 30/70, Humalog Mix® 25, Humalog Mix® 50, Novomix® 30) associadas a hipoglicemiantes orais. Podem ser utilizadas como alternativa à insulina *bedtime* ou quando não houver bom controle glicêmico com esse esquema. Devem ser iniciadas em baixas doses (5 a 10 UI) em dose única diária (antes do jantar) ou 2 vezes/dia (antes do café da manhã e antes do jantar). As formulações Humulin® e Novolin® 30/70 devem ser administradas 30 a 45 min antes das refeições, e as demais, imediatamente antes.

Titulação das doses de insulina

A titulação das doses de insulina consiste nos ajustes feitos nas doses utilizadas, com o objetivo de alcançar as metas previstas para cada paciente de maneira individualizada. Pode ser feita pelo médico ou pelo próprio paciente ou cuidador, desde que ele seja capaz de assumir tal responsabilidade. Recomenda-se um aumento de 10 a 20% (ou um amento de 2 UI) na dose total da insulina basal quando a média glicêmica estiver acima de 150 mg/dℓ.

Locais de aplicação da insulina

Os locais de aplicação são a parede abdominal, em que a taxa de absorção é mais rápida e uniforme; a coxa, de absorção lenta, mas ainda assim um local aceitável; e os braços.

Formas de administração

Há três formas de administração: seringas, canetas e bombas de insulina. Após a abertura dos frascos e refis de insulina, estes passam a ter uma validade de 30 dias. O armazenamento das insulinas não utilizadas deve ser feito em ambiente refrigerado (4 a 6°C).

Efeitos colaterais

- Hipoglicemia: os fatores precipitantes consistem em doses excessivas de insulina, ingestão insuficiente de carboidratos, jejum prolongado, início de atividade física ou atividade física em excesso e ingestão de bebidas alcoólicas. Pacientes idosos, em tratamento intensivo para controle rígido dos níveis glicêmicos, aqueles em uso de betabloqueadores e os que não apresentam sintomas de alerta para hipoglicemias (neuropatia autonômica) são também de alto risco para esta complicação

- Ganho de peso: variando de 3 a 9%
- Reações alérgicas: reações cutâneas no local da administração (eritema, prurido) e, raramente, reações sistêmicas (urticária e edema de glote)
- Lipodistrofia: decorrente da administração de insulina no mesmo local repetidamente, o que implica sua menor absorção. A prevenção é feita pelo rodízio dos locais de aplicação.

Monitoramento glicêmico

Tem por objetivo avaliar o controle glicêmico e fornecer dados para a modificação e o ajuste da insulinoterapia. Pode ser realizado por meio dos procedimentos descritos a seguir.

Glicemia capilar e automonitoramento

O automonitoramento glicêmico tem como objetivo determinar os níveis glicêmicos em diversos horários do dia, favorecendo o ajuste mais adequado das doses de insulina e possibilitando maior controle e menor variabilidade glicêmica.

As medidas devem ser realizadas nos seguintes horários:

- Jejum e pré-prandial: avalia o efeito das insulinas basais
- Pós-prandial: normalmente realizadas duas horas após a refeição, avaliam o efeito das insulinas de ação rápida/ultrarrápida
- Madrugada (3 h da manhã): deve ser realizada para a avaliação de hiperglicemia matinal e/ou quando houver suspeita de hipoglicemia noturna assintomática (efeito Somogyi e fenômeno do alvorecer).

Sistema de monitoramento contínuo da glicemia

O sistema de monitoramento contínuo da glicemia (CGMS) consiste em um sensor implantado no tecido celular subcutâneo do paciente com capacidade de mensurar a glicose no fluido intersticial a cada 10 s. Ele informa a média dessas medidas a cada cinco minutos. Apresenta boa correlação com a medida da glicemia capilar, sem o inconveniente de várias "picadas" ao longo do dia. O paciente deve utilizar o aparelho por, pelo menos, 3 dias e preencher um diário alimentar que contenha também as doses aplicadas de insulina e horários de atividade física. Possibilita a identificação de períodos de hipoglicemias ou hiperglicemias não flagradas anteriormente, especialmente em horários em que o paciente não costuma aferir a glicemia capilar (p. ex., durante o sono). É indicado, sobretudo, na avaliação de pacientes com difícil controle glicêmico mesmo com terapia otimizada.

Efeito Somogyi e fenômeno do alvorecer

São duas situações que apresentam hiperglicemia matinal e cujo diagnóstico diferencial é feito pela medida da glicemia capilar durante a madrugada.

O efeito Somogyi consiste na hiperglicemia matinal secundária à liberação de hormônios contrarregulatórios (glucagon, catecolaminas, cortisol, hormônio do crescimento), em resposta à hipoglicemia durante a madrugada. Seu tratamento requer a redução da dose da insulina NPH ou lenta, administrada durante a noite, e o retardo dessa administração para após o jantar (*bedtime*), e/ou orientação ao paciente para que realize um lanche antes de deitar-se.

O fenômeno do alvorecer, por sua vez, consiste na redução da sensibilidade à insulina durante o início da manhã (5 às 8 h), que culmina com hiperglicemia matinal. Seu tratamento pode ser feito com a aplicação da insulina NPH ao deitar ou com o uso da bomba de insulina com aumento da insulina basal nesse período.

Situações especiais

Algumas situações podem requerer ajustes na dose diária de insulina. As infecções, as situações de estresse metabólico, o hipertireoidismo, o uso de glicocorticoides e a puberdade são situações que requerem o aumento nas doses de insulina. Já a insuficiência renal, o hipotireoidismo, a insuficiência suprarrenal e as síndromes de má absorção intestinal podem requerer a redução das doses de insulina.

Durante infecções, recomenda-se aumentar a dose da insulina basal em 10 a 20% e, conforme os níveis glicêmicos ao longo do dia, convém modificar as doses das insulinas de ação rápida/ultrarrápida. Nos pacientes que, porventura, tenham sua ingestão alimentar reduzida, as doses de insulina poderão ser diminuídas conforme a necessidade. Para evitar hipoglicemias, o automonitoramento com glicemia capilar deve ser feito de 3 a 4 vezes/dia.

Infusão contínua subcutânea de insulina (bomba de insulina)

Este tipo de infusão consiste em aparelhos conectados a um cateter inserido no tecido celular subcutâneo que libera insulina ultrarrápida continuamente nas formas basal e bólus, com capacidade de modificar a dose administrada em diferentes horários ao longo do dia. A dose total de insulina diária é dividida em basal e bólus. A insulina basal representa 50 a 60% da dose total, sendo infundida continuamente nas 24 h de forma pré-programada. As doses bólus representam 40 a 50% da dose total e são liberadas pelo próprio paciente antes das refeições e, quando necessário (hiperglicemia), aplicando-se a contagem de carboidratos e o automonitoramento glicêmico.

As possíveis indicações para seu uso são:

- Controle glicêmico insatisfatório com insulinoterapia convencional (principal indicação)
- Hipoglicemias frequentes

- Elevada variabilidade glicêmica
- Crianças
- Gravidez
- Prática frequente de exercícios (atletas)
- Vontade pessoal de utilizar.

As principais desvantagens são o alto custo do aparelho e de sua manutenção, o risco de infecção no local de inserção do cateter e a complexidade do seu funcionamento.

Contagem de carboidratos

Trata-se de uma estratégia alimentar em que são contabilizados os gramas de carboidratos de cada refeição, com o objetivo de melhorar o controle glicêmico e propiciar um ajuste individualizado das doses de insulina pré-prandiais, reduzindo-se o risco de hipoglicemias. O risco com sua utilização é o ganho de peso secundário à ingestão alimentar inadequada e o aumento das doses de insulina de modo compensatório.

Leituras sugeridas

American Diabetes Association. Standards of medical care in diabetes – 2013. Diabetes Care. 2013; 36(1):S11-66.

Giugliano D, Maiorino MI, Bellastella G, Chiodini P, Esposito K. Treatment regimens with insulin analogues and haemoglobin A1c target of < 7% in type 2 diabetes: A systematic review. Diab Res Clin Pract. 2010; 92(1):1-10.

Handelsman Y, Mechanick JI, Blonde L, Grunberger G, Bloomgarden ZT, Bray GA et al. American Association of Clinical Endocrinologists medical guidelines for clinical practice for developing a diabetes mellitus comprehensive care plan. Endocrine Practice. 2011; 17(Suppl 2):1-53.

Inzucchi SE, Bergenstal RM, Buse JB, Diamant M, Ferrannini E, Nauck M et al. Management of hyperglycemia in type 2 diabetes. A patient-centered approach – position statement of the American Diabetes Association and the European Association for the Study of Diabetes. Diabetes Care. 2012; 35:1364-79.

Lamos E, Younk L, Davis S. Concentrated insulins: the new basal insulins. Therapeutics and Clinical Risk Management. 2016; 12:389-400.

Singh SR, Ahmad F, Lal A, Yu C, Bai Z, Bennett H. Efficacy and safety of insulin analogues for the management of diabetes mellitus: a meta-analysis. Can Med Assoc J. 2009; 180(4):385-97.

9

Cirurgia Bariátrica

Sirley Portela Vasconcelos | Maria do Socorro Costa Azevedo | Gustavo José Caldas Pinto Costa

Introdução

A obesidade e o diabetes melito são doenças crônicas associadas a disfunções metabólicas complexas que aumentam o risco de morbidade e mortalidade. O aumento expressivo dessas duas patologias tem se tornado um problema de saúde pública e, por sua complexidade, requer estratégias para prevenção, controle e manejo.

A obesidade é sabidamente um fator de risco para o desenvolvimento de diabetes melito tipo 2, e estima-se que esse risco seja 93 vezes maior em mulheres e 42 vezes maior em homens muito obesos, em comparação com a população de peso saudável. Há evidências de que a saúde de pacientes obesos com diabetes tipo 2, o controle do diabetes e dos fatores de risco associados (p. ex., hipertensão arterial, dislipidemia, apneia obstrutiva do sono) possam se beneficiar substancialmente da cirurgia bariátrica, por ser um procedimento que leva a considerável perda de peso. Além disso, reduz a mortalidade relacionada com o diabetes e evita a progressão da intolerância à glicose para o diabetes em pacientes com obesidade grave.

Atualmente, o termo cirurgia bariátrica e metabólica tem emergido como o mais apropriado para esse procedimento, uma vez que a substancial perda de peso é apenas um dos desfechos, sendo também associada a alterações metabólicas que não podem ser explicadas totalmente pela redução do peso.

Definição de obesidade

A obesidade é classificada a partir do índice de massa corpórea (IMC), calculado pelo peso corporal em quilogramas, dividido pela altura em metros quadrados. Atualmente, ela é definida por um IMC $\geq$ 30 kg/m^2. A Tabela 9.1 demonstra a classificação da obesidade de acordo com o IMC.

Tabela 9.1 Classificação da obesidade conforme o IMC.

Classificação	IMC (kg/m²)
Normal	18,5 a 24,9
Pré-obesidade	25 a 29,9
Obesidade classe I	30 a 34,9
Obesidade classe II	35 a 39,9
Obesidade classe III	≥ 40

Clinicamente, considera-se obesidade grave ou "mórbida" a de classe III, ou obesidade classe II com comorbidades significativas, incluindo o diabetes tipo 2.

Cirurgia bariátrica e diabetes melito tipo 2

Vários estudos têm demonstrado prevenção e remissão sustentada do diabetes tipo 2 em pacientes obesos submetidos à cirurgia bariátrica. O grau dessa remissão é influenciado pelos seguintes fatores:

- Amplitude da perda de peso
- Novo aumento de peso
- Duração do diabetes
- Necessidade de tratamento com hipoglicemiante oral ou insulina antes da cirurgia
- Tipo de cirurgia bariátrica
- Adesão do paciente às modificações do estilo de vida.

Indicações

A cirurgia bariátrica é um tratamento apropriado para pacientes com obesidade especialmente quando associada a outras comorbidades (como o diabetes melito tipo 2), os quais não alcançam os alvos recomendados no tratamento clínico. Deve ser considerada nos seguintes casos:

- Tratamento de pacientes obesos com IMC ≥ 50 kg/m²
- Tratamento de pacientes obesos com IMC ≥ 40 kg/m² sem sucesso no tratamento clínico realizado por, no mínimo, 2 anos, seguindo protocolos clínicos
- Tratamento de pacientes obesos com IMC > 35 kg/m², que apresentam outras comorbidades de alto risco cardiovascular, como o diabetes melito tipo 2, a hipertensão arterial, a apneia obstrutiva do sono, as doenças articulares degenerativas e aquelas que não obtiveram sucesso pelo tratamento clínico, realizado por, no mínimo, 2 anos, seguindo protocolos clínicos.

Alguns estudos têm sugerido a cirurgia bariátrica como opção terapêutica em pacientes com IMC entre 30 e 35 kg/m² quando não houver controle clínico do diabetes e, especialmente, quando houver mais fatores de risco para doença cardiovascular. Apesar disso, esta ainda não é uma indicação para a realização de cirurgia bariátrica e, por isso, necessita de mais estudos.

Para pacientes adolescentes, a cirurgia bariátrica só é considerada adequada àqueles com maturidade e desenvolvimento físico completo. Recomenda-se que a cirurgia deva ser considerada para adolescentes que preencham os seguintes critérios:

- IMC > 40 kg/m^2 ou > 35 kg/m^2 com comorbidades graves (incluindo diabetes tipo 2)
- Falha em um programa multidisciplinar de mudança de estilo de vida e farmacoterapia por 6 meses
- Idade ≥ 18 anos
- Estágio puberal de Tanner 4 ou 5
- Maturidade esquelética
- Fornecimento do consentimento informado
- Motivação para participar junto à família do seguimento após o procedimento
- Nos jovens com idade entre 16 e 18 anos, o tratamento cirúrgico poderá ser indicado naqueles que apresentarem escore-Z maior que +4 na análise do IMC por idade e apenas após a consolidação das epífises de crescimento.

Além desses critérios, a International Diabetes Federation (IDF) também preconiza que apenas o *bypass* gástrico em Y de Roux (RYGB) e a banda gástrica ajustável laparoscópica (LAGB) são procedimentos convencionais para adolescentes.

A Tabela 9.2 lista as principais diretrizes existentes acerca das indicações de cirurgia bariátrica.

Contraindicações

- Abuso de álcool e/ou drogas ilícitas
- Doença psiquiátrica não controlada

Tabela 9.2 Indicações de cirurgia bariátrica.

Parâmetros	NIH (EUA)	NHMRC (Austrália)	NICE (Reino Unido)	European	ADA (EUA)	SIGN (Escócia)
Ano	1991	2003	2006	2007	2010	2010
IMC – recomendado	–	–	> 50 kg/m^2	–	–	–
IMC – elegível	> 40 kg/m^2	> 40 kg/m^2	> 40 kg/m^2	> 40 kg/m^2	> 40 kg/m^2	> 40 kg/m^2
IMC – elegível	35 a 40 kg/m^2 com comorbidade responsiva à perda de peso	35 a 40 kg/m^2 com séria comorbidade responsiva à perda de peso	35 a 40 kg/m^2 com comorbidade responsiva à perda de peso	35 a 40 kg/m^2 com comorbidade responsiva à perda de peso	35 a 40 kg/m^2 se houver difícil controle do DM2 e comorbidades	> 35 kg/m^2 com séria comorbidade responsiva à perda de peso

NIH: National Institutes of Health; NHMRC: National Health and Medical Research Council; NICE: National Institute for Health and Clinical Excellence; ADA: American Diabetes Association; SIGN: Scottish Intercollegiate Guidelines Network.

- Não compreensão dos riscos e benefícios, dos desfechos esperados e das mudanças de estilo de vida requeridas com a cirurgia
- Condições que substancialmente aumentem o risco da cirurgia ou suas complicações, como doença cardiopulmonar descompensada (contraindicação relativa)
- Hipertensão portal, com varizes esofagogástricas e doenças inflamatórias ou imunológicas do trato digestivo superior que venham predispor o indivíduo a sangramento digestivo ou a outras condições de risco
- Síndrome de Cushing.

Tipos de cirurgia bariátrica e metabólica

As cirurgias consideradas para o tratamento da obesidade associada ao diabetes melito tipo 2 são:

- Derivação gástrica em Y de Roux (DGYR)
- Banda gástrica ajustável laparoscópica (LAGB)
- Derivação biliopancreática (BPD)
- Derivação biliopancreática com *switch* (desvio) duodenal (há preocupações nutricionais e metabólicas e quanto à segurança do procedimento)
- Gastrectomia vertical (GV).

A escolha do procedimento bariátrico é complexa, havendo poucos dados correlacionando os riscos e benefícios de cada procedimento com as características de cada paciente. Contudo, alguns aspectos devem ser considerados:

- Experiência do serviço no procedimento escolhido
- Preferência do paciente de acordo com os riscos e benefícios inerentes a cada procedimento
- Saúde geral do paciente e fatores de risco associados à alta morbimortalidade peroperatória
- Simplicidade e reversibilidade do procedimento
- A duração do diabetes melito tipo 2 e o grau aparente de reserva pancreática – a cirurgia bariátrica e metabólica só será efetiva nos pacientes com resistência à insulina que ainda não evoluíram para falência pancreática, o que pode ser evidenciado pelos níveis séricos de peptídeo C
- O regime de *follow-up* para tal procedimento e o compromisso do paciente em aderir a ele.

Quanto às suas particularidades, o *bypass* gástrico em Y de Roux geralmente leva a maior perda de peso e maior mudança metabólica inicialmente. Tal procedimento influencia o ambiente hormonal do intestino, promovendo melhora precoce no controle glicêmico independentemente da perda de peso. Um estudo publicado por Buchwald et al. demonstrou que a taxa de remissão ou melhora do diabetes é proporcional à perda de peso obtida.

Entre os dois procedimentos mais comumente realizados em pacientes com diabetes tipo 2 (DGYR e GV), o percentual de perda de peso em 3 anos, o percentual de queda da HbA1c e o percentual de pacientes que alcançaram a meta de HbA1c $< 6,5\%$, são (DGYR *vs.* GV): 24 e 21%; 2,5 e 2,5%; 48 e 47%.

Cuidados pré-operatórios

Realizar avaliação metabólica e física, psicológica, nutricional, cardiovascular (risco cirúrgico); otimização do manejo do diabetes e de outras comorbidades; manutenção de perda de peso até a cirurgia; esclarecimento dos riscos e benefícios do procedimento.

Alguns dados e exames podem também ser requeridos no pré-operatório: hemoglobina glicada, glicemia de jejum, IMC, circunferência abdominal, avaliação de retinopatia recente, avaliação de nefropatia no último ano, testes de função hepática, perfil lipídico, medidas da pressão arterial, exame recente dos pés, documentação das medicações utilizadas, dosagem de peptídeo C e autoanticorpos (se disponíveis), função tireoidiana e avaliação para descartar síndrome de Cushing (cortisol após 1 mg de dexametasona, cortisol livre urinário ou cortisol salivar às 23 h). Ver *Apêndices* para mais detalhes sobre avaliação pré e pós-operatória.

Complicações

Alguns fatores implicam alto risco de complicações na cirurgia bariátrica. Eles estão resumidos na Tabela 9.3.

Complicações precoces

- Mortalidade: considerada baixa – 0,1 a 0,3% em 30 dias (similar à colecistectomia videolaparoscópica)
- Estenose gástrica

Tabela 9.3 Fatores associados a alto risco de complicações na cirurgia bariátrica.

Fatores inerentes ao procedimento
Inexperiência do cirurgião Pequeno número de cirurgias realizadas no serviço ou pelo cirurgião Morbidade e mortalidade aumentam com a complexidade do procedimento Cirurgia aberta comparada com a laparoscópica Cirurgia de revisão (modificação em cirurgia realizada previamente, mantendo a técnica original)
Fatores inerentes ao paciente
Idade mais avançada IMC elevado Gênero masculino Hipertensão Apneia obstrutiva do sono, alto risco de tromboembolismo pulmonar, mobilidade física limitada Consumo excessivo de álcool e compulsão alimentar

- Vazamentos na anastomose com peritonite
- Infecção de ferida operatória
- Eventos pulmonares (embolia)
- Trombose venosa profunda
- Hemorragias.

Complicações tardias

- Colelitíase
- Má absorção de vitaminas e sais minerais (especialmente com RYGB e BPD), tornando imprescindível o aconselhamento dietético a longo prazo, a avaliação e a suplementação em todos os procedimentos (ver Tabela 9.4)
- Osteoporose (especialmente com RYGB e BPD)
- Síndrome de *dumping*
- Perda de peso insatisfatória ou novo aumento de peso
- Neuropatia periférica
- Obstrução intestinal.

Indicadores de remissão

A meta da cirurgia bariátrica e metabólica não é curar, mas promover a remissão do diabetes (normalização do estado metabólico) ou a melhora do estado metabólico.

Critérios de remissão

- Hemoglobina glicada ≤ 6%
- Ausência de hipoglicemias

Tabela 9.4 Principais deficiências de vitaminas e minerais relacionadas com a cirurgia bariátrica.

Vitaminas e minerais	LAGB	Gastrectomia vertical	RYGB	BPD	BPD com *switch* duodenal
Ferro	↓	↓↓	↓↓↓	↓↓↓	↓↓
Tiamina	↓	↓↓	↓	↓	↓
Vitamina B_{12}	↓	↓↓	↓↓↓	↓↓	↓↓
Folato	↓↓	↓↓	↓↓	↓↓	↓↓
Cálcio	↓	↓↓	↓↓	↓↓↓	↓↓↓
Vitamina D	↓	↓	↓↓	↓↓↓	↓↓↓
Proteínas	↓	↓	↓	↓↓	↓↓
Vitaminas lipossolúveis e ácidos graxos essenciais	↓	↓	↓	↓↓↓	↓↓↓

↓: recomendado fazer ingestão diária ou preparação vitamínica padrão; ↓↓: significante risco de deficiência, com suplementação específica (aumentada), especialmente em grupos de alto risco; ↓↓↓: alto risco de deficiência, com necessidade de suplementação específica e monitoramento cuidadoso.

- Colesterol total < 155 mg/dℓ (4 mmol/ℓ)
- LDL-colesterol < 77 mg/dℓ (2 mmol/ℓ)
- Triglicerídeos < 195 mg/dℓ (2,2 mmol/ℓ)
- Pressão arterial < 135 × 85 mmHg
- Perda ponderal > 15%
- Suspensão ou redução das doses das medicações utilizadas antes da cirurgia.

Critérios de melhora do estado metabólico

- Redução da hemoglobina glicada em 20%
- LDL-colesterol < 89 mg/dℓ (2,3 mmol/ℓ)
- Pressão arterial < 135 × 85 mmHg com redução da medicação utilizada antes da cirurgia.

Novos procedimentos e dispositivos bariátricos e metabólicos

Tais procedimentos têm sido testados em modelos animais visando aumentar os efeitos no controle glicêmico que não dependem da perda de peso das intervenções gastrintestinais. Os novos procedimentos incluem *bypass* duodenojejunal e interposição ileal, e, entre os dispositivos, destacam-se: o balão intragástrico, os estimuladores eletrônicos da motilidade gástrica ou gastroduodenal e os dispositivos para o bloqueio do nervo vago.

Leituras sugeridas

American Diabetes Association. Standards of medical care in diabetes – 2013. Diabetes Care. 2013; 36(1):S11-66.

Buchwald H, Estok R, Fahrbach K, Banel D, Jensen MD, Pories WJ et al. Weight and type 2 diabetes after bariatric surgery: systematic review and meta-analysis. Am J Med. 2009; 122(3):248-56.

Dixon JB, Zimmet P, Alberti KG, Rubino F. Bariatric surgery: an IDF statement for obese type 2 diabetes. Arq Bras Endocrinol Metab. 2011; 55(6);367-82.

Kasama K, Mui W, Lee WJ, Lakdawala M, Naitoh T, Seki Y et al. IFSO-APC consensus statements 2011. Obes Surg. 2012; 22:677-84.

Ramos-Levi AM, Cabrerizo L, Matía P, Sánchez-Pernaute A, Torres AJ, Rubio MA. Which criteria should be used to define type 2 diabetes remission after bariatric surgery? BMC Surgery. 2013; 13:8.

10

Hipoglicemia

Fernanda Victor | Bruna Burkhardt Costii |
Daniella Maria Carneiro do Rêgo | Francisco Bandeira

Definição

A hipoglicemia é definida pela tríade de Whipple: sinais e/ou sintomas compatíveis com hipoglicemia, baixos níveis plasmáticos de glicose e melhora dos sintomas após elevação dos níveis glicêmicos. Não é possível determinar um único valor de glicose para definir hipoglicemia, porém os sintomas autonômicos geralmente têm início quando a glicemia alcança níveis inferiores a 60 mg/dℓ, podendo ser mais baixos em casos de hipoglicemia recorrente.

Um episódio hipoglicêmico pode ser classificado em leve a moderado (quando o indivíduo é capaz de se tratar sozinho) ou grave quando a ajuda externa é necessária.

Apresentação clínica

Os sintomas podem ser divididos em neuroglicopênicos, pela privação cerebral de glicose, e autonômicos. Os sintomas neuroglicopênicos envolvem desde alterações comportamentais, fadiga e confusão mental até convulsões e rebaixamento do nível de consciência. Os sintomas autonômicos são de origem adrenérgica (taquicardia, tremores, ansiedade) e colinérgica (sudorese, sensação de fome, parestesias).

O reconhecimento da hipoglicemia depende da percepção dos sintomas autonômicos. A hipoglicemia assintomática pode ocorrer em pacientes com diabetes melito tipo 1 (DM1) ou tipo 2 (DM2) de longa duração cuja resposta simpática neural encontra-se prejudicada, além do comprometimento de outros mecanismos de defesa contra hipoglicemia (diminuição da secreção insulínica e aumento do glucagon). Tais alterações podem levar a um ciclo vicioso de hipoglicemia, com aumento considerável no risco de ocorrem episódios graves.

Hipoglicemia em pacientes diabéticos

Hipoglicemia em diabéticos é fundamentalmente o resultado de tratamentos que promovem o aumento dos níveis de insulina com a diminuição da glicemia. Os tratamentos que incluem insulinas (ou seus análogos) ou substâncias secretagogas de insulina oferecem maior risco de hipoglicemia (Tabelas 10.1 e 10.2). As evidências sugerem a redução da hipoglicemia geral, noturna e sintomática em DM1 e DM2 com o uso de análogos basais de insulina, já os análogos de ação ultrarrápida mostraram a redução da hipoglicemia noturna em pacientes com DM1. Entre as sulfonilureias utilizadas, a glibenclamida é a mais comumente associada à hipoglicemia.

A metformina e os agentes incretínicos (análogos de *glucagon-like peptide 1* [GLP-1] e inibidores de dipeptidil peptidase-4 [DPP-4]) são terapias com baixo risco de hipoglicemia. Vale lembrar que a associação destes com insulina e/ou sulfonilureias eleva o risco de episódios hipoglicêmicos.

Em pacientes com episódios recorrentes de hipoglicemia, deve-se investir na educação em diabetes: interrogar sobre horários de aplicação de insulina e alimentação, horário e sítio de aplicação de insulina e estimular o automonitoramento. O tratamento medicamentoso e os alvos glicêmicos também podem ser revistos.

Em adultos diabéticos, a maior parte dos episódios de hipoglicemia leve a moderada pode ser tratada por meio da ingestão de 15 a 20 g de carboidrato de rápida absorção, com melhora clínica ocorrendo em até 20 min. A reposição de glicose intravenosa (IV) é reservada às hipoglicemias graves com perda da consciência ou impossibilidade de alimentação oral. A recomendação é utilizar 25 g de glicose IV (a ampola de glicose a 50% apresenta 5 g de glicose a cada 10 mℓ) e estimular ingesta de alimentos logo que possível.

Tabela 10.1 Fatores de risco para hipoglicemia em pacientes diabéticos.

Duração do DM e da insulinoterapia
Terapêutica com maior risco de hipoglicemia: insulinas, sulfonilureias e glinidas
Doença renal crônica
Aumento da sensibilidade à insulina: perda ponderal, pós-exercício
Diminuição da gliconeogênese: após ingesta alcoólica
História de hipoglicemia assintomática
Fatores psicossociais: déficit cognitivo, idade avançada, demência

Tabela 10.2 Consequências da hipoglicemia.

Disfunção cognitiva e alterações psicológicas
Quedas e fraturas
Acidentes
Hipoglicemias recorrentes e não perceptíveis
Diabetes refratário
Demência (idosos)
Eventos cardiovasculares: isquemia cardíaca, angina, neuropatia autonômica cardiovascular e arritmia fatal

O glucagon pode ser utilizado por via intramuscular ou subcutânea na dose de 1,0 mg, porém não é amplamente disponível. A glicose continua sendo a terapia parenteral indicada.

A duração de um episódio hipoglicêmico depende, fundamentalmente, de sua causa. A hipoglicemia por sulfonilureia pode ser prolongada, especialmente em idosos e pacientes renais crônicos, podendo necessitar de hospitalização.

Hipoglicemia em não diabéticos

A hipoglicemia é um evento raro em pacientes que não estão em tratamento medicamentoso para diabetes. É importante documentar a tríade de Whipple para confirmar a ocorrência de hipoglicemia e iniciar o protocolo de investigação em pacientes não diabéticos (Figura 10.1).

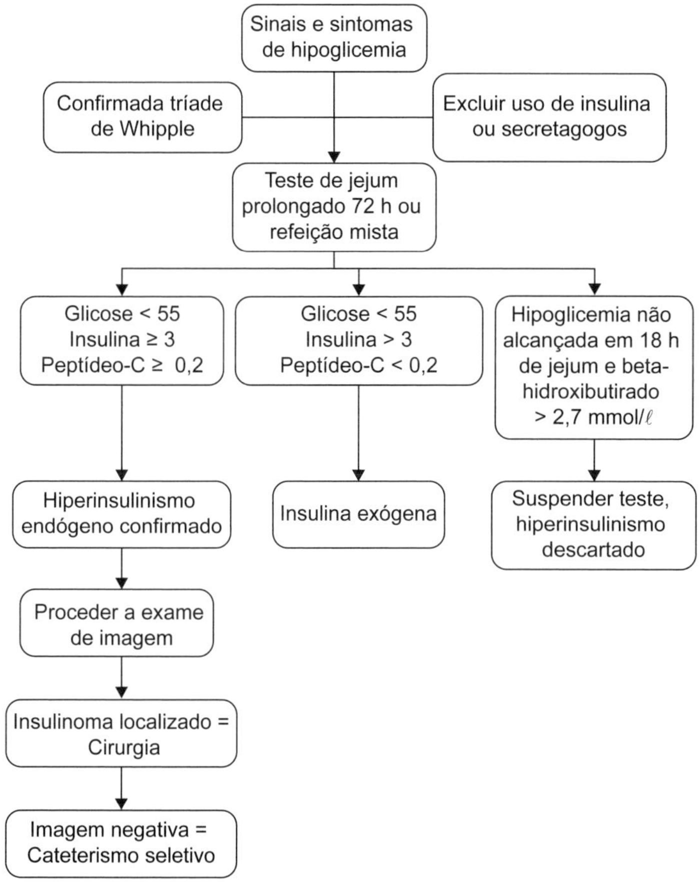

Figura 10.1 Algoritmo de investigação de hipoglicemia mediada por insulina.

Deve-se sempre investigar o uso de substâncias hipoglicemiantes por troca de medicação ou de maneira intencional por parte do paciente para ganhos secundários. Faz-se necessário também afastar a insuficiência suprarrenal e a deficiência de hormônio do crescimento, bem como estados de descompensação sistêmica que requerem maior demanda metabólica (Tabela 10.3).

Os pacientes internados ou com doenças subjacentes estão mais propensos a hipoglicemias por fatores iatrogênicos ou doenças sistêmicas que interferem nos sistemas contrarregulatórios. Em pacientes saudáveis, a hiperinsulinemia endógena é a principal causa de hipoglicemia.

A investigação laboratorial para hiperinsulinismo endógeno deve ser realizada durante a hipoglicemia (glicose < 55 mg/dℓ), quando devem ser dosados simultaneamente a insulina e o peptídeo-C. A glicemia deve ser medida por um método laboratorial preciso, nunca por glicemia capilar. Os resultados devem ser interpretados conforme a Tabela 10.4.

O paciente pode ser submetido a um teste de jejum prolongado por até 72 h, até que apresente o episódio hipoglicêmico. O beta-hidroxibutirato pode ser medido com 18 h do teste de jejum prolongado. Caso esteja > 2,7 mmol/ℓ, o teste pode ser interrompido.

Tabela 10.3 Causas de hipoglicemias em adultos.

Pacientes com comorbidades ou em uso de medicações	Substâncias/fármacos: insulina, antidiabéticos orais, álcool e outras substâncias (gatifloxacino, pentamidina, quinina, indometacina – moderada evidência em causar hipoglicemia)
	Insuficiência cardíaca, renal ou hepática
	Sepse
	Insuficiência suprarrenal
	Deficiência de GH
	Tumor produtor de IGF-2
Pacientes aparentemente saudáveis	Hiperinsulinismo endógeno: ▪ Insulinoma ▪ Distúrbios funcionais das células beta ▪ Hipoglicemia autoimune
	Hipoglicemia factícia
	Hipoglicemia acidental

GH: hormônio do crescimento; IGF-2: fator de crescimento semelhante à insulina 2.

Tabela 10.4 Investigação laboratorial do hiperinsulinismo.

Glicose (mg/dℓ)	Insulina (μU/mℓ)	Peptídeo-C (nmol/ℓ)	Beta-hidroxibutirato (mmol/ℓ)	Interpretação
< 55	> 3	< 0,2	≤ 2,7	Insulina exógena
< 55	> 3	≥ 0,2	≤ 2,7	Hiperinsulinismo endógeno

A ausência de supressão do beta-hidroxibutirato descarta os hiperinsulinismos endógeno e exógeno. Os indivíduos com história de hipoglicemias pós-prandiais devem ser submetidos ao teste após uma refeição mista.

Insulinoma

O insulinoma é um tumor raro, com incidência de 1 em 250.000 pacientes/ano, com leve predominância em mulheres. É a principal causa de hiperinsulinismo endógeno.

Uma vez confirmada laboratorialmente a hipoglicemia mediada por hiperinsulinismo endógeno, deve-se prosseguir com os exames de imagem para tentar localizar o tumor. Pode-se realizar tomografia computadorizada (TC), ressonância magnética (RM) ou ultrassonografia (US) endoscópica para tentar localizar a lesão. Como 90% dos insulinomas são menores que 2 cm, a imagem negativa não descarta essa possibilidade. Diante desse quadro, deve-se recorrer ao cateterismo seletivo de artérias pancreáticas, com sensibilidade de 96%.

Realiza-se o cateterismo a partir da punção de veia femoral, com cateterização da veia hepática direita (Figuras 10.2 e 10.3). O gliconato de cálcio é injetado seletivamente nas artérias gastroduodenal, mesentérica superior e esplênica, que correspondem às áreas de cabeça, processo uncinado e corpo/cauda do pâncreas, respectivamente. O aumento em 2 a 3 vezes da insulina dosada na veia hepática após 20, 40 e 60 s da infusão do cálcio indica o sítio responsável pela secreção excessiva de insulina.

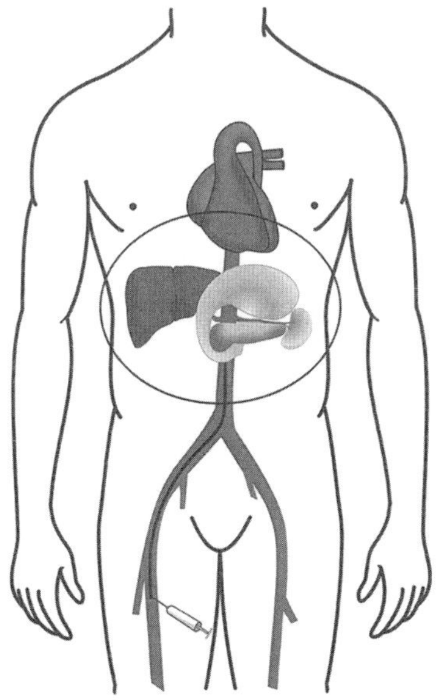

Figura 10.2 Representação anatômica do pâncreas e órgãos vizinhos.

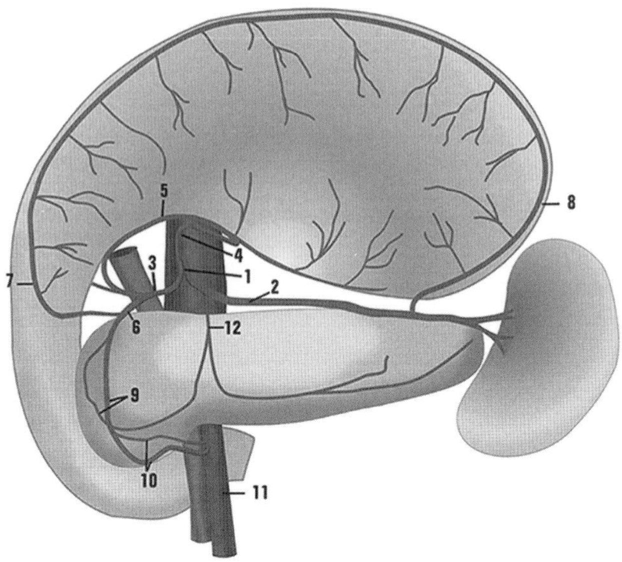

Figura 10.3 Vascularização pancreática. 1: tronco celíaco; 2: artéria esplênica; 3: artéria hepática; 4: artéria gástrica esquerda; 5: artéria gástrica direita; 6: artéria gastroduodenal; 7: artéria gastroepiploica direita; 8: artéria gastroepiploica esquerda; 9: artéria pancreaticoduodenal superior; 10: artéria pancreaticoduodenal inferior; 11: artéria mesentérica superior; 12: artéria pancreática dorsal.

A excisão cirúrgica é o tratamento de escolha para o insulinoma, a não ser na impossibilidade de ressecar a lesão ou em casos de risco proibitivo para cirurgia. O tratamento clínico com diazóxido e/ou octreotida é possível, associado a hidroclorotiazida em baixas doses e medidas dietéticas em pacientes com hipoglicemias leves a moderadas.

Menos de 10% dos pacientes apresentam insulinomas malignos, múltiplos ou associados a síndromes genéticas (neoplasia endócrina múltipla tipo 1 – NEM-1).

Distúrbios funcionais das células beta

Síndrome de hipoglicemia pancreatogênica não insulinoma

A síndrome de hipoglicemia pancreatogênica não insulinoma (NIPHS) caracteriza-se por episódios de hipoglicemia tipicamente pós-prandiais, 2 a 4 h após alimentação, mas que também podem ocorrer em jejum. Tem discreta predominância em homens e uma incidência bem inferior ao insulinoma.

O envolvimento das ilhotas é difuso com nesidioblastose. Os exames de imagem são negativos, com confirmação por meio do cateterismo seletivo com infusão de cálcio, que é positivo, mas não individualiza a região hipersecretora. Pode ser realizada pancreatectomia parcial com melhora dos sintomas.

Hipoglicemia pós-cirurgia bariátrica

Os pacientes submetidos a gastroplastia com *bypass* em Y de Roux podem desenvolver nesidioblastose geralmente após 6 meses da cirurgia, sendo a elevação significativa dos níveis de GLP-1 a teoria mais aceita para explicar tal fenômeno.

O surgimento de hipoglicemia pouco tempo após a cirurgia pode sugerir síndrome de *dumping* tardio ou até mesmo a presença de insulinoma preexistente; nesses casos, o diagnóstico diferencial deve ser feito.

Pode-se tentar tratamento clínico e medidas educacionais, sendo a pancreatectomia parcial uma opção quando houver sintomas mais frequentes e graves.

Hipoglicemia autoimune

O desenvolvimento de anticorpos contra insulina nativa é um distúrbio raro, relatado inicialmente entre japoneses e coreanos, significativamente menos encontrado em caucasianos. Pode ocorrer junto a outros distúrbios autoimunes, e sem exposição prévia a insulina exógena.

A hipoglicemia ocorre no período pós-prandial tardio. Uma pista para o diagnóstico é a concentração de insulina extremamente elevada durante a hipoglicemia, o que pode ser resultado de interferência do anticorpo no ensaio. A dosagem de anticorpos anti-insulina fecha o diagnóstico.

Hipoglicemia não mediada por insulina

Os tumores indutores de hipoglicemia são mais comumente descritos em pacientes com tumores grandes, de crescimento lento e de origem mesenquimal. A hipoglicemia pode ser um fenômeno paraneoplásico ou secundário à maior demanda metabólica exigida pelo tumor. A fisiopatologia envolve a produção de IGF-2 que é parcialmente convertido a pró-IGF-2 com atividade insulina-símile.

O tratamento é voltado para a eliminação do tumor, porém há descrição de controle clínico com o uso de GH e esteroides.

Leituras sugeridas

Bandeira, F. Endocrinology and diabetes: a problem-oriented approach. New York: Springer; 2014.

Cryer PE et al. Evaluation and management of adult hypoglycemic disorders: an Endocrine Society Clinical Practice Guideline. J Clin Endocrinol Metab. 2009; 94(3):709-28.

Handelsman Y et al. AACE Clinical Practice Guidelines for developing a diabetes mellitus comprehensive care plan. Endocr Pract. 2016; 21(4):11-6.

11

Monitoramento Contínuo de Glicose | Princípios e Métodos

Maria Paula Costa Bandeira e Farias | Francisco Bandeira

Introdução

O monitoramento contínuo de glicose (GCM) estima os níveis de glicemia plasmática por meio da medição dos níveis de glicose do líquido intersticial, subcutâneo. Os sistemas de GCM informam a glicemia em tempo real pela leitura de aparelho/*display* que armazena os dados do sensor. Quando a glicose e o oxigênio passam pela membrana semipermeável no sensor, reagem com a enzima glicose oxidase, gerando o peróxido de hidrogênio que produz sinal eletrônico (íons). Este sinal produzirá dados referentes ao nível de glicose no líquido intersticial, que será mostrado no sensor.

Os aparelhos de GCM podem ser utilizados pelo profissional de saúde ou pelo próprio paciente, após *cuidadosa* explicação de uso. São indicados para pacientes portadores de diabetes melito (DM) tipo 1, tipo 2 ou gestacional, que precisam de melhor controle dos níveis glicêmicos.

Indicações

- Reestabelecer o controle glicêmico após episódios agudos de hipoglicemia, cetoacidose, coma hiperosmolar ou outras complicações
- Início de tratamento com bomba de insulina
- Manejo de pacientes que apresentam discrepância entre níveis glicêmicos e hemoglobina glicada
- Pacientes que apresentam grandes flutuações dos níveis glicêmicos
- Pacientes que apresentam hipoglicemia assintomática, especialmente noturna
- Gravidez.

Os dispositivos de GCM contêm sensor subcutâneo, transmissor sem fio (*bluetooth*) e monitor com *display* que armazena os dados. É necessário um computador para *download* de informações e produção de gráficos para análise dos dados.

Os aparelhos de GCM podem ser utilizados como diagnóstico ou pelo próprio paciente. Para diagnóstico, o monitor deverá ser bloqueado e só utilizado pelo profissional de saúde. Quando o próprio paciente usa o aparelho, este servirá para leitura da glicose em tempo real.

A Food and Drug Administration (FDA) aprovou o DexCom G5® para uso tanto profissional quando pessoal; e o Freestyle® para uso pessoal. No Brasil, foi aprovado o Freestyle Libre® (Abbott) apenas para uso pessoal.

A utilização profissional do GCM pode durar de 3 a 5 dias ou, ainda, para a avaliação do perfil ambulatorial da glicose, de 7 a 14 dias. O paciente deve fazer suas atividades diárias normalmente e anotar a dieta ingerida e os exercícios realizados durante o período. Como o paciente não tem acesso aos dados do monitor, não há influência emocional nos resultados. Além disso, o aparelho é de fácil manuseio para o usuário, já que ele não terá de anotar nem tomar nenhuma decisão no período de medição.

Métodos e equipamentos

DexCom G5®

As características do aparelho são as seguintes:

- Duração do sensor: 7 dias
- Calibração (HGT): a cada 12 h
- Transmissão de dados: para computador ou aparelhos Apple (Iphone, Ipad)
- Variação com relação à glicemia: 15 a 20%
- Atualização da glicemia: a cada 5 min
- Seta de tendência: atualizada a cada 1 h
- Gráfico na tela: últimas 3 h.

Freestyle Libre®

As características do aparelho são as seguintes:

- Duração do sensor: 14 dias
- Calibração (HGT): nos primeiros 2 dias de uso
- Transmissão de dados: para computador
- Variação com relação à glicemia: 15 a 20%
- Atualização da glicemia: a cada 15 min
- Seta de tendência: atualizada a cada 1 h
- Gráfico na tela: últimas 8 h.

Observação: o *lag effect* consiste no atraso de 5 a 20 min no valor do sensor com relação à glicemia, já que aferição é realizada no líquido intersticial e não no sangue. Por isso, o sensor informa a tendência da glicose. Se a tendência for de queda, provavelmente a glicemia capilar estará menor que a mostrada no *display*. Do mesmo modo, se a tendência for de elevação rápida, a glicemia estará maior que a do sensor.

Os dados armazenados possibilitam a interpretação por meio dos dados estatísticos. São gerados gráficos contendo informações como média, mediana, desvio padrão, percentis e quartis das glicemias em diversos intervalos de tempo (Figura 11.1).

A variabilidade glicêmica deve ser avaliada pelo desvio padrão (alvo de 12 a 26%) ou pelo intervalo interquartil (alvo de 12 a 29%).

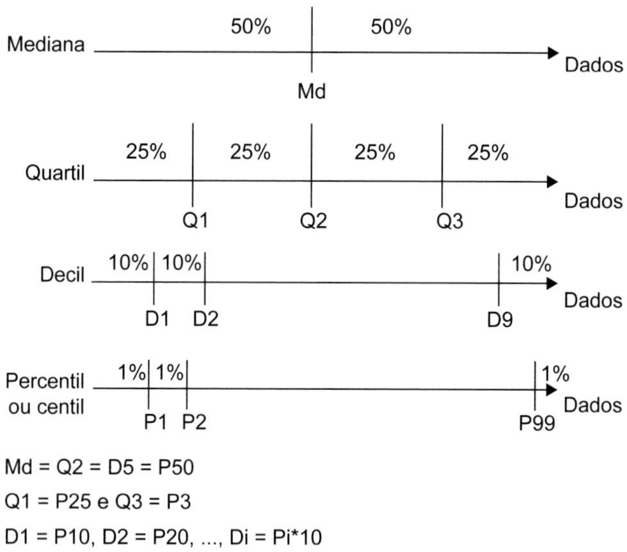

Figura 11.1 Parâmetros na análise do perfil ambulatorial da glicose. Md: mediana; Q1: quartil 1; Q2: quartil 2; Q3: quartil 3; D1: decil 1; D2: decil 2; D9: decil 9; P1: percentil 1; P2: percentil 2; P99: percentil 99.

Leituras sugeridas

Blevins TC J. Professional continuous glucose monitoring in clinical practice 2010. J Diabetes Sci Technol. 2010; 4(2):440-56.

Fonseca V, Grunberger G, Anhalt H, Bailey TS et al. Glucose monitoring consensus. Endocr Pract. 2016; 22:(8):1008-21.

Harrell RM, Orzeck EA. CGM position statement. Endocrine Pract. 2010; 16(2):151-154.

2
PARTE
Doenças Tireoidianas

12

Nódulo Tireoidiano e Câncer de Tireoide em Gestantes

Clarissa Beatriz Santos de Almeida | Gustavo José Caldas Pinto Costa

Introdução

O nódulo e o câncer tireoidianos descobertos na gestação são um desafio para o médico e para a gestante. É necessário bom senso entre o tratamento instituído e a segurança para a gestante, o feto e a manutenção da gravidez.

Diagnóstico

- História detalhada: história familiar de doença benigna ou maligna da tireoide; câncer medular da tireoide familiar; neoplasia endócrina múltipla tipo 2 (NEM-2); câncer papilífero da tireoide familiar; polipose de cólon familiar; história de irradiação prévia de cabeça e pescoço; crescimento rápido do nódulo
- Ultrassonografia (US): método mais acurado na detecção do nódulo, avalia suas características, monitora seu crescimento e avalia linfonodos cervicais
- Função tireoidiana: dosar hormônio tireoestimulante (TSH) e tiroxina livre (T4L).
- Dosagem de calcitonina: como na população em geral, dosar em casos de câncer medular da tireoide ou NEM-2
- Punção aspirativa por agulha fina (PAAF):
  - O nódulo com menos de 1 cm não necessita de PAAF, a menos que exista suspeita de malignidade
  - Realizar PAAF quando houver achados da US que sugiram malignidade: hipoecogenicidade, margens irregulares, microcalcificações, extensão extracapsular ou linfonodos metastáticos

  - A punção de nódulo ou linfonodo pode ser realizada em qualquer trimestre da gestação
- A utilização de radioiodo para diagnóstico ou em dose terapêutica é contraindicada durante a gestação. O uso inadvertido de radioiodo nas primeiras 12 semanas da gravidez aparentemente não prejudica a tireoide fetal, já que esta só se forma após 12 semanas.

Impacto da gestação no câncer de tireoide

- A maioria dos estudos mostra que a gestação não piora o prognóstico do câncer diferenciado de tireoide (CDT). A cirurgia do CDT na gestação pode ser postergada para o período pós-parto sem aumento da recorrência da doença ou mortalidade
- O impacto da gestação no câncer medular da tireoide não é conhecido. Recomenda-se a cirurgia durante a gestação quando houver tumores grandes ou extensão para linfonodos
- Foram encontrados receptores alfa para estrogênio em tumores de tireoide. No entanto, a importância desses receptores no prognóstico do câncer de tireoide não foi estudada.

Riscos peroperatórios da tireoidectomia

- Se a tireoidectomia for indicada, deve ser realizada no segundo trimestre da gestação, pois não há associação a aumento do risco materno-fatal
- O primeiro trimestre está associado a alterações na organogênese e abortamento espontâneo; e o terceiro trimestre, a parto prematuro
- O risco de hipotireoidismo e hipoparatireoidismo materno deve ser considerado.

Seguimento do nódulo benigno

- Nódulos com PAAF benigna ou indeterminada não necessitam de cirurgia durante a gestação, exceto em casos de crescimento rápido e/ou sintomas compressivos graves
- No pós-parto, os nódulos devem ser acompanhados como na população geral
- A terapia supressiva com levotiroxina (LT4) para redução dos nódulos não é indicada.

Seguimento do câncer diferenciado de tireoide

- A cirurgia deve ser postergada para o período pós-parto. Deve-se realizar US cervical a cada trimestre para avaliar o crescimento tumoral
- Considera-se cirurgia no segundo trimestre nos casos de:
  - Crescimento significativo do tumor, > 50% no volume tumoral ou > 20% no diâmetro em duas dimensões

- Acometimento linfonodal na primeira metade da gestação
- Terapia com LT4 deve ser considerada para manter TSH entre 0,1 e 1,5 mIU/ℓ.

Seguimento do nódulo suspeito de malignidade

- Os nódulos com PAAF suspeita para malignidade não necessitam de cirurgia, exceto em casos de rápido crescimento nodular e metástase para linfonodo
- A terapia com LT4 não é recomendada.

Alvos de TSH em terapia supressiva com LT4 para CDT prévio

- O alvo de TSH deve ser o mesmo do período pré-concepção, que foi determinado pela estratificação do risco de persistência ou recorrência do tumor
- No momento do diagnóstico da gestação, deve-se aumentar a dose de levotiroxina em 25 a 30%
- Deve ser feito monitoramento do TSH ao se descobrir a gestação, e então a cada 4 semanas até 16ª a 20ª semanas. A partir da 20ª semana, dosa-se o TSH a cada 6 semanas.

Efeito da radioablação para CDT em gestações subsequentes

- Não existem evidências do efeito deletério da exposição ao radioiodo em gestações subsequentes
- A gestação deve ser evitada em até 6 meses após o uso de radioiodo, tempo necessário para o ajuste de TSH com LT4.

Monitoramento em gestantes que foram previamente tratadas para CDT

- Pacientes de baixo risco com tireoglobulina (Tg) normal e sem evidência de doença estrutural na US antes da gestação: não necessitam de monitoramento com Tg e US durante a gestação
- Pacientes com níveis de Tg elevados ou evidência de doença estrutural persistente antes da gestação: monitoramento com US trimestral
- Não é indicada a dosagem de Tg durante a gestação, em virtude da produção fetal de Tg
- A gestação não aumenta o risco de recorrência de tumor em mulheres sem doença estrutural ou bioquímica antes da gravidez. Contudo, a gestação parece estimular o crescimento tumoral em pacientes com doença estrutural ou bioquímica no momento da concepção.

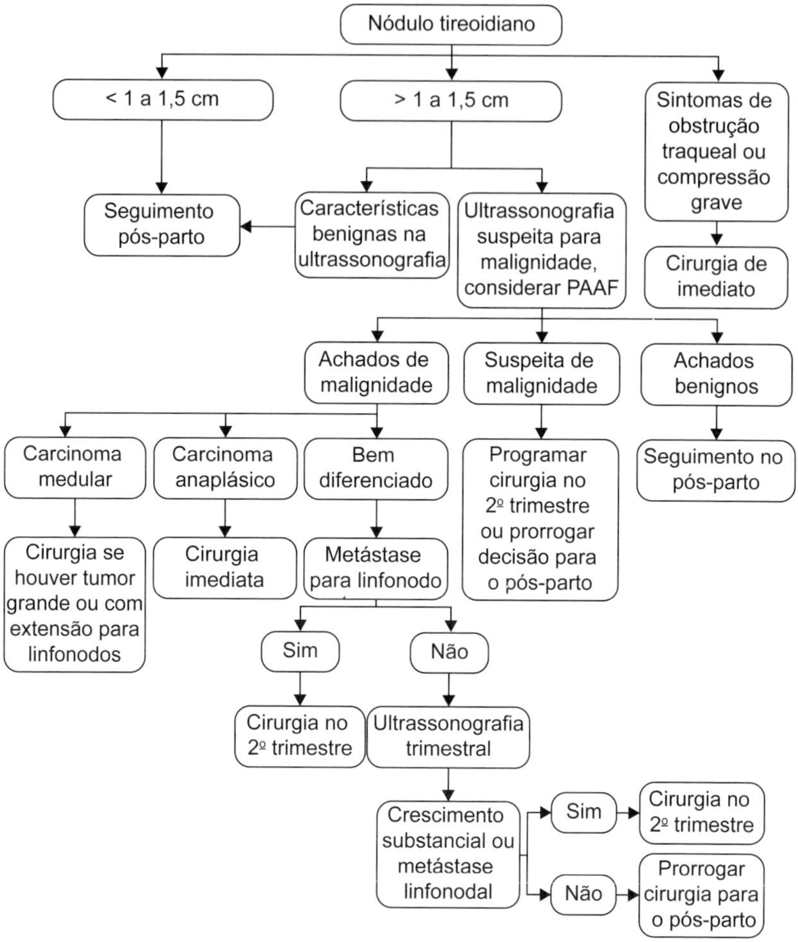

Figura 12.1 Algoritmo para nódulo tireoidiano identificado durante a gestação.

Leituras sugeridas

Biondi B, Wartofsky L. Treatment with thyroid hormone. Endocr Rev. 2014;35(3):433-512.

Fatourechi V. Hyperthyroidism and thyrotoxicosis. In: Bandeira F, Gharib H, Gobert A, Griz L, Faria M. Endocrinology and diabetes: a problem-oriented approach. New York: Springer; 2014.

Shah M, Gharib H. Hypothyroidism. In: Bandeira F, Gharib H, Gobert A, Griz L, Faria M. Endocrinology and diabetes: a problem-oriented approach. New York: Springer; 2014.

Teng W, Shan Z, Patil-Sisodia K, Cooper DS. Hypothyroidism in pregnancy. Lancet Diabetes Endocrinol. 2013;1(3):228-37.

13

Nódulos Tireoidianos

Larissa Bastos Pimentel | Gustavo José Caldas Pinto Costa |
Francisco Bandeira | Leonardo Costa Bandeira e Farias | Arianna Barreto de Sousa Chacon

Introdução

Os nódulos tireoidianos são um problema clínico comum. À ultrassonografia, apresentam prevalência de 19 a 67%; e à palpação, de 5% nos indivíduos do sexo feminino e 1% naqueles do sexo masculino. A importância do seu diagnóstico dá-se em descartar nódulos malignos. A avaliação do paciente com nódulo tireoidiano pode ser feita de diferentes maneiras, conforme apresentado a seguir.

Diagnóstico

Anamnese e exame físico

São fatores que sugerem maior risco de malignidade:

- História de exposição à radiação ionizante ou radioterapia cervical na infância/adolescência – alto risco de malignidade
- Diagnóstico prévio de câncer de tireoide tratado com tireoidectomia parcial – alto risco de malignidade
- Nódulo incidentalmente na tomografia por emissão de pósitrons com flúor-desoxiglicose (FDG-PET) em pacientes oncológicos – alto risco de malignidade
- História familiar (parente de primeiro grau) de câncer de tireoide; especialmente se dois ou mais membros tiverem sido afetados, no caso de carcinoma diferenciado
- Síndromes hereditárias como neoplasia endócrina múltipla tipo 2 (NEM-2), síndrome de Cowden, síndrome de Pendren, síndrome de Werner, complexo de Carney e polipose adenomatosa familiar
- Sexo masculino

- Idade < 14 anos ou > 70 anos
- Nódulo com rápido crescimento ou com sintomas progressivos
- Nódulo endurecido, aderido a planos profundos, pouco móveis; associado a paralisia de prega vocal ou linfonodomegalia cervical

Avaliação laboratorial

- Dosagem sérica do hormônio tireoestimulante (TSH):
  - Diminuição de TSH: realizar cintilografia
    - Nódulo hipercaptante: tratamento de hipotireoidismo
    - Nódulo hipocaptante: avaliar punção aspirativa por agulha fina (PAAF)
  - Aumento de TSH ou normal: dosar antitireoperoxidase (anti-TPO) e avaliar PAAF
- Não são recomendadas na avaliação inicial:
  - Dosagem sérica de tireoglobulina
  - Dosagem sérica de calcitonina.

Observação: exceto se paciente com suspeita clínica ou familiar de carcinoma medular da tireoide ou NEM-2.

Métodos de imagem

- Ultrassonografia (US) cervical deve ser realizada em todo paciente com nódulo tireoidiano. As alterações ultrassonográficas são classificadas em:
  - Baixo risco: nódulos predominantemente císticos (> 50%), espongiformes, isoecoicos e com halo regular representam 1% de malignidade
  - Risco intermediário: nódulos ovoides e com margens mal definidas. Vascularização intranodular, macrocalcificações ou calcificações contínuas representam 5 a 15% de malignidade
  - Alto risco: nódulos hipoecoicos, espiculados ou margens microlobuladas, com microcalcificações, diâmetro anteroposterior maior que o transverso, linfonodos cervicais com características suspeitas representam 50 a 90% de malignidade
- Tomografia computadorizada (TC) e ressonância magnética (RM) devem ser solicitadas diante de bócios mergulhantes ou na avaliação de compressão e invasão de estruturas adjacentes como a traqueia
- Cintilografia tireoidiana deve ser solicitada se TSH suprimido
- PAAF guiada por ultrassonografia deve ser solicitada diante de:
  - Nódulos > 1 cm + US com alta suspeição
  - Nódulos > 2 cm + US com suspeição intermediária
  - Nódulos > 2 cm + US com leve suspeição + aumento significativo de tamanho, história médica de cirurgia tireoidiana ou terapia ablativa.

Observações:

- Nódulos entre 0,5 e 1 cm com características US de alta ou intermediária suspeição podem ser acompanhados ou submetidos a PAAF

- Priorizar PAAF em situações como linfonodos suspeitos, história familiar de câncer de tireoide e história clínica de disfonia
- Nódulos < 0,5 cm devem ser acompanhados com US (sem PAAF), independentemente das características ultrassonográficas
- PAAF de linfonodos: em caso de linfonodo suspeito em US (arredondados com perda do hilo)
- PAAF de nódulos complexos: abordar o componente sólido da lesão, principalmente em áreas vascularizadas.

Exame microscópico

A classificação citopatológica é feita de acordo com o sistema Bethesda:

- Amostra não diagnóstica: I
- Benigno: II
- Atipias/lesão folicular de significado indeterminado: III
- Suspeita para neoplasia folicular ou neoplasia folicular: IV
- Suspeita para malignidade: V
- Maligno: VI.

Tratamento

A conduta é feita de acordo com a classificação de Bethesda a seguir:

- Bethesda I: amostra inadequada para análise citológica:
  - Repetir PAAF após 3 a 6 meses
  - Se a nova amostra for inadequada:
    - Nódulos ≤ 2 cm com baixa suspeita de malignidade clínica e ultrassonográfica: acompanhamento com US
    - Nódulos > 2 cm e/ou alta suspeita de malignidade clínica e ultrassonográfica: cirurgia
- Bethesda II: amostra benigna:
  - US seriada e dosagem de TSH em 6 a 18 meses
    - Se nódulo estável: repetir US em 24 meses
  - Repetir a PAAF quando:
    - Nódulos com citologia benigna, mas achados à US suspeitos
    - Nódulos com crescimento superior a 50% do volume
  - Reposição de iodo deve ser realizada em áreas deficientes de iodo
  - Considerar terapia com levotiroxina (LT4) em:
    - Pacientes jovens com bócio pequeno e TSH normal
    - Pacientes jovens com hipotireoidismo subclínico por causa autoimune
- Escleroterapia com álcool pode ser considerada em nódulos císticos ou predominantemente císticos

- Terapia com radioiodo pode ser considerada para o bócio multinodular atóxico. Nesses casos, deve ser realizada PAAF prévia e pode ser otimizada com a administração do TSH recombinante.

  Atenção: a supressão do TSH está contraindicada.
- Bethesda III: atipias/lesão folicular de significado indeterminado (células foliculares ou células de Hürtle):
  - Repetir PAAF em 3 a 6 meses
  - Nova amostra com atipias:
    - Nódulos ≤ 2 cm com baixa suspeita de malignidade clínica e ultrassonográfica: acompanhamento com US
    - Nódulos > 2 cm e/ou alta suspeita de malignidade clínica e ultrassonográfica: cirurgia
      - Pode-se aventar a solicitação de marcadores moleculares: *BRAF*, *RAS*, *RET-PTC*, *PAX8/PPARγ*, galectina-3
- Bethesda IV: neoplasia folicular:
  - Avaliar cintilografia com iodo radioativo, principalmente se TSH próximo aos níveis inferiores da normalidade
  - Se nódulo hipocaptante, considerar lobectomia ou tireoidectomia total
- Marcadores moleculares (Tabela 13.1):
  - Marcadores moleculares auxiliam na definição da natureza do nódulo tiroidiano, particularmente com citologia categorizada em atipia com significância indeterminada e suspeita de neoplasia folicular (categorias III e IV de Bethesda). Não há indicação formal para suas solicitações
  - Mutações de genes específicos *BRAF* e *RAS* e rearranjos gênicos *RET/PTC* e *PAX8/PPARγ*.

Outra modalidade de avaliação genética desenvolvida recentemente é o ThyroSeq®, que detecta simultaneamente mais de 400 mutações em ponto e fusões gênicas em mais de 60 genes associados ao câncer tireoidiano. Tem custo menor e valor preditivo positivo e negativo mais equilibrado (VPN: 96 e VPP: 83%).

Tabela 13.1 Principais testes moleculares disponíveis.

Teste	Comentários	Valor preditivo (VP)
Classificador de expressão gênica (GEC) Afirma® Utiliza amostras coletadas pela punção	Utilizado como teste para descartar malignidade	VP negativo alto (95%) para citologia classes III e IV. Mais baixo (85%) na classe V
Painel de análise de mutações Asuragen miRInform® Utiliza amostras coletadas pela punção	Utilizado como teste diagnóstico. Identifica mutações em ponto (*BRAFV600E*, *RAS*) ou rearranjos comuns (*RET/PTC* e *PAX8/PPARγ*	VP positivo alto (quase 100% para *BRAFV600E* e *RET/PTC*). No entanto, 40% dos nódulos malignos não têm essas mutações. As mutações *RAS* podem ser encontradas em nódulos benignos

Nódulos tireoidianos em crianças e adolescentes

O manejo é semelhante ao dos adultos. Entretanto, pela maior prevalência de malignidade, deve-se considerar o tratamento cirúrgico.

Nódulos tireoidianos em gestantes

O manejo é semelhante ao dos indivíduos não gestantes. Os agentes radioativos são contraindicados com fins diagnósticos ou terapêuticos. Sendo assim, se TSH diminuído na segunda metade da gravidez, deve-se postergar a cintilografia para depois do parto.

Deve-se realizar a suplementação de iodo em mulheres que vivem em áreas com deficiência dessa substância. Se houver aumento importante do nódulo tireoidiano durante a gravidez, realizar US e PAAF (se necessário). Ver Figura 13.1.

Indicações cirúrgicas

As indicações cirúrgicas são apresentadas nas Tabelas 13.2 e 13.3.

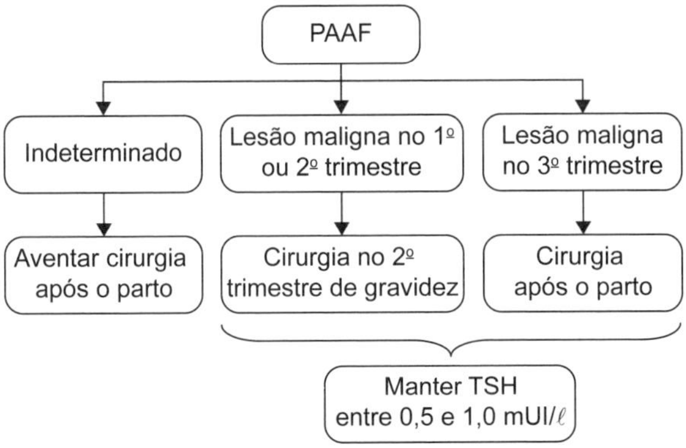

Figura 13.1 Manejo dos resultados de PAAF na gravidez.

Tabela 13.2 Indicações cirúrgicas para a tireoidectomia total.

Doença nodular bilateral	Está associada à radiação	Citologia suspeita para malignidade
Nódulo > 4 cm	Nódulo ≤ 4 cm com suspeita clínica ou ultrassonográfica de malignidade	–

Tabela 13.3 Indicações cirúrgicas para lobectomia.

Doença nodular unilateral	Nódulo ≤ 4 cm com citologia indeterminada	Nódulo ≤ 4 cm com baixa suspeita clínica ou ultrassonográfica de malignidade
Citologia insatisfatória	–	–

Recomendações pré-operatórias

- Realizar US minuciosa do pescoço
- Avaliar cordas vocais com laringoscopia
- Biopsiar qualquer linfonodo suspeito e dosar tireoglobulina e calcitonina na lavagem da agulha usada na PAAF.

Leituras sugeridas

Bernet V, Hupart KH, Parangi S, Woeber KA. AACE/ACE Disease state commentary: molecular diagnostic testing of thyroid nodules with indeterminate cytopathology. Endocr Pract. 2014; 20:360-3.

Garib H et al. American Association of Clinical Endocrinologists, American College of Endocrinology and Associazone Medici Endocrinology Medical guidelines for clinical practice for the diagnosis and management of thyroid nodules – 2016 update. Endocr Pract. 2016; 22(5):622-39.

Griebeler M, Gharib H. Thyroid nodules and cancer. In: Bandeira F, Gharib H, Gobert A, Griz L, Faria M. Endocrinology and diabetes: a problem-oriented approach. New York: Springer; 2014.

Rosário WP, Ward LS, Carvalho GA, Graf H, Maciel RMB, Maciel LMZ et al. Nódulo tireoidiano e câncer diferenciado: atualização do consenso brasileiro. Arq Bras Endocrinol Metab. 2013; 57(4):240-64.

14

Carcinomas Diferenciados da Tireoide

Sirley Portela Vasconcelos | Lourena Rodrigues Lima | Gustavo José Caldas Pinto Costa

Definição e epidemiologia

Os carcinomas diferenciados da tireoide (CDT) representam cerca de 90% dos carcinomas da tireoide. Eles se subdividem em: carcinomas papilíferos (87% dos casos), carcinomas foliculares (10%) e carcinomas de células de Hurthle (3%).

Houve aumento de sua incidência nos últimos anos, provavelmente relacionado com a sofisticação dos exames de imagem, o envelhecimento da população e o maior acesso desta aos serviços de saúde. No entanto, não ocorreu aumento expressivo na mortalidade, apresentando, em sua maioria, bom prognóstico.

Carcinoma papilífero

O carcinoma papilífero é o tipo histológico mais comum, correspondendo a 40 a 70% de todos os carcinomas tireoidianos (87% entre os carcinomas diferenciados).

Acomete indivíduos jovens (terceira e quarta décadas de vida), tem baixa malignidade e crescimento lento.

Sua disseminação ocorre por via linfática, evoluindo do foco inicial para as outras partes da tireoide e para os linfonodos pericapsulares e cervicais. Os principais sítios de metástases são pulmões e ossos. A metástase cerebral é rara.

No diagnóstico, 20% têm invasão extratireoidiana, 25% têm metástases cervicais e 5% têm metástases a distância.

As características associadas a pior prognóstico são descritas na Tabela 14.1.

Carcinoma folicular

O carcinome folicular corresponde a 20 a 40% de todos os carcinomas tireoidianos, é mais prevalente em áreas deficientes de iodo e acomete principalmente as mulheres (3:1) O pico de incidência é a quinta década de vida.

Tabela 14.1 Características que determinam pior prognóstico em pacientes com carcinoma papilífero (5 a 10% dos casos)

Idade avançada no diagnóstico (> 45 anos)
Extensão extratireoidiana do tumor
Presença de metástases cervicais ou a distância
Variantes celulares mais agressivas: variante folicular, células altas, células claras, esclerosante difusa, morular cribriforme

As metástases linfonodais são raras, com predomínio de invasão vascular. Os principais sítios de metástases a distância são pulmões e ossos.

As características associadas a pior prognóstico são descritas na Tabela 14.2.

Microcarcinoma papilífero

É o carcinoma papilífero menor ou igual a 1 cm e corresponde a 13% dos carcinomas papilíferos de tireoide nos EUA.

Não há relação com idade e pode corresponder a um achado incidental após alguma cirurgia na tireoide em 2 a 24% dos casos.

Devido à realização cada vez mais frequente de ultrassonografias (US), observa-se aumento na incidência do microcarcinoma papilífero de tireoide.

Os principais fatores associados a pior prognóstico (com maior risco de recorrência) são: doença multifocal, invasão extratireoidiana, acometimento linfonodal e presença de metástase a distância.

Tratamento

As metas do tratamento inicial dos carcinomas diferenciados da tireoide são descritas a seguir:

- Remover o tumor primário e os linfonodos cervicais envolvidos
- Minimizar a morbidade relacionada com o tratamento
- Possibilitar estadiamento da doença de maneira mais precisa
- Possibilitar rastreio acurado a longo prazo para recorrência de doença
- Minimizar o risco de recorrência de doença e disseminação metastática.

Tabela 14.2 Características que determinam pior prognóstico em pacientes com carcinoma folicular (5 a 10% dos casos).

Idade avançada no diagnóstico (> 45 anos)
Invasão vascular e da cápsula da tireoide
Presença de metástase no diagnóstico

Avaliação pré-operatória

A US pré-operatória é indicada com os objetivos de identificar multicentricidade tumoral e detectar metástases linfonodais não palpáveis e invasão extratireoidiana, mesmo em pacientes assintomáticos. Quando há linfonodos suspeitos na US pré-operatória, deve-se submetê-los à punção aspirativa por agulha fina (PAAF).

Outros exames, como tomografia computadorizada (TC), ressonância magnética (RM), esofagoscopia ou laringotraqueoscopia, não são indicados rotineiramente. São indicados apenas em caso de suspeita de invasão de estruturas adjacentes.

Tratamento cirúrgico

A tireoidectomia está indicada de imediato em todos os pacientes com diagnóstico de carcinoma da tireoide, salvo aqueles com baixa expectativa de vida por uma doença grave associada e quando o risco cirúrgico é elevado. No caso das gestantes com diagnóstico de CDT no início da gestação, pode-se manter acompanhamento com US e adiar o procedimento cirúrgico para o segundo trimestre, se houver crescimento tumoral, ou para o puerpério, se o tumor permanecer estável.

Os pacientes que necessitarem adiar a cirurgia ou que não serão operados devem ser mantidos com hormônio tireoestimulante (TSH) suprimido (< 0,5 mUI/ℓ), se não houver contraindicações.

Quanto à extensão

A tireoidectomia total é o procedimento cirúrgico mais recomendável em pacientes com CDT. A lobectomia pode ser realizada em pacientes com microcarcinoma papilífero clássico: tumor unifocal, medindo 1 cm ou menos, esporádico, sem acometimento linfonodal ou invasão extratireoidiana aparentes, assim como em indivíduos com carcinoma folicular minimamente invasivo e na variante folicular encapsulada (sem invasão capsular) do carcinoma papilífero com até 2 cm.

Observação: em nosso serviço, a lobectomia não é adotada como conduta no tratamento do CDT/microcarcinoma papilífero, pois dificulta o seguimento do paciente a longo prazo.

Quanto aos linfonodos

É necessária a cuidadosa avaliação pré-operatória (US) e peroperatória pelo cirurgião, para identificar linfonodos suspeitos não palpáveis. Na suspeita de metástase linfonodal, o paciente deverá ser submetido à tireoidectomia total e à dissecção linfonodal terapêutica, mesmo com tumores menores ou iguais a 1 cm.

Se houver suspeita de acometimento de linfonodos do compartimento central, indica-se o esvaziamento desse compartimento. Se as metástases do compartimento central forem confirmadas no pré-operatório ou no peroperatório, a dissecção deve ser ampliada para o compartimento ipsolateral. Nos pacientes em que *não* houver suspeita de metástase linfonodal na US pré-operatória ou durante o ato cirúrgico, a dissecção eletiva dos linfonodos do compartimento central pode ser considerada em pacientes com tumores acima de 4 cm ou com invasão extratireoidiana aparente.

A dissecção dos linfonodos dos compartimentos laterais (II a IV) e do triângulo posterior só deve ser realizada se houver metástases detectadas clinicamente ou por US. A dissecção deve incluir os linfonodos do compartimento central se as metástases forem confirmadas.

Estadiamento pós-operatório

O estadiamento pós-operatório tem como objetivo:

- Estimar o risco de mortalidade
- Determinar o risco de recorrência
- Avaliar a qualidade da cirurgia realizada
- Individualizar o tratamento.

O estadiamento inicial deve ser feito de acordo com o sistema TNM (Tabelas 14.3 e 14.4), mas a estratificação de risco deve considerar outros achados, como o subtipo histológico, a invasão vascular e as margens livres ou comprometidas (Tabela 14.5), para melhor estimativa do risco de recorrência.

Tabela 14.3 Sistema de classificação TNM para CDT.

T (tumor)	N (metástases linfonodais)	M (metástase a distância)
T1 T < 2 cm (T1a < 1 cm/T1b 1 a 2 cm)	**N0** Sem nódulos metastáticos	**M0** Sem metástases a distância
T2 T = 2 a 4 cm	**N1a** Metástases para o nível VI	**M1** Metástases a distância presentes
T3 T > 4 cm; doença limitada à tireoide ou com mínima extensão extratireoidiana	**N1b** Metástases para linfonodo cervical unilateral, bilateral ou mediastinal superior	**MX** Metástases a distância não avaliadas
T4a Tumor de qualquer tamanho que se estende além da cápsula e invade tecido subcutâneo, laringe, traqueia, esôfago ou nervo recorrente laríngeo	**NX** Linfonodos não avaliados na cirurgia	–
T4b Tumor que invade a fáscia pré-vertebral ou recobre a artéria carótida ou os vasos mediastinais	–	–
TX Tamanho do tumor desconhecido, mas sem invasão extratireoidiana	–	–

Tabela 14.4 Estágios do sistema TNM para CDT.

Estágio	< 45 anos	≥ 45 anos
Estágio I	Qualquer T, qualquer N, M0	T1, N0, M0
Estágio II	Qualquer T, qualquer N, M1	T2, N0, M0
Estágio III	–	T3, N0, M0 T1, N1a, M0 T2, N1a, M0 T3, N1a, M0
Estágio IV A	–	T4a, N0, M0 T4a, N1a, M0 T1, N1b, M0 T2, N1b, M0 T3, N1b, M0 T4a, N1b, M0
Estágio IV B	–	T4b, qualquer N, M0
Estágio IV C	–	Qualquer T, qualquer N, M1

Avaliação de remanescentes pós-cirúrgicos

Recomenda-se esperar, no mínimo, 3 meses após a cirurgia para a avaliação ultrassonográfica dos remanescentes tireoidianos, especialmente nos pacientes que apresentaram metástases linfonodais durante o procedimento cirúrgico. Caso sejam verificados grandes remanescentes tireoidianos ou metástases linfonodais, a reintervenção cirúrgica deve ser considerada.

Terapia com I^{131}

É indicada aos pacientes submetidos à tireoidectomia total com ressecção tumoral incompleta ou com risco de recidiva alto ou intermediário. Pode ser dispensada nos indivíduos de baixo risco, com tireoglobulina (Tg) estimulada menor ou igual a 1 ng/mℓ e com US cervical sem anormalidades alguns meses após a cirurgia. Não se recomenda nos casos de muito baixo risco para recorrência do tumor e não é indicada de rotina após a lobectomia ou a tireoidectomia total para pacientes com microcarcinoma papilar unifocal, na ausência de outras características adversas.

O papel do teste molecular para orientar o uso do radioiodo pós-operatório ainda não foi estabelecido; portanto, nenhum teste molecular pode ser recomendado com esta finalidade.

Eventos adversos potenciais

- Alterações transitórias da função gonadal
- Sialoadenite aguda
- Adiantamento da menopausa
- Xerostomia e xeroftalmia persistentes
- Maior risco de um segundo câncer (trato gastrintestinal, bexiga).

Tabela 14.5 Estratificação de risco de recorrência do CDT.

Risco	Tamanho do tumor e invasão extratireoidiana	Metástases linfonodais	Metástases a distância	Histologia	Ressecção tumoral	Captação na PCI
Alto (qualquer dos achados)	Invasão extratireoidiana extensa (pT4)	> 10 LN acometidos ou > 3 LN com invasão além da cápsula ou algum linfonodo metastático > 3 cm	M1	–	Incompleta	A distância (M1)
Intermediário (qualquer dos achados)	> 4 cm	4 a 10 LN acometidos ou 1 a 3 LN com invasão além da cápsula	–	Subtipo agressivo ou invasão vascular	–	Cervical ectópica (LN)
Intermediário (ambos os achados)	≤ 4 cm com invasão extratireoidiana mínima (pT3)	1 a 3 LN sem invasão de cápsula	–	–	–	–
	2 a 4 cm sem invasão extratireoidiana (pT2)	1 a 3 LN sem invasão de cápsula				
	2 a 4 cm com invasão extratireoidiana mínima (pT3)	N0				
Baixo (todos os achados)	≤ 4 cm sem invasão extratireoidiana	N0	M0	Clássica, sem invasão vascular	Completa	Leito tireoidiano
	≤ 2 cm sem invasão extratireoidiana (pT1)	1 a 3 LN sem invasão de cápsula				
	≤ 2 cm com invasão extratireoidiana mínima (pT3)	N0				
Muito baixo (todos os achados)	≤ 1 cm sem invasão extratireoidiana (pT1a)	N0	M0	Clássica, sem invasão vascular	Completa	–
	1 a 2 cm sem invasão extratireoidiana (pT1b), único					

LN: linfonodo; PCI: pesquisa de corpo inteiro. Adaptada de Rosário et al., 2013.

Estimulação do TSH pré-ablação com I^{131}

A estimulação do TSH precedendo a terapia com radioiodo pode ser realizada por meio da suspensão da levotiroxina (LT4) ou da utilização do TSH recombinante (TSHr), havendo situações específicas para o uso de cada uma delas, mas sem diferenças no resultado da ablação.

Indicações para suspensão da levotiroxina

Indica-se a suspensão da LT4 em crianças, adolescentes e pacientes com ressecção tumoral incompleta ou metástases persistentes, sem contraindicação clínica à suspensão.

Indicações formais do uso do TSH recombinante

O uso do TSHr é indicado em pacientes portadores de doenças que possam ser agravadas pelo hipotireoidismo (p. ex., doença cardíaca, pulmonar ou aterosclerótica, insuficiência renal, depressão grave, idade avançada ou doença debilitante).

Também é indicado na incapacidade de elevação do TSH endógeno (hipopituitarismo) e em pacientes com ressecção tumoral completa e sem metástases aparentes, se houver disponibilidade do TSHr.

Contraindicações ao uso do TSH recombinante

O uso do TSHr é contraindicado em crianças e adolescentes (por falta de estudos que favoreçam seu uso) e nos casos de ressecção tumoral incompleta ou metástases a distância.

Formas de utilização

- Suspensão da LT4: suspender por 3 a 4 semanas antes da administração do radioiodo. Os níveis de TSH devem ser determinados antes da administração deste e, principalmente, alcançar valores acima de 30 mUI/ℓ. A LT4 pode ser reiniciada no segundo ou terceiro dia após a dose do I^{131}
- TSH recombinante: administrar 0,9 mg (uma ampola), por via intramuscular (IM), por 2 dias consecutivos, seguidos da administração do I^{131} 24 h após a segunda ampola.

Atividade do I^{131} a ser administrada (dose)

Em geral, utiliza-se a ablação dos remanescentes tireoidianos com 30 mCi, principalmente naqueles com baixo risco ou risco intermediário com característica de menor risco. Estudos têm demonstrado resultados semelhantes quando são utilizados 100 mCi, com a vantagem de menor exposição à radiação e menor risco para complicações e sem a necessidade de internação (Tabela 14.6).

A Figura 14.1 apresenta um algoritmo sobre a ablação com I^{131} dos remanescentes tireoidianos.

Tabela 14.6 Atividade de I^{131} a ser administrada.

Descrição	Atividade do I^{131}
Pacientes com baixo risco de doença persistente ou recorrente	30 mCi
Pacientes sem doença aparente, mas de risco intermediário ou alto	100 mCi
Pacientes com grandes remanescentes tireoidianos (> 2 g ou captação do leito tireoidiano > 2%)	100 mCi
Pacientes com persistência locorregional, não candidatos à reintervenção cirúrgica	100 a 150 mCi
Pacientes com tumores com histologia mais agressiva	100 a 200 mCi
Adultos com metástase a distância	200 mCi
Pacientes idosos ou com metástases pulmonares difusas	Se necessárias doses ≥ 200 mCi, utilizar com cautela

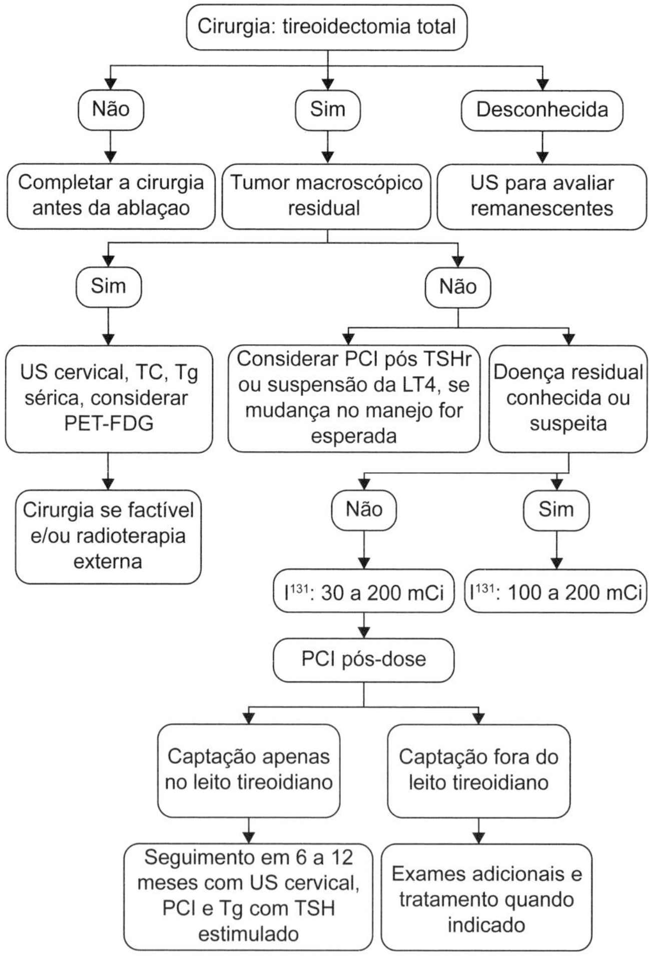

Figura 14.1 Algoritmo para ablação de remanescentes pós-cirúrgicos. Adaptada de Cooper et al., 2009.

Outras recomendações importantes

- A dieta pobre em iodo (≤ 50 μg/dia) durante os 7 a 14 dias que precedem a administração do I^{131} parece incrementar a captação e a radiação nas lesões
- Devem-se evitar outras substâncias que possam conter iodo, como medicamentos, xaropes, suplementos, soluções tópicas, cosméticos e contraste iodado (aguardar pelo menos 1 mês para sua completa eliminação – o período de tempo exato ainda é controverso)
- A gravidez e a amamentação são contraindicações absolutas ao radioiodo. Dessa maneira, mulheres em idade fértil devem ser avaliadas para que se exclua a possibilidade de gravidez antes da administração do I^{131}
- Deve-se evitar a concepção por 6 a 12 meses após o radioiodo em mulheres e por 3 meses em homens.

Exames pré e pós-ablação com I^{131}

Tireoglobulina. Dosar após a tireoidectomia e imediatamente antes da ablação com I^{131}, quando TSH > 30 mUI/ℓ (tireoglobulina estimulada), junto com o anticorpo antitireoglobulina. Apresenta relação direta com a presença de metástases persistentes, e o resultado da PCI pós-dose é fator prognóstico importante a longo prazo.

Pesquisa de corpo inteiro pré-dose. Geralmente não é recomendada nos casos em que os dados anatomopatológicos e cirúrgicos são conhecidos. Apresenta menor sensibilidade na detecção de metástases que a PCI pós-dose. Pode implicar desequilíbrio do tecido-alvo (*stunning thyroid*), atraso no tratamento e aumento do custo, sendo indicada apenas quando seu resultado puder alterar a intenção de tratar ou a dose do I^{131} a ser utilizada.

Pesquisa de corpo inteiro pós-dose. A PCI pós-dose (com ou sem SPECT-TC) é recomendada após radioablação do remanescente ou tratamento, para informar o estadiamento da doença e registrar a avidez por iodo de qualquer doença estrutural. Recomenda-se realizar a PCI pós-dose nos 3 a 7 dias após a administração do I^{131}. Maior sensibilidade para metástases, podendo identificar metástases não suspeitadas. No caso de falso-positivo, deve-se suspeitar se a tireoglobulina no momento da ablação for baixa ou indetectável (na ausência de anticorpos antitireoglobulina), se não houver correspondência radiológica à captação ou se a captação ocorrer em sítios não habituais de metástase do CDT, sobretudo se isolada.

Leituras sugeridas

Cooper DS, Doherty GM, Haugen BR, Kloos RT, Lee SL, Mandel SJ et al. Revised American Thyroid Association management guidelines for patients with thyroid nodules and differentiated thyroid cancer. Thyroid. 2009; 19(11):1168-217.

Griebeler ML, Gharib H. Thyroid nodules and cancer. In: Bandeira F, Gharib H, Gobert A, Griz L, Faria M. Endocrinology and diabetes: a problem-oriented approach. New York: Springer; 2014. p. 35-45.

Kim B, Yousman W, Wong W, Cheng C, McAninch E. Less is more: comparing the 2015 and 2009. American Thyroid Association Guidelines for Thyroid Nodules and Cancer. Thyroid. 2016; 26(6):759-64.

Moosa M, Mazzaferri EL. Outcome of differentiated thyroid cancer diagnosed in pregnant women. J Clin Endocrinol Metab. 1997; 82:2862-6.

Rosário WP, Ward LS, Carvalho GA, Graf H, Maciel RMB, Maciel LMZ et al. Nódulo tireoidiano e câncer diferenciado de tireoide: atualização do consenso brasileiro. Arq Bras Endocrinol Metab. 2013; 57(4):240-64.

15

Seguimento do Carcinoma Diferenciado da Tireoide

Sirley Portela Vasconcelos | Gustavo José Caldas Pinto Costa

Reposição de levotiroxina

Início

Deve-se iniciar a reposição de levotiroxina imediatamente no pós-operatório em pacientes sem indicação de I^{131} (muito baixo risco). Se a terapia com radioiodo puder ser realizada nas primeiras 4 semanas após a cirurgia em pacientes com indicação de I^{131}, deve-se manter sem reposição de levotiroxina. Se a previsão for maior do que esse intervalo, deve-se iniciar a reposição imediatamente após a cirurgia, para posterior suspensão.

Após a ablação com I^{131}, reiniciar/iniciar a levotiroxina 48 h após a iodoterapia. Nos casos de reinício, pode-se administrar a dose plena, exceto em pacientes idosos e/ou portadores de doença coronariana, nos quais o aumento da dose deve ser progressivo.

Dose

Deve ser individualizada e reavaliada periodicamente (recomendação B). Verifique na Figura 15.1 os níveis de hormônio tireoestimulante (TSH) recomendados pela Sociedade Brasileira de Endocrinolgia.

Durante a supressão do TSH por longo período, devem ser tomados os seguintes cuidados:

- Manter ingestão adequada de cálcio e vitamina D
- Realizar periodicamente a avaliação cardiovascular
- Realizar a densitometria óssea em mulheres na pós-menopausa.

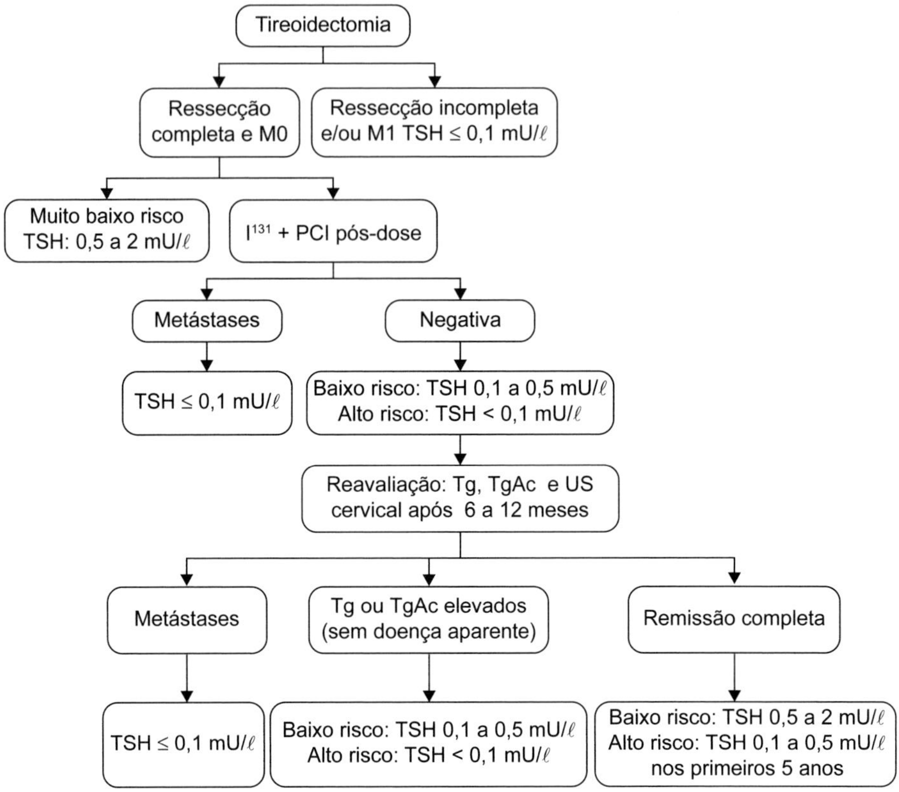

Figura 15.1 Níveis de hormônio tireoestimulante (TSH) recomendados pela Sociedade Brasileira de Endocrinologia. PCI: pesquisa de corpo inteiro; Tg: tireoglobulina; TgAC: anticorpo antitireoglobulina; US: ultrassonografia. Adaptada de Rosário et al., 2013.

É necessário, ainda, reavaliar os níveis de TSH a cada 6 meses, mesmo em pacientes com níveis adequados e com dose mantida da levotiroxina.

Em pacientes com resposta incompleta estrutural ou bioquímica para a terapia, o TSH deve ser mantido abaixo de 0,1 mU/ℓ indefinidamente na ausência de contraindicações específicas.

Seguimento

Pacientes de muito baixo risco | Não submetidos ao I^{131}

Tireoglobulina (Tg), anticorpo antitireoglobulina (TgAc) e ultrassonografia (US) cervical 3 meses após a tireoidectomia:

- Se Tg ≤ 1 ng/mℓ + TgAc e US cervical negativos: paciente livre de doença
- Tg > 1 ng/mℓ ou TgAc positivo: extensão propedêutica caso os valores persistam elevados.

Pacientes submetidos à ablação com I^{131}

Para pesquisa de corpo inteiro (PCI) pós-dose sem captação ectópica, deve-se repetir Tg, TgAc e US cervical após 6 meses:

- Se Tg ≤ 1 ng/mℓ com TgAc e US cervical negativos: realizar Tg estimulada e PCI 12 meses após a ablação nos pacientes de médio e alto risco
  - Se a Tg estimulada for realizada após 12 meses (US cervical negativa):
    - ≤ 1 ng/mℓ: livre de doença
    - 1 a 10 ng/mℓ: pesquise recidiva tumoral locorregional e/ou a distância. A imagem latente de pescoço e tórax deve ser realizada para procurar doença metastática. Contraste iodado deve ser evitado se radioiodoterapia for planejada. Se negativos, repetir Tg estimulada com 12 meses
    - > 10 ng/mℓ (hipotireoidismo) ou > 5 ng/mℓ (TSH recombinante – TSHr): tomografia computadorizada (TC) de tórax e mediastino ou tomografia por emissão de pósitrons com fluorodesoxiglicose (PET-FDG). Exames de imagem de outros órgãos, incluindo ressonância magnética (RM) do cérebro, RM do esqueleto, e/ou TC ou RM do abdome, devem ser considerados em pacientes de alto risco com elevada Tg sérica (geralmente > 10 ng/mℓ) e imagem do pescoço e tórax negativa, com sintomas relacionados com esses órgãos
- Se Tg indetectável com TgAc positivo: pesquisar recidiva tumoral locorregional e/ou a distância e repetir Tg estimulada e PCI
- Se em qualquer momento do seguimento houver elevação da tireoglobulina: pesquisar recidiva tumoral locorregional e/ou a distância
- Se TC de tórax e mediastino forem negativas e Tg persistentemente elevada: PET-FDG ou PCI pós-dose 100 mCi + PET-FDG.

Pacientes com remissão completa

Considera-se remissão completa quando não se encontra qualquer evidência clínica ou radiológica de tumor, os níveis de Tg são indetectáveis em supressão ou à estimulação do TSH com TgAc negativo.

Nos casos de remissão completa deve ser feito seguimento anual com exame físico, Tg, TgAc e US cervical.

Em pacientes de baixo risco considerados livres de doença, se Tg, TgAc e US cervical persistirem negativos após o primeiro ano, não se faz mais necessária a repetição da Tg estimulada.

Se Tg e TgAc tornarem-se positivos, em ascensão, ou houver US cervical com anormalidades, fazer TC de tórax e mediastino, PCI pós-dose I^{131} ou PET-FDG.

Investigação de linfonodomegalia cervical

A US cervical é o método mais sensível para investigação de linfonodomegalia cervical. Devem-se investigar linfonodos > 5 mm com microcalcificações ou degeneração cística, arredondados e sem hilo ecogênico ou com hipervascularização ao Doppler. A investigação envolve punção aspirativa por agulha fina (PAAF) do linfonodo suspeito com dosagem da Tg do aspirado.

Recorrência locorregional

Ocorre em 5 a 20% dos pacientes com carcinoma diferenciado da tireoide (CDT) e o tratamento indicado é a ressecção cirúrgica. Se a ressecção não for possível ou incompleta, deve-se realizar terapia com I^{131}.

Em caso de lesão não passível de ressecção e não I^{131}-captante, deve-se realizar radioterapia externa.

A alcoolização de linfonodos metastáticos guiada por US também é uma possibilidade de tratamento quando o número de linfonodos acometidos for limitado.

Se houver metástases no compartimento central, esvaziamento terapêutico associado à dissecção dos compartimentos laterais está indicado se estes estiverem acometidos.

Se houver metástases envolvendo os compartimentos laterais, está indicada a dissecção dos linfonodos do compartimento central.

Metástases a distância

Em caso de metástases a distância, a cirurgia é o tratamento de escolha, quando puder ser realizada.

Metástases pulmonares

- Lesões micronodulares e macronodulares iodocaptantes: I^{131} 100 a 200 mCi, podendo repetir-se a cada 6 a 12 meses. A remissão costuma ocorrer com atividade acumulada ≤ 600 mCi (dose total limítrofe recomendada)
- Lesões macronodulares não iodocaptantes: podem ser realizadas exérese da metástase, radioablação localizada, radioterapia externa paliativa para lesões sintomáticas, tentativa de rediferenciar o tumor ou administração de inibidor de tirosinoquinase
- Lesões micronodulares não iodocaptantes com boa evolução sob supressão do TSH (≤ 0,1 mUI/ℓ) podem ser acompanhadas
- Resposta ao tratamento deve ser avaliada por meio de PCI pós-dose, TC de tórax e níveis séricos de Tg.

Metástases ósseas

Ocorrem em 40% dos pacientes com metástases a distância. As metástases ósseas estão associadas a pior prognóstico e maior morbidade (fraturas patológicas, dor e imobilidade).

O diagnóstico é feito por meio dos exames de TC ou RM e PET-FDG. Em caso de lesões em pequeno número, a ressecção cirúrgica pode ser curativa.

No caso de lesões iodocaptantes, a dose de I^{131} recomendada é 150 a 200 mCi por ciclo.

Se houver risco de compressão nervosa secundária ao edema induzido pelo I^{131}, deve ser considerado o uso de corticoides associados ou não à radioterapia externa. Em lesões não iodocaptantes e irressecáveis, deve-se optar por radioterapia externa.

- Terapias alternativas: embolização arterial, infusões periódicas de pamidronato e zolendronato, injeções de cimento, inibidores de tirosinoquinase
- Terapia com bisfosfonatos ou com denosumabe: deve ser considerada em pacientes com metástases ósseas sintomáticas e/ou difusas de carcinoma diferenciado de tireoide refratário ao I^{131}, quer isoladamente ou em conjunto com outras terapias sistêmicas. Função renal normal (bisfosfonatos) e nível de cálcio normal (bisfosfonatos e denosumabe) devem ser documentados antes de cada dose.

Metástases cerebrais

Complicação rara, mais comum em idosos com doença avançada. O diagnóstico é feito com base na RM com gadolínio e a confirmação é feita por biopsia.

O tratamento inclui ressecção completa e, se possível, radioterapia externa e novos fármacos. Normalmente, são lesões não captantes de I^{131}.

Outras terapias

Radioterapia externa

Pode ser considerada para os pacientes com ressecção tumoral incompleta ou com recidiva locorregional e não candidatos à intervenção cirúrgica, quando o tecido tumoral remanescente exibir baixa captação de I^{131}.

Indicada aos pacientes com doença metastática, quando o tratamento cirúrgico, a terapia com I^{131} e a supressão do TSH não forem suficientes para o controle da doença.

Quimioterapia

Não há consenso sobre o uso de quimioterapia adjuvante no tratamento do CDT, com exceção do uso de doxorrubicina no tratamento de metástases pulmonares refratárias ao I^{131}.

Inibidores da tirosinoquinase

O uso de inibidores da tirosinoquinase (ITKs), embora ainda não regulamentado (*off-label*), pode ser uma alternativa nos pacientes com doença progressiva, sintomática ou com risco à vida não respondentes às terapias padrão. As substâncias disponíveis são sorafenibe, pazopanibe, vandetanibe e sunitinibe.

As avaliações cardiovascular, hepática e renal devem ser realizadas antes do início do uso de ITKs. Os pacientes candidatos a essa terapia devem ser cuidadosamente orientados sobre os potenciais riscos e benefícios, bem como sobre as abordagens terapêuticas alternativas, incluindo melhores cuidados de suporte. Recomenda-se, ainda, obter o consentimento informado apropriado, devendo este ser documentado no registro médico antes do início de qualquer terapia.

Os principais eventos adversos estão descritos na Tabela 15.1, e o monitoramento e os cuidados necessários, na Tabela 15.2.

Cabe destacar, ainda, outros cuidados:

- Suspender a administração 7 dias antes de cirurgias programadas e só iniciar após a completa cicatrização de feridas
- Não usar os ITKs em pacientes com histórico de sangramento intracraniano ou gastrintestinal nos últimos 6 meses
- Cuidado especial no caso de pacientes em uso de anticoagulantes, com distúrbios na coagulação e com relato de hemoptise secundária à infiltração tumoral.

As principais contraindicações são:

- Vandetanibe: *torsade de pointes*, síndrome do QT longo congênito, bradiarritmia, insuficiência cardíaca não compensada, intervalo QT corrigido > 450 ms
- Em casos de efeitos colaterais ou não tolerância do paciente à medicação, pode-se tentar redução da dose ou suspensão da substância
- Em caso de efeitos colaterais graves, com risco à vida, a suspensão da substância é mandatória.

Tabela 15.1 Principais eventos adversos comuns aos inibidores de tirosinoquinase.

Cardiovasculares	Hipertensão arterial (moderada a grave) Prolongamento do intervalo QT Insuficiência cardíaca congestiva
Renais	Proteinúria Alteração da função renal
Hepáticos	Elevação de transaminases e bilirrubinas Insuficiência hepática
Gastrintestinais	Diarreia Estomatite
Hematológicos	Supressão da medula óssea Trombose Hemorragia relacionada com o tumor Formação de fístula (radioterapia prévia)
Dermatológicos	Síndrome mão-pé Eritema cutâneo Carcinoma de células escamosas tipo ceratoacantoma (sorafenibe)
Outros	Perda de peso Interação com substâncias metabolizadas pelo citocromo P450 Redução ou aumento do *clearance* da levotiroxina

Tabela 15.2 Exames a serem realizados antes do início da terapia com inibidores da tirosinoquinase e periodicidade do monitoramento.

Exames	Periodicidade
Pressão arterial	Só iniciar os fármacos se pressão arterial (PA) < 140 × 90 mmHg Iniciar anti-hipertensivos em caso de elevação da PA acima desse valor Reavaliar a cada consulta
Eletrocardiograma (ECG)	Basal Após 4, 8 e 12 semanas do início do fármaco Depois: 3/3 meses Repetir o ECG a cada alteração da dose e se o fármaco for suspendido por mais de 2 semanas
Hemograma	Basal e a cada consulta
Eletrólitos, cálcio, magnésio, fósforo	Basal Mensalmente, nos primeiros 3 meses Depois, a cada 2 a 3 meses
Ureia, creatinina, sumário de urina	Basal Mensalmente, nos primeiros 3 meses Depois, a cada 2 a 3 meses
Função hepática, aspartato aminotransferase (AST) e alanina aminotransferase (ALT)	Basal Mensalmente, nos primeiros 4 meses Depois, a cada 2 a 3 meses Pacientes com transaminases acima de 2,5 vezes o limite superior da normalidade (LSN) sem metástases hepáticas ou acima de 5 vezes o LSN com metástases hepáticas conhecidas devem ser excluídos da terapia
Função tireoidiana	Basal Mensalmente, nos primeiros 3 meses Depois, a cada 2 a 3 meses
β-hCG	Nas mulheres em idade fértil Basal Mensalmente, nos primeiros 3 meses Depois, a cada 2 a 3 meses
Ecocardiograma	Em caso de doença cardíaca ou uso prévio de adriamicina Basal e periodicamente, quando clinicamente indicado

β-hCG: fração beta da gonadotrofina coriônica humana.

Leituras sugeridas

Carhill AA, Cabanillas ME, Jimenez C, Waguespack SG, Habra MA, Hu M et al. The noninvestigational use of tyrosine kinase inhibitors in thyroid cancer: establishing a standard for patient safety and monitoring. J Clin Endocrinol Metab. 2013; 98(1):31-42.

Cooper DS, Doherty GM, Haugen BR, Kloos RT, Lee SL, Mandel SJ et al. Revised American Thyroid Association management guidelines for patients with thyroid nodules and differentiated thyroid cancer. Thyroid. 2009; 19(11):1168-217.

Kim B, Yousman W, Wong W, Cheng C, McAninch E, Less is more: comparing the 2015 and 2009 American Thyroid Association guidelines for thyroid nodules and cancer. Thyroid. 2016; 26(6):759-64.

Moosa M, Mazzaferri EL. Outcome of differentiated thyroid cancer diagnosed in pregnant women. J Clin Endrocrinol Metab. 1997; 82:2862-6.

Rosário WP, Ward LS, Carvalho GA, Graf H, Maciel RMB, Maciel LMZ et al. Nódulo tireoidiano e câncer diferenciado de tireoide: atualização do consenso brasileiro. Arq Bras Endocrinol Metab. 2013; 57(4):240-64.

16

Carcinoma Medular da Tireoide

Manoel Aderson Soares Filho | Maria do Socorro Costa Azevedo |
Gustavo José Caldas Pinto Costa

Definição

O carcinoma medular da tireoide (CMT) é caracterizado por neoplasia maligna das células parafoliculares (células C) produtoras de calcitonina. Corresponde a quase 4% dos cânceres de tireoide nos EUA, sendo 20 a 25% dos casos de origem autossômica dominante e o restante (75%), esporádico.

Pode fazer parte da neoplasia endócrina múltipla tipo 2 (NEM-2), que afeta 1 a cada 30 mil indivíduos, causada por mutações no proto-oncogene *RET*. Incluem:

- NEM-2A (síndrome de Sipple): é a mais comum, sendo mais frequente nas 3ª e 4ª décadas de vida. É caracterizada pela tríade CMT (95 a 100%), feocromocitoma (FEO, 57%) e hiperparatireoidismo primário (HPTP, 15 a 30%), e causada por mutações nos resíduos de cisteína dos códons 609, 611, 618 e 620 no éxon 10; e códon 634 no éxon 11 do *RET*. Para diagnóstico clínico da NEM-2A, na ausência de um padrão de herança autossômica dominante familiar ou mutações no *RET*, pelo menos 2 das características clínicas clássicas de NEM-2A são necessárias
- Carcinoma medular da tireoide familiar (CMTF): consiste na presença de CMT em, pelo menos, 4 membros da família. Não apresenta outras manifestações de NEM-2A e está associado a mutações nos códons 609, 611, 618 e 620 no éxon 10; códon 768 no éxon 13; e códon 804 no éxon 14
- NEM-2B: caracterizada por CMT, FEO, características fenotípicas (*habitus marfanoide, pes cavus, pectus escavatum*, hipotonia e fraqueza muscular proximal), neuromas de mucosas e ganglioneuromas gastrintestinais. A mutação *RET* M918T (éxon 16) está presente em mais de 95% dos pacientes com NEM-2B. A presença de 1 ou 2 características clínicas mais mutação *RET* ou características clínicas de NEM-2B em parentes de primeiro grau confirma o diagnóstico (Figura 16.1).

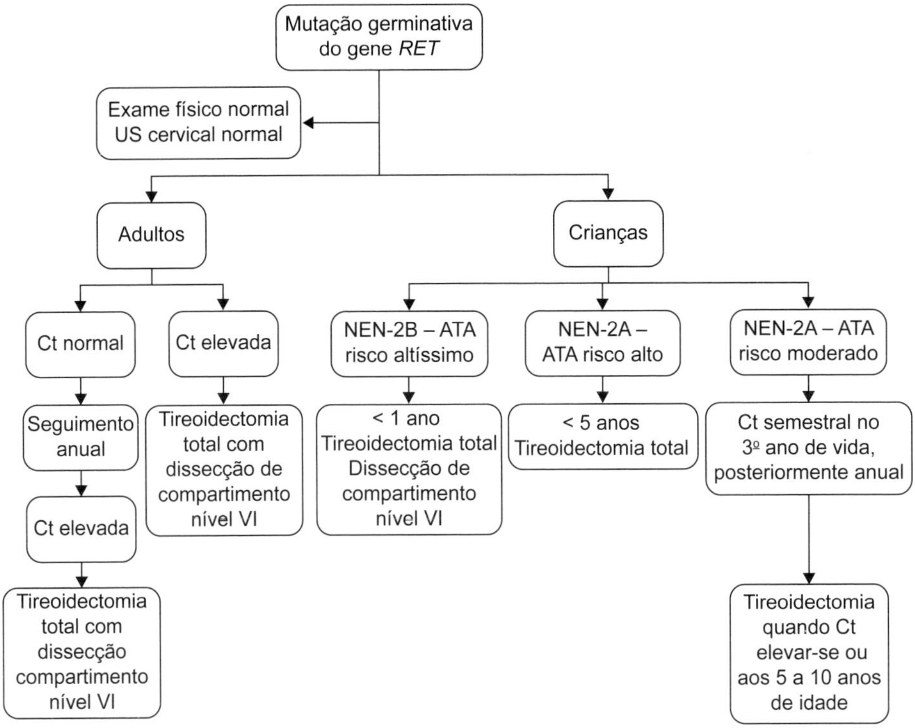

Figura 16.1 Seguimento de pacientes com mutação germinativa do gene *RET*. ATA: American Thyroid Association; Ct: calcitonina; US: ultrassonografia. Adaptada de Wells et al., 2015.

Aproximadamente 95% dos pacientes com NEM-2A e NEM-2B, 88% dos pacientes com CMTF e de 1 a 7% dos casos aparentemente esporádicos têm mutações *RET* identificáveis.

Avaliação pré-operatória

Na avaliação pré-operatória, devem-se realizar punção aspirativa por agulha fina (PAAF) sugestiva de CMT e ultrassonografia (US) cervical, incluindo compartimento central, laterais e mediastino superior, para identificar linfonodos acometidos. É preciso dosar calcitonina (Ct), antígeno carcinoembrionário (CEA), cálcio, fósforo e paratormônio (PTH) séricos (Figura 16.2).

Analisar mutação *RET* tão logo seja confirmado o CMT:

- Se linfonodos positivos ou Ct > 500 pg/mℓ, realizar tomografia computadorizada (TC) cervical, torácica e abdominal
- Realizar pesquisa de FEO (metanefrinas e normetanefrinas plasmáticas e urinárias), sempre antes de realizar procedimento cirúrgico na tireoide dos pacientes com CMT hereditário.

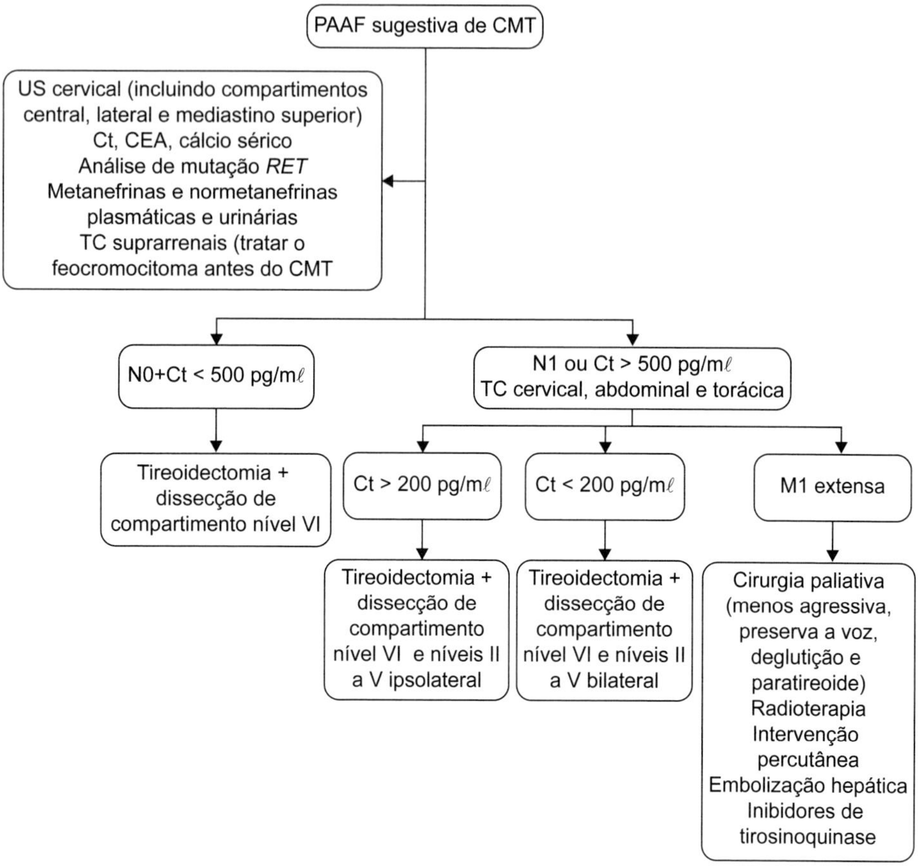

Figura 16.2 Diagnóstico e tratamento inicial do carcinoma medular da tireoide (CMT).

Tratamento cirúrgico

Na maioria dos casos, deve-se realizar tireoidectomia total com esvaziamento do compartimento central. Se o nódulo for menor do que 5 mm, está indicado o esvaziamento do compartimento central eletivo. O esvaziamento lateral ipsolateral é recomendado em caso de metástase linfonodal presente ou suspeita, e esvaziamento lateral contralateral caso o valor basal de Ct > 200 pg/mℓ. No caso de metástase linfonodal em mediastino médio e inferior, deve ocorrer o esvaziamento por esternotomia, desde que não haja doença sistêmica avançada. Vale ressaltar que:

- Ct > 40 pg/mℓ sugere metástase locorregional; em caso de Ct pós-operatória > 150 pg/mℓ ou Ct pré-operatória > 500 pg/mℓ, pesquisar metástases a distância
- Elevações mínimas da Ct sérica podem ser vistas em hiperplasia de células C, insuficiência renal e tireoidite autoimune, podendo ocorrer em neoplasias neuroendócrinas não tireoidianas

- Teste de pacientes com NEM-2B deve incluir análises para detectar mutações M918T (éxon 16) e A883F (éxon 15) presentes em praticamente todos esses pacientes
- Deve-se advertir sobre o risco da herança da mutação *RET* por meio da notificação ao paciente (ou responsável legal), de preferência com aconselhamento genético formal. Essa notificação deve incluir a gravidade da doença, as formas de tratamento e prevenção (Tabelas 16.1 e 16.2). O paciente deve alertar os membros da família potencialmente afetados, possibilitando o aconselhamento genético e o teste desses indivíduos. No entanto, os médicos não devem divulgar informação médica confidencial sem a permissão do paciente. Quando um paciente se recusa a notificar os parentes de seu risco, os médicos podem envolver o comitê de ética médica e/ou o sistema legal
- Todos os portadores da mutação *RET* em idade fértil devem ser considerados para o aconselhamento sobre as opções de testes pré-implantação ou pré-natal
- Familiares em risco devem ser investigados periodicamente (a cada 1 a 3 anos até os 50 anos de idade ou após 20 anos do diagnóstico) para CMT (US cervical, calcitonina basal), HPTP (cálcio sérico) e FEO (metanefrinas plasmáticas e urinárias de 24 h)
- Crianças com NEM-2A de risco moderado devem ser submetidas à tireoidectomia profilática quando os níveis de Ct se elevarem ou caso não se deseje manter seguimento por longos anos. Devem ser submetidas à dosagem de Ct a cada 6 meses no primeiro ano e, depois, anualmente
- Crianças com NEM-2A de alto risco aguardando tireoidectomia profilática antes dos 5 anos de idade devem ser submetidas à Ct pré-operatória e à US cervical quando tiverem mais de 3 anos de idade
- Crianças com NEM-2B de altíssimo risco aguardando tireoidectomia profilática antes dos 6 meses de idade devem ser submetidas à Ct pré-operatória e à US cervical, dada a possibilidade de metástase (Tabela 16.3)

Tabela 16.1 Recomendações da American Thyroid Association (ATA) para rastreio (análise *RET*, ultrassonografia cervical, calcitonina sérica) e tireoidectomia profilática de acordo com classificação de risco.

Nível de risco	Idade para pesquisa mutação *RET*	Idade para ultrassonografia cervical	Idade para 1ª calcitonina sérica	Idade para tireoidectomia profilática
Risco altíssimo	O mais cedo possível, 1º ano de vida	O mais cedo possível, 1º ano de vida	6 meses, se tireoidectomia total ainda não realizada	O mais cedo possível, 1º ano de vida
Risco alto	< 3 a 5 anos	> 3 a 5 anos	> 3 a 5 anos	< 5 anos
Risco moderado	< 3 a 5 anos	> 3 a 5 anos	> 3 a 5 anos	Considerar cirurgia se < 5 anos Se preencher os critérios,* adiar para > 5 anos

*Critérios: calcitonina anual normal, ultrassonografia cervical anual normal, história familiar de carcinoma medular da tireoide de baixa agressividade e preferência familiar. Adaptada de: Wells et al., 2015.

Tabela 16.2 Relação das mutações *RET* comuns para o risco de CMT agressivo na neoplasia endócrina múltipla tipos 2A (NEM-2A) e 2B (NEM-2B), e a incidência de FEO, HPTP, LAC e doença de Hirschsprung (DH) em NEM-2A.

Mutação *RET*	Éxon	Risco de CMT[a]	Incidência de FEO[b]	Incidência de HPTP[b]	LAC[c]	DH[c]
G533C	8	Moderado	+	–	N	N
C609F/G/R/S/Y	10	Moderado	+/++	+	N	S
C611F/G/S/Y/W	10	Moderado	+/++	+	N	S
C618F/R/S	10	Moderado	+/++	+	N	S
C620F/R/S	10	Moderado	+/++	+	N	S
C630R/Y	11	Moderado	+/++	+	N	N
D631Y	11	Moderado	+++	–	N	N
C634F/G/R/S/W/Y	11	Alto	+++	++	S	N
K666E	11	Moderado	+	–	N	N
E768D	13	Moderado	–	–	N	N
L790F	13	Moderado	+	–	N	N
V804 L	14	Moderado	+	+	N	N
V804 M	14	Moderado	+	+	S	N
A883F	15	Alto	+++	–	N	N
S891A	15	Moderado	+	+	N	N
R912 P	16	Moderado	–	–	N	N
M918T	16	Altíssimo	+++	–	N	N

[a]Risco de carcinoma medular de tireoide agressivo. [b]incidência de feocromocitoma (FEO) e hiperparatireoidismo primário (HPTP). +: ~10%; ++: ~20 a 30%; +++: ~50%; [c]S: ocorrência positiva e N: ocorrência negativa. CMT: carcinoma medular da tireoide; DH: doença de Hirschsprung; FEO: feocromocitoma; HPTP: hiperparatireoidismo primário; LAC: líquen amiloidótico cutâneo. Adaptada de Wells et al., 2015.

Tabela 16.3 Indicações de tireoidectomia total profilática.

Crianças com mutações para neoplasia endócrina múltipla tipo 2 (NEM-2B), de altíssimo risco, devem ser submetidas à tireoidectomia total profilática, o mais cedo possível, no primeiro ano de vida
Crianças com mutações no códon 634 (alto risco) devem ser submetidas à tireoidectomia total profilática antes dos 5 anos de idade
Em pacientes com mutações de moderado risco, a tireoidectomia total profilática pode ser realizada a partir dos 5 anos de idade se a calcitonina basal anual e a ultrassonografia cervical anual estiverem normais, houver história familiar de carcinoma medular da tireoide menos agressivo e se a família preferir

- Quando se decide adiar a tireoidectomia profilática para depois dos 5 anos de vida em crianças com NEM-2A/CMTF, a Ct basal e a US cervical devem ser iniciadas justamente aos 5 anos
- A dissecção profilática do compartimento central pode não ser necessária em pacientes NEM-2B que tenham sido submetidos à tireoidectomia profilática no primeiro ano de vida. Se houver evidência de metástase linfonodal ou nódulo de tireoide com mais

de 0,5 cm ou Ct basal acima de 40 pg/mℓ em uma criança com mais de 6 meses, surge a possibilidade de doença extensa, situação em que avaliação e tratamento mais aprofundado devem ser feitos

- Em NEM-2B > 1 ano ou NEM-2A ou CMTF > 5 anos, com todos os nódulos < 0,5 cm e Ct < 40 pg/mℓ, a tireoidectomia total é recomendada, sem dissecção linfonodal profilática
- O tratamento cirúrgico do HPTP durante a tireoidectomia inicial deve ser feito com paratireoidectomia subtotal ou total com enxerto em antebraço, com ressecção apenas das glândulas visivelmente aumentadas
- A terapia medicamentosa para HPTP deve ser considerada em pacientes com alto risco cirúrgico, expectativa de vida limitada ou recorrência de HPTP após uma ou mais cirurgias
- O rastreamento pré-operatório para FEO deve começar aos 8 anos de idade para NEM-2B e mutação *RET* códons 634 e 630; e aos 20 anos de idade para as outras mutações. A exclusão de FEO deve ocorrer segundo algum desses exames: análise do *RET* e história familiar negativas, metanefrinas plasmáticas ou urinárias negativas e TC de suprarrenais negativa
- Com evidência de FEO, o mesmo deve ser removido cirurgicamente antes da cirurgia do CMT e do HPTP, de preferência por adrenalectomia laparoscópica
- Reposição de levotiroxina (LT4) com alvos de hormônio tireoestimulante (TSH) entre 0,5 e 2,5 é recomendada, em vez da terapia de supressão
- Pacientes com diagnóstico de CMT após a hemitireoidectomia (incluindo aqueles com CMT microscópico) devem ser testados para proto-oncogene *RET*, calcitonina sérica e US cervical. Deve-se totalizar a tireoidectomia e dissecar os linfonodos do compartimento central naqueles que apresentarem nível sérico de Ct pós-operatório elevado ou imagem sugestiva de doença residual
- No pós-operatório, em caso de Ct detectável < 150 pg/mℓ, deve ser feita a US cervical. Os pacientes com Ct ≥ 150 pg/mℓ devem ser avaliados quanto à presença de metástase a distância (Figura 16.3). Naqueles sintomáticos ou com linfonodos > 1 cm, deve-se realizar a cirurgia locorregional. No caso de pacientes com metástase a distância, deve ser considerado o uso de inibidores de tirosinoquinase e terapias paliativas, como intervenção percutânea e embolização hepática
- Tratamento direcionado é indicado para lesões em locais críticos, como metástases cerebrais, comprometimento de via respiratória, lesões sintomáticas, secreção hormonal ou fratura óssea ativa ou iminente
- Pacientes assintomáticos, com pequeno volume de doença metastática e com progressão lenta (determinada por imagem, calcitonina e CEA), não requerem terapia sistêmica. Já para aqueles com doença rapidamente progressiva, o tratamento deve ser considerado
- Radioterapia externa não deve ser realizada como substituta da cirurgia naqueles em que o foco tumoral possa ser ressecado. A radioterapia de pescoço e mediastino pós-operatória é indicada a pacientes submetidos a ressecção incompleta e grosseira e não deve ser feita para tratar o aumento persistente de Ct, sem evidência de doença ativa
- Pacientes livres de doença bioquimicamente devem ser acompanhados a longo prazo, incluindo-se nesse acompanhamento a dosagem anual de Ct

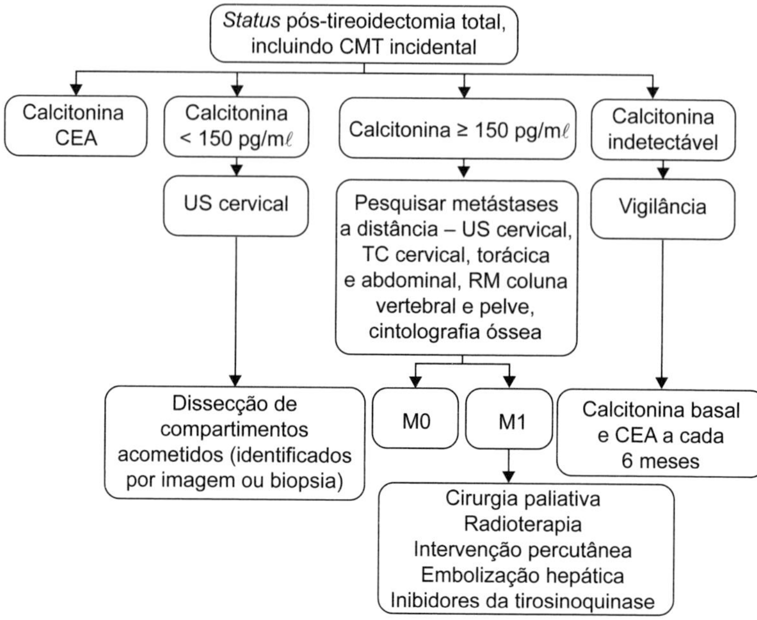

Figura 16.3 Seguimento pós-operatório do carcinoma medular da tireoide (CMT). Adaptada de Wells et al., 2015.

- CMT persistente deve ser monitorado com Ct e CEA séricos, história clínica e exame físico, a cada 6 meses. Se Ct e CEA elevarem-se, uma US cervical deve ser realizada. Diante de uma elevação em mais de 20% ou de Ct ≥ 150 pg/mℓ, já é possível solicitar essa avaliação
- Iodo radioativo não deve ser usado no pós-operatório de CMT
- Deve-se manter vigilância para síndrome de Cushing devido à produção ectópica de hormônio liberador de corticotrofina (CRH) e hormônio adrenocorticotrófico (ACTH) no CMT.

Leituras sugeridas

Cooper DS, Doherty GM, Haugen BR, Kloos RT, Lee SL, Mandel SJ et al. Revised American Thyroid Association management guidelines for patients with thyroid nodules and differentiated thyroid cancer. Thyroid. 2009; 19(11):1168-217.

Griebeler ML, Gharib HF. Thyroid nodules and cancer. In: Bandeira F, Gharib H, Gobert A, Griz L, Faria M. Endocrinology and diabetes: a problem-oriented approach, New York: Springer; 2014.

Jarzab B, Feldt-Rasmussen U. Introduction to European comments on "Medullary thyroid cancer: management guidelines of the American Thyroid Association". Thyroid Res. 2013; 6(Suppl 1):S1.

Moraitis AG, Martucci VL, Pacak K. Genetics, diagnosis, and management of medullary thyroid carcinoma and pheochromocytoma/paraganglioma. Endocr Pract. 2014; 20(2):176-87.

Wells SA Jr, Asa SL, Dralle H, Elisei R, Evans DB, Gagel RF et al. Revised American Thyroid Association guidelines for the management of medullary thyroid carcinoma. Thyroid. 2015; 25(6):567-610.

17

Tireotoxicose Fármaco-Induzida

Aline Guerra Correia | Breno Coimbra |
Gustavo José Caldas Pinto Costa | Francisco Bandeira

Introdução

Vários medicamentos podem afetar a função da tireoide ou causar resultados anormais em testes de tireoide, porém poucos realmente causam tireotoxicose.

Os mecanismos envolvidos são: hipertireoidismo iodo-induzido (fenômeno de Jod-Basedow); tireoidite destrutiva; indução de autoimunidade da tireoide, com doença de Graves (DG) ou tireoidite indolor.

Mais de uma via pode estar envolvida no surgimento da tireotoxicose fármaco-induzida (Tabela 17.1).

Hipertireoidismo iodo-induzido

O hipertireoidismo iodo-induzido, também conhecido como fenômeno de Jod-Basedow, ocorre em pacientes com autonomia da tireoide, especialmente aqueles que vivem em áreas com deficiência leve a moderada de iodo. Geralmente é autolimitado, com duração de 1 a 18 meses.

Bloqueadores beta-adrenérgicos em monoterapia ou em combinação com o metimazol devem ser usados para o tratamento, dependendo da gravidade do hipertireoidismo. A dose indicada de metimazol é de 20 a 40 mg/dia.

Pode haver resistência relativa aos antitireoidianos.

Tireotoxicose induzida por amiodarona

Dois mecanismos básicos foram identificados no desenvolvimento da doença, conforme listado a seguir:

- Tireotoxicose induzida por amiodarona (AIT) tipo 1: forma de hipertireoidismo induzido por iodo, em virtude do elevado teor de iodo de amiodarona. Tende a ocorrer em pacientes com autonomia tireoidiana em um bócio nodular, mas também está associada a DG

- Tireotoxicose induzida por amiodarona (AIT) tipo 2: tireoidite destrutiva (efeito destrutivo direto de amiodarona em tireócitos).

A AIT tipo 2 ocorre em até 6% dos pacientes que tomam o medicamento em áreas iodo-suficientes do mundo, e em até 10% em áreas com deficiência de iodo.

Para o diagnóstico diferencial entre as formas de tireotoxicose induzidas pela amiodarona, a captação de iodo em 24 h (RAIU) pode ser útil, uma vez que é ocasionalmente mensurada no tipo 1. A ultrassonografia Doppler também pode ser de grande valia, evidenciando sinais de hiperfluxo vascular na tireotoxicose tipo 1 e sinais de hipofluxo na do tipo 2. Além disso, o tipo 2 apresenta aumento dos mediadores do processo inflamatório, principalmente de interleucina-6, enquanto na tireotoxicose do tipo 1 esse aumento é moderado ou quase ausente. Muitas vezes, a distinção entre os tipos 1 e 2 nem sempre é clara, e alguns pacientes apresentam elementos de ambos os tipos.

Tabela 17.1 Causas de tireotoxicose fármaco-induzida.

Fármaco	Mecanismo	Tempo de início da ação após o início do fármaco	Tratamento
Amiodarona	Iodo induzido (tipo 1)	Meses a anos	Suporte* Fármacos antitireoidianos, perclorato de potássio Cirurgia
	Tireoidite (tipo 2)	Frequentemente > 1 ano	Suporte* Corticoides Cirurgia
Lítio	Tireoidite indolor	Frequentemente > 1 ano	Suporte* Fármacos antitireoidianos
IFN-α	Tireoidite indolor; doença de Graves	Meses	Suporte* Fármacos antitireoidianos e/ou iodo radioativo (apenas doença de Graves)
Interleucina-2	Tireoidite indolor; doença de Graves	Meses	Suporte* Fármacos antitireoidianos e/ou iodo radioativo (apenas doença de Graves)
Contraste iodado	Hiperfunção tireoidiana primária	Semanas a meses	Fármacos antitireoidianos
Inibidores da tirosinoquinase	Efeito destrutivo	3 a 12 meses	Suporte
Iodo radioativo, precoce	Efeito destrutivo	1 a 4 semanas	Observação; se a condição for grave, administre corticoides
Iodo radioativo para BMNT, tardio	Indução da autoimunidade	3 a 6 meses	Fármacos antitireoidianos Repetir iodo radioativo Cirurgia

BMNT: bócio multinodular tóxico; IFN-α: interferona alfa. *O suporte inclui bloqueadores beta-adrenérgicos durante a fase de tireotoxicose e levotiroxina se ocorrer desenvolvimento de hipotireoidismo.

Deve-se monitorar a função tireoidiana antes, no primeiro e no terceiro mês após o início da terapia com amiodarona, e em intervalos de 3 a 6 meses depois. A decisão de interromper a administração de amiodarona em caso de tireotoxicose deve ser determinada individualmente, em consulta com um cardiologista, com base na presença ou ausência de terapia antiarrítmica alternativa eficaz. A Tabela 17.2 apresenta a diferenciação entre os tipos de AIT, 1 e 2.

Tratamento

Metimazol

AIT tipo 1. Dose de 40 mg, 1 vez/dia, até atingir o eutireoidismo (geralmente 3 a 6 meses). Se forem necessárias doses elevadas de metimazol (MMI), a divisão da dose pode ser mais eficaz.

Corticosteroides

AIT tipo 2. Dose de 40 mg de prednisona, 1 a 2 vezes/dia, durante 2 a 4 semanas, seguindo uma redução gradual em 2 a 3 meses, dependendo da resposta clínica.

Tabela 17.2 Diferenças entre tireotoxicose induzida por amiodarona (AIT) tipo 1 e tipo 2.

Diferenças	AIT tipo 1	AIT tipo 2
Alteração primária na função tireoidiana	Sim	Não (pequeno bócio pode estar presente)
Mecanismo	Produção excessiva de hormônios (hipertireoidismo verdadeiro)	Dano na tireoide (tireoidite destrutiva)
Prevalência	Áreas deficientes de iodo	Áreas iodo-suficientes
Duração do tratamento	Em geral curto (1 a 2 anos)	Geralmente longo (> 2 anos)
Morfologia tireoidiana/ ultrassonografia	Bócio multinodular ou difuso	Ocasionalmente bócio pequeno
Captação de iodo	Baixa/normal/elevada	Baixa/ausente
Cintilografia com ^{99m}Tc-MIBI	Captação presente	Ausência de captação
Relação T4/T3	Em geral < 4	Geralmente > 4
Anticorpos tireoidianos/TRAb	Presente em doença de Graves	Geralmente ausentes
Remissão espontânea	Não	Possível
Ao Doppler colorido	Alta vascularização	Vascularização ausente
Terapêutica preferida	Antitireoidianos	Esteroides
Hipotireoidismo subsequente	Improvável	Possível
Terapia para doença tireoidiana subjacente	Provável	Não

TRAb: anticorpo antirreceptor de hormônio tireoestimulante. Adaptada de Jabrocka-Hybel et al., 2015.

Terapia combinada

Antitireoidianos e terapia anti-inflamatória. Opção para não respondedores à terapia única, e para pacientes nos quais o tipo de doença não pode ser determinado de forma inequívoca.

Terapia alternativa

Perclorato de potássio. Bloqueia a captação de iodo pela tireoide e esgota seu conteúdo para melhorar a eficácia terapêutica das tionamidas. Dose de 800 mg a 1 g ao dia, durante 6 a 8 semanas. A administração deve ser interrompida quando ocorrer o eutireoidismo. Limitação para o uso: toxicidade (agranulocitose e anemia aplásica).

Tireoidectomia. Indicada a pacientes não respondedores ao tratamento com MMI e corticoides.

Leituras sugeridas

De Leo S, Lee SY, Braverman LE. Hyperthyroidism. Lancet. 2016; 388(10047):906-18.

Fatourechi V. Hyperthyroidism and thyrotoxicosis. In: Bandeira F, Gharib H, Gobert A, Griz L, Faria M. Endocrinology and diabetes: a problem-oriented approach. New York: Springer; 2014. pp. 9-21.

Jabrocka-Hybel A, Bednarczuk T, Bartalena L, Pach D, Ruchała M, Kamiński G et al. Amiodarone and the thyroid. Endokrynol Pol. 2015; 66(2):176-86.

Ross DS, Burch HB, Cooper DS, Greenlee MC, Laurberg P, Maia AL et al. 2016 American Thyroid Association Guidelines for diagnosis and management of hyperthyroidism and other causes of thyrotoxicosis. Thyroid. 2016; (1):1-277.

18

Hipertireoidismo

Vanessa Leão de Medeiros | Gustavo José Caldas Pinto Costa

Tireotoxicose versus hipertireoidismo

A tireotoxicose é o estado clínico que resulta da ação inapropriadamente elevada dos hormônios tireoidianos nos tecidos. O hipertireoidismo, por sua vez, é uma forma de tireotoxicose decorrente do aumento inapropriado da síntese e da secreção dos hormônios tireoidianos pela própria glândula.

As causas da doença estão listadas na Tabela 18.1.

É importante atentar que as contraindicações ao teste de captação do iodo radioativo (*radioactive iodine uptake test* – RAIU), que incluem gestantes e parturientes em aleitamento, ou em caso de exposição recente ao iodo (pois o RAIU não será efetivo) ou à ultrassonografia (US) Doppler, evidenciando fluxo aumentado, confirmam a hiperfunção da glândula.

Tabela 18.1 Causas da tireotoxicose.

Associada à captação de radioiodo (RAIU) normal ou elevada	Associada à RAIU diminuída
Doença de Graves	Tireoidite subaguda linfocítica (silenciosa)
Adenoma tóxico ou bócio multinodular tóxico	Tireoidite subaguda granulomatosa/de Quervain (dolorosa)
Doença trofoblástica	Tireoidite induzida por amiodarona
Adenoma pituitário produtor de hormônio tireoestimulante (TSH)	Tireotoxicose iatrogênica Ingestão inadequada de hormônio tireoidiano
Resistência aos hormônios tireoidianos	*Struma ovarii* Tireoidite aguda Metástase de carcinoma folicular de tireoide

A doença de Graves (DG) é a principal causa de hipertireoidismo e corresponde a 80% dos casos. Estima-se prevalência de 0,4 a 1% na população, mais comum em mulheres da 2ª à 4ª década de vida. Associa-se a outras doenças autoimunes: tireoidite de Hashimoto, diabetes melito tipo 1, anemia perniciosa, insuficiência suprarrenal primária, lúpus eritematoso sistêmico (LES) e artrite reumatoide.

Os principais fatores de risco da tireotoxicose são genéticos (prevalência de 20% em gêmeos monozigóticos), ambientais e endógenos (gravidez, ingestão excessiva de iodo, infecções, suspensão de glicocorticoides e tabagismo).

Apresentação clínica

O bócio difuso está presente em 90% dos pacientes, podendo ocorrer frêmito e sopro.

As oftalmopatias, de curso independente do hipertireodismo, são clinicamente evidentes em 50% dos casos e, em geral, bilaterais. Edema periorbital e exoftalmia são bem característicos.

A dermopatia (mixedema pré-tibial) tem prevalência de 5 a 10% e associa-se à oftalmopatia grave e ao anticorpo antirreceptor de hormônio tireoestimulante (TRAb) elevado. Caracteriza-se por espessamento pré-tibial e onicólise.

As demais características da tireotoxicose são taquicardia, tremor, insônia, nervosismo, sudorese e palpitações.

Diagnóstico

- Captação de iodo radioativo em 24 h (RAIU): I^{131}. Na DG, a captação deve ser > 80% em 24 h. O iodo radioativo é usado para diferenciar as tireoidites
- US da tireoide com Doppler: o fluxo aumentado demonstra DG
- Cintilografia tireoidiana: I^{131} ou tomografia computadorizada (TC). Indicação para hipertireoidismo + nódulos à palpação e/ou ultrassonografia de tireoide
- Punção aspirativa por agulha fina (PAAF): deve-se realizar em nódulos hipocaptantes observados na cintilografia, pela maior probabilidade de malignidade. A PAAF não está indicada em caso de nódulos quentes, por estarem associados a baixo risco de malignidade
- Alterações hematológicas e bioquímicas: leucopenia (comum), hipercalciúria e hipercalcemia (ocasionais), hiperbilirrubinemia (casos mais graves) e redução do colesterol total
- TRAb indicado para: diagnóstico da DG eutireóidea, incluindo oftalmopatia, diagnóstico do hipertireoidismo apatético, distinção entre DG e tireoidite pós-parto e para predizer o hipertireoidismo fetal (títulos 2 a 3 vezes maiores que o normal) (Tabela 18.2).

Tabela 18.2 Diagnóstico laboratorial.

Hormônio	Hipertireoidismo subclínico	Hipertireoidismo clínico	T3 toxicose
TSH	–	–	–
T4L	Normal	–	Normal
T3t	Normal	–	–

TSH: hormônio tireoestimulante; T4L: tiroxina livre; T3t: tri-iodotironina total.

Tratamento

Betabloqueadores | Sintomático

Os betabloqueadores são a escolha em pacientes idosos com sintomas de tireotoxicose e em todos os pacientes com frequência cardíaca (FC) > 90 ou com doença cardiovascular. Melhoram os sintomas de taquicardia, tremor, insônia, nervosismo, sudorese e palpitações (Tabela 18.3).

Em caso de asma, doença pulmonar obstrutiva crônica ou fenômeno de Raynaud, pode-se optar por nadolol (com precaução) ou um antagonista de canal de cálcio – diltiazem e verapamil.

Fármacos antitireoidianos

Os fármacos antitireoidianos (DAT) mantêm um estado eutireóideo, enquanto aguarda-se a remissão espontânea; possibilitam a remissão, sem necessidade de levotiroxina posterior (sexo feminino, doença leve, bócios pequenos, redução do TRAb); evitam a cirurgia e a exposição à radiação.

Estão indicados na terapia primária em pacientes com mais chance de remissão; em oftamopatia ativa de Graves, de moderada a grave; em pacientes com cirurgia prévia ou irradiação cervical anterior; e para controle em pacientes idosos, com comorbidades ou muito descompensados, antes de se realizar terapia com iodo ou cirurgia, a fim de evitar tireotoxicose.

Metimazol

O metimazol (MMI) é um medicamento de baixo custo usado em todos os pacientes com DG que optarem por terapia medicamentosa, exceto no primeiro trimestre de gravidez, na tempestade tireoidiana ou em pacientes com reação alérgica à substância. É administrado em dose única diária, tendo ação dose-dependente (quanto maior a dose, maior o bloqueio tireoidiano).

Tabela 18.3 Tratamento com betabloqueadores.

Substâncias	Dose	Frequência	Considerações
Propranolol	10 a 40 mg	3 a 4 vezes/dia	Betabloqueador não seletivo. Longa experiência. Pode bloquear a conversão de T4 a T3 em altas doses. Fármaco de escolha para mulheres em amamentação
Atenolol	25 a 100 mg	1 a 2 vezes/dia	Betabloqueador seletivo. Maior aderência
Metoprolol	25 a 50 mg	4 vezes/dia	Betabloqueador seletivo. Disponível em apresentação com uma dose ao dia
Nadolol	40 a 160 mg	1 vez/dia	Betabloqueador seletivo. Pode bloquear a conversão de T4 a T3 em altas doses. Pouca experiência até o momento

Propiltiouracila

A propiltiouracila (PTU) é usada no primeiro trimestre de gestação. Na crise tireotóxica, em virtude da ação extratireoidiana da PTU, deve-se inibir a conversão periférica de T4 em T3 (inibição da T4-5-deiodinase tipo 1 no fígado e nos rins). Sugere-se cautela em seu uso por conta do risco de hepatotoxicidade.

Dose

Os betabloqueadores apresentam efeito pleno após 10 a 15 dias. A duração dos efeitos antitireoidianos é de 12 a 24 h com a PTU (2 a 3 ingestões diárias) e mais longa com o MMI (dose diária única) (Tabela 18.4). A avaliação costuma ser feita com 4 a 6 semanas, mas se o paciente for eutireóideo, a avaliação é trimestral.

Após 12 a 18 meses de uso, descontinuar o uso de modo gradual e avaliar recidivas.

Remissão

Considerada quando a função tireoidiana estiver normal após 1 ano sem DAT.

As chances de remissão são menores em casos de: bócio grande, sexo masculino, crianças e adolescentes, T3 > 700 a 800 ng/dℓ, hormônio tireoestimulante (TSH) persistentemente suprimido, TRAb > 30 U/ℓ ao fim do tratamento, presença de oftalmopatia, tabagismo e hipoecogenicidade da tireoide demonstrada à US.

São maiores as chances de remissão em casos de: bócio pequeno, idade inferior a 40 anos, níveis iniciais de baixos de T3, TRAb ao fim do tratamento e uso de DAT por 12 a 24 meses.

Em caso de recidivas, o tratamento definitivo é a cirurgia ou a terapia com radioiodo.

Efeitos colaterais

Antes de iniciar a terapia com substâncias antitireoidianas, devem ser realizados: hemograma completo com contagem diferencial dos leucócitos e dosagem de bilirrubinas e transaminases. A contagem diferencial dos leucócitos deve ser obtida durante uma crise febril e no início de uma faringite em todos os pacientes em uso de medicações antitireoidianas, dado o risco de agranulocitose. Não é recomendada a contagem de leucócitos de modo rotineiro.

A função hepática e a integridade hepatocelular devem ser avaliadas em todos os pacientes em uso de PTU que apresentem *rash* pruriginoso, icterícia, fezes esbran-

Tabela 18.4 Esquema com doses ajustáveis.

Fármaco	Dose inicial (mg/dia)	Dose manutenção (mg/dia)	Número de doses
Metimazol	20 a 40	5 a 15	1
Propiltiouracila	200 a 400	50 a 200	2 a 3

quiçadas, urina escura, dor em articulações, dor ou sangramento abdominal, anorexia, náuseas ou fadiga.

O efeito colateral do MMI é dose-dependente, o que difere da PTU, em que a hipersensibilidade ocorre independentemente da dose.

Os medicamentos devem ser suspensos se houver efeitos colaterais. Pode ocorrer risco de reação cruzada ao trocar o MMI pela PTU e vice-versa.

O MMI pode provocar aplasia cútis no feto no primeiro trimestre de gestação. Raramente pode ocorrer artralgia e síndrome lúpus-*like* com MMI ou PTU.

Não há consenso quanto ao monitoramento periódico do hemograma e da função hepática. Deve-se suspender a PTU se as enzimas hepáticas apresentarem valor 3 vezes maior do que o normal ou se houver sintomas de hepatite.

Contraindicações

Os fármacos estão contraindicados se houver menos de 500 neutrófilos ou as transaminases apresentarem-se maiores do que 5 vezes o limite superior da normalidade.

Tratamento com I^{131}

Proporciona um controle definitivo e rápido. Evita a cirurgia e os efeitos adversos das DAT; produz, por meio da radiação beta, uma tireoidite actínica, que leva ao hipotireoidismo.

É indicado na terapia inicial; na recidiva ou em caso de efeitos adversos graves com DAT; em mulheres que planejam engravidar no futuro (em mais de 4 a 6 meses após o I^{131}, os níveis dos hormônios tireoidianos já podem estar normais); em indivíduos com comorbidades que aumentem o risco cirúrgico; e em pacientes previamente operados ou que realizaram radiação externa na região cervical, ou naqueles com difícil acesso a cirurgiões.

Preparação

A preparação para o tratamento inclui teste de gravidez 48 h antes do I^{131} e termo de consentimento por escrito. Caso o paciente esteja em uso de MMI, deve-se suspender o I^{131} de 5 a 7 dias antes, e recomeçar após 5 a 7 dias. Em casos leves de hipertireoidismo, pode-se não recomeçar a medicação.

É aconselhável compensar comorbidades previamente.

Observações: (1) Se o paciente for extremamente sintomático ou tiver o T4 livre 2 a 3 vezes maior do que o limite superior da normalidade, deve-se administrar um betabloqueador antes da terapia com radioiodo, a fim de evitar a descompensação clínica. (2) Alguns estudos mostram que o tratamento com substâncias antitireoidianas prévio à terapia com radioiodo pode reduzir sua eficácia.

Dose

Uma única dose deve ser administrada com radiação suficiente para promover o hipotireoidismo. Pode ser administrada dose fixa (15 mCi) em função do volume da glândula.

[vol. Gld (g) × 100 a 120 uCi/g]/capt. de 24 h.

Não há mudança significativa na taxa de remissão, seja na dose fixa ou na calculada. Em geral, usa-se a dose fixa.

Eficácia

A dose de 15 mCi acarreta hipotireoidismo em 75% dos casos, em 6 meses. Até 40% dos pacientes podem requerer mais de uma dose.

Bócio menor apresenta melhor resposta, enquanto oftalmopatia e elevação de T3 apresentam pior resposta.

Contraindicações

O tratamento é contraindicado em caso de gravidez, lactação, coexistência ou suspeita de câncer de tireoide, incapacidade de seguir o regulamento de segurança e gravidez em menos de 4 a 6 meses.

Complicações

Pode ocorrer tireoidite actínica ou de radiação em 3% dos casos, porém é transitória. Em menos de 1% dos casos ocorre agravamento do hipertireoidismo ou crise tireotóxica.

Existe risco de exacerbação da oftalmopatia em tabagistas. Para evitá-la, pode-se recorrer à terapia com glicocorticoide em pacientes com doença ocular ativa.

Seguimento

Faça a dosagem de T3 total e T4 livre, e não avalie pelo TSH, pois ele permanece suprimido por mais tempo.

Avalie a função tireoidiana 1 a 2 meses após o I^{131} e, caso o hipertireoidismo persista, faça novas avaliações a cada 4 a 6 semanas.

Se o paciente estiver em uso de MMI, deve-se suspender a medicação após 2 meses caso a função tireoidiana esteja normal.

Mulheres só devem engravidar após 4 a 6 meses. Homens só devem planejar ter filhos após 3 a 4 meses, porque o ciclo de vida do espermatozoide é esse. A amamentação é proibida por até 2 meses após o iodo.

Caso o hipertireoidismo persista após 6 meses da dose de radioiodo, pode-se optar por repetir a dose ou realizar cirurgia.

Tratamento cirúrgico

Proporciona controle definitivo e rápido, além de evitar a terapia com radioiodo e os efeitos colaterais das DAT.

É indicado nos seguintes casos: presença de sintomas compressivos ou bócio volumoso (> 80 g); baixa captação de iodo radioativo; suspeita ou confirmação de malignidade e/ou coexistência de hiperparatireoidismo que requer cirurgia; mulheres que desejem engravidar em menos de 4 a 6 meses, especialmente se os níveis de TRAb estiverem altos; oftalmopatia moderada a grave.

A tireoidectomia total tem 0% de recorrência, enquanto a tireoidectomia subtotal tem 8% de persistência ou recorrência em 5 anos.

Conduta pré-operatória

De 1 a 3 meses antes, deve-se administrar MMI para tornar o paciente eutireóideo. Por 7 a 14 dias antes da cirurgia, devem ser administradas 5 gotas de solução de iodeto de potássio, 3 vezes/dia, ou 1 gota de solução saturada de iodeto de potássio (SSKI), 3 vezes/dia.

No caso de cirurgia imediata, deve-se fazer uso de lugol, betabloqueador e corticosteroide, 5 dias antes.

Complicações

As complicações consideradas transitórias, no pós-operatório imediato, são hemorragia e hipocalcemia transitória (por lesão das paratireoides). As permanentes, com recidiva em 5 a 10% dos casos, são hipoparatireoidismo permanente e lesão do nervo laríngeo recorrente ou queloide.

Em caso de complicações, deve ser feita suplementação com 500 mg de carbonato de cálcio a cada 2 dias ou 1.000 mg a cada 4 dias, se tolerado.

No caso de pacientes com hipocalcemia ou parestesia, devem-se avaliar os níveis de cálcio sérico e paratormônio (PTH) e iniciar o calcitriol (0,5 a 1 mcg/dia). No caso de tireoidectomia total, devem-se iniciar a reposição de levotiroxina 1,7 mcg/kg e a dosagem de TSH após 6 a 8 semanas da cirurgia.

Tempestade tireoidiana | Crise tireotóxica

É uma patologia rara, ocasionalmente iatrogênica, com envolvimento multissistêmico e alto índice de mortalidade.

Os fatores de risco são: suspensão abrupta de antitireoidianos; cirurgia, tireoidiana ou não, em paciente sem diagnóstico prévio ou não tratado adequadamente; doença aguda não relacionada com a tireoide; e, raramente, pós-terapia com radioiodo. Verifique na Tabela 18.5 a escala de pontuação para diagnóstico da crise tireotóxica.

Para o tratamento, podem ser usados betabloqueadores, DAT, iodeto, corticosteroide, reanimação volêmica, suporte respiratório e monitoramento em unidade de terapia intensiva (UTI) (Tabela 18.6).

Tabela 18.5 Escala de pontuação para diagnóstico da crise tireotóxica.

Critério	Pontos	Critério	Pontos
Disfunção termorregulatória		**Disfunção gastrintestinal hepática**	
Temperatura (°F)		**Manifestação**	
99 a 99,9	5	Ausente	0
100 a 100,9	10	Moderada (diarreia, dor abdominal, náuseas, vômito)	10
101 a 101,9	15		
102 a 102,9	20	Grave (icterícia)	20
103 a 103,9	25		
> 104	30		
Cardiovascular		**Alteração no sistema nervoso central**	
Taquicardia (batidas por minuto)		Ausente	0
100 a 109	5	Suave (agitação)	10
110 a 119	10	Moderada (delírio, psicose, letargia extrema)	20
120 a 129	15		
130 a 139	20	Grave (convulsão, coma)	30
> 140	25		
Fibrilação atrial		**Disfunção gastrintestinal hepática**	
Ausente	0	***Status***	
Presente	10	Positivo	0
		Negativo	10
Insuficiência cardíaca congestiva		**Pontuação total**	
Ausente	0	Crise tireotóxica	> 45*
Leve	5	Crise possível	44 a 25
Moderada	10	Crise improvável	< 25
Grave	20		

*Escore > 45 pontos sugere fortemente diagnóstico.

Tabela 18.6 Dados dos medicamentos usados no tratamento da crise tireotóxica.

Classe	Medicamento	Dose
Betabloqueadores	Propranolol	VO: 60 a 80 mg de 4/4 a 6/6 h IV: 0,5 a 1 mg em 10 min, seguido de 1 a 2 mg de 10/10 min
	Esmolol	IV: Dose de ataque 250 a 500 mcg/kg, seguida de infusão de 50 a 100 mg/kg por minuto
	Atenolol	VO: 50 a 200 mg 1 vez/dia
	Metoprolol	VO: 100 a 200 mg 1 vez/dia
	Nadolol	VO: 40 a 80 mg 1 vez/dia
Tionamidas	Propiltiouracila	VO: 200 a 400 mg de 4/4 a 6/6 h
	Metimazol	VO: 20 a 25 mg de 4/4 a 6/6 h
Solução de iodeto	Solução de lugol	VO: 4 a 10 gotas de 4/4 a 8/8 h
	Solução saturada de iodeto de potássio	VO: 5 gotas de 6/6 h
Glicocorticoides	Hidrocortisona	IV: 100 mg de 8/8 h
	Dexametasona	IV: 2 mg de 6/6 h

IV: via intravenosa; VO: via oral.

Leituras sugeridas

Bahn RS, Burch HB, Cooper DS, Garber JR, Greenlee MC, Klein I et al. Hyperthyroidism and other causes of thyrotoxicosis: management guidelines of the American Thyroid Association and American Association of Clinical Endocrinologists. Thyroid. 2011; 21(6):593-646.

Devereaux D, Tewelde SZ. Hyperthyroidism and thyrotoxicosis. Emerg Med Clin North Am. 2014; 32(2):277-92.

Fatourechi V. Hyperthyroidism and thyrotoxicosis. In: Bandeira F, Gharib H, Gobert A, Griz L, Faria M. Endocrinology and diabetes: a problem-oriented approach. New York: Springer; 2014.

Sato H, Minamitani K, Minagawa M, Kazukawa I, Sugihara S, Wataki K et al. Clinical features at diagnosis and responses to antithyroid drugs in younger children with Graves' disease compared with adolescent patients. J Pediatr Endocrinol Metab. 2014; 27(7-8):677-83.

19

Hipertireoidismo Subclínico

Aline Guerra Correia | Gustavo José Caldas Pinto Costa

Definição

O hipertireoidismo subclínico é uma anormalidade bioquímica assintomática ou oligossintomática caracterizada por concentrações séricas baixas de hormônio tireoestimulante (TSH) e normais de tiroxina livre (T4L) e tri-iodotironina (T3). Tem prevalência em cerca de 1% da população.

Etiologia

Em geral, as causas determinantes do hipertireoidismo subclínico não diferem das do hipertireoidismo clínico (Tabela 19.1).

Estima-se que a causa exógena determinada pelo uso de levotiroxina (LT4), principalmente no tratamento do hipotireoidismo, seja a mais frequente. Em idosos, o bócio multinodular tóxico é, provavelmente, a causa mais comum.

Tabela 19.1 Etiologia do hipertireoidismo subclínico.

Causas endógenas	Doença de Graves Adenoma tóxico Bócio multinodular tóxico Hipertireoidismo gestacional Tireoidites agudas ou subagudas Tireoidite pós-parto ou silenciosa Hipertireoidismo induzido por iodo Terapia com I^{131}
Causas exógenas	Terapia com doses supressivas de levotiroxina (LT4) Tratamento do hipotireoidismo com doses excessivas de LT4 Hipertireoidismo factício Uso de tri-iodotironina no tratamento da obesidade

Diagnóstico

Uma vez detectado o hipertireoidismo subclínico, é importante documentar que se trata de um problema persistente, repetindo-se o TSH em 3 ou 6 meses (Figura 19.1), principalmente naqueles com valores de TSH entre 0,5 e 0,1 mU/ℓ que corresponderem a alterações transitórias.

A ultrassonografia tem papel importante na avaliação etiológica, já que o bócio nodular tóxico é uma causa frequente. Pacientes com doença de Graves como causa, ao contrário do que ocorre com o bócio multinodular tóxico, podem evoluir com resolução espontânea.

Apresentação clínica

O hipertireoidismo subclínico é classicamente definido como uma condição bioquímica assintomática, porém, independentemente da etiologia, são esperados efeitos deletérios sobre o sistema cardiovascular e o esquelético, mesmo em níveis de TSH levemente suprimido.

Dados demonstrando associação com demência em idosos ainda são conflitantes, assim como dados sobre os efeitos do hipertireoidismo subclínico na mortalidade.

Estudos identificaram um risco 2,8 vezes maior de fibrilação atrial em pessoas com mais de 60 anos de idade com hipotireoidismo subclínico, o que foi confirmado em outra população com mais de 65 anos.

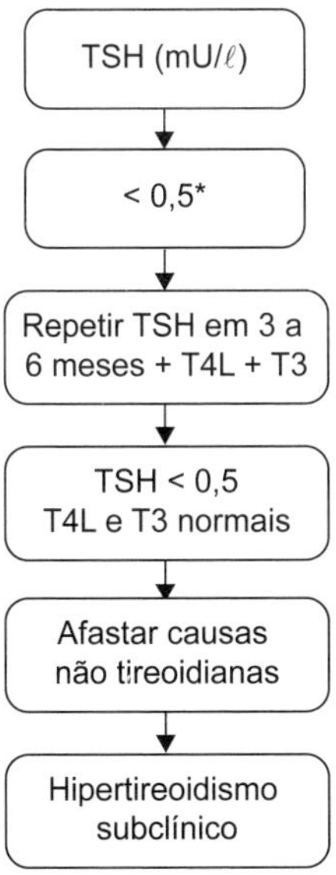

Figura 19.1 Abordagem diagnóstica do hipertireoidismo subclínico. *Quando 0,5 mU/ℓ é o limite inferior da normalidade do hormônio tireoestimulante (TSH).

Tratamento

O tratamento visa à melhora de sintomas, dos parâmetros cardiovasculares e do metabolismo ósseo, além de evitar a progressão para o hipertireoidismo clínico.

Deve ter como base a etiologia da disfunção da tireoide e seguir os mesmos princípios para o tratamento do hipertireoidismo clínico (Tabela 19.2), sendo o objetivo tornar o paciente eutireóideo.

Pacientes jovens, assintomáticos e sem evidências de envolvimento orgânico podem ser observados e reavaliados semestralmente.

Tabela 19.2 Hipertireoidismo subclínico: quando tratar.

Situação	TSH (< 0,1 mU/ℓ)	TSH (0,1 a 0,5 mU/ℓ)*
Idade > 65 anos	Sim	Considerar tratamento
Idade < 65 anos com comorbidades		
▪ Doença cardiovascular	Sim	Considerar tratamento
▪ Osteoporose	Sim	Não
▪ Menopausa	Considerar tratamento	Considerar tratamento
▪ Sintomas de hipertireoidismo	Sim	Considerar tratamento
Idade < 65 anos, assintomático	Considerar tratamento	Não

TSH: hormônio tireoestimulante. *Quando 0,5 mU/ℓ é o limite inferior da normalidade.
Adaptada de Bahn et al., 2011.

Leituras sugeridas

Bahn RS, Burch HB, Cooper DS, Garber JR, Greenlee MC, Klein I et al. Hyperthyroidism and other causes of thyrotoxicosis: management guidelines of the American Thyroid Association and American Association of Clinical Endocrinologists. Thyroid. 2011; 21(6):593-646.

Fatourechi V. Hyperthyroidism and thyrotoxicosis. In: Bandeira F, Gharib H, Gobert A, Griz L, Faria M. Endocrinology and diabetes: a problem-oriented approach. New York: Springer; 2014. pp. 9-21.

20

Tireoidites

Aline Guerra Correia | Gustavo José Caldas Pinto Costa | Keilly Grangeiro Wanderley

Introdução

A tireoidite é decorrente do processo inflamatório da glândula tireoide com liberação desregulada de hormônios tireoidianos em virtude da destruição de folículos e proteólise da tireoglobulina armazenada.

Diversas variedades de tireoidite podem se apresentar com tireotoxicose, incluindo tireoidite pós-parto (TPP), tireoidite indolor, tireoidite fármaco-induzida, tireoidite subaguda e tireoidite aguda.

Em geral, a disfunção da tireoide causada por tireoidite é menos grave do que aquela observada com outras formas de hipertireoidismo endógeno. Verifique na Tabela 20.1 as principais características das tireoidites.

Tireoidite de Hashimoto

A tireoidite de Hashimoto (TH), também conhecida como tireoidite linfocítica crônica ou tireoidite crônica autoimune, é a forma mais comum de tireoidite. Anticorpos antitireoperoxidase (anti-TPO) e antitireoglobulina (anti-Tg) estão presentes em 95 e 65% dos pacientes, respectivamente. Os anti-TPO fixam complemento com efeito tóxico direto e podem permanecer positivos por toda a vida; já os anti-Tg provocam dano celular e inflamação linfocítica, com mais frequência no início da doença.

Ocasionalmente, o paciente pode alternar hipotireoidismo com hipertireoidismo pela presença intermitente de anticorpos antitireoidianos estimuladores e bloqueadores.

No exame físico, pode-se identificar bócio pequeno, firme e indolor. A captação de iodo em 24 h (RAIU) geralmente é diminuída (< 5%) e os testes que avaliam a função tireoidiana variam de acordo com a fase da doença.

Tabela 20.1 Resumo das características das tireoidites.

Características	Tireoidite silenciosa	Tireoidite pós-parto	Tireoidite granulomatosa subaguda	Tireoidite infecciosa	Tireoidite de Riedel
Relação feminino: masculino	2:1	–	5:1	1:1	3:1
Etiologia	Autoimune	Autoimune	Desconhecida (pós-viral?)	Infecciosa	Desconhecida
Patologia	Infiltração de linfócitos	Infiltração de linfócitos	Células gigantes granulomatosas	Neutrófilos Abscesso	Fibrose
Função tireoidiana	Trifásica*	Trifásica*	Trifásica*	Eutireoidismo em geral	Eutireoidismo em geral
Anticorpos antitireoidianos	Sim Persistentes	Sim Persistentes	Baixa concentração ou ausentes	Ausentes	Presentes em geral
Velocidade de hemossedimentação	Elevada	Normal	Elevada	Elevada	Elevada
Captação I^{131} 24 h	< 5%	< 5%	< 5%	Normal	Diminuída ou normal
Bócio doloroso	Não	Não	Sim	Sim	Não
Hipotireoidismo como sequela	Ocasional	Ocasional	Raramente	Raramente	Ocasional
Tratamento	Betabloqueador	Betabloqueador	Corticoide	Antibiótico	Cirúrgico, corticoide, tamoxifeno, micofenolato de mofetila, rituximabe

*Tireotoxicose, hipotireoidismo ou eutireoidismo.

Tratamento

Na fase de tireotoxicose, os antitireoidianos não são indicados; não há aumento na formação do hormônio, mas sim lise folicular com liberação do hormônio já formado. Betabloqueadores podem ser usados para melhora dos sintomas.

No hipotireoidismo, reposição de levotiroxina pode ser feita para normalizar o hormônio tireoestimulante (TSH) e melhorar os sinais e sintomas.

Tireoidite silenciosa

A tireoidite silenciosa (TS), também conhecida como tireoidite indolor ou tireoidite linfocítica subaguda, é descrita como doença autoimune, que se manifesta por anti-TPO positivos na maioria dos pacientes. Esses anticorpos podem regredir ou manter-se elevados mesmo após a recuperação da função tireoidiana. Ocorre infiltração linfocítica com hipertireoidismo transitório seguido de um período de hipotireoidismo.

O período pós-parto é o momento mais comum de acometimento, mas também pode ocorrer em pacientes não grávidas e homens. Muitas vezes acaba sendo difícil diferenciar da TPP.

Embora ocorra normalização da função tireoidiana na maioria dos pacientes com TS, 20% permanecem com hipotireoidismo crônico residual. Alguns pacientes podem ter episódios recorrentes de tireoidite indolor, com intervalo de anos.

A tireoidite indolor é descrita, ainda, em alguns tipos de disfunção da tireoide induzida por fármacos, como terapia com lítio ou citocinas.

Metade dos casos de TS apresenta bócio pequeno firme e indolor. Concentração de radioiodo é baixa nas primeiras 24 h e a ultrassonografia (US) mostra glândula tireoide hipoecogênica de forma difusa ou heterogênea com tamanho normal ou discretamente aumentado.

Tratamento

Na fase tireotóxica, o tratamento deve ser feito com betabloqueadores. Reposição hormonal pode ser necessária por um período em pacientes com hipotireoidismo sintomático.

Tireoidite pós-parto

A TPP é uma doença autoimune, com infiltração linfocítica da tireoide, que ocorre durante o primeiro ano após o parto. Sua prevalência no Brasil é de 5 a 7%.

É mais comum em mulheres com anticorpos positivos (anti-TPO ou anti-Tg) no primeiro trimestre com títulos mais altos sugerindo maior probabilidade de desenvolver tireoidite e naquelas com outras doenças autoimunes como diabetes melito tipo 1 (as quais devem ter dosagem de TSH, 3 e 6 meses após o parto). Geralmente apresenta evolução clínica em 3 fases, descritas a seguir:

- Tireotoxicose: duração de 1 a 2 meses
- Hipotireoidismo: duração de 4 a 6 meses
- Recuperação: normalização da função tireoidiana.

Altas concentrações de anti-TPO e anti-Tg estão presentes e o anticorpo antirreceptor de hormônio tireoestimulante (TRAb), geralmente ausente; velocidade de hemossedimentação (VHS) é normal. Apresenta bócio pequeno, firme e indolor ao exame. A RAIU geralmente é diminuída (< 5%).

A recuperação e a normalização da função tireoidiana ocorrem em cerca de 80% das mulheres até 1 ano após o início do quadro clínico. Maior risco de hipotireoidismo permanente com níveis elevados de anticorpos e TSH, e em pacientes mais velhas e multíparas e com tireoide bastante hipoecogênica à US.

Tratamento

A tireotoxicose deve ser tratada com betabloqueadores e o hipotireoidismo sintomático, com levotiroxina (LT4). Os antitireoidianos não são indicados.

Tireoidite granulomatosa subaguda

A tireoidite granulomatosa subaguda, também conhecida como tireoidite dolorosa, tireoidite de De Quervain ou tireoidite de células gigantes, é encontrada em cerca de 5% das doenças tireoidianas. Ocorre frequentemente após infecção do trato respiratório superior.

Na tentativa de se estabelecerem possíveis fatores causais da doença, foi verificada a existência de altos títulos de anticorpos relacionados com a caxumba e, algumas vezes, orquite e parotidite podem estar associadas na tireoidite subaguda. Os vírus da caxumba foram cultivados diretamente no tecido tireoidiano envolvido. A doença também tem sido associada a outras condições virais como sarampo, influenza, adenovírus, mononucleose, miocardite, HIV e vírus Coxsackie.

Estudos com histocompatibilidade demonstram que 72% dos pacientes com tireoidite subaguda manifestam *HLA-Bw35*.

A dor é de moderada a grave na região da tireoide, podendo começar de maneira focal e irradiar-se para ouvido, mandíbula ou garganta ao longo de várias semanas. Os pacientes podem apresentar, além dos sintomas da tireotoxicose, mal-estar, febre baixa e fadiga. Paresia transitória das cordas vocais pode ocorrer.

A doença atinge um pico em 3 a 4 dias e, depois, diminui de intensidade ou mesmo desaparece em 1 semana; porém, mais frequentemente, o quadro prolonga-se por mais de 1 a 2 semanas, flutuando de intensidade por 3 a 6 semanas. Algumas recorrências de menor intensidade podem acontecer, estendendo-se por vários meses.

A evolução clínica é também caracterizada por 3 fases (tireotoxicose, hipotireoidismo e recuperação).

Além da evidência laboratorial de hipertireoidismo, VHS bastante elevada é característica e proteína C reativa (PCR) também está elevada. A contagem de leucócitos está normal ou discretamente elevada e discreta anemia também pode ser encontrada.

A RAIU é baixa e a US da tireoide mostra heterogeneidade difusa com fluxo normal ou diminuído no Doppler colorido.

Se apenas uma parte da glândula tireoide for afetada na tireoidite subaguda, a concentração de tiroxina (T4) e RAIU podem ser normais.

No exame físico, a tireoide apresenta-se difusamente aumentada, firme e dolorosa à palpação.

Tratamento

O tratamento tem como finalidade o alívio da dor, podendo-se administrar bloqueadores beta-adrenérgicos para controle dos sintomas.

Em caso de dor mais leve, podem-se usar anti-inflamatórios não esteroides (AINEs). Em caso de sintomas moderados a graves ou que não respondam aos AINEs, administram-se corticoides. No caso da prednisona, deve-se administrar 40 mg, 1 a 2 vezes/dia, durante 2 a 4 semanas, com uma redução gradual em 2 a 3 meses, dependendo da resposta clínica.

Terapia com T4 oral raramente é necessária, pois a fase de hipotireoidismo costuma ser leve e transitória.

Uma nova abordagem terapêutica com injeção local de dexametasona e lidocaína tem sido relatada, com alívio dos sintomas mais precoce do que com prednisona, porém esse tratamento ainda necessita de maiores estudos.

Tireoidite infecciosa

A tireoidite infecciosa (TI), também conhecida como tireoidite supurativa aguda, é uma condição rara, responsável por 0,1 a 0,7% das doenças da tireoide, com taxa de mortalidade em torno de 12% ou maior, se não tratada.

A etiologia mais frequente é uma infecção bacteriana (Tabela 20.2), seguida de infecção por fungos, que afeta a tireoide por disseminação hematogênica ou extensão direta, por meio de uma fístula de um seio piriforme infectado.

Em crianças, fístula piriforme predispõe à ocorrência de TI.

Em mais de 80% dos casos, a TI é causada por infecção por *Staphylococcus aureus* e *Streptococcus pyogenes*. Ocorre com mais frequência em pacientes com doença tireoidiana preexistente, como TH, câncer de tireoide ou bócio multinodular. Pacientes debilitados, idosos ou imunossuprimidos também são mais suscetíveis.

Ao exame físico, o paciente apresenta febre, disfagia, disfonia, dor e eritema na região cervical. Infecções por fungos ou agentes oportunistas tendem a ser crônicas e insidiosas.

Em geral, a função tireoidiana está normal, apesar de existirem casos em que pacientes apresentam quadro de tireotoxicose e hipotireoidismo; leucócitos, VHS e PCR estão aumentados. Biopsia por agulha fina com posterior coloração pelo Gram e realização de cultura é o melhor teste diagnóstico na TI.

Na fase inflamatória inicial da TI, quando o abscesso não é evidente, a US revela um processo hipoecoico localizado com borda não nítida com borramento entre a tireoide e os tecidos adjacentes.

Em geral, na TI, em comparação com a tireoidite subaguda, o paciente pode apresentar sinais de sepse, dor maior e mais localizada na região da tireoide, pode ter infecção respiratória associada, linfadenopatia e ser imunocomprometido.

O prognóstico depende do diagnóstico e do tratamento precoce da doença.

Tratamento

Está indicado o uso de antibióticos sistêmicos (Tabela 20.2), seguido de drenagem do abscesso e remoção de fístulas do seio piriforme. Caso existam sintomas de tireotoxicose, administram-se betabloqueadores. Antitireoidianos não são indicados.

Tabela 20.2 Etiologia e tratamento sugerido para tireoidite aguda.

Patógeno	Antibioticoterapia inicial sugerida
Gram-positivos aeróbios	
Staphylococcus aureus	Cefazolina, vancomicina
Streptococcus spp.	Penicilina ou ceftriaxona (+ gentamicina)
Gram-negativos aeróbios	
Haemophilus influenzae	Ceftriaxona
Escherichia coli	Piperacilina/tazobactam, cefalosporinas de 3ª e 4ª
Klebsiella spp.	gerações, aztreonam, carbapenêmicos
Pseudomonas aeruginosa	
Acinetobacter spp.	
Salmonella spp.	Fluoroquinolonas ou ceftriaxona
Eikenella corrodens	Penicilina, ampicilina/sulbactam
Pasteurella multocida	Penicilina, ampicilina/sulbactam
Organismos anaeróbios	
Bacteroides spp.	Metronidazol, carbapenêmicos, piperacilina/tazobactam
Peptostreptococcus spp.	Penicilina
Actinomyces spp.	Penicilina
Fusobacterium spp.	Ampicilina/sulbactam
Outros	
Pneumocystis jiroveci	Sulfametoxazol/trimetoprima
Fungos filamentosos	Anfotericina B, voriconazol
Nocardia spp.	Sulfametoxazol/trimetoprima
Mycobacteria (incluindo *M. tuberculosis*)	Terapia inicial com múltiplas substâncias
Infecção polimicrobiana	Com base na coloração do Gram
Cultura negativa	Não bem estabelecida

Adaptada de Paes et al., 2010.

Tireoidite de Riedel

A tireoidite de Riedel (TR) é a manifestação local de um processo de fibrose sistêmica, no qual ocorre fibrose progressiva da glândula tireoide. O tecido fibroso denso muitas vezes invade tecidos adjacentes.

A TR é uma doença rara, com prevalência de 0,05 e 0,3%, acometendo mais mulheres do que homens (3 M:1 H) dos 30 aos 50 anos de idade A etiologia não está esclarecida; há controvérsia se esta é uma doença primariamente autoimune ou fibrótica. Anticorpos antitireoidianos estão presentes em 67% dos pacientes.

Ocorre desenvolvimento rápido de bócio firme ("como uma rocha"), em geral associado à compressão de traqueia e esôfago.

Inicialmente, a função tireoidiana é normal, mas com a destruição do tecido tireoidiano, cerca de 30% dos pacientes desenvolvem hipotireoidismo. O hipoparatireoidismo também pode ocorrer em virtude do processo destrutivo.

O exame histopatológico para confirmação revela substituição do tecido normal por células inflamatórias, principalmente linfócitos, eosinófilos, pequenas quantidades de coloide e matriz densa de tecido conjuntivo hialinizado.

Tratamento

O tratamento cirúrgico tem como objetivo aliviar os sintomas compressivos e possibilitar a confirmação histopatológica.

Com a obliteração dos tecidos associada ao avanço do processo inflamatório, há maior risco de hipoparatireoidismo e lesão do nervo laríngeo recorrente mesmo quando uma cirurgia menos extensa é realizada por cirurgiões experientes, como documentado em uma recente série de casos da Mayo Clinic, na qual 39% dos pacientes apresentaram complicações cirúrgicas. Dessa maneira, procedimentos cirúrgicos mais extensos são considerados inapropriados.

O tratamento com corticoides mostrou-se efetivo em alguns casos, provavelmente naqueles com quadro inflamatório ativo. A dose pode variar de 15 a 100 mg/dia. O tabagismo pode influenciar a resposta aos corticoides, demandando maiores doses e maior tempo de tratamento.

Outros agentes poderiam ser usados em casos não responsivos aos corticoides, com demonstrada resposta em alguns pacientes. Alguns desses agentes são: tamoxifeno (em monoterapia ou combinado com prednisona), micofenolato de mofetila (em combinação com prednisona) e rituximabe.

Podem ser necessários reposição com levotiroxina e uso de cálcio e vitamina D conforme evolução da doença.

Leituras sugeridas

Bahn RS, Burch HB, Cooper DS, Garber JR, Greenlee MC, Klein I et al. Hyperthyroidism and other causes of thyrotoxicosis: management guidelines of the American Thyroid Association and American Association of Clinical Endocrinologists. Thyroid. 2011; 21(6):593-646.

Bandeira F, Mancini M, Graf H, Griz L, Faria M, Castro ML. Endocrinologia e diabetes. In: Carvalho GA, Loureiro A, eds. Tireoidites. 3ª ed. Rio de Janeiro: MedBook; 2015.

Paes JE, Burman KD, Cohen J, Franklyn J, McHenry CR, Shoham S et al. Acute bacterial suppurative thyroiditis: a clinical review and expert opinion. Thyroid. 2010; 20(3):247-55.

Shah M, Gharib H. Hypothyroidism. In: Bandeira F, Gharib H, Gobert A, Griz L, Faria M. Endocrinology and diabetes: a problem-oriented approach. New York: Springer; 2014. p. 23-33.

Shrestha RT, Hennessey JV, Facp MD. [página na Internet] Acute and subacute, and Riedel's thyroiditis. Disponível em: <http://www.thyroidmanager.org/>. Acesso em: 26 jul. 2016.

21

Hipotireoidismo

Bruna Burkhardt Costii | Larissa Pontes | Gustavo José Caldas Pinto Costa

Definição

Trata-se da síntese ou da ação deficiente dos hormônios tireoidianos, condição altamente prevalente, registrada em quase 4% da população mundial. A prevalência é maior em mulheres e idosos.

Classificação e etiologia

O hipotireoidismo pode ser classificado em:

- Primário (causa tireoidiana)
- Secundário (causa hipofisária, por deficiência de hormônio tireoestimulante [TSH])
- Terciário (causa hipotalâmica, por deficiência de hormônio liberador de tireotrofina [TRH]).

O hipotireoidismo ainda pode ser causado por resistência aos hormônios tireoidianos, nos raros casos nos quais há ação reduzida desses hormônios nos órgãos-alvo.

Hipotireoidismo primário

A tireoidite de Hashimoto (tireoidite linfocítica crônica ou tireoidite autoimune tipo 2A) é a causa mais comum de hipotireoidismo (região iodo-suficiente). A dosagem de anticorpos antitireoperoxidase (anti-TPO) deve ser realizada. Altos níveis de anti-TPO indicam Hashimoto, mas não são específicos da doença. Os fatores de risco para tireoidite de Hashimoto são medicamentos (amiodarona, interleucina 2, interferona alfa), radiação ionizante, idade avançada, sexo feminino e infecções virais. Essa tireoidite está associada à suscetibilidade poligênica.

Outras formas de tireoidite, como pós-parto, subaguda, Riedel ou silenciosa, também podem causar hipotireoidismo transitório ou permanente.

O hipotireoidismo pode apresentar-se após tireoidectomia ou terapia com radioiodo. A deficiência ou excesso de iodo também podem causar hipotireoidismo. Entre as causas raras de hipotireoidismo, destacam-se as doenças infiltrativas e infecciosas, ou consequentes à radioterapia externa.

Hipotireoidismo central

Engloba os hipotireoidismos secundário e terciário. O teste de estímulo com TRH pode diferenciar as formas secundária e terciária, porém este exame é de pouca utilidade na prática clínica.

As causas mais comuns em adultos são tumores da região hipotálamo-hipofisária e tratamentos cirúrgicos e/ou radioterápicos dessas lesões. Doenças infecciosas, infiltrativas ou sequelas traumáticas são causas menos frequentes de hipotireoidismo central.

Os exames de imagem (tomografia computadorizada, ressonância magnética) e a avaliação global da função hipofisária (hormônio luteinizante [LH], hormônio foliculoestimulante [FSH], hormônio adrenocorticotrófico [ACTH]) são necessários em caso de hipotireoidismo central.

Hipotireoidismo subclínico

É a concentração de TSH acima do limite superior da normalidade com níveis de tri-iodotironina (T3) e tiroxina livre (T4L) normais. Tem prevalência quase 10 vezes mais frequente do que o hipotireoidismo estabelecido, a depender do ponto de corte do TSH usado.

Raramente associa-se a sinais e sintomas de hipotireoidismo. As evidências são controversas a respeito do efeito do hipotireoidismo subclínico na qualidade de vida e cognição dos pacientes, assim como a respeito de sua relação com depressão e alteração no perfil lipídico.

Evidências sugerem associação entre hipotireoidismo subclínico, eventos coronarianos, insuficiência cardíaca e mortalidade, especialmente em pacientes com menos de 65 anos de idade e TSH ≥ 10 mU/ℓ.

Deve-se constatar que a alteração de TSH é persistente, uma vez que mais de 50% dos pacientes podem apresentar função tireoidiana normal na segunda dosagem.

A progressão para o hipotireoidismo clínico é de aproximadamente 3% ao ano. Fatores relacionados com a progressão incluem sexo feminino, idade avançada (mais de 65 anos), TSH ≥ 10 mU/ℓ, anti-TPO+, histórico de cirurgia tireoidiana ou iodo radioativo e aspecto ultrassonográfico sugestivo de tireoidite autoimune.

É consenso entre as diretrizes o tratamento nos casos com TSH ≥ 10 mU/ℓ, independentemente das comorbidades e da faixa etária, pela alta taxa de progressão para hipotireoidismo (Figura 21.1). A dosagem do anti-TPO pode auxiliar a decisão de iniciar o tratamento.

Nos casos com TSH entre 4,5 e 10 mU/ℓ, a decisão de tratamento deve ser individualizada. Deve-se considerar o início de reposição nos pacientes jovens (menos

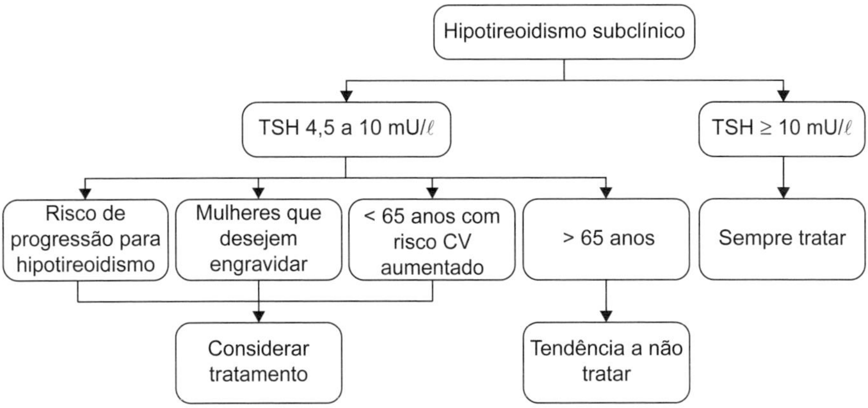

Figura 21.1 Fluxograma de tratamento do hipotireoidismo subclínico. CV: cardiovascular.

de 65 anos de idade) com aumento do risco cardiovascular (doença cardiovascular prévia, diabetes, dislipidemia, hipertensão, síndrome metabólica), em mulheres que desejem engravidar ou em pacientes com risco aumentado de progressão para hipotireoidismo.

Não há evidências de benefícios no tratamento do hipotireoidismo subclínico em pacientes idosos (com menos de 65 anos de idade) e muito idosos (mais de 80 anos de idade) com TSH < 10 mU/ℓ.

Coma mixedematoso

Esta é a forma mais grave de hipotireoidismo, com alto índice de letalidade (25 a 60%). Pode ser resultante de hipotireoidismo não tratado de longa duração ou de descontinuação da terapia com levotiroxina (LT4). É comumente associado a fatores precipitantes, como infecções, infarto do miocárdio, acidente vascular encefálico ou exposição ao frio.

As manifestações clínicas são rebaixamento de nível de consciência, hipotermia, depressão respiratória, bradicardia e hipotensão.

Os fatores precipitantes devem ser controlados e medidas avançadas de suporte à vida, estabelecidas.

A reposição dos hormônios tireoidianos é a base da terapia, com a administração de altas doses (300 a 500 μg/dia por via intravenosa [IV] ou 500 a 1.000 μg/dia por via oral [VO], seguidas de dose de manutenção de 100 a 200 μg/dia quando o paciente estiver estável). A T3 oral pode ser adicionada ao tratamento (10 μg VO, a cada 4 a 6 h).

O hipocortisolismo pode estar associado ao coma mixedematoso, e deve, portanto, ser sempre pesquisado. Pode ser considerada a corticoterapia empírica com hidrocortisona IV 50 a 100 mg de 8 em 8 h.

Diagnóstico

Deve-se estar alerta para os sinais e sintomas de hipotireoidismo, como bócio, bradicardia, alentecimento do reflexo aquileu, pele grossa e seca, astenia, letargia, edema de pálpebras e face, pele fria, diminuição da sudorese, constipação, macroglossia, palidez, rouquidão, dispneia, edema periférico, hipofonese de bulhas, entre muitos outros. Entretanto, é importante ressaltar que tais sintomas são inespecíficos e podem não estar presentes, principalmente em idosos ou no hipotireoidismo subclínico. Por isso, é fundamental o rastreio adequado do hipotireoidismo.

A triagem universal não é recomendada; entretanto, deve ser considerada em mulheres em idade fértil, gestantes e mulheres com mais de 60 anos de idade, além de em certas condições clínicas expostas na Tabela 21.1.

O valor de referência para TSH é controverso, porém há um consenso de que devem ser permitidos valores de TSH mais elevados para indivíduos mais idosos (ver *Hipotireoidismo subclínico*, anteriormente).

O TSH é o exame de escolha para rastreio e diagnóstico. Pacientes com achados clínicos e alta suspeição de hipotireoidismo devem ser investigados com TSH + T4 livre (Tabela 21.2 e Figura 21.2).

O anti-TPO deve ser solicitado no hipotireoidismo primário para definir se há autoimunidade, mas o acompanhamento dos seus títulos não tem significado clínico.

A repetição da dosagem é importante para descartar aumentos transitórios do TSH, variabilidade intraindividual e erros bioquímicos.

A avaliação de função tireoidiana não deve ser feita em pacientes hospitalizados, a menos que haja suspeita de doença tireoidiana relacionada com a condição aguda do paciente. A US de tireoide não é um exame de rotina para hipotireoidismo, mas pode ser solicitada para pacientes hipotireóideos com tireoide palpável.

Tabela 21.1 Condições associadas a maior risco de hipotireoidismo.

Doença autoimune associada (diabetes melito tipo 1, artrite reumatoide, anemia perniciosa, vitiligo, lúpus, síndrome de Sjögren)
Parentes de 1º grau com doença autoimune tireoidiana
Irradiação do pescoço e/ou radioiodoterapia
História de tireoidectomia ou disfunção tireoidiana anterior
Síndrome de Down, síndrome de Turner
Transtornos psiquiátricos
Demência
Uso de fármacos como amiodarona, lítio, interferona alfa, sunitinibe e sorafenibe
Insuficiência suprarrenal
Hiperprolactinemia
Arritmia, hipertensão, dislipidemia mista, insuficiência cardíaca congestiva

Tabela 21.2 Valores de referência para TSH de acordo com a idade e em gestantes.

Idade	Valor de referência para TSH
0 a 65 anos	0,45 a 4,12 mU/ℓ
65 a 80 anos	0,45 a 6 mU/ℓ
> 80 anos	0,45 a 10 mU/ℓ
Gestante – 1º trimestre	0,1 a 2,5 mU/ℓ
Gestante – 2º trimestre	0,2 a 3 mU/ℓ
Gestante – 3º trimestre	0,3 a 3,5 mU/ℓ

TSH: hormônio tireoestimulante.

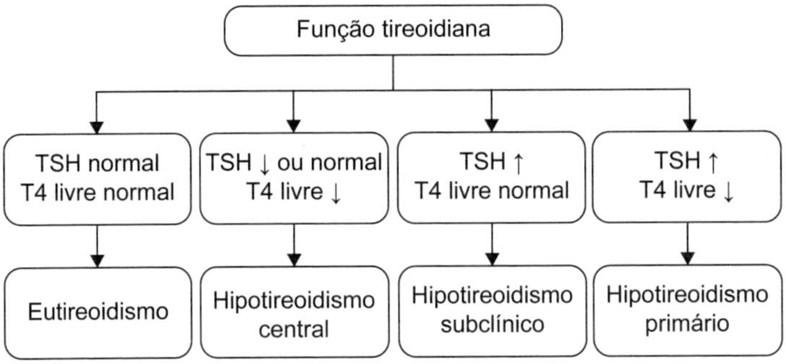

Figura 21.2 Classificação do hipotireoidismo de acordo com os valores de hormônio tireoestimulante (TSH) e T4 livre.

Tratamento e seguimento

A reposição hormonal deve ser feita com LT4, preferencialmente administrada pela manhã, cerca de 30 min antes da primeira refeição ou após, 2 a 4 h da última refeição, se tomada ao deitar.

Em adultos, a dose diária varia de 1,6 a 1,8 μg/kg/dia de peso corporal ideal (média 112 μg/dia). Crianças necessitam de doses mais altas em relação aos adultos (ver Tabela 21.3).

Tabela 21.3 Dose de levotiroxina (LT4) em crianças.

Idade	LT4 (μg/kg/dia)
0 a 3 meses	10 a 15
3 a 6 meses	7 a 10
6 a 12 meses	6 a 8
1 a 5 anos	4 a 6
6 a 12 anos	3 a 5
> 12 anos	2 a 4

Adultos jovens e saudáveis podem iniciar uma dose total de substituição; já em idosos, portadores de doença coronária e hipotireoidismo grave de longa duração, recomenda-se iniciar 12,5 a 25 μg/dia, com aumento progressivo a cada 4 semanas.

Diversas medicações de uso rotineiro interferem na absorção da LT4, como bisfosfonatos orais, inibidores da bomba de prótons, sulfato ferroso, carbonato de cálcio, entre outros.

Recomenda-se evitar mudanças na preparação da LT4 durante todo o tratamento, pois o índice terapêutico é estreito e há risco aumentado de sub- ou supertratamento com pequenas variações de dose.

Não é recomendada a LT4 formulada em farmácias de manipulação, pela dificuldade de formulações realizadas em microgramas e maior risco de hipertireoidismo iatrogênico por superdosagem.

As medidas de TSH devem ser realizadas em 4 a 8 semanas após instituição do tratamento ou alteração na dosagem. Outras condições que indicam monitoramento mais frequente são gravidez, mudanças significativas no peso corporal, alterações na medicação concomitante e doenças intercorrentes.

Pacientes com hipotireoidismo central devem realizar ajuste da dose de acordo com a dosagem de T4 livre. Deve-se manter o T4 livre próximo ao limite superior da normalidade.

Uma vez atingida a dose adequada, as medições de TSH devem ser realizadas com intervalos de 6 a 12 meses.

A terapia combinada com T4 e T3 orais não é recomendada na prática diária, sendo a monoterapia com LT4 o tratamento padrão.

Novas perspectivas

O impacto do hipotireoidismo subclínico na gestação ainda não está completamente elucidado. Estudos têm relatado a associação com eventos adversos maternos e neonatais, como diabetes, hipertensão gestacional, perda fetal, parto prematuro, amniorrexe prematura, descolamento prematuro de placenta, pré-eclâmpsia, restrição de crescimento intrauterino, baixo peso ao nascer, recém-nascido pequeno para idade gestacional, índice de Apgar baixo e morte neonatal.

O tratamento com a reposição de LT4 ainda é incerto. Algumas diretrizes recomendam a terapia de acordo com TSH > 2,5 e anti-TPO+ no primeiro trimestre, TSH > 3,0 e anti-TPO+ no segundo e terceiro trimestres, para prevenção das consequências do hipotireoidismo subclínico.

Como o resultado da terapia com reposição de LT4 ainda é inconsistente, são necessárias novas evidências para comprovação de sua eficácia; é de escolha da equipe profissional avaliar o início e o benefício do tratamento.

Leituras sugeridas

Brenta G, Vaisman M, Sgarbi JA, Bergoglio LM, Andrada NC, Bravo PP et al. Clinical practice guidelines for the management of hypothyroidism. Arq Bras Endocrinol Metab. 2013; 57(4):265-91.

Garber JR, Cobin RH, Gharib H, Hennessey JV, Klein I, Mechanick JI et al. Clinical practice guidelines for hypothyroidism in adults: cosponsored by the American Association of Clinical Endocrinologists and the American Thyroid Association. Endocr Pract. 2012; 18(6):988-1028.

Maraka S, Ospina NMS, O'Keeffe DT, Espinosa de Ycaza AE, Gionfriddo MR, Erwin PJ et al. Subclinical hypothyroidism in pregnancy: a systematic review and meta-analysis. Thyroid. 2016; 26(4):580-90.

Shah M, Gharib H. Hypothyroidism. In: Bandeira F, Gharib H, Gobert A, Griz L, Faria M. Endocrinology and diabetes: a problem-oriented approach. New York: Springer; 2014.

22

Bócio Nodular Tóxico

Aline Guerra Correia | Gustavo José Caldas Pinto Costa

Adenoma tóxico

O adenoma tóxico (AT), também chamado de doença de Plummer ou bócio uninodular tóxico, caracteriza-se pela produção excessiva de tri-iodotironina (T3) e tiroxina (T4) por um nódulo, ou, ocasionalmente, 2 ou 3 adenomas tireoidianos autônomos.

Ocorre em qualquer idade, porém é mais comum entre a terceira e a quarta década de vida. O sexo feminino é o mais acometido.

Apresenta crescimento progressivo e hiperfunção ao longo dos anos. Uma parte da função glandular é progressivamente assumida por ele, resultando em supressão cada vez maior do restante do parênquima.

Apresentação clínica

- Palpação de um nódulo na região cervical anterior, de crescimento lento. Hipertireoidismo clínico, com manifestações mais leves do que as observadas na doença de Graves.
- Doença de Graves, que só costuma ocorrer após décadas de evolução e não antes de o nódulo alcançar 2,5 a 3 cm de diâmetro.
- Em geral, não ocorrem oftalmopatia e dermopatia infiltrativa, típicas de doença de Graves.

Diagnóstico

- Laboratorial
    - Adenoma pré-tóxico ou pré-Plummer: fase inicial com hormônio tireoestimulante (TSH) baixo, T4 livre (T4L) e T3 normais
    - AT ou Plummer: TSH suprimido e níveis séricos de T4L e T3 elevados

- Ultrassonografia: avaliação do número, tamanho e das características dos nódulos
- Cintilografia com I^{131}: nódulo hipercaptante com supressão do restante da glândula
- Punção aspirativa por agulha fina (PAAF): em geral, não é indicada, exceto quando houver dados sugestivos de malignidade à ultrassonografia.

Bócio multinodular tóxico

O bócio multinodular tóxico (BMNT) decorre da complicação tardia do bócio multinodular atóxico. O desenvolvimento de tireotoxicose em um BMNT está ligado à sua duração. Pode manifestar-se, também, de maneira súbita nos casos de ingestão exagerada de iodo, como no uso de amiodarona.

Tem incidência desconhecida e, geralmente, acomete mulheres dos 50 aos 70 anos de idade.

A patogênese do desenvolvimento de autonomia ainda não está esclarecida.

Apresentação clínica

As manifestações clínicas mais importantes são as cardíacas, como insuficiência cardíaca refratária ao tratamento, taquicardia ou arritmia, especialmente a fibrilação atrial. Outras manifestações são perda de peso, fraqueza muscular, irritabilidade e instabilidade emocional.

No exame físico, o bócio é evidente em apenas 20% dos casos.

Diagnóstico

- Laboratorial: TSH suprimido com T4L e T3 elevado. Inicialmente, pode apresentar-se de forma subclínica, com TSH suprimido, T4L e T3 normal
- Ultrassonografia: avaliação do número, tamanho e das características dos nódulos
- Cintilografia: imagem heterogênea com hipercaptação confinada a um ou a poucos nódulos e hipocaptação no restante da glândula.

Tratamento

O objetivo é a eliminação rápida e duradoura do estado de hipertireoidismo. Terapia com iodo radioativo (I^{131}) e cirurgia são as opções eficazes de tratamento. Na decisão sobre o tratamento devem ser considerados: fatores clínicos, benefícios esperados, velocidade de recuperação, desvantagens, efeitos colaterais e preferência do paciente.

A Tabela 22.1 mostra as indicações, vantagens, desvantagens e contraindicações de cada terapia.

Terapia com iodo radioativo (I^{131})

Os betabloqueadores devem ser considerados (no período pré-I^{131} e até que se atinja o eutireoidismo) em idosos com doença cardiovascular ou hipertireoidismo grave. O uso do

Tabela 22.1 Vantagens e desvantagens e/ou contraindicações das modalidades terapêuticas.

Modalidades terapêuticas	Indicações	Vantagens	Desvantagens e/ou contraindicações
Iodo radioativo	Idade avançada, comorbidades significativas, pequeno bócio e falta de acesso a um cirurgião	Cirurgia prévia, captação suficiente para se realizar a terapia, não invasivo, evita hospitalização e complicações decorrentes da cirurgia ou anestesia	Gravidez, lactação, coexistência de câncer de tireoide, indivíduos incapazes de cumprir as diretrizes de segurança de radiação, e mulheres que planejam uma gravidez em 4 a 6 meses
Cirurgia	Sintomas ou sinais compressivos, suspeita de coexistência de câncer ou hiperparatireoidismo, bócio (> 80 g), extensão subesternal ou retroesternal, necessidade de correção rápida da tireotoxicose	Controle imediato e definitivo dos sintomas de hipertireoidismo, evita exposição à radioatividade e possibilita alcançar o eutireoidismo no adenoma tóxico sem reposição hormonal	Comorbidade significativa e câncer em fase terminal. A gravidez é uma contraindicação relativa e a cirurgia só deve ser realizada quando necessário um controle rápido do hipertireoidismo

metimazol ainda é controverso. TSH recombinante não é recomendado rotineiramente, porém, em casos de BMNT com captação baixa, pode-se usar 10% da dose usual para aumentar a captação.

A dose pode ser fixa, de 29,9 mCi, ou calculada com base no tamanho do bócio, de 150 a 200 μCi de I^{131} por grama, corrigida para captação nas 24 h.

Após terapia com iodo radioativo, deve-se atuar com TSH, T4L e T3 nos primeiros 2 a 3 meses e repetição em intervalos de 2 meses até que se obtenham resultados estáveis.

As taxas de resolução do hipertireoidismo são descritas a seguir:

- BMNT: em cerca 55% dos pacientes (3 meses) e 80% dos pacientes (6 meses)
- AT: 75% dos pacientes (3 meses).

Em caso de hipertireoidismo persistente após 6 meses da terapêutica com I^{131}, sugere-se novo tratamento com iodo radioativo. E, em casos graves ou refratários de hipertireoidismo persistente, a cirurgia pode ser considerada.

Cirurgia

As opções cirúrgicas são tireoidectomia total ou subtotal para BMNT e lobectomia ipsolateral ou istmectomia (nódulo localizado no istmo) para AT.

É preferível o alcance do eutireoidismo antes da realização do procedimento cirúrgico. Os riscos cirúrgicos aumentam quando há tireotoxicose.

No pré-operatório está indicado o metimazol, com ou sem bloqueio beta-adrenérgico. No momento da cirurgia, o fármaco deve ser suspenso e o bloqueio beta-adrenérgico, lentamente descontinuado no pós-operatório.

O I^{131} não deve ser usado para controle do hipertireoidismo.

Após a cirurgia, deve-se realizar o seguimento como descrito a seguir:

- AT: dosagens séricas de TSH e T4L após 4 a 6 semanas do procedimento. A suplementação com levotiroxina deve ser iniciada se houver aumento persistente do TSH acima do intervalo normal
- BMNT: no caso de tireoidectomia total, a reposição com levotiroxina deve ser iniciada no pós-operatório imediato, com uma dose apropriada. O TSH deve ser medido a cada 2 meses e depois a critério do profissional. No caso de tireoidectomia subtotal, também deve ser seguida esta última recomendação acerca do TSH.

A terapia com iodo radioativo deve ser usada para o retratamento de hipertireoidismo persistente ou recorrente após cirurgia não bem-sucedida para BMNT ou AT (Tabela 22.2).

Tabela 22.2 Riscos de falha do tratamento para bócio multinodular tóxico (BMNT) ou adenoma tóxico (AT).

BMNT	Tireoidectomia total/subtotal: $< 1\%$ Terapia com I^{131}: 20%
AT	Lobectomia ou istmosectomia: $< 1\%$ Terapia com I^{131}: 6 a 18% de hipertireoidismo persistente; 5,5% de hipertireoidismo recorrente

Outras opções terapêuticas

Antitireoidianos

Não induzem a remissão em pacientes com doença nodular da tireoide (a interrupção resulta em recaída). A terapia medicamentosa prolongada pode ser a melhor escolha para indivíduos com longevidade limitada ou alto risco cirúrgico.

Injeção percutânea de etanol

Alguns estudos de seguimento por longo prazo classificam a injeção percutânea de etanol (PEI) como segura e eficaz. Dada a relativa falta de experiência com essa técnica, a terapia com I^{131} e a cirurgia permanecem a base do tratamento.

Deve ser empregada apenas quando as terapias convencionais falharem ou forem contraindicadas.

Leituras sugeridas

Bahn RS, Burch HB, Cooper DS, Garber JR, Greenlee MC, Klein I et al. Hyperthyroidism and other causes of thyrotoxicosis: management guidelines of the American Thyroid Association and American Association of Clinical Endocrinologists. Thyroid. 2011; 21(6):593-646.

Fatourechi V. Hyperthyroidism and thyrotoxicosis. In: Bandeira F, Gharib H, Gobert A, Griz L, Faria M. Endocrinology and diabetes: a problem-oriented approach. New York: Springer; 2014. pp. 9-21.

23

Oftalmopatia de Graves

Clarissa Beatriz Santos de Almeida | Gustavo José Caldas Pinto Costa

Definição

A oftalmopatia de Graves (OG) é uma doença inflamatória associada à disfunção tireoidiana autoimune. Seu curso independe do hipertireoidismo: pode antecedê-lo, ser concomitante ou surgir depois dele. Pode ocorrer com a função tireoidiana normal, constituindo doença de Graves eutireóidea (10 a 15% dos casos).

Aproximadamente metade dos pacientes com doença de Graves apresenta sinais ou sintomas de OG e 5%, a forma grave. A apresentação é unilateral em 10% dos casos.

Tem apresentação bifásica: fase inicial inflamatória (entre 6 e 24 meses), com possível remissão espontânea, porém apenas de modo parcial; e fase de fibrose com proptose e/ou estrabismo.

Diagnóstico

Avaliação da atividade

A atividade da doença é avaliada por meio do *Clinical Activity Score* (CAS) (Tabela 23.1).

Avaliação da gravidade

A doença é classificada, de acordo com a gravidade, em leve, moderada a grave e perda visual iminente. Considera-se melhor avaliação a do consenso do European Group on Graves' Orbitopathy (EUGOGO), descrita na Tabela 23.2.

Ambos os aspectos, atividade e gravidade, devem ser considerados na decisão da terapêutica.

O ideal é que o manejo da OG seja realizado de modo multidisciplinar, com o endocrinologista e o oftalmologista.

Tabela 23.1 Escore de atividade clínica da oftalmopatia de Graves pelo CAS.

1. Dor retrobulbar espontânea 2. Dor ao movimento ocular 3. Eritema palpebral 4. Injeção conjuntival 5. Quemose 6. Edema de carúncula 7. Edema palpebral

CAS: *Clinical Activity Score*. Interpretação: cada sinal/sintoma representa 1 ponto. Na escala de 0 a 7 pontos, 0 = sem atividade; ≥ 3 = doença ativa, com maior probabilidade de resposta à terapia imunossupressora; e 7 = máxima atividade. Adaptada de Mourits et al., 1989; Pinchera et al., 1992.

Tabela 23.2 Avaliação da gravidade da oftalmopatia de Graves (OG).

Envolvimento ocular	Apresentação clínica
OG leve	Retração palpebral < 2 mm, envolvimento do tecido conjuntivo leve, exoftalmia < 3 mm acima do normal para raça e gênero, diplopia intermitente ou ausente, exposição corneana responsiva a uso de lubrificantes Pequeno impacto na qualidade de vida, geralmente insuficiente para justificar terapia imunossupressora ou tratamento cirúrgico
OG moderada a grave	Retração palpebral > 2 mm, envolvimento de tecido conjuntivo moderado a grave, exoftalmia > 3 mm acima do normal para raça e gênero, diplopia intermitente ou constante Pacientes sem risco iminente de perda visual, mas com grande impacto na qualidade de vida, o que justifica a imunossupressão (se ativa) ou o tratamento cirúrgico (se inativa)
Risco iminente de perda visual	Neuropatia óptica (perda da acuidade visual e diminuição na percepção das cores) e/ou úlcera de córnea, exigindo intervenção imediata

Interpretação: presença de uma ou mais das características para cada grupo. Adaptada de Bartalena et al., 2008.

Exames de imagem

- O diagnóstico é clínico
- Tomografia computadorizada e ressonância magnética evidenciam edema da musculatura extraocular e do tecido fibroadiposo da órbita
- A compressão do nervo óptico é útil na avaliação de neuropatia óptica
- Indicados em caso de comprometimento assimétrico ou OG unilateral
- Promovem o diagnóstico diferencial com tumores de órbita, anormalidades vasculares (aneurisma de carótida, trombose de seio cavernoso, hemorragia subaracnóidea, hematoma subdural, linfoma não Hodgkin) e doenças granulomatosas
- O exame Octreoscan é útil para identificar OG ativa, mas seu uso é limitado pelos altos custos.

Prevenção

Alguns fatores de risco identificáveis na OG são descritos a seguir:

- Radioiodo para o tratamento do hipertireoidismo: a maioria dos estudos associa o risco de progressão da OG após o tratamento com radioiodo aos níveis elevados de anticorpo antirreceptor de hormônio tireoestimulante (TRAb) pós-terapia. Há liberação antigênica da tireoide após I^{131} com consequente aumento de autoanticorpos que reagem de maneira cruzada com antígenos comuns à tireoide e à órbita
- Tabagismo: é o fator de risco mais importante para o desenvolvimento e a piora da OG, independentemente do tipo de terapia adotado. Diversos estudos mostram o efeito do tabagismo no agravamento da OG em pacientes tratados com radioiodo. O risco é proporcional ao número de cigarros por dia. Os médicos devem aconselhar os pacientes com OG a cessarem o tabagismo
- Valores elevados de tri-iodotironina (T3) pré-tratamento: ≥ 325 ng/dℓ
- Valores elevados de TRAb pré-tratamento: imunoglobulinas tireoestimulantes (TSI) > 8,8 IU/ℓ
- Hipotireoidismo pós-radioiodoterapia: vários estudos mostraram que o hipotireoidismo persistente após o tratamento para hipertireoidismo leva à progressão da OG.

Tratamento

Dose de glicocorticoide para profilaxia

Deve-se administrar prednisona 0,4 a 0,5 mg/kg/dia, com início 1 a 3 dias após o radioiodo, mantendo-se por 1 mês. Na sequência, o desmame deve ser feito por 2 meses. Outra alternativa possível é a prednisona 0,2 mg/kg/dia, por 6 semanas.

A decisão sobre o uso de glicocorticoide (GC) deve basear-se na relação risco-benefício para o paciente.

Pacientes com fatores de risco para deterioração da OG (elevados níveis de T3 e TRAb, tabagismo) devem beneficiar-se do uso de GC. Pacientes com diabetes melito descontrolado, osteoporose, doença psiquiátrica ou imunossuprimidos estão sob maior risco de complicações do uso de GC.

Hipertireoidismo na oftalmopatia de Graves

Todos os pacientes com hipertireoidismo e oftalmopatia ou com riscos de desenvolver esta última devem ser extensivamente tratados para alcançar o eutireoidismo. Algumas especificações são descritas a seguir e na Figura 23.1:

- Pacientes com OG ativa leve, não tabagistas e sem fator de risco para OG: radioiodo, metimazol ou tireoidectomia. Uso de corticosteroides deve ser avaliado pelo risco-benefício, porém é aceitável
- Pacientes com OG ativa leve, tabagistas ou com fator de risco para OG: se houver tratamento com radioiodo, deve-se usar corticosteroide

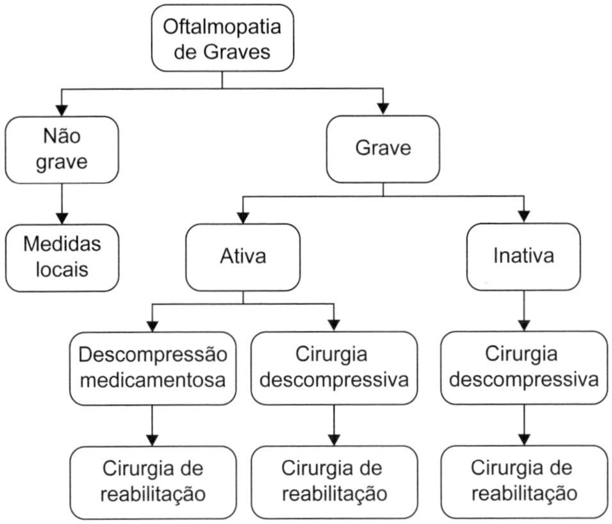

Figura 23.1 Algoritmo para tratamento da oftalmopatia de Graves.

- Pacientes com OG ativa moderada a grave ou com risco iminente de perda visual: metimazol ou cirurgia. O radioiodo não é aconselhável
- Pacientes com OG inativa: radioiodo sem corticosteroide, metimazol ou tireoidectomia.

Terapia local

Verifique na Tabela 23.3 os sinais e/ou sintomas e as medidas terapêuticas para terapia local de OG leve.

Terapia imunossupressora

Glicocorticoide

Tem efeito anti-inflamatório e imunomodulador. É o fármaco de primeira escolha para OG grave ativa e perda iminente da visão. As indicações, contraindicações e dosagens são descritas a seguir:

- Indicações: doença ativa com sinais inflamatórios, OG em progressão, acometimento de musculatura extraocular recente e compressão do nervo óptico leve a moderada
- Contraindicações: doença inativa, estável, com retração palpebral e diplopia crônicas; neuropatia compressiva rápida e intensa
- Corticoide por via oral (VO): prednisona 1 mg/kg com desmame após resposta
- Corticoide intravenoso (IV): via mais bem tolerada que a oral, com efeito mais rápido

Tabela 23.3 Terapia local para oftalmopatia de Graves (OG) leve.

Sinais e/ou sintomas	Medida terapêutica
Fotofobia	Óculos escuros
Sensação de corpo estranho	Lágrima artificial
Retração palpebral	Colírio alfabloqueador; toxina botulínica
Aumento de pressão intraocular	Colírio alfabloqueador
Lagoftalmo	Curativo oclusivo noturno
Edema palpebral e conjuntival	Elevação da cabeceira, uso de diurético tiazídico e dieta hipossódica

- Três ciclos de metilprednisolona 500 mg por 3 dias consecutivos, com intervalo de 4 semanas entre os ciclos
- Metilprednisolona 500 mg semanal, durante 6 semanas. Em seguida, metilprednisolona 250 mg semanal durante 6 semanas.

Radioterapia

A radiossensibilidade dos linfócitos que infiltram a órbita reduz a produção de glicosaminoglicanos pelos fibroblastos. Tem melhor efeito na terapia combinada com corticoide. As indicações, os efeitos colaterais e as contraindicações são descritos a seguir:

- Indicações: OG ativa com sinais inflamatórios, efeito menor na proptose recente e em progressão, oftalmoplegia aguda ou subaguda
- Efeitos colaterais: catarata, retinopatia e carcinogênese secundária
- Contraindicação: retinopatia diabética ou hipertensiva e pacientes com menos de 35 anos de idade.

Tratamento cirúrgico

- Cirurgia descompressiva: OG ativa com perda iminente da visão que não responde à terapia medicamentosa; retirada de parte das paredes da órbita e do tecido fibroadiposo retrobulbar
- Cirurgia de reabilitação: correção do estrabismo, proptose e alteração palpebral. Realizar após OG inativa por 6 meses, em média.

Medidas terapêuticas alternativas

- Ciclosporina: eficácia na terapia combinada com glicocorticoides
- Imunoglobulinas intravenosas, plasmaférese, azatioprina, ciclofosfamida, metotrexato, colchicina, análogos da somatostatina, antagonistas das citocinas e antioxidantes
- O rituximabe, um anticorpo monoclonal murino humanizado que leva à depleção de células B, tem sido usado em casos refratários.

Leituras sugeridas

Bartalena L, Baldeschi L, Dickinson A, Eckstein A, Kendall-Taylor P, Marcocci C et al. Consensus statement of the European Group on Graves' Orbitopathy (EUGOGO) on management of GO. Eur J Endocrinol. 2008; 158(3):273-85.

Fatourechi V. Hyperthyroidism and thyrotoxicosis. In: Bandeira F, Gharib H, Gobert A, Griz L, Faria M. Endocrinology and diabetes: a problem-oriented approach. New York: Springer; 2014.

Mourits M, Koornneef L, Wiersinga WM, Prummel MF, Berghout A, van der Gaag R. Clinical criteria for the assessment of disease activity in Graves' ophthalmopathy: a novel approach. Br J Ophthalmol. 1989; 73(8):639-44.

Ponto K, Kahaly GJ. Oftalmopatia de Graves. In: Bandeira F, Mancini M, Graf H, Griz L, Faria M, Lazaretti-Castro M. Endocrinologia e diabetes. Rio de Janeiro: MedBook. 2015.

Salvi M, Vannucchi G, Beck-Peccoz P. Potential utility of rituximab for Graves orbitopathy. J Clin Endocrinol Metab. 2013; 98(11):4291-9.

3
PARTE
Neuroendocrinologia

24

Hiperprolactinemia

Maria do Socorro Costa Azevedo | Daniella Maria Carneiro do Rêgo | Breno Coimbra | Luiz Henrique Maciel Griz

Definição

Prolactina (PRL) é um hormônio heterogêneo, que atua na lactação, produzido e secretado pelas células lactotróficas da adeno-hipófise (e também nos linfócitos, na decídua placentária e no endométrio). A PRL monomérica (198 aminoácidos [aa] e 23,5 kDa) corresponde a 85% da PRL total. A *big* prolactina é um dímero com 45 kDa, e a macroprolactina, ou *big big* prolactina (um complexo PRL e imunoglobulina G – IgG), com alto peso molecular (170 kDa), é menos bioativa, correspondendo a 10% da PRL total e presente em 40% dos pacientes.

A hiperprolactinemia é a elevação persistente dos níveis séricos de PRL, o distúrbio endócrino do eixo hipotalâmico-hipofisário mais comum. Afeta 0,4% da população, com predomínio no sexo feminino de 10:1 e pico de prevalência em mulheres de 25 a 34 anos. A regulação da prolactina é descrita na Tabela 24.1.

Tabela 24.1 Regulação da prolactina (PRL).

Fatores inibitórios	Fatores estimulatórios
Dopamina (atuando nos receptores D2) (principal)	Hormônio liberador de tireotrofina (TRH)
Somatostatina	Polipeptídeo intestinal vasoativo (VIP)
Calcitonina	Antagonistas dos receptores de dopamina
Peptídeo associado ao hormônio liberador de gonadotrofina (GAP)	Estrogênio
Ácido gama-aminobutírico (GABA)	Fator de crescimento epidérmico

Etiologia

As Tabelas 24.2 a 24.4 mostram as causas fisiológicas, farmacológicas e patológicas de hiperprolactinemia.

Tabela 24.2 Causas fisiológicas da hiperprolactinemia.

Gravidez	Amamentação
Estresse	Período neonatal
Manipulação mamária	Exercícios
Coito	Sono

Tabela 24.3 Causas farmacológicas da hiperprolactinemia.

Antidepressivos e ansiolíticos	Alprazolam, buspirona, inibidores da monoaminoxidase (MAO), inibidores da recaptação da serotonina, tricíclicos
Neurolépticos	Fenotiazinas (clorpromazina); butironônas (haloperidol), risperidona, sulpirida, tiotixeno
Antagonista do receptor h2	Cimetidina, ranitidina
Procinéticos	Metoclopramida, domperidona, cisaprida
Anti-hipertensivos	Reserpina, verapamil, metildopa, atenolol, labetal
Narcóticos	Heroína, morfina, cocaína, análogos de encefalina
Estrogenoterapia	Contraceptivos orais
Outros	Isoniazida, anfetamina, ácido valproico, fenitoína, anestésicos, arginina, metadona, fisiostigmina, maconha

Tabela 24.4 Causas patológicas da hiperprolactinemia.

Tumores e outros distúrbios hipofisários e hipotalâmicos
Prolactinomas (PRL-omas) ▪ 40% dos adenomas hipofisários ▪ Em mulheres, a maioria é microadenoma < 10 mm ▪ Em homens, a maioria é macroadenomas > 10 mm
Tumor misto – produtor de PRL + GH, TSH ou ACTH PRL é elevada em até 50% dos pacientes com tumores secretores de GH
Pseudoprolactinoma (não apresenta secretores que provoquem aumento da PRL por compressão da haste hipofisária, interferindo no aporte de dopamina à hipófise) – adenomas hipofisários não funcionantes, craniofaringiomas, germinomas, cistos, gliomas, hamartomas
Comprometimento da haste (pós-operatório, irradiação, hastite) – traumatismo craniano

(continua)

Tabela 24.4 Causas patológicas da hiperprolactinemia. (*continuação*)

Síndrome McCune-Albright – displasia fibrosa óssea poliostótica, manchas café com leite; hiperfunção endócrina
Lesões infiltrativas – sarcoidose, tuberculose, histiocitose X, granuloma eosinofílico
Lesões vasculares – aneurismas
Hipofisite linfocítica
Irradiação
Sela vazia
Doenças sistêmicas
Hipotireoidismo primário
Doença de Addison
Cirrose hepática
Insuficiência renal: redução da depuração
Secreção ectópica de PRL (gonadoblastoma, teratoma ovariano, carcinoma broncogênico, hipernefroma)
Crise convulsiva
Síndrome dos ovários policísticos – elevação não cíclica dos estrogênios
Neurogênicas
Lesões irritativas da parede torácica – herpes-zóster, toracotomia, mastectomia, queimadura, próteses de silicone
Lesões do cordão medular – ependidoma cervical, siringomielia, tumores extrínsecos, *tabes dorsalis*

PRL: prolactina; GH: hormônio do crescimento; TSH: hormônio tireoestimulante; ACTH: hormônio adrenocorticotrófico.

Apresentação clínica

Tabela 24.5 Manifestações clínicas da hiperprolactinemia.

Mulheres	Homens
Galactorreia 30 a 80% dos casos, espontânea ou apenas à expressão; (1/3 níveis normais de PRL – galactorreia idiopática)	Galactorreia 10 a 20% dos casos; é praticamente patognomônico de PRL-omas
Amenorreia/oligomenorreia	Ginecomastia
Acne/hirsutismo	Disfunção erétil
Infertilidade	Infertilidade
↓ Libido/dispareunia	↓ Libido
Osteoporose	Osteoporose

PRL: prolactina; ↑ PRL → hipogonadismo hipogonadotrófico; ↓ secreção pulsátil do hormônio liberador de gonadotrofina pelo hipotálamo → ↓ pulsatilidade do hormônio foliculoestimulante e hormônio luteinizante → ↓ esteroides sexuais (estrogênios e testosterona).

Tabela 24.6 Alterações neuro-oftalmológicas (macroprolactinomas ou pseudoprolactinomas).

Rinorreia liquórica
Cefaleia
Perda da visão (atrofia do nervo óptico)
Hemianopsia bitemporal
Hipertensão intracraniana ou hidrocefalia
Oftalmoplegia e/ou dor facial
Convulsões
Exoftalmia

Diagnóstico

Em caso de suspeita clínica (história clínica, exame físico), deve-se fazer dosagem sérica da PRL. Investigar gravidez (solicitar fração beta da gonadotrofina coriônica humana (β-hCG) em pacientes amenorreicas, mesmo que neguem a possibilidade de gravidez), uso de drogas ilícitas, hipotireoidismo primário, insuficiência renal, cirrose, macroprolactinemia, lesões irritativas ou traumáticas em parede torácica.

É recomendada uma única medida de PRL sérica; níveis acima do limite superior confirmam o diagnóstico, desde que não tenha havido estresse excessivo na punção venosa. Teste dinâmico de secreção de PRL não é recomendado.

Em pacientes sintomáticos com suspeita de hiperprolactinemia induzida por fármacos, é sugerida a descontinuação da medicação por 3 dias ou substituição por fármaco alternativo, seguida de nova dosagem sérica de PRL. Antipsicóticos não devem ser suspensos sem consulta ao médico assistente. Se o fármaco não puder ser interrompido e se o início da hiperprolactinemia não coincidir com o início do medicamento, recomenda-se ressonância magnética (RM) da sela túrcica para diferenciar hiperprolactinemia induzida por medicação e aquela induzida por massa hipotalâmica ou hipofisária (Figura 24.1).

Pesquisa de macroprolactina

Na hiperprolactinemia assintomática, é sugerida a avaliação de macroprolactinemia, por ser menos bioativa e não detectável aos ensaios convencionais. Precipitação com polietilenoglicol (PEG) é uma alternativa de baixo custo e, se ainda persistir a dúvida, pode-se recorrer à cromatografia líquida em coluna de gel, quando disponível.

Rastreamento – precipitação com PEG

Recuperação = PRL-F × 100/PRL-I

> 65% = Macroprolactinemia negativa

< 30% = Macroprolactinemia positiva

30 a 65% = Indeterminado → Cromatografia líquida* em coluna com filtração em gel (padrão)

*Se disponível. I: inicial; F: final; PEG: polietilenoglicol; PRL: prolactina.

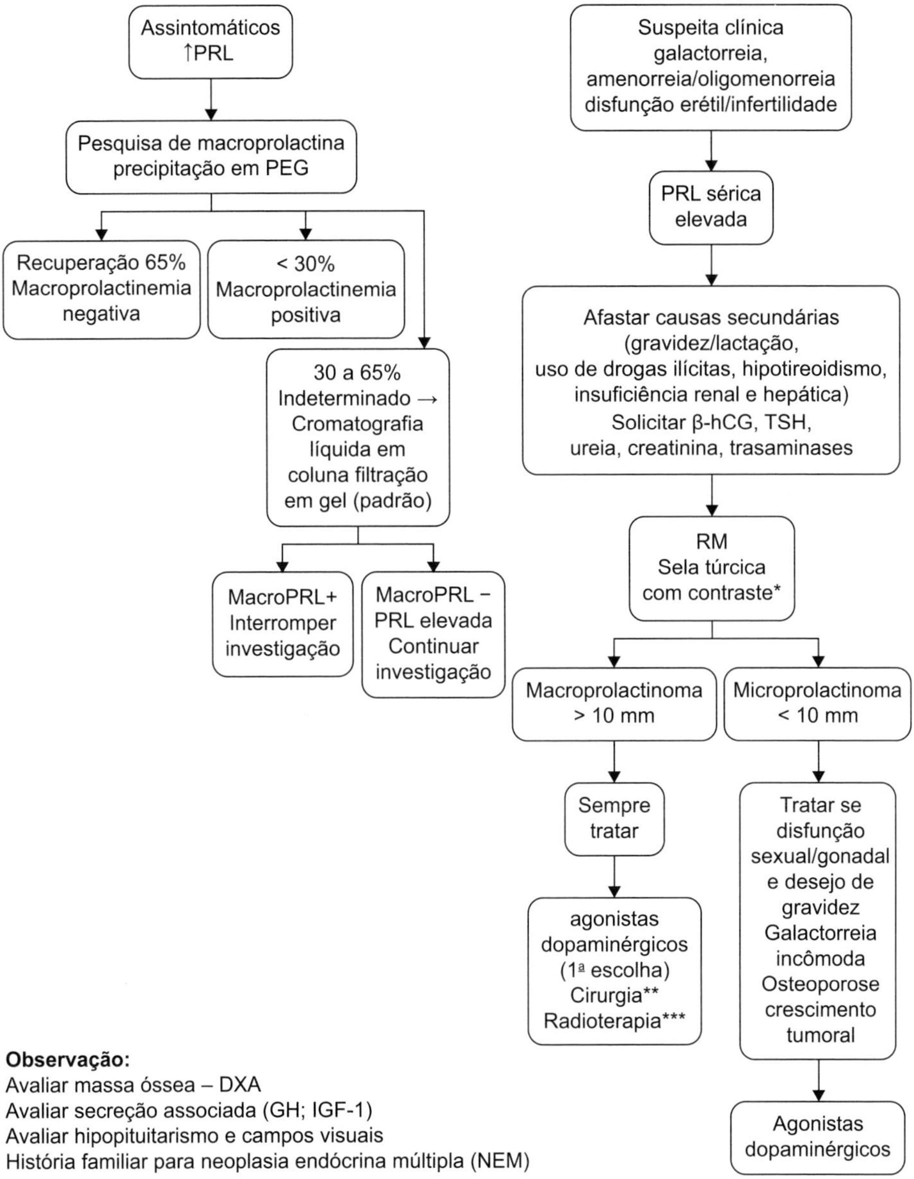

Figura 24.1 Algoritmo: hiperprolactinemia. *Se houver discrepância do tumor e a prolactina (PRL) estiver discretamente elevada, deve-se afastar efeito gancho com DIL 1:100. **Se houver intolerância ou resistência aos fármacos, complicações do tumor – hemorragia, fístula liquórica, pseudoprolactinoma. ***Se houver intolerância ou resistência aos fármacos, e insucesso cirúrgico.

Efeito gancho

Quando houver discrepância entre tumor de hipófise e o nível sérico de PRL (ligeiramente elevado), é recomendada diluição seriada (1:100) das amostras de soro para eliminar um artefato de ensaio, que pode revelar valores falsamente baixos de PRL, o efeito gancho (saturação dos receptores de PRL, devido a excesso de PRL. As PRL ficam livres e aderem aos anticorpos marcados, os quais são desprezados na lavagem final do ensaio, restando poucos complexos aderidos aos anticorpos de captura, falseando o resultado).

Diagnóstico por imagem

Se descartadas as causas fisiológicas e não tumorais ou na suspeita de pseudoprolactinoma, deve-se realizar RM de sela túrcica com contraste (ideal), na qual se devem observar:

- Lesão pode aparecer como área hipointensa
- Tumores < 0,3 cm podem não ser vistos
- Incidentaloma hipofisário, pois 10% da população pode apresentar
- Imagem pseudotumoral: hipotireoidismo primário.

É importante observar que na radiografia simples de sela túrcica (pouco usada; alterada nos tumores maiores), pode haver:

- Aumento do volume da sela, destruição das clinoides, duplo contorno do soalho
- Calcificação suprasselar: sugestiva de craniofaringioma.

Tratamento

O tratamento está direcionado a tratar ou eliminar o fator causal:

- Suspenda, se possível, a medicação indutora de aumento da PRL; administre levotiroxina em caso de hipotireoidismo; glicocorticoides em caso de insuficiência suprarrenal; remova cirurgicamente os pseudoprolactinomas
- No caso de aumento da PRL por uso de fármacos, deve-se considerar a administração de um agonista da dopamina, se não for viável a interrupção ou substituição do fármaco
- Considere o uso de estrogênio ou testosterona no hipogonadismo de longa duração (com sintomas ou perda de massa óssea)
- Pacientes com macroprolactinemia não costumam necessitar de tratamento; já o macroprolactinoma deve sempre ser tratado. No entanto, sugere-se não tratar pacientes com microprolactinomas assintomáticos
- Indica-se tratamento para microprolactinoma nos seguintes casos:
  - Distúrbios gonadais (amenorreia/infertilidade) – desejo de engravidar
  - Disfunção sexual
  - Osteoporose

- Galactorreia incômoda
- Crescimento tumoral significativo.

A medicação de escolha são os agonistas dopaminérgicos (AD), recomendados para reduzir níveis de PRL, diminuir o tamanho do tumor e restaurar a função gonadal. Os principais AD usados são: cabergolina (CAB), bromocriptina (BCR), lisurida, pergolida, quinagolida.

O uso da CAB é preferível pela alta eficácia em normalizar os níveis de PRL, pela maior frequência de redução tumoral e por resultar em menos efeitos colaterais. A BCR pode ser administrada como Parlodel®, 2,5 mg (2 a 3 vezes/dia); Parlodel® SRO, 2,5 e 5 mg (1 vez/dia). A dose inicial é de 1,25 mg/dia – usual de 5 a 7,5 mg/dia. Efeitos adversos tendem a ocorrer com doses maiores, e principalmente, náuseas e vômitos (tontura, cefaleia, fadiga, hipotensão etc.). A CAB (Dostinex®) é administrada em dose de 0,5 mg. A dose inicial é de 0,25 mg/sem; a dose habitual é de 0,5 a 2,0 mg/dia; raramente doses > 3 mg/sem se fazem necessárias. Os efeitos adversos são semelhantes aos da BCR, mas em menor número, com intolerância de no máximo 4%. O risco de valvulopatia (com doses elevadas > 4 mg/sem) é controverso.

Deve-se considerar uso de contraceptivos orais em pacientes com microadenomas em amenorreia. É sugerido que a terapia possa ser reduzida e talvez interrompida em pacientes tratados com agonistas dopaminérgicos durante pelo menos 2 anos, sem elevação dos níveis séricos de PRL e tumor residual.

Rastreamento

Recomenda-se para o rastreamento de hiperprolactinemia:

- Dosar PRL periodicamente após 1 mês do início da terapia com AD
- Dosar PRL a cada 3 a 6 meses no 1º ano e, a seguir, anualmente
- Repetir a RM após 1 ano (ou 3 meses em pacientes com macroprolactinomas, se o nível de PRL continuar elevado ou surgirem novos sintomas)
- Campimetria em paciente com macroprolactinoma
- Avaliar comorbidades, como perda de massa óssea (densitometria óssea [DXA]).

Resistência dos prolactinomas

A resistência aos AD é caracterizada por ausência de normalização dos níveis de PRL ou significativa redução do tamanho do tumor com doses padrão de AD (CAB 1 a 2 mg/semana e BCR 5 a 7 mg/semana), causada, principalmente, por redução da expressão do receptor D2 no paciente (geneticamente determinado).

É recomendado o aumento da dose até o máximo tolerado, antes de encaminhar o paciente para a cirurgia. O aumento da dose do AD deve ser guiado pelos níveis de PRL, acompanhada por meio de ecocardiografia periódica em pacientes que necessitem de altas doses, pelo risco de insuficiência valvar. Doses de 1 a 2 mg/semana de CAB provavelmente não necessitam de triagem ecocardiográfica. Se houver resistência à BCR, esta deve ser trocada por CAB.

A cirurgia transesfenoidal deve ser realizada em caso de intolerância ou resistência aos fármacos, ou complicações do tumor (hemorragia ou fístula liquórica).

Em caso de prolactinomas malignos (presença de metástases), são sugeridas terapia com temozolomida e cirurgia descompressiva, sendo possível uma sobrevida de 1 ano.

A radioterapia deve ser realizada em caso de intolerância ou resistência aos fármacos e insucesso cirúrgico. São necessários de 2 a 15 anos para eficácia máxima, com 30 a 50% dos pacientes evoluindo para pan-hipopituitarismo. Há ainda risco de carcinogênese cerebral secundária.

Tabela 24.7 Manejo do prolactinoma durante a gravidez.

Não dosar prolactina sérica
Interromper o tratamento com agonistas dopaminérgicos assim que for conhecida a gestação
Em macroadenomas invasivos ou adjacentes ao quiasma, continuar a terapia durante a gravidez
Agonistas dopaminérgicos em caso de crescimento tumoral sintomático, de preferência, bromocriptina
Não usar ressonância magnética rotineiramente durante a gravidez; a menos que haja evidências de crescimento tumoral (comprometimento do campo visual, cefaleia súbita)
Campimetria e ressonância magnética sem gadolínio em caso de sintomas compressivos
Após o parto: ressonância magnética em todas as pacientes
Se a gestação ocorreu sem complicações, deve-se liberar amamentação

Leituras sugeridas

Glezer A, Bronstein M. Hyperprolactinemia. In: Bandeira F, Gharib H, Golbert A, Griz L, Faria M. Endocrinology and diabetes: a problem-oriented approach. New York: Springer; 2014.

Melmed S, Casanueva FF, Hoffman AR, Kleinberg DL, Montori VM, Schelechte JA et al. Diagnosis and treatment of hyperprolactinemia: an endocrine society clinical pratice guideline. J Clin Endocrinol Metab. 2011; 96(2):273-88.

25

Acromegalia

Lourena Rodrigues Lima | Luiz Henrique Maciel Griz |
Daniella Maria Carneiro do Rêgo | Nathalia Lobo

Definição

Acromegalia é uma doença sistêmica crônica ocasionada pela produção excessiva de hormônio de crescimento (GH) e de fator de crescimento semelhante à insulina tipo 1 (IGF-1).

Trata-se de uma doença rara, com incidência de 5 casos por 1 milhão ao ano e prevalência estimada de 60 casos por milhão. Acomete ambos os sexos, podendo ocorrer em qualquer idade, sendo mais comum o diagnóstico aos 40 e 50 anos.

Etiologia

Mais de 95% dos casos ocorrem por adenoma hipofisário, sendo 70% macroadenomas (lesões ≥ 1 cm).

Raramente a acromegalia pode resultar da hipersecreção de hormônio liberador do hormônio do crescimento (GHRH) hipotalâmica ou ectópica, tumores ectópicos secretores de GH e acromegalia familiar.

A maioria dos casos é de caráter esporádico. A associação com padrão familiar encontra-se na neoplasia endócrina múltipla (NEM-1), na síndrome de McCune-Albright, na acromegalia familiar e na síndrome de Carney (Tabela 25.1).

Apresentação clínica

A acromegalia é um distúrbio insidioso, com progressão gradativa dos sintomas e sinais, que podem estar associados a compressão local do tumor ou complicações resultantes do excesso de GH.

Tabela 25.1 Causas da acromegalia.

Tumor hipofisário	Adenoma hipofisário
	Carcinoma de células de GH ou metástases
	NEM-1
	Síndrome de McCune-Albright
	Adenoma hipofisário ectópico (seio esfenoidal ou parafaríngeo)
	Acromegalia familiar
	Síndrome de Carney → *excesso de secreção de GH*
Tumor extra-hipofisário	Tumor de ilhotas pancreáticas
	Linfoma não Hodgkin
Tumor central	Hamartomas, glioma, ganglioneuroma hipotalâmico
Tumor periférico	Tumores carcinoides, tumor de ilhotas pancreáticas, carcinoma pulmonar de pequenas células, adenoma suprarrenal, carcinoma medular de tireoide, feocromocitoma, carcinoma de mama e endométrio → *excesso de secreção de GHRH*

GH: hormônio do crescimento; NEM-1: neoplasia endócrina múltipla 1; GHRH: hormônio liberador do hormônio do crescimento.

As modificações fisionômicas percebidas são aumento dos lábios, alargamento do nariz, prognatismo, proeminência frontal, separação dos incisivos, maloclusão dentária, aumento do arco zigomático e macroglossia. Há também crescimento das extremidades, artralgia, hiperidrose, macroglossia, espessamento da pele, acrocórdons (*skin tags*), cefaleia, distúrbio visual, fadiga e visceromegalias. Entre as alterações metabólicas, incluem-se intolerância à glicose, diabetes melito, hiperprolactinemia, alterações menstruais (amenorreia ou irregularidade menstrual), hipotireoidismo, insuficiência suprarrenal, hipertensão arterial e hipopituitarismo. Entre as complicações, destacam-se:

- Cardiovasculares: miocardiopatia, cardiopatia (hipertrofia ventricular esquerda), hipertensão arterial sistêmica (HAS), insuficiência cardíaca congestiva (ICC) e coronariopatia
- Respiratórias: apneia do sono e hipoxemia
- Endócrinas: hiperprolactinemia, hipopituitarismo, anormalidades menstruais, disfunção erétil, hipertrigliceridemia, diabetes melito e hipercalcemia.

Além dessas, também merecem destaque as neoplasias benignas (pólipos intestinais) e malignas (cólon, mama, esôfago, estômago, tireoide).

Diagnóstico

Recomenda-se a dosagem de IGF-1 naqueles com clínica compatível ou sinais sugestivos de acromegalia (apneia do sono, diabetes melito tipo 2, artrite debilitante, síndrome do túnel do carpo, hiperidrose e HAS) e naqueles com massa pituitária, nos quais se observa a presença de IGF-1 aumentado para idade (Figura 25.1).

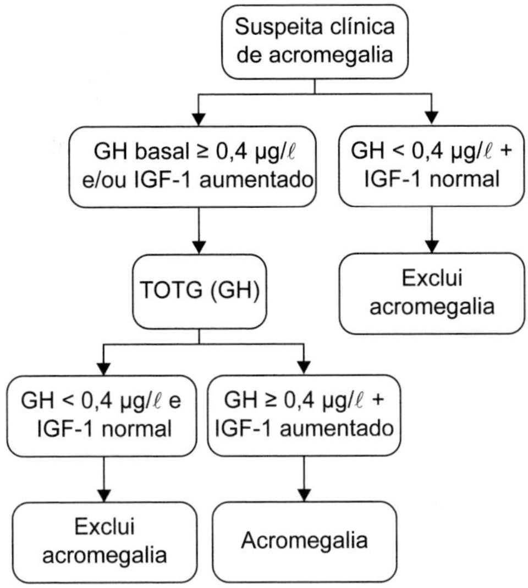

Figura 25.1 Etapas no diagnóstico da acromegalia.

A dosagem de GH basal tem pouco valor no diagnóstico; níveis < 0,3 µg/ℓ constituem boa evidência contra acromegalia. Dosagem de GH após teste oral de tolerância à glicose (TOTG 75 g de glicose anidra) e dosagens de GH subsequentes a cada 30 min por 2 h são o padrão-ouro (tempo: 0 – 30 – 60 – 90 – 120 min). Se GH < 0,4 µg/ℓ, exclui-se acromegalia; se GH > 0,4 µg/ℓ, é provável que haja acromegalia. De acordo com as diretrizes publicadas em 2014 pela Endocrine Society, é considerado normal o ponto de corte após TOTG < 1 µg/ℓ.

Devem ser considerados sinais e sintomas clínicos e elevação sérica de IGF-1 de acordo com a idade e aumento de GH basal e/ou GH após TOTG 75 g de glicose anidra (0' – 1 h – 2 h – 3 h) > 0,4 µg/ℓ (Tabela 25.2).

Exames de imagem

Após a confirmação clínica e laboratorial, solicita-se ressonância magnética (RM) de sela túrcica com contraste (lembrar de verificar a função renal do paciente). Os seguintes exames de imagem também podem ser solicitados:

- Radiografia de crânio: verifica alterações de sela túrcica (aumento do volume, imagem de duplo soalho selar, erosão das clinoides), alargamento dos seios da face, espessamento da díploe, aumento da protuberância occipital e protrusão mandibular

Tabela 25.2 Fatores que afetam a mensuração do hormônio de crescimento (GH) no sangue.

Falso-positivos	Puberdade, gravidez e hipertireoidismo
Falso-negativos	Desnutrição, anorexia, hipotireoidismo, diabetes melito descompensado, doença hepática e renal, estrogenoterapia oral

- Radiografia de mãos: verifica tufos em forma de cabeça de setas nas falanges distais, aumento de partes moles, aumento dos espaços articulares
- Radiografia de pés: aumento do coxim calcâneo (> 22 mm)
- Densitometria óssea
- Ultrassonografia cervical
- Colonoscopia
- Polissonografia.

Tratamento

Os objetivos do tratamento são:

- Preservar e recuperar a função hipofisária
- Reduzir a morbimortalidade
- Controlar os efeitos da massa tumoral
- Atingir níveis de GH < 1 ng/mℓ e IGF-1 normais de acordo com a faixa etária.

Cirúrgico

É o tratamento de escolha, indicado para micro- ou macroademonas intrasselares e/ou comprometimento visual. A cirurgia transesfenoidal é efetiva para reduzir o tamanho da massa tumoral e os níveis de GH na maioria dos pacientes, e deve ser realizada como tratamento inicial na maioria dos pacientes. A cirurgia transcraniana raramente é realizada. É importante observar que, em macroadenomas com expansão extrasselar ou parasselar, pode-se realizar o *debulking* (remoção da maior quantidade de tecido tumoral possível) na tentativa de aumentar a chance de controle dos níveis hormonais e diminuir os efeitos compressivos do tumor.

Medicamentoso

Análogos da somatostatina

Interagem com receptores de somatostatina tipos 2 e 5. São os mais eficientes em reduzir os níveis séricos de GH e controlar o tamanho do tumor. Podem ser usados como terapia primária ou adjuvante à cirurgia e são recomendados como terapia primária em pacientes com baixa chance de cura, com alto risco cirúrgico e naqueles que recusam a cirurgia. Associação com cabergolina deve ser realizada em pacientes já em doses máximas e níveis de GH e IGF-1 leve a moderadamente altos.

Octreotida-LAR. Inibição prolongada da liberação de GH em mais de 80% dos pacientes. Frascos de 10, 20 e 30 mg, por via intramuscular (IM), em intervalos de 4 semanas

Lanreotida autogel. Frascos de 60, 90 e 120 mg, por via subcutânea (SC), profunda em intervalos de 4 semanas

Pasireotida. Grande afinidade por SST1, 2, 3 e 5. Pode ter valor no tratamento de pacientes que não responderam adequadamente à octreotida.

RASTREAMENTO

O eixo GH-IGF-1 deve ser avaliado a cada 3 meses, sendo necessário controlar a doença quando GH < 1 ng/mℓ e IGF-1 normal para idade (deve-se manter a dose da medicação); caso contrário, a dose deve ser aumentada. O tamanho tumoral é avaliado, inicialmente, a cada 6 meses. Se não houver crescimento tumoral, o exame de imagem deve ser realizado a cada 2 a 3 anos.

Agonistas dopaminérgicos

Ainda constituem uma opção de tratamento e podem ser usados também em combinação com análogos da somatostatina, aumentando a eficácia do tratamento. São indicados quando o paciente opta por fazer tratamento por via oral (VO); após a cirurgia em pacientes que persistiram com níveis elevados de prolactina ou GH ou IGF-1; e como terapia adicional aos análogos de somatostatina em pacientes com doses máximas da medicação.

Cabergolina. Comprimidos de 0,5 mg são bem tolerados. A dose inicial é de 0,5 mg/semana, aumentando-se 1 comprimido por semana, de acordo com os níveis de GH e IGF-1 medidos mensalmente. A dose máxima é de 3,5 mg/semana.

RASTREAMENTO

O tamanho tumoral deve ser avaliado por imagem a cada 6 a 12 meses. A atividade da doença pelos sintomas relatados e a função adeno-hipofisária devem ser analisados a cada 6 meses. Dados sobre sua eficácia são limitados.

Antagonista do receptor de hormônio do crescimento

Atua impedindo a dimerização do receptor de GH e a subsequente transdução do sinal, com consequente inibição da produção de IGF-1 pelo fígado. É indicado para pacientes que não obtiveram o controle bioquímico da doença com análogos da somatostatina em dose máxima isoladamente ou em combinação com cabergolina e caso haja persistência de sintomas e níveis elevados de IGF-1 em pacientes já submetidos à cirurgia

Pegvisomanto. Doses de 10, 15 e 20 mg em frascos SC, a uma posologia de 10 a 30 mg/dia.

RASTREAMENTO

Deve-se avaliar IGF-1 a cada 4 a 6 semanas para acréscimos ou decréscimos da dose de 0,5 mg até alcançar os níveis normais de IGF-1. A RM deve ser realizada a cada 6 meses, em conjunto com a função adeno-hipofisária.

Radioterápico

É a última opção de tratamento: em caso de pacientes não curados com a cirurgia e sem controle bioquímico e/ou da massa tumoral com o uso de fármacos, e em tumores de comportamento mais agressivo.

Critérios de cura e controle da doença

GH basal abaixo de 1 μg/ℓ (ng/mℓ) ou nadir do GH abaixo de 0,4 μg/ℓ durante o TOTG e normalização dos valores de IGF-1 para idade.

Rastreamento

Imagens hipofisárias por ressonância magnética devem ser obtidas 3 meses após a cirurgia.

Colonoscopia deve ser realizada a cada 5 anos caso se identifiquem pólipos à colonoscopia inicial e GH/IGF-1 persistentemente elevados ou a cada 10 anos em caso de ausência de pólipos e GH/IGF-1 normais. Caso a densitometria óssea anual pareça alterada, devem-se realizar ultrassonografia cervical anual e rastreamento de acordo com os achados ultrassonográficos.

Leituras sugeridas

Kaimal N, Trainer P. Acromegaly. In: Bandeira F, Gharib M, Golbert A, Griz L, Faria M. Endocrinology and diabetes: a problem-oriented approach. New York: Springer Science; 2014.

Katznelson L, Atkinson JL, Cook DM, Ezzat SZ, Hamrahian AH, Miller KK et al. American Association of Clinical Endocrinologists medical guidelines for a clinical pratice for the diagnosis and treatment of acromegaly – 2011 update. Endocr Pract. 2011; 17(4):1-44.

Katznelson L, Laws ER, Melmed S, Molitch ME, Murad MH, Utz A et al.; Endocrine Society. Acromegaly : An Endocrine Society Clinical Practice Guideline. J Clin Endocrinol Metab. 2014; 99(11):3933-51.

26

Síndrome de Cushing | Aspectos Gerais e Diagnóstico

Vanessa Leão de Medeiros | Aline Guerra Correia | Luiz Henrique Maciel Griz | Daniella Maria Carneiro do Rêgo

Definição

A síndrome de Cushing (SC) é uma condição resultante da exposição prolongada e inapropriada a quantidades excessivas de glicocorticoides (GC) livres circulantes, podendo ser exógena ou endógena. Sua incidência é de 2 a 3 casos por 1 milhão, e a mortalidade é de 3,8 a 5 vezes maior que na população geral.

Etiologia

Síndrome de Cushing exógena

Fatores exógenos constituem a causa mais comum de SC, ocorrendo quando se excedem as doses diárias de medicamentos, como > 7,5 mg de prednisona, 0,75 mg de dexametasona ou 30 mg de hidrocortisona, além de doses excessivas de corticoides nasais e tópicos.

Síndrome de Cushing factícia

É uma doença rara, representando menos de 1% dos casos e ocorre pela ingestão escondida de um GC. Em geral, o paciente tem contato com profissionais de saúde. Mesmo uma história cuidadosa pode falhar na detecção desse distúrbio e pode ser difícil o diagnóstico de exclusão com testes laboratoriais (valores baixos de cortisol urinário livre). O diagnóstico é feito pela detecção de GCs sintéticos na urina por cromatografia líquida de alta pressão.

Síndrome de Cushing endógena

A Tabela 26.1 apresenta as características da SC endógena.

Síndrome de Cushing cíclica

O quadro clínico dessa doença oscila com o nível de cortisol circulante. O diagnóstico é feito por meio do cortisol salivar em várias amostras.

Incidentaloma suprarrenal e síndrome de Cushing subclínica

Hipercortisolismo leve, sem sinais ou sintomas clássicos da SC. Os pacientes podem apresentar obesidade, hipertensão arterial sistêmica (HAS), intolerância à glicose (IG) ou diabetes melito tipo 2 (DM2), dislipidemia, osteoporose. Ocorre em 5 a 30% dos incidentalomas suprarrenais e em 1 a 10% dos pacientes com diabetes ou osteoporose. O ponto de corte do cortisol sérico para SC subclínica é 5 µg/dℓ.

Síndrome de Cushing induzida pela gravidez

É uma doença rara, com menos de 10 casos descritos na literatura. A etiologia provável é pela produção placentária de corticotrofina (CRF) e hormônio adrenocorticotrófico (ACTH). O diagnóstico é difícil, pois a gestação normal aumenta o nível de cortisol sérico em 2 a 3 vezes acima do normal. O cortisol livre urinário eleva-se e a supressão com dexametasona é menor.

Estados de pseudo-Cushing

São considerados estados de pseudo-Cushing a depressão, o alcoolismo, a obesidade, a síndrome de abstinência alcoólica, a anorexia nervosa e os distúrbios psiquiátricos.

Tabela 26.1 Características da síndrome de Cushing endógena.

Dependente de hormônio adrenocorticotrófico (ACTH) (80%)	Independente de ACTH (20%)
Adenoma hipofisário – 1,2 a 2,4/milhão/ano, (80 a 90% dos casos de ACTH-dependente) Principalmente em mulheres de 25 a 45 anos	Carcinoma suprarrenal (corresponde a 40% dos casos de ACTH independente)
Secreção ectópica de ACTH (10 a 15%): carcinoma de pulmão *oat cell* > 50 anos; tumores carcinoides em idade mais precoce	Adenoma suprarrenal (60%)
Secreção de hormônio liberador de corticotrofina (CRH) ectópico (carcinoides brônquicos, carcinoma medular de tireoide e carcinoma prostático)	Síndrome de McCune-Albright
ACTH de origem desconhecida – 5%	Hiperplasia micronodular pigmentosa primária (PPNAD) e complexo de Carney
	Hiperplasia macronodular suprarrenal (AIMAH)
	Restos suprarrenais (leito suprarrenal, gônadas e fígado)

Apresentação clínica

A doença apresenta-se por meio de sinais de hipercortisolismo, como ferimento fácil, pletora facial, estrias purpúreas largas (> 1 cm) e miopatia proximal. Percebem-se também face em formato de lua cheia, gibosidade, osteoporose, pele fina, abdome em pêndulo, HAS, depressão, fadiga, ganho de peso/obesidade, libido diminuída, irregularidade menstrual, síndrome dos ovários policísticos, DM2, nefrolitíase, predisposição a infecções, edema periférico, hirsutismo.

Em crianças, a doença manifesta-se por atraso puberal, baixa estatura, virilização anormal da genitália (clitoromegalia e aumento peniano), ganho ponderal e aumento da pilificação corporal.

Diagnóstico

Deve-se obter uma história cuidadosa para excluir uso de GC exógeno: orais, injetáveis, tópicos e inalatórios, e acetato de megestrol (um progestógeno com certa atividade intrínseca de GC). É importante também investigar SC nos pacientes com HAS resistente, osteoporose importante sem explicação de causa secundária, depressão resistente a medicamentos e DM2 descontrolado.

A confirmação do hipercortisolismo é feita por meio de testes de primeira linha altamente sensíveis, de fácil realização, principalmente ambulatoriais e de baixo custo (Figura 26.1 e Tabela 26.2). Outros testes a serem realizados são:

- Liddle 1 (cortisol 48 h após 2 mg de dexametasona): cortisol > 1,8 μg/dℓ. Supressão de 30% em relação ao basal já é sugestiva de DC
- Cortisol sérico à meia-noite (valores diferentes em paciente acordado e dormindo, permanência por 48 h no hospital), sendo 100% quando > 1,8 μg/dℓ. Começar às 0 h, terminar às 6 h e coletar cortisol às 9 h.

Deve-se observar que, no caso de dois testes anormais, o diagnóstico de SC é confirmado. Caso haja testes discordantes, deve-se fazer avaliação adicional, que também deve ser realizada em caso de a suspeita de SC cíclica (cortisol livre urinário [UFC] ou cortisol salivar [CSa]) e testes anteriores normais (Tabela 26.3).

Em alguns casos de tumor hipofisário, o ACTH pode estar normal, assim como em alguns casos de tumor suprarrenal o ACTH pode não estar suprimido. Recomendam-se 2 a 3 dosagens do ACTH, em pelo menos 2 dias separados, para diminuir erro, pois a secreção de ACTH é episódica na SC de qualquer causa (Figura 26.2). Deve-se ter cuidado com a conservação da amostra.

A melhor maneira de abreviar o diagnóstico é, no mesmo dia da dosagem de cortisol na amostra de urina de 24 h, coletar a amostra de sangue para dosar ACTH. Caso o cortisol esteja aumentado, deve-se enviar a amostra de sangue para o laboratório.

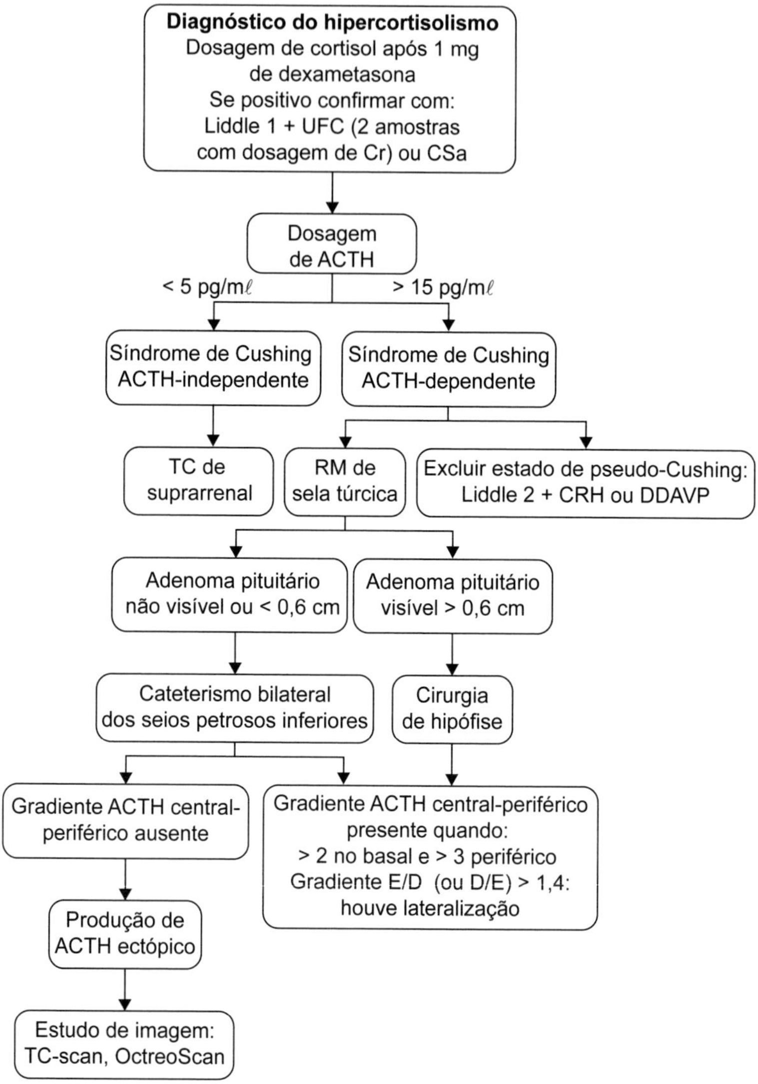

Figura 26.1 Algoritmo para diagnóstico de síndrome de Cushing. UFC: cortisol livre urinário; CSa: cortisol salivar da meia-noite; CRH: hormônio liberador de corticotrofina; DDAVP: desmopressina.

Síndrome de Cushing independente do hormônio adrenocorticotrófico

Na SC independente de ACTH, o adenoma e o carcinoma são visíveis à tomografia computadorizada (TC). Se houver hiperplasia suprarrenal bilateral, é possível que seja ACTH-dependente. Para se identificar o carcinoma suprarrenal, a PET *scan* com fluorodesoxiglicose pode ser útil.

Tabela 26.2 Confirmação do hipercortisolismo.

Exame	Cortisol após 1 mg de dexametasona	Cortisol salivar (CSa) à meia-noite: realizar ≥ 2 medidas (espectrometria de massa em *tandem*)	Cortisol livre urinário (24 h) – UFC
***Cut off* (ponto de corte)**	Cortisol > 1,8 µg/dℓ (confirma)	Cortisol salivar > 172 ng/dℓ ou 4,8 nmol/ℓ (provável) Cortisol salivar < 150 ng/dℓ ou 4,2 nmol/ℓ (improvável)	Valores > 4 vezes o limite superior da normalidade
Observações	Sensibilidade (S) 87%	–	Realizar até 3 medidas caso a primeira seja normal: < 90 µg/24 h (cromatografia líquida) S 81%

Tabela 26.3 Testes para situações especiais.

Condição	Teste preferível	Evitar
Incidentaloma suprarrenal	1 mg dexametasona	Cortisol livre urinário (UFC) e cortisol salivar (CSa)
Gravidez e uso de estrogênio	UFC	1 mg dexametasona e Liddle 1
Antiepilépticos	CSa e UFC	1 mg dexametasona e Liddle 1
Síndrome de Cushing cíclica	CSa	1 mg dexametasona e Liddle 1
Insuficiência renal crônica (IRC)	1 mg dexametasona	–
Estados de pseudo-Cushing	Liddle 1	–

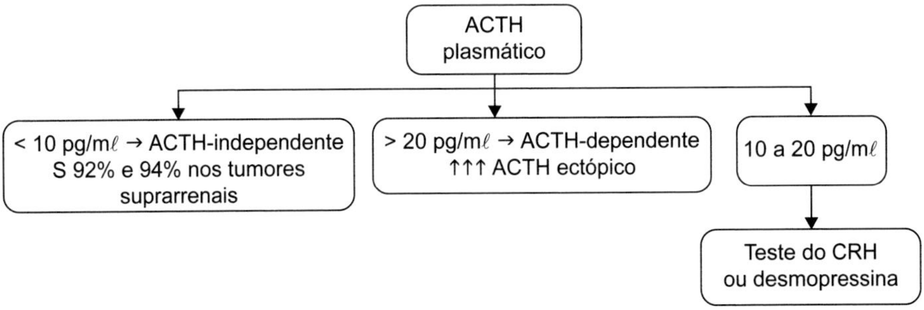

Figura 26.2 Valores do hormônio adrenocorticotrófico (ACTH) plasmático para classificação da síndrome de Cushing.

Adenoma suprarrenal

Mede menos de 3 cm, tem formato arredondado, margens regulares, aparência homogênea à TC, isossinal em T1 e T2 em relação ao fígado, é unilateral e único em 77% dos casos. Menor valor de atenuação na TC (< 10 UH) e *wash out* do meio de contraste acima de 60%.

Carcinoma suprarrenal

Mede mais de 6 cm, tem formato lobulado, margens irregulares, aparência heterogêna à TC, áreas de hemorragia, necrose e calcificação, revelando, também, níveis aumentados de androgênios suprarrenais. Fazer estadiamento TNM. Deve-se considerar carcinoma quando houver crescimento > 0,8 a 1 cm em 6 meses.

Hiperplasia micronodular pigmentosa primária

As suprarrenais podem estar normais ao exame de imagem na hiperplasia micronodular pigmentosa primária (PPNAD). Testes genéticos devem ser realizados para se identificarem mutações *PRKAR1A*. Devem ser investigadas características do complexo de Carney (lesões pigmentadas mucocutâneas, mixoma cardíaco ou cutâneo, fibroadenomas mamários, tumores testiculares, adenoma hipofisário secretor de GH).

Síndrome de McCune-Albright

Caracterizada pela tríade clássica: displasia fibrosa poliostótica, manchas "café com leite", múltiplas endocrinopatias (adenoma hipofisário produtor de GH, hipertireoidismo e puberdade precoce). Manifestações clássicas do hipercortisolismo de origem suprarrenal são raras, principalmente logo após o nascimento ou nos primeiros meses de vida. A histologia está relacionada com glândulas suprarrenais hiperplasiadas ou com formação nodular.

Síndrome de Cushing dependente de hormônio adrenocorticotrófico

A SC dependente de ACTH pode ter tanto causas hipofisárias como não hipofisárias; o adenoma hipofisário (DC) é causa mais comum em 9:10 mulheres. A secreção de hormônio liberador de corticotrofina (CRH) ectópico é bastante rara, e não há um teste com 100% de acurácia.

Os tumores carcinoides podem mimetizar quadro clínico da doença de Cushing, principalmente pelo fato de terem menos de 1 cm, o que causa dificuldade de visualização em exames de imagem modernos. Algumas anormalidades radiológicas podem ser, na verdade, incidentalomas. Na síndrome do ACTH ectópico clássica, há maior grau de hipersecreção de ACTH e do cortisol. A hipopotassemia é mais comum do que no DC.

O diagnóstico das causas de SC dependente de ACTH é feito por meio dos seguintes testes:

- Liddle 2: é um teste de supressão com altas doses de dexametasona. Deve-se administrar 8 mg de dexametasona às 23 h ou 2 mg de 6 em 6 h por 2 dias. Se houver supressão > 50%, há doença de Cushing; se a supressão < 50%, tumor suprarrenal ou ACTH ectópico. Ainda são controversos os valores de referência para sensibilidade, especificidade e *cut off* do teste

- Teste do CRH ou DDAVP: administram-se 100 μg de CRH ou 10 μg de DDAVP com dosagem de cortisol nos tempos –15, 0, 15 e 30 e ACTH nos tempos –15, 0, 15 e 45 min. Se ACTH e cortisol estiverem elevados, há doença de Cushing. O CRH estimula apenas a secreção do ACTH hipofisário. Aumento de 35% no ACTH e 20% no cortisol é indicativo de doença.

Cateterismo bilateral dos seios petrosos inferiores

Há diferenciação entre doença de Cushing e secreção de ACTH ectópico, com 98% de acurácia. Deve ser realizado nos casos em que a ressonância magnética (RM) de sela apresentar lesão inferior a 0,6 cm. Antes da realização do cateterismo, é preciso confirmar hipercortisolismo. Deve-se administrar CRH (1 μg/kg) ou DDAVP (10 μg) com dosagem de ACTH na periferia e no seio petroso nos tempos 0,3 e 5 min. Os gradientes são: ACTH basal central/periférico > 2:1; ACTH estimulado central/periférico > 3:1. A localização correta ocorre em uma média de 78% dos casos (gradiente entre os seios acima de 1,4). A dosagem concomitante da prolactina ajuda na confirmação da colocação correta dos cateteres, pelo gradiente central-periférico de pelo menos 3:1. As complicações neurológicas do procedimento são raras, mas podem ocorrer acidente vascular encefálico, hemorragia pontina, infarto de tronco cerebral e hemorragia subaracnóidea venosa. Outras complicações descritas são hematoma na virilha (mais comum), tromboembolismo venoso e arritmia transitória (mais raras).

Diagnóstico confirmado de DC: Liddle 2 + teste CRH ou DDAVP + RM de sela com adenoma > 0,6 cm ou cateterismo de seios petrosos

Exames de imagem

- Hipófise: RM de sela túrcica com gadolínio. Imagem hipointensa que não se intensifica pós-gadolínio. Adenoma > 6 mm: dispensa estudo invasivos
- Suprarrenal: tomografia computadorizada (TC) de abdome. Adenomas < 3 cm. Carcinomas > 6 cm, com crescimento > 0,8% em 6 meses a 1 ano. Atrofia da glândula contralateral em caso de tumor suprarrenal
- Secreção de ACTH ectópico: tomografia computadorizada (TC) de região cervical, tórax e abdome. Carcinoma de pulmão *oat-cell* e carcinoides brônquicos.

Outros exames

A TC por emissão de pósitrons com 18-fluorodesoxiglicose (18 FDG-PET) e a TC por emissão de fóton único (SPECT) são úteis na visualização de tumores neuroendócrinos não detectados ou mal detectados pela RM ou TC. Podem ser usadas na suspeita de metástases.

A cintilografia com ^{111}In-pentetreotide (OctreoScan) é útil na identificação de tumor carcinoide, carcinoma pulmonar de pequenas células e carcinoma medular de tireoide.

Leituras sugeridas

Alexandraki KL, Grossman AB. Cushing's syndrome. In: Bandeira F, Gharib H, Golbert A, Griz L, Faria M. Endocrinology and diabetes: a problem-oriented approach. New York: Springer; 2014.

Richard A, Hofland F. Medical treatment of Cushing's disease. J Clin Endocrinol Metab. 2013; 98(2):425-38.

Valassi E, Biller BM, Swearingen B, Pecori Giraldi F, Losa M, Mortini P et al. Delayed remission after transsphenoidal surgery in patients with Cushing's disease. J Clin Endocrinol Metab. 2010; 95(2):601-10.

27

Síndrome de Cushing | Tratamento e Rastreamento

Vanessa Leão de Medeiros | Marcela Maia Pitaluga | Luiz Henrique Maciel Griz | Daniella Maria Carneiro do Rêgo | Aline Guerra Correia

Introdução

A normalização da ação e dos níveis de cortisol, e comorbidades, mesmo que associados a tratamentos adjuvantes, é um tratamento eficaz para a síndrome de Cushing (SC). No entanto, a ressecção cirúrgica de lesão causal ainda é o tratamento de primeira linha, e a escolha de demais terapêuticas, medicamentosa, adrenalectomia ou radioterapia, deve ser individualizada a cada paciente.

Cirurgia transesfenoidal

O tratamento de primeira escolha para a SC é a cirurgia transesfenoidal (Figura 27.1). A remissão ocorre em 65 a 90% dos casos; com recidiva em mais de 25%. A cirurgia tem menor taxa de sucesso em pacientes com adenomas não visíveis e macroadenomas. Uma segunda abordagem pode ser feita em pacientes com DC persistente ou recorrente, com baixa taxa de remissão e maior risco de hipopituitarismo. Os níveis de cortisol $< 3\ \mu g/d\ell$ e hormônio adrenocorticotrófico (ACTH) $< 20\ pg/m\ell$ no pós-operatório associam-se a baixa taxa de recorrência. As principais complicações da cirurgia transesfenoidal são hipocortisolismo transitório ou persistente, hipopituitarismo, diabetes insípido transitório, fístula liquórica, meningite, sangramento, tromboembolismo venoso.

Adrenalectomia

A adrenalectomia unilateral é indicada para tratamento de SC suprarrenal, hiperplasia micronodular pigmentosa primária (PPNAD), hiperplasia macronodular suprarrenal (AIMAH),

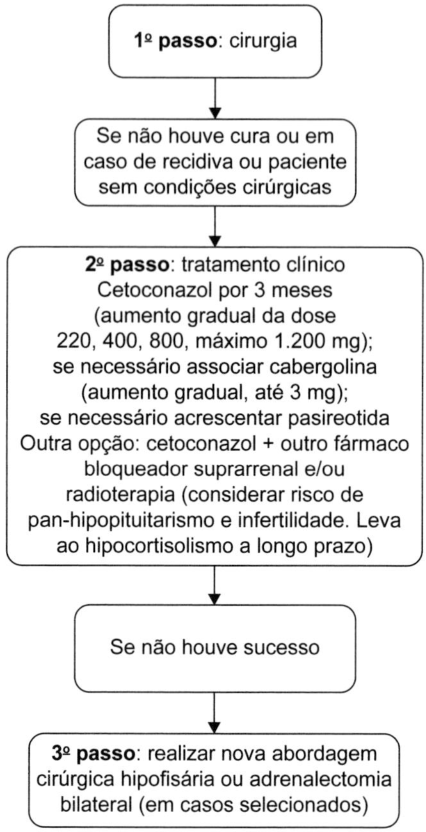

Figura 27.1 Algoritmo do tratamento da doença de Cushing.

enquanto se recomenda a adrenalectomia bilateral em doença de Cushing recidivante ou recorrente, e doença de Cushing grave.

As possíveis complicações são hemorragia, insuficiência suprarrenal, síndrome de Nelson. A adrenalectomia bilateral é efetiva no controle do hipercortisolismo, porém o paciente necessita de tratamento rigoroso com glicocorticoide e mineralocorticoide para o resto da vida, com risco de insuficiência suprarrenal aguda em casos de estresse físico.

Radioterapia

A radioterapia está indicada caso haja contraindicação ao tratamento cirúrgico, doença de Cushing recorrente/recidivante, lesões com efeitos de massa ou invasão associada de adenoma corticotrófico. A maior desvantagem é a resposta tardia (média de 24 meses). Enquanto não se inicia a resposta, o paciente permanece exposto aos efeitos deletérios do hipocortisolismo. As complicações incluem pan-hipopituitarismo (observa-se que pacientes que desenvolvem hipopituitarismo apresentam maior comprometimento da qualidade de vida mesmo em uso de terapia de reposição).

Tratamento clínico

O tratamento das complicações da SC com risco à vida (psicose, hipertensão grave e infecções oportunistas) deve ser realizado. O tratamento clínico também é indicado antes da abordagem cirúrgica, com o objetivo de reduzir as complicações peroperatórias. É indicado, ainda, aos indivíduos com SC persistente ou recorrente, pacientes com contraindicações ao tratamento cirúrgico ou com risco cirúrgico elevado, e pacientes aguardando o efeito da radioterapia. A terapia medicamentosa atual é limitada devido a moderada eficácia e/ou importante toxicidade dos medicamentos disponíveis, o que dificulta o tratamento de longo prazo.

Recomenda-se atenção ao esquema vacinal do portador de SC, principalmente contra gripe, herpes-zóster e pneumococo.

Análogos da somatostatina

Os adenomas corticotróficos apresentam grande quantidade de receptores da somatostatina, em especial o SST5, em suas células. Foi observado que a secreção de ACTH é influenciada pelo uso de análogos da somatostatina (SSA). A octreotida tem grande afinidade pelo receptor SST2, portanto não apresenta bons resultados.

A pasireotida (novo SSA) foi desenvolvida e avaliada quanto à eficácia na inibição do ACTH e na produção de cortisol. Estudos *in vivo* estão em andamento para comprovar sua eficácia. Recentemente foi aprovada na Europa para tratamento de pacientes com DC após insucesso cirúrgico ou para os que não podem realizar o tratamento cirúrgico. O principal efeito adverso é a hiperglicemia, presente na maioria dos pacientes, provavelmente por inibir a secreção de incretina. Distúrbios gastrintestinais e colelitíase também podem se manifestar. As doses empregadas são de 600 a 900 μg, 2 vezes/dia.

Agonistas dopaminérgicos

Assim como os receptores de somatostatina, os receptores de dopamina (DA) estão presentes na maioria das células da adeno-hipófise, em especial o subtipo D2, de efeito inibitório. Logo, os análogos da dopamina, ao atuarem nos receptores D2 dos adenomas corticotróficos, passam a exercer efeito inibitório na secreção de ACTH. Sessenta por cento dos adenomas corticotróficos apresentam expressão dos 2 receptores, SST5 e D2. O tratamento com bromocriptina e cabergolina é efetivo em alguns pacientes com DC. Um número significante de pacientes apresentou escape ao tratamento com cabergolina mesmo após vários anos de tratamento. Ainda não há consenso quanto ao dano à valva cardíaca, em relação ao uso da cabergolina. Sugere-se dose de 1 a 7 mg por semana de cabergolina. Astenia, alterações gastrintestinais e tonturas são efeitos adversos comuns.

Fármacos bloqueadores da suprarrenal

Ver Tabela 27.1.

Antagonista do receptor de glicocorticoide | Mifepristona

Esse medicamento é usado como abortivo por ser um potente antiprogestógeno. Foi recentemente aprovado nos EUA para uso em pacientes com SC e com diabetes melito tipo 2 (DM2) ou hiperglicemia que não responderam à cirurgia ou não são candidatos a ela. Pode ser usado em casos de complicações agudas devido a hipercortisolismo grave (psicose aguda e infecção grave), adenoma com pequena taxa de cura por ter localização desfavorável ou adenoma não visível, ou nos pacientes que aguardam o efeito máximo da radioterapia. A posologia é de 300 a 1.200 mg/dia. Não há parâmetro laboratorial para ajuste de dose da mifepristona, e o tratamento em excesso pode levar a insuficiência suprarrenal. Faltam estudos de longo prazo para demonstrar sua eficácia. Os principais efeitos adversos são: aumento do risco de DM2, piora da hipertensão arterial sistêmica (HAS) e da hipopotassemia. Em mulheres, pode acarretar hiperplasia endometrial.

Outros fármacos

Outros medicamentos ainda estão sendo testados, como o ácido retinoico e o agonista do PPAR-γ (*nuclear peroxisome proliferator-activated receptor-gamma*).

Terapia combinada

A terapia combinada apresenta muitos benefícios, como remissão bioquímica rápida para reverter a alta morbimortalidade; além disso, os fármacos podem ser combinados em sequência de acordo com a persistência do hipercortisolismo. Quando se alcançar a remissão do hipercortisolismo, pode-se reduzir a dose das medicações ou retirar alguma delas. A combinação de vários fármacos pode levar a menor dose de cada um, com menores efeitos adversos, além de potencializar a diminuição do ACTH pelas células tumorais corticotróficas. Dentre essas combinações, são exemplos:

- Análogos da somatostatina (SSA) + agonistas dopaminérgicos (DA)
- Pasireotida (300 a 750 μg/dia) + cabergolina (1,5 mg em dias alternados) por 1 mês. Caso o hipercortisolismo persista, adicione cetoconazol (600 mg/dia)
- Cabergolina + baixa dose de cetoconazol (menor efeito hepatotóxico)
- Três fármacos bloqueadores da suprarrenal: mitotano (3 g/24 h) + cetoconazol (800 mg/24 h) + metirapona (2,25 g/24 h). As doses devem ser ajustadas de acordo com os sinais clínicos. Essa terapia agressiva pode ser uma alternativa à adrenalectomia bilateral de emergência em pacientes com graves complicações pelo hipercortisolismo.

Tabela 27.1 Fármacos bloqueadores da suprarrenal.

Agente	Mecanismo de ação	Dose	Resultados	Comentários
Metirapona	Inibe 11β-hidroxilase	500 a 6.000 mg/dia (6 a 8 h)	Efetiva, ação rápida, diminui níveis de cortisol 2 h após a primeira dose. Por diminuir o cortisol, diminui o *feedback* (–) do hormônio adrenocorticotrófico (ACTH), o que leva ao aumento dos androgênios e mineralocorticoides	Hipoadrenalismo, náuseas, dor abdominal, hisurtismo, acne. Hipopotassemia, hipertensão. Não disponível nos EUA e no Brasil
Cetoconazol	Inibe as enzimas 11β-hidroxilase, 17-hidroxilase e 18-hidroxilase	Inicia-se com 200 a 400 mg/dia Pode-se chegar a 1.600 mg/dia	Efetivo, início de ação rápida Bloqueador suprarrenal mais usado Avaliar eficácia com 3 meses Não usar bloqueador de bomba de prótons	Alterações gastrintestinais, *rash*, elevação de enzimas hepáticas, ginecomastia, redução da libido em homens
Mitotano	Inibe as enzimas: CYP11A1, CYP11B1, CYP11B2	Inicia-se com 250 mg; 500 mg a 8.000 mg/dia	Início de ação lento. Usado principalmente no carcinoma adrenocortical para reduzir a produção de cortisol e com ação tumoricida Aumento de dose gradual e ingestão durante as refeições	Alterações gastrintestinais, elevação de enzimas hepáticas, insuficiência suprarrenal, distúrbio neurológico, hipercolesterolemia, hiperuricemia, prolongamento do tempo de sangramento, teratogenicidade e ginecomastia
Etomidato	Derivado imidazólico e fármaco anestésica. Inibe as enzimas CYP17 e 11β-hidroxilase	0,03 e 0,3 mg/kg/h IV	Rápida ação, pode ser usado em situações de urgência ou na síndrome de Cushing por ACTH ectópico	Requer monitoramento. Infusões contínuas podem ser intermitentes

Tratamento das comorbidades

Apesar do tratamento do hipercortisolismo, o tratamento médico específico das comorbidades deve ser realizado especialmente no risco cardiovascular, já que persiste mesmo com a melhora do hipercortisolismo. Portanto, é preciso ter em mente a manutenção da pressão arterial, da glicemia e do nível de colesterol.

A espironolactona é uma boa opção na HAS, devido ao efeito mineralocorticoide do cortisol em altos níveis. O inibidor da enzima conversora de angiotensina e bloqueadores do receptor de angiotensina II são uma boa combinação, pois a SC leva à hipertrofia do ventrículo esquerdo e à disfunção diastólica.

A tromboprofilaxia é feita em função do alto risco de eventos tromboembólicos nos pacientes com hipercortisolismo e manutenção no pós-operatório da cirurgia transesfenoidal.

Em pacientes com adenoma suprarrenal, recomenda-se acompanhamento de comorbidades específicas da SC, como avaliação de densidade à tomografia computadorizada (TC). Em indivíduos apresentando mais de 10 unidades Hounsfield ou patologia consistente, deve-se seguir investigação para malignidade por imagens.

Seguimento pós-operatório

Ver Tabela 27.2 e Figura 27.2.

Hipercortisolismo

Se o hipercortisolismo for persistente no período pós-operatório imediato, é sinal de falha cirúrgica. O paciente deve receber tratamento adicional precoce (Figura 27.1).

As decisões sobre a necessidade de tratamento adicional baseiam-se no estado da atividade da doença, na confirmação do diagnóstico com base no resultado histopatológico, bem como em estudos radiológicos pós-operatórios, experiência médica e modalidades terapêuticas disponíveis.

Acompanhamento e manejo de hipertensão, diabetes e osteoporose devem ser realizados, pois essas condições podem persistir após o tratamento eficaz do hipercortisolismo.

Tabela 27.2 Avaliação da recuperação do eixo hipotálamo-hipófise-suprarrenal (3 meses após cirurgia).

Cortisol sérico pré-dose matinal do corticoide	Conduta
< 3 μg/dℓ	Necessidade contínua de corticoides
3 a 20 μg/dℓ	Suspender corticoide Realizar teste com cortrosina
> 20 μg/dℓ	Suspender corticoide Avaliar persistência do hipercortisolismo

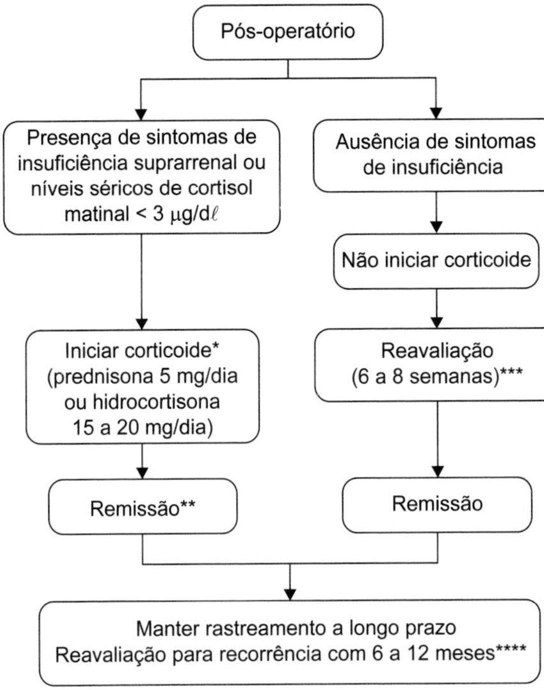

Figura 27.2 Seguimento no pós-operatório.

*Hidrocortisona 15 mg/dia (dose diária fracionada 10 mg + 5 mg); hidrocortisona 20 mg/dia (dose diária fracionada 10 mg + 5 mg + 5 mg/dia).

**Insuficiência suprarrenal é critério confiável para definir remissão, porém recorrência também é vista em 4 a 11% dos pacientes que desenvolvem insuficiência suprarrenal após a cirurgia.

***Alguns pacientes podem apresentar diminuição mais tardia dos níveis de cortisol sérico após a ressecção da lesão hipofisária. Maior tempo de rastreamento, 6 a 8 semanas após a cirurgia, pode prever, de maneira mais precisa, a probabilidade de remissão por longo prazo.

****Pacientes que alcançaram remissão devem ser avaliados periodicamente (a cada 6 a 12 meses) para a recorrência da doença.

Realizar um dos 4 testes: cortisol salivar noturno, teste de supressão com 1 mg de dexametasona, cortisol livre urinário de 24 h ou teste de supressão com 2 mg de dexametasona. O cortisol salivar noturno é o teste mais sensível, e o cortisol livre urinário de 24 h é o teste menos sensível para a detecção de recorrência.

Pacientes que não apresentam sintomas de insuficiência suprarrenal ou níveis séricos baixos de cortisol, porém iniciam a terapia com corticoide imediatamente após a cirurgia, devem ser avaliados para remissão de hipercortisolismo mais tardiamente no pós-operatório.

Leituras sugeridas

Alexandraki KI, Grossman AB. Cushing's syndrome. In: Bandeira F, Gharib H, Golbert A, Griz L, Faria M. Endocrinology and diabetes: a problem-oriented approach. New York: Springer; 2014.

Esposito F, Dusick JR, Cohan P, Moftakhar P, McArthur D, Wang C et al. Early morning cortisol levels as a predictor of remission after transsphenoidal surgery for Cushing's disease. J Clin Endocrinol Metab. 2006; 91(1):7-13.

Hammer GD, Tyrrell JB, Lamborn KR, Applebury CB, Hannegan ET, Bell S et al. Transsphenoidal microsurgery for Cushing's disease: initial outcome and long-term results. J Clin Endocrinol Metab. 2004; 89(12):6348-57.

Nieman LK, Biller BM, Findling JW, Murad MH, Newell-Price J, Savage MO et al. Treatment of Cushing 's Syndrome: An Endocrine Society Clinical Practice Guideline. J Clin Endocrinol Metab. 2015; 100(8):2807-31.

Valassi E, Biller BM, Swearinger B, Pecori Giraldi F, Losa M, Mortini P et al. Delayed remission after transesphenoidal surgery in patients with Cushing's disease. J Clin Endocrinol Metab. 2010; 95(2):601-10.

28

Incidentaloma Hipofisário

Manoel Aderson Soares Filho | Luiz Henrique Maciel Griz |
Daniella Maria Carneiro do Rêgo

Definição

É uma lesão hipofisária descoberta ocasionalmente em exames de imagem realizados em razão de um sintoma ou motivo não relacionado com a lesão (p. ex., cefaleia, traumatismo craniano ou outras queixas neurológicas). As lesões podem ser classificadas em microincidentaloma, quando menores que 1 cm; e em macroincidentalomas, quando maiores que 1 cm.

Etiologia

Em função de sua improbabilidade cirúrgica, a maioria dos incidentalomas não tem diagnóstico etiológico. Em uma série de pacientes de massas selares submetidos à cirurgia, 91% apresentavam adenomas hipofisários e 9% apresentavam adenomas não hipofisários (a maioria craniofaringiomas). A análise imuno-histoquímica desses adenomas mostrou-se negativa em 50% dos casos, pluri-hormonal em 20%, positiva para gonadotrofina em 15% e positiva para hormônio do crescimento (GH) em 10%.

Os tumores têm mesma distribuição entre os sexos e faixa etária adulta.

- Microincidentalomas vistos em tomografia computadorizada (TC): 4 a 20%; vistos em ressonância magnética (RM): 10 a 38%
- Macroincidentalomas vistos em TC: 0,2%; vistos em RM: 0,16%

Avaliação inicial

Todos os pacientes com incidentaloma hipofisário devem ser submetidos à avaliação clínica e laboratorial de hipopituitarismo e síndrome de hipersecreção hormonal, mesmo aqueles sem sintomas. Adicionalmente, pode ser necessário exame de campo visual se a lesão tiver contato com quiasma óptico.

Recomenda-se que todos os pacientes sejam avaliados por RM de hipófise com contraste, se possível, para melhor observar a natureza e a extensão do incidentaloma.

Hipersecreção hormonal

Devem ser avaliados hipersecreção de prolactina, GH, cortisol. As evidências são mais fortes em se medir prolactina sérica dos pacientes com incidentaloma, inclusive pela possibilidade de sucesso terapêutico com agonista dopaminérgico. Deve-se medir a prolactina diluída, a fim de evitar efeito gancho.

Deve ser realizado rastreamento para acromegalia com dosagem de GH e fator do crescimento semelhante à insulina tipo 1 (IGF-1). O rastreamento para o excesso de corticoide deve ser considerado em caso de suspeita clínica, não devendo haver rastreamento sistemático de incidentalomas para hipercortisolismo subclínico. Não há recomendação para dosagem de hormônio adrenocorticotrófico (ACTH) de rotina.

Em casos especiais, deve-se avaliar realização de dosagem sérica de cortisol e GH após teste de tolerância à insulina.

Hipopituitarismo

Dados combinados de micro- e macroincidentalomas mostraram hipopituitarismo em até 40% dos casos.

- Déficit
- Gonadotrofinas (não associado com hiperprolactinemia): 30% dos pacientes
- Eixo da tireoide: 28%
- Eixo ACTH/cortisol: 18%
- Eixo GH: 8%.

Recomenda-se um rastreamento com dosagem de tiroxina (T4) livre, cortisol basal, testosterona, estradiol, hormônio luteinizante (LH), hormônio foliculoestimulante (FSH) e IGF-1. Níveis baixos de gonadotrofinas em mulheres na pós-menopausa sugerem hipopituitarismo, e deve-se excluir hipogonadismo primário em homens com baixos níveis de testosterona.

O tamanho do incidentaloma também pode ser relevante para o risco de hipopituitarismo. Recomenda-se mais fortemente o rastreamento em macro- e microincidentalomas maiores (de 6 a 9 mm).

Contato com quiasma óptico

Recomenda-se exame de campo visual para todos os pacientes com um incidentaloma em contato com quiasma/nervo óptico, mesmo sem sintomas visuais.

Rastreamento

A opção de tratamento para pacientes com incidentaloma assintomático clinicamente não funcionante é o rastreamento conservador sem cirurgia. Pacientes sem critério de cirurgia devem receber rastreamento com avaliação clínica e serem submetidos aos testes listados a seguir:

- Macro: RM 6 meses após o exame inicial. Se não houver aumento da lesão, RM anualmente
- Micro: RM 1 ano após exame inicial. Se não houver aumento da lesão, RM de 1 a 2 anos nos primeiros 3 anos e, então, menos frequentemente
- Campo visual: nas lesões que estiveram em contato com quiasma óptico nas RM de rastreamento. Não há necessidade de realização deste exame em lesões não próximas ao quiasma e em pacientes assintomáticos acompanhados com RM
- Avaliação clínica e bioquímica para hipopituitarismo 6 meses após a avaliação inicial. A partir daí, anualmente (em caso de macroincidentaloma).

Os testes de rastreamento estão indicados pelo risco de desenvolvimento de hipopituitarismo, principalmente em macroincidentaloma. O crescimento tumoral rápido aumenta o seu risco. Os testes de rotina não estão indicados em microincidentalomas em que não haja mudança clínica, pelo baixo risco de desenvolver hipopituitarismo.

Tratamento

Cirúrgico

O tratamento cirúrgico deve ser individualizado, de preferência por via transesfenoidal, se o paciente apresentar:

- Déficit visual devido à lesão
- Oftalmoplegia ou comprometimento neurológico devido à compressão pela lesão
- Lesões em contato ou comprimindo o quiasma/nervos ópticos à RM
- Apoplexia hipofisária com distúrbio visual
- Tumores hipersecretores (que não prolactinomas).

A cirurgia pode ser considerada se houver:

- Crescimento significativo do incidentaloma (não há consenso quanto a um ponto de corte específico)
- Perda de função endócrina
- Lesão próxima ao quiasma e planos de engravidar
- Cefaleia incessante.

Medicamentoso

Em paciente com incidentaloma e hiperprolactinemia (que pode ser decorrente de uma compressão da haste hipofisária), a hiperprolactinemia sintomática pode ser tratada com agonista dopaminérgico. Em outros incidentalomas, esse tratamento raramente diminui a lesão, não devendo ser usado nesses casos. Portanto, acompanhamento do tamanho da lesão é necessário, independente dos níveis de prolactina (Figura 28.1).

Em pacientes com tumor residual após cirurgia transesfenoidal, o tratamento com cabergolina e bromocriptina pode resultar em certo grau de redução tumoral. Com análogos de somatostatina, a resposta é variável.

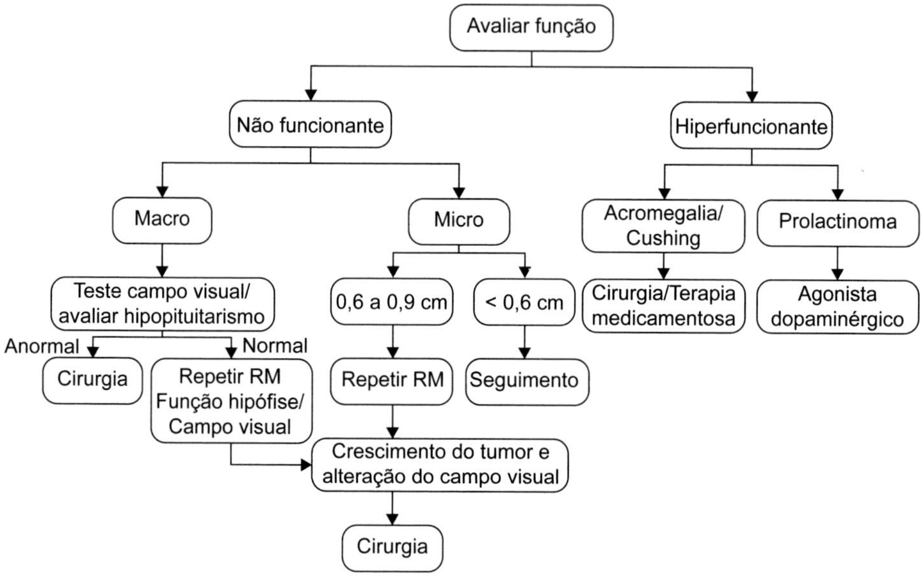

Figura 28.1 Avaliação e tratamento de incidentaloma hipofisário.

Leituras sugeridas

Fainstein Day P, Guitelman M, Artese R, Fiszledjer L, Chervin A, Vitale NM et al. Retrospective multicentric study of pituitary incidentalomas. Pituitary. 2004; 7(3):145-8.

Freda PU, Beckers AM, Katznelson L, Molitch ME, Montori VM, Post KD et al. Pituitary incidentaloma: an Endocrine Society Clinical Practice Guideline. J Clin Endocrinol Metab. 2011; 96(4):894-904.

Nippoldt TB. Evaluation of sellar masses. In: Bandeira F, Gharib H, Golbert A, Griz L, Faria M. Endocrinology and diabetes: a problem-oriented approach. New York: Springer Science; 2014.

29

Pan-Hipopituitarismo

Vanessa Caroline Costa Machado Mazullo | Luiz Henrique Maciel Griz |
Daniella Maria Carneiro do Rêgo

Introdução

Anatomia e fisiologia da hipófise

O sistema nervoso central, a hipófise e os respectivos órgãos-alvo (gônadas, suprarrenais e tireoide) agem em conjunto, integrando harmoniosamente os inúmeros processos secretórios que ocorrem nos diferentes níveis de controle do eixo hipotálamo-hipofisário, por mecanismos multifatoriais e dependentes de uma comunicação humoral, que se autorregula por mecanismos de retroalimentação.

No adulto, a hipófise mede de 12 a 15 mm no seu diâmetro maior (transversal), 8 a 10 mm no plano sagital e 5 a 7 mm no plano vertical. Pesa 0,5 a 0,6 g. Localiza-se no interior da sela túrcica, no osso esfenoide na base do crânio, sendo conectada com o hipotálamo pela haste hipofisária. Ocupa 75% da sela normal.

A hipófise é dividida em dois lobos, o anterior, ou adeno-hipófise (constituindo 80% do volume total da glândula), e o posterior, ou neuro-hipófise, com origens embriológicas distintas. O lobo anterior da hipófise produz os seguintes hormônios: hormônio do crescimento (GH), hormônio foliculoestimulante (FSH), hormônio luteinizante (LH), hormônio adrenocorticotrófico (ACTH), hormônio tireoestimulante (TSH) e prolactina, os quais são regulados por hormônio liberador do hormônio do crescimento (GHRH), hormônio liberador de gonadotrofina (GnRH), hormônio liberador de corticotrofina (CRH), hormônio liberador de tireotrofina (TRH) e dopamina (Tabela 29.1). Com exceção da dopamina, de ação inibidora, os outros hormônios hipotalâmicos exercem uma ação estimuladora. O lobo posterior armazena o hormônio antidiurético (ADH) e a ocitocina, produzidos no hipotálamo.

Tabela 29.1 Hormônios produzidos pela hipófise e sua atuação.

Hipotálamo	Célula	Produtos	Alvos	Hormônios periféricos
GHRH	Somatotrofos	GH	Todos os tecidos	IGF-1
GnRH	Gonadotrofos	FSH, LH	Gônadas	E2, testosterona
TRH	Tireotrofos	TSH	Tireoide	TSH
CRH	Corticotrofos	ACTH	Suprarrenal	Cortisol
Dopamina | TRH	Lactotrofos	PRL	Mama	Secreção mamária

GHRH: hormônio liberador do hormônio do crescimento; GH: hormônio do crescimento; IGF-1: fator do crescimento semelhante à insulina tipo 1; GnRH: hormônio liberador de gonadotrofina; FSH: hormônio foliculoestimulante; LH: hormônio luteinizante; TRH: hormônio liberador de tireotrofina; TSH: hormônio tireoestimulante; CRH: hormônio liberador de corticotrofina, ACTH: hormônio adrenocorticotrófico; PRL: prolactina.

Hipopituitarismo

O hipopituitarismo manifesta-se pela diminuição ou ausência da secreção de um ou mais hormônios hipofisários. Quando há deficiência de dois ou mais desses hormônios, pode-se chamar de pan-hipopituitarismo.

O hipopituitarismo é um evento primário, causado pela destruição da adeno-hipófise ou por um fenômeno secundário resultante da deficiência de fatores estimulantes (ou inibitórios) hipotalâmicos que normalmente atuam sobre a hipófise. A causa mais comum de hipopituitarismo são tumores hipofisários ou consequência do seu tratamento (cirurgia e/ou radioterapia).

Etiologia

As principais causas de pan-hipopituitarismo são listadas a seguir:

- Genética: mutação do receptor do GHRH, mutação isolada do gene do GH, mutação dos genes dos fatores de transcrição: *HESX1, POU1F1*, *Prop1*, *LHX3*, *LHX4*, *PITX 1* e *2*, *SOX 2* e *3*
- Invasiva: grandes tumores hipofisários, craniofaringiomas, tumores metastáticos, tumores primários do sistema nervoso central (meningioma, cordoma, glioma óptico, tumores epidermoides, dermoides, pineais)
- Vascular: necrose pós-parto (síndrome de Sheehan), apoplexia hipofisária, aneurisma carotídeo
- Infiltrativa: sarcoidose, hemocromatose, histiocitose X
- Traumática: traumatismo craniano, maus-tratos infantis
- Imunológica: hipofisite linfocítica
- Iatrogênica: cirurgia, radioterapia
- Infiltrativa: micoses, tuberculose, sífilis
- Idiopática.

Apresentação clínica

A Figura 29.1 mostra as principais apresentações clínicas de pan-hipopituitarismo.

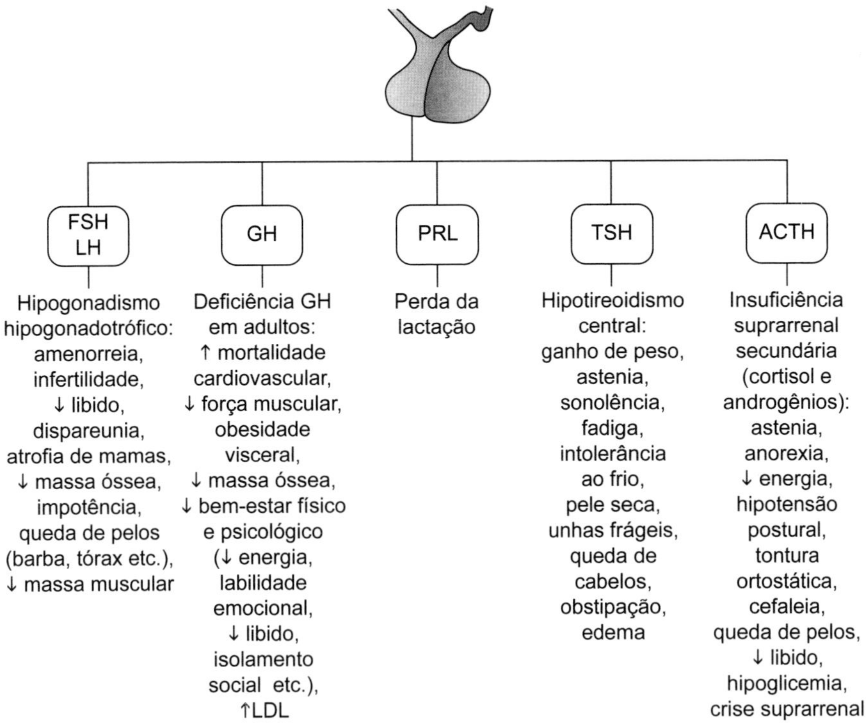

Figura 29.1 Manifestações clínicas relacionadas com cada deficiência hormonal.

Diagnóstico

O diagnóstico baseia-se no exame clínico e na avaliação laboratorial para investigação da causa do hipopituitarismo (Tabela 29.2).

Teste dinâmico para déficit de hormônio do crescimento

Teste de tolerância à insulina

O teste de tolerância à insulina (ITT) é considerado o teste padrão-ouro para diagnóstico de déficit de GH. Administra-se insulina regular 0,05 a 0,15 UI/kg por via intravenosa (IV). Quando o paciente apresentar glicemia capilar menor ou igual a 45 mg/dℓ, deve-se dosar o GH sérico nos tempos 0, 15, 30, 60, 90 e 120 min. Nos adultos, como segunda opção, pode ser usado o teste de estímulo com glucagon 1 mg por via subcutânea (SC). As medidas do GH sérico podem ser realizadas no basal e 3 h após a injeção.

Interpretação. GH $<$ 3 ng/mℓ em adultos e $<$ 5 a 10 ng/mℓ (a depender do ensaio) em crianças sugerem déficits de GH. Em crianças, no radioimunoensaio, valor maior que 10 ng/mℓ é considerado uma resposta normal, e valores entre 7 e 10 ng/mℓ, resposta parcial à secreção de GH. No imunorradiométrico, valor maior igual a 7 ng/mℓ é considerado uma

Tabela 29.2 Exames para avaliação de hipopituitarismo.

Hormônio	Teste	Resultados
Mulher LH e FSH	Avaliação clínica LH FSH Estradiol	 Normal ou baixo Normal ou baixo Baixo
Homem LH e FSH	LH FSH Testosterona	Normal ou baixo Normal ou baixo Baixo
TSH	T4 livre	Baixo
GH	Hipoglicemia insulínica IGF-1(< 40 anos)	< 3 ng/mℓ (7 mUI/ℓ) Normal ou baixo
ACTH	Cortisol jejum Hipoglicemia insulínica ou Teste do ACTH (se cortisol plasmático basal estiver entre 3 e 18 μg/dℓ)	< 3 μg/dℓ Valor de cortisol < 20 μg/dℓ
ADH	Privação hídrica (Osm urinária: mOsm/kg)	< 300 após privação e > 750 após DDAVP

LH: hormônio luteinizante; FSH: hormônio foliculoestimulante; IGF-1: fator do crescimento semelhante à insulina tipo 1; GH: hormônio do crescimento; ACTH: hormônio adrenocorticotrófico; ADH: hormônio antidiurético; TSH: hormônio tireoestimulante; DDAVP: D-desamino-arginina vasopressina.

resposta normal. Já nos métodos imunofluorimétrico e de quimioluminescência, valor maior ou igual a 5 ng/mℓ é considerado uma resposta normal.

Observação: O ITT não deve ser realizado em pacientes com doença arterial coronariana, arritmias, epilepsia e com menos de 2 anos de idade. Deve ser realizado com a supervisão de um profissional especializado.

Testes dinâmicos para déficit de hormônio adrenocorticotrófico

Teste de tolerância à insulina

Administra-se insulina regular 0,05 a 0,15 UI/kg IV. Quando o paciente apresentar glicemia capilar menor ou igual a 45 mg/dℓ, deve-se dosar o cortisol sérico nos tempos 0, 15, 30, 60, 90 e 120 min.

Interpretação. Níveis de cortisol sérico > 20 μg/dℓ excluem deficiência de ACTH. Cortisol entre 10 e 20 μg/dℓ considera-se baixa reserva, havendo necessidade de reposição de glicocorticoide em situações de estresse (infecções, traumas, cirurgias).

Teste do hormônio adrenocorticotrófico (cortrosina)

É administrado ACTH 250 μg IM são dosados os níveis de cortisol sérico nos tempos 0, 30 e 60 min.

Interpretação. Picos de cortisol > 20 μg/dℓ excluem deficiência de ACTH.

Teste dinâmico para déficit de hormônio antidiurético

Teste de restrição de água

Tem como objetivo medir a osmolalidade urinária.

Interpretação. Osmolalidade urinária > 300 mOsm/ℓ exclui diabetes insípido completo. Deve-se realizar ressonância magnética da região hipotalâmico-hipofisária e/ou um ensaio terapêutico com desmopressina.

Tratamento

O tratamento inclui terapias direcionadas a doenças subjacentes e terapia de reposição. Os tumores hipofisários devem ser tratados com cirurgia, radioterapia ou com uma combinação dessas modalidades.

Deficiência corticotrófica

Pacientes que desenvolvem insuficiência suprarrenal secundária necessitam de reposição de glicocorticoide por toda a vida. As doses preconizadas são descritas a seguir:

- Hidrocortisona: 15 a 25 mg/dia
- Prednisona: 5 a 7,5 mg/dia
- Acetato de cortisona: 15 a 25 mg/dia

A dose pode ser dividida em dois terços pela manhã e um terço à tarde, para se adaptar a variação circadiana do cortisol.

Alguns pacientes podem necessitar de reposição apenas em situações de estresse ou podem necessitar de dose dobrada em situações de estresse ou doença.

Deficiência tireotrófica

O tratamento consiste na reposição de levotiroxina na dose de 1 a 1,5 μg/kg/dia. O monitoramento da dose deve ser feito por meio da dosagem de tiroxina (T4) livre. Deficiência de ACTH deve ser tratada 1 semana antes da deficiência tireotrófica.

Deficiência gonadotrófica

A reposição de esteroides gonadais é importante para induzir a menarca e a puberdade, restaurar os ciclos menstruais e a fertilidade e evitar a perda óssea.

Homens

A reposição com testosterona intramuscular (IM) nos homens a cada 2 a 3 semanas costuma ser usada, mas pode levar a flutuações dos níveis de testosterona. Como exemplos:

- Ésteres de testosterona (enantato e cipionato) 250 mg IM a cada 3 a 4 semanas
- Undecanoato de testosterona 1.000 mg, IM, de 3 em 3 meses.

Existe uma preparação oral de undecilato de testosterona em cápsulas oleosas para absorção pelo sistema linfático intestinal: 40 mg, 3 vezes/dia, com alimentos que contenham gordura.

A testosterona em solução tópica a 2% pode ser usada na axila, 60 mg (3 mℓ), 2 vezes/dia. Essa apresentação, em geral, mantém os níveis séricos de testosterona mais estáveis.

Os níveis de testosterona devem ser monitorados 5 h após a ingesta oral, após 1 semana das injeções de cipionato e enantato e após 1 a 2 meses de iniciado undecanoato IM ou a solução tópica. Devem ser monitorados hemograma, hematócrito, perfil lipídico e níveis de antígenos prostáticos, além de ser feita ultrassonografia de próstata.

Esse tratamento é contraindicado em pacientes com câncer de próstata ou pulmão.

Mulheres

Em mulheres, a reposição de estrogênio melhora os sintomas de deficiência e protege o osso. Deve ser feita por meio de:

- Uso combinado de estrogênio e progestógeno ou anticoncepcional oral hormonal em mulheres na idade fértil
- Apenas estrogênio nas mulheres histerectomizadas ou pós-menopausadas (adesivo 50 μg, 2 vezes/semana nos primeiros 3 meses e, após isso, 50 μg por semana ou 25 μg 2 vezes/semana).

Infertilidade

Para indução da ovulação, GnRH pulsátil é o mais usado em pacientes com hipogonadismo hipogonadotrófico hipotalâmico e gonadotrofinas normais:

- 75 UI diariamente de uma preparação com FSH e LH
- Ultrassonografia para avaliação do desenvolvimento de folículos e prevenção de superestimulação ovariana e gravidez múltipla
- Se o folículo torna-se maduro: única dose de 5.000 UI de gonadotrofina coriônica é administrada para estimular a ovulação, que ocorre em 36 a 48 h da administração.

Deficiência somatotrófica

A reposição deve ser com:

- GH recombinante humano (adultos) SC na dose de 0,2 a 0,4 mg/kg por semana, em dose única diária, à noite, por 6 a 7 dias
- Para crianças, a dose é 0,03 até 0,07 mg/kg/dia, mantendo-se os níveis de fator do crescimento semelhante à insulina tipo 1 (IGF-1) entre o valor mediano e superior da faixa de normalidade para a idade.

Os efeitos colaterais incluem cefaleia, artralgia, mialgia, retenção de líquidos etc. O seguimento depende da medida de peso, altura, IGF-1, glicemia, hemoglobina glicada (HbA1c), perfil lipídico e densitometria óssea a cada 2 anos com baixa densidade mineral óssea precedente ao tratamento.

As contraindicações absolutas incluem neoplasia ativa, hipertensão intracraniana ativa e retinopatia diabética proliferativa.

GH não é liberado durante gravidez e amamentação.

Deficiência de hormônio antidiurético

Desmopressina é o tratamento de escolha, administrada por via oral, intranasal ou parenteral. Dose excessiva pode levar a risco de hiponatremia, e, portanto, o nível de sódio sérico deve ser medido depois do início do tratamento.

Rastreamento

Terapia androgênica

Homens com menos de 40 anos de idade têm baixo risco de desenvolver câncer de próstata, portanto não é necessário monitorar próstata.

Homens com mais de 40 anos de idade têm nível de antígeno prostático específico (PSA) > 0,6 ng/mℓ. Exame retal antes do início do tratamento e níveis de PSA devem ser verificados a cada 3 a 6 meses após o início da terapia. Em caso de aumento dos níveis de PSA, deve-se agendar consulta com urologista.

Hematócrito deve ser verificado no início, 3 a 6 meses após o início e depois anualmente.

Se o hematócrito for > 54%, o tratamento deve ser suspenso.

Deficiência tireotrófica

Seguimento por meio dos níveis de T4 livre deve ser realizado. T4 livre deve ser mantido na metade superior da referência.

Deficiência de hormônio adrenocorticotrófico

Não há consenso em relação a melhor dose e corticoide para reposição.

Em uma doença aguda, a reposição de corticoide é aumentada em 2 a 3 vezes em um curso de ao menos 3 dias ou mais, se necessário.

Leituras sugeridas

Faria M, Nascimento G, Faria A, Martins M. Hypopituitarism. In: Bandeira F, Gharb H, Golbert A, Griz L, Faria M. Endocrinology and diabetes: a problem-oriented approach. New York: Springer Science; 2014.

Tirosh A, Benbassat C, Lifshitz A, Shimon I. Hypopituitarism patterns and prevalence among men with macroprolactinomas. Pituitary. 2015; 18(1):108-15.

4
PARTE

Paratireoides e Doenças Metabólicas Ósseas

30

Osteoporose Pós-Menopausa

Lílian Barbosa de Souza | Alyne Diniz Loureiro | Francisco Bandeira

Definição

Osteoporose é uma doença esquelética sistêmica caracterizada por deterioração da qualidade óssea, ocasionando redução da resistência e maior risco de fratura espontânea ou, ao mínimo, trauma.

Acomete principalmente o osso trabecular, encontrado na parte interna dos ossos longos, da pelve e de corpos vertebrais. Dessa maneira, os locais mais comuns de fratura são coluna vertebral, quadril e região distal do antebraço e proximal do úmero.

Etiologia

Trata-se de uma doença osteometabólica bastante comum, que afeta 1 em cada 3 mulheres com mais de 50 anos de idade. Alguns estudos sugerem que metade das mulheres na pós-menopausa apresentarão alguma fratura osteoporótica ao longo da vida.

Fatores de risco

Os fatores de risco devem ser avaliados com o objetivo de identificar os fatores modificáveis e as causas secundárias de osteoporose, a fim de se estimar o risco de fraturas. Os principais fatores de risco são o baixo pico de massa óssea e a velocidade de perda óssea (Tabela 30.1).

Diagnóstico

Anamnese

É preciso avaliar peso, altura, idade, estado nutricional, história familiar de osteoporose, dor toracolombar, perda de estatura, deformidades da caixa torácica, ciclos menstruais, tempo de menopausa, história de fraturas, medicações de uso contínuo, ingesta de cálcio, etilismo, tabagismo e atividade física.

Tabela 30.1 Fatores de risco para osteoporose.

Idade avançada	Sexo feminino	História familiar de osteoporose ou fratura em parentes de 1º grau
Baixa ingesta de cálcio e vitamina D	Sedentarismo	Desnutrição
Diabetes	Etilismo	Tabagismo
Fratura prévia	Puberdade atrasada ou hipogonadismo	Imobilização prolongada
Síndrome de Cushing ou uso crônico de corticoide	Insuficiência renal crônica	Doença celíaca
Mieloma múltiplo	Hiperparatireoidismo primário	Hipertireoidismo
Tempo de menopausa	Baixo IMC	Obesidade
Deficiência de vitamina D	Deficiência de GH ou IGF-1	Depressão
Alta ingesta de cafeína	Deficiência de estrogênio	–

IMC: índice de massa corporal; GH: hormônio do crescimento; IGF-1: fator do crescimento semelhante à insulina tipo 1.

Exame físico

Deve avaliar equilíbrio, fraqueza muscular, problemas de coordenação motora e de locomoção. Além disso, deve procurar deformidade em coluna vertebral como cifose e escoliose acentuada, e avaliar sinais de osteoporose secundária, como bócio ou estigmas de síndrome de Cushing.

Exames laboratoriais

São necessários hemograma, cálcio, albumina, vitamina D, transaminases, fosfatase alcalina, função renal e tireoidiana, paratormônio (PTH), velocidade de hemossedimentação (VHS), eletroforese de proteínas e calciúria de 24 h.

Em casos suspeitos de osteoporose secundária ou perda óssea maior que a esperada para idade (*Z-score* $< 1,5$), é preciso acrescentar dosagem de cortisol após 1 mg de dexametasona, antigliadina, antiendomíseo e proteinúria de Bence-Jones.

Marcadores ósseos

São substâncias liberadas durante a remodelação óssea e devem ser usadas para monitorar o tratamento, uma vez que os fármacos administrados alteram os valores desses marcadores após 3 meses de uso, de acordo com o medicamento. Os mais usados são os propetídeos terminais do colágeno tipo 1 (P1NP), fosfatase alcalina óssea específica e osteocalcina, para avaliar formação óssea, e o produto de degradação do colágeno tipo 1 (B-telopeptídeo carboxiterminal do colágeno tipo I [CTX] e telopeptídeo aminoterminal do colágeno tipo I [NTX]), para avaliar reabsorção óssea. O B-CTX corresponde aos fragmentos carboxiterminais e relaciona-se com a degradação do colágeno mais antigo, enquanto o NTX diz respeito aos fragmentos aminoterminais, relacionados com a degradação de colágeno novo e velho. No caso do B-CTX, o esperado é uma queda em torno de 25% no seu valor basal após o início do tratamento com bisfosfonatos. Teriparatida deve aumentar os valores de osteocalcina em 25% após 3 a 6 meses de tratamento. Ranelato de estrôncio não altera significativamente nenhum desses marcadores.

Não devem ser usados para diagnosticar osteoporose ou para determinar a decisão terapêutica, porém, os marcadores de reabsorção podem ser úteis para predizer a perda óssea caso o tratamento não seja iniciado.

Densitometria óssea

A densitometria óssea (DXA) é o método não invasivo de melhor acurácia para a determinação da densidade mineral óssea (DMO), que é o melhor preditor isolado do risco de fraturas. Esse exame pode ser realizado na coluna vertebral, no quadril, no rádio distal, nas falanges e no calcanhar, porém apenas as localizações centrais (coluna vertebral e quadril) podem ser usadas para monitorar o tratamento.

O diagnóstico de osteopenia e osteoporose é definido pela Organização Mundial da Saúde (OMS) de acordo com o número de desvios padrão em comparação ao adulto jovem do mesmo sexo (*T-score*), conforme se mostra na Tabela 30.2. A DMO dos pacientes com osteoporose deve ser comparada também com a população da mesma idade e sexo (*Z-score*), e um escore menor que –1,5 é considerado muito abaixo do esperado, indicando a necessidade de avaliação para causas secundárias.

Idealmente, todas as mulheres na pós-menopausa deveriam realizar DXA, entretanto, para reduzir os custos, a Sociedade Internacional de Densitometria Clínica sugere sua realização em mulheres com mais de 65 anos de idade, ou com menos, em caso de paciente com história de fratura após mínimo ou nenhum trauma, no início da menopausa (sem uso de terapia de reposição hormonal), em uso prolongado de corticoide ou outros fármacos associados à perda óssea, osteopenia observada na radiografia, história materna de fratura ou osteoporose, perda de altura ou deformidades torácicas, baixo índice de massa corporal (IMC < 19) e em causas secundárias (Tabela 30.3).

Tabela 30.2 Classificação da OMS para osteopenia e osteoporose.

Classificação	*T-score*
Normal	Até –1,0 DP
Osteopenia	–1,0 até –2,5 DP
Osteoporose	< –2,5 DP

OMS: Organização Mundial da Saúde; DP: desvio padrão.

Tabela 30.3 Indicação de densitometria óssea.

< 50 anos de idade	50 a 64 anos de idade	> 65 anos de idade
Fratura atraumática Uso de medicações de risco Hipogonadismo Síndrome de má absorção Doenças inflamatórias crônicas Hiperparatireoidismo primário	História familiar de fratura de quadril Fratura vertebral Osteopenia à radiografia Etilismo Tabagismo Baixo índice de massa corporal Hipertireoidismo	Todas as mulheres

Escore de osso trabecular

O escore de osso trabecular (TBS) é um índice de textura óssea que avalia o *pixel* de níveis de cinza em imagens de coluna lombar obtidas por meio da DXA, promovendo uma avaliação indireta da microarquitetura trabecular (Tabela 30.4). Não é uma medida física direta, mas sim um escore obtido pela projeção de estruturas 3D no plano 2D. Esse escore é particularmente útil nas condições associadas a risco aumentado de fraturas mesmo que a DXA mostre que o paciente está dentro da normalidade, como uso crônico de corticoide, uma vez que o risco de fratura é maior independentemente da DMO, e em diabéticos tipo 2, pois o risco de fratura é maior apesar de maiores valores de DMO.

Trata-se de uma ferramenta adicional no manejo da osteoporose, ainda em desenvolvimento, porém bastante promissora, principalmente ao se considerar o grande número de pacientes que apresenta fraturas mesmo na ausência de osteoporose, sugerindo que outros fatores além da DMO influenciam o risco de fratura. Os pontos de corte só estão definidos para mulheres na pós-menopausa, necessitando ainda de definição para homens e mulheres na menacme.

Exames de imagem

As radiografias são de baixa sensibilidade diagnóstica, porém úteis para diagnosticar fraturas e outras doenças como osteomalacia, doença de Paget e metástase óssea. Para avaliação de fraturas vertebrais morfométricas, o escore semiquantitativo que avalia a diferença percentual entre a altura anterior e posterior da vértebra pode ser usado (método SQ Genant) (Tabela 30.5), assim como o método qualitativo (ABQ Jiang) cujo critério é a evidência de depressão osteoporótica da placa terminal, com ou sem fratura da apófise ou cortical.

Tabela 30.4 Avaliação do escore de osso trabecular.

TBS > 1.350	Normal
TBS entre 1.200 e 1.350	Consistente com degradação parcial da microarquitetura
TBS < 1.200	Define degradação óssea

TBS: escore de osso trabecular.

Tabela 30.5 Escore semiquantitativo de fratura óssea.

0°	Sem fraturas
1°	Fratura leve – redução de 20 a 25% da altura vertebral
2°	Fratura moderada – redução 25 a 40%
3°	Fratura grave – redução > 40%

Tomografia periférica quantitativa de alta resolução

Técnica que possibilita a aquisição de DMO e imagens da arquitetura cortical e trabecular ao mesmo tempo. Apresenta como desvantagem a limitação a regiões do esqueleto periférico, não sendo possível obter informações da qualidade óssea na coluna vertebral e no fêmur proximal. A exposição à radiação é pequena e não há exposição de órgãos sensíveis à radiação (Tabela 30.6). Os resultados são promissores, mostrando boa capacidade para identificar presença ou não de fraturas de fragilidade em homens idosos e mulheres na pós-menopausa, assim como para monitorar a resposta terapêutica.

Tratamento

O tratamento está indicado nos seguintes casos:

- Osteoporose (*T-score* < −2,5)
- Fratura por fragilidade independente do *T-score*
- *T-score* entre −1,0 e −2,5 com risco aumentado de fraturas

O risco de fraturas deve ser avaliado pelo *fracture risk assesment tool* (FRAX®) brasileiro, que consiste em um algoritmo desenvolvido pela OMS que associa 7 fatores de risco com o resultado da DMO de colo do fêmur ou IMC, caso a DXA não esteja disponível. O algoritmo de FRAX® indica a probabilidade de fratura de quadril e de uma fratura maior (fratura vertebral clínica, antebraço, quadril e ombro) nos 10 anos seguintes (Figura 30.1 e Tabela 30.7).

Se o paciente apresentar baixo risco de fratura, o tratamento medicamentoso não deve ser iniciado, e o paciente deve ser reavaliado em 5 anos; se o resultado mostrar alto risco, o tratamento deve ser instituído. Valores intermediários indicam moderado risco, e o início ou não do tratamento deve ser avaliado de acordo com a presença de outros fatores de risco, além dos presentes no FRAX®. Nova avaliação está indicada em

Tabela 30.6 Dose de radiação dos exames para avaliação óssea.

Densitometria óssea	5 a 20 mSv
Radiografia anteroposterior de coluna lombar	700 mSv
Radiografia lateral de coluna lombar	300 mSv
Tomografia quantitativa de alta resolução	< 3 mSv

1 a 3 anos, caso nenhum medicamento seja iniciado. Como não há valores definidos para estratificação de risco de fratura no FRAX® brasileiro, pode-se aplicar o valor encontrado por meio do aplicativo brasileiro na tabela de indicação de tratamento do FRAX® britânico para avaliar indicação ou não de terapia farmacológica. Caso o resultado esteja acima do limiar de intervenção para a faixa etária, o tratamento medicamentoso deve ser iniciado.

Caso o FRAX® não seja usado, a decisão de tratamento na osteopenia deve considerar a avaliação clínica e os fatores de risco presentes. O tratamento medicamentoso deve ser considerado em mulheres com fraturas atraumáticas e baixa DMO, naquelas com *T-score* < −1,5 e fatores de risco e nas pacientes com perda óssea ou fratura mesmo com tratamento não medicamentoso.

Algoritmos relacionados com os diversos aspectos do tratamento, como indicação, avaliação e duração, estão representados nas Figuras 30.2 a 30.4.

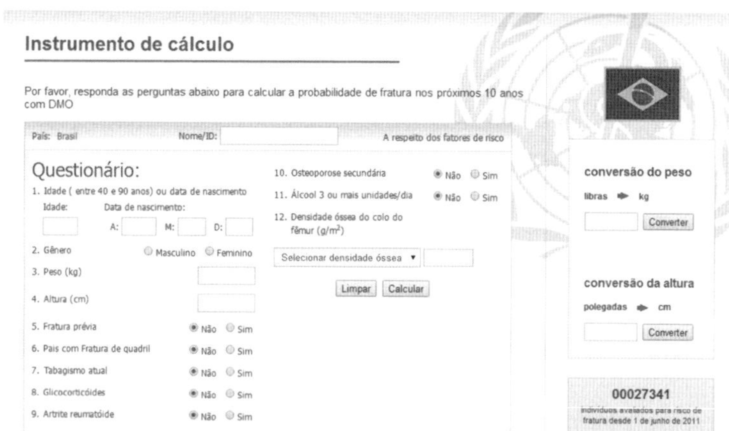

Figura 30.1 Instrumento de cálculo FRAX®.

Tabela 30.7 Probabilidade de fratura usando FRAX® (NOGG).

Idade	Baixo risco (%)	Alto risco (%)	Limiar de intervenção (%)
50	6	9	7,5
55	7	12	10
60	8,2	15	12,5
65	9,5	19	15
70	11	24	20
75	14	30	25
80	18	36	30

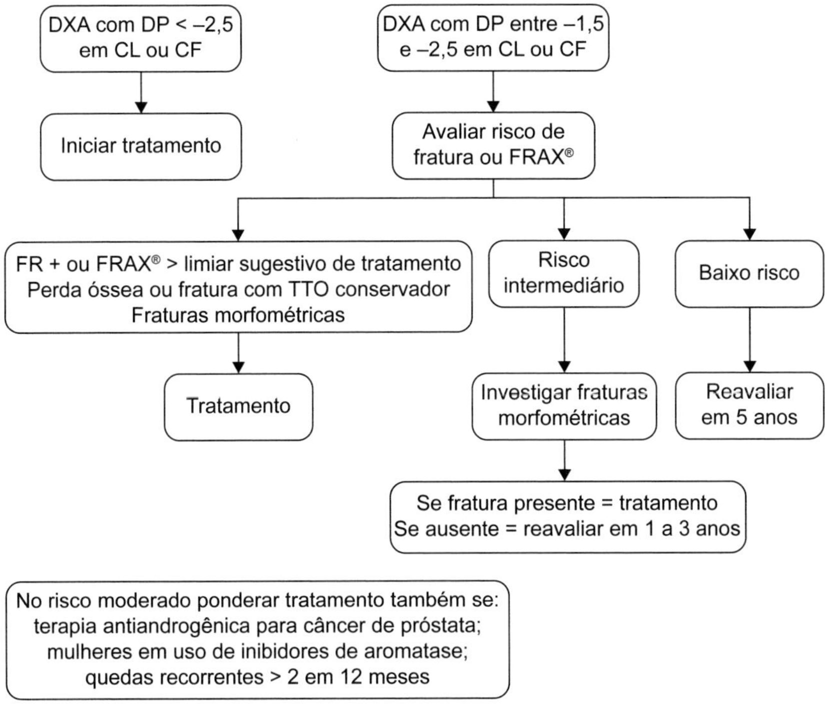

Figura 30.2 Algoritmo para indicação de tratamento farmacológico de esteoporose. CL: coluna lombar; CF: colo do fêmur; FR: fratura.

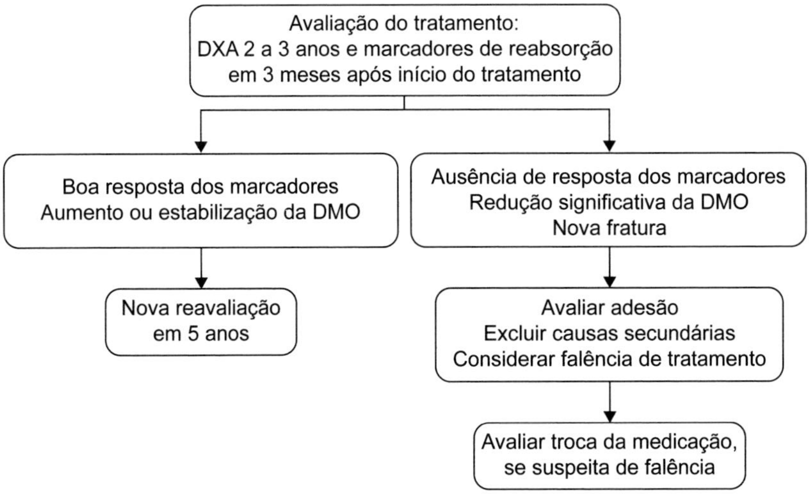

Figura 30.3 Algoritmo para avaliação do tratamento.

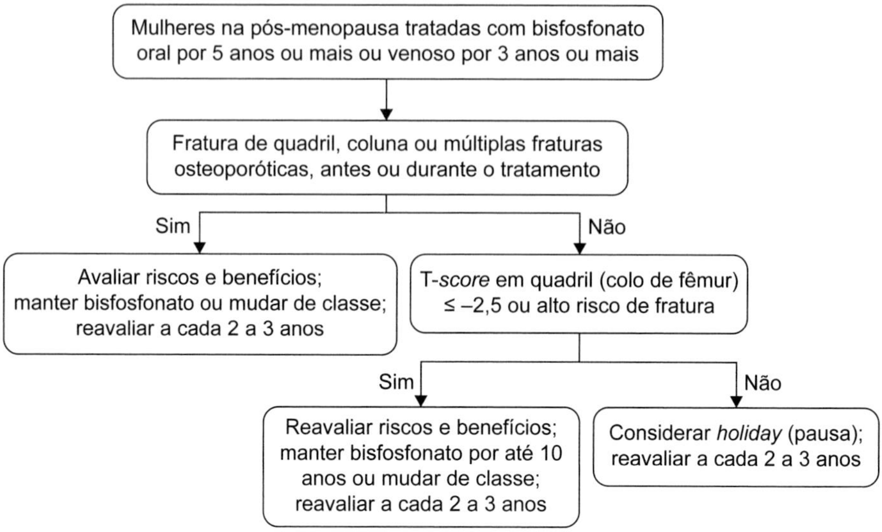

Figura 30.4 Algoritmo para duração do tratamento. Adaptada de ASBMR Task Force, 2015.

Não medicamentoso

Consiste principalmente em dieta, atividade física e cessação do tabagismo. Deve ser instituído em todas as pacientes.

Dieta

Adequada ingestão de cálcio, vitamina D e proteína é necessária para redução do risco de osteoporose e de fraturas. A dose diária recomendada é 1.000 a 1.200 mg de cálcio elementar, 800 UI de vitamina D e 1 g/kg de peso de proteína. Fonte alimentar de cálcio é preferível à suplementação, sendo esta reservada a pacientes com ingestão insuficiente.

Atividade física

A quantidade de exercício ideal para pacientes com osteoporose ainda é desconhecida, porém a atividade física estimula a formação e reduz a reabsorção óssea, além de preservar a força muscular e reduzir o risco de queda. Exercícios de resistência muscular como musculação e atividades que melhorem o equilíbrio como *Tai chi chuan* são benéficas.

Prevenção de quedas | Evitar imobilização

A imobilização é uma importante causa de perda óssea, devendo ser evitada sempre que possível. As medidas para evitar quedas devem ser instituídas em pacientes com alto risco de queda e devem envolver a correção de distúrbios visuais, redução de medicamentos que alterem o equilíbrio e o estado de alerta e a melhora do ambiente doméstico. Devem ser retirados tapetes escorregadios e obstáculos, e instalados luz adequada e corrimãos.

Medicamentoso

A preferência do paciente deve ser sempre considerada. Entretanto, pelo baixo custo e efeito residual, os bisfosfonatos costumam ser a primeira escolha.

Antirreabsortivos

BISFOSFONATOS

Os bisfosfonatos são análogos estáveis do pirofosfato que atuam como potentes inibidores da reabsorção óssea por meio da redução do recrutamento e ativação dos osteoclastos e pelo aumento da sua apoptose. A potência varia de acordo com o bisfosfonato usado, sendo o zolendronato o mais potente. A absorção por via oral (VO) é pequena, em torno de 0,6%, reduzindo-se com a ingestão simultânea de alimentos.

Os bisfosfonatos são incorporados à matriz óssea, apresentando efeito residual após a suspensão do uso. O alendronato e o zoledronato podem apresentar residência permanente no osso. O zoledronato apresenta meia-vida em torno de 3 anos; o alendronato, de 5 anos; e o risedronato e ibandronato, de 1 a 2 anos.

Os de apresentação oral devem ser administrados em jejum, 30 min a 1 h antes do café da manhã, com 300 mℓ de água, e a paciente deve ser orientada a não se deitar nos primeiros 30 min após a ingestão do fármaco (Tabela 30.8).

Os orais são contraindicados em caso de disfagia, alterações no esôfago como acalasia, varizes ou esofagite e em pacientes incapazes de permanecer sentados por 30 min após uso da medicação. Nenhum dos bisfosfonatos deve ser usado em caso de insuficiência renal com *clearance* de creatinina (ClCr) < 30 mℓ/min, relato de alergia prévia a qualquer bisfosfonato, deficiência de vitamina D, osteomalacia e hipocalcemia (Tabela 30.9).

Tabela 30.8 Posologia dos bisfosfonatos.

Orais	Alendronato 70 mg/semana Risedronato 35 mg/semana Risedronato 150 mg/mês Ibandronato 150 mg/mês
Intravenosos	Ibandronato 3 mg/trimestral Zoledronato 5 mg/anual

Tabela 30.9 Bisfosfonatos e ClCr.

Até ClCr 35 mℓ/min	Alendronato e zoledronato
Até ClCr 30 mℓ/min	Ibandronato e risedronato

Os bisfosfonatos orais apresentam perfil de segurança favorável e seus principais efeitos adversos são distúrbios gastrintestinais e esofagite. A administração intravenosa pode ocasionar reação de fase aguda transitória com febre e dores musculares e ósseas. Dipirona ou paracetamol pode ser prescrito para amenizar esses sintomas, que costumam reduzir nas infusões subsequentes. Osteonecrose de mandíbula é rara com as doses usadas no tratamento da osteoporose. Pode ocorrer fratura atípica com uso prolongado dos bisfosfonatos, mas isso é raro com as doses administradas para tratamento de osteoporose. A suspeita de fratura atípica deve ser cogitada em caso de fratura ao longo da diáfise femoral. Para reduzir o risco de fratura atípica, os bisfosfonatos não devem ser usados por período prolongado. Há relatos de fibrilação atrial com zoledronato, porém isso não foi confirmado em estudos posteriores.

Devido ao baixo custo e ao efeito residual, podem ser usados como primeira opção de tratamento, na ausência de contraindicações.

Moduladores seletivos do receptor estrogênico

São agentes não esteroides que se ligam ao receptor estrogênico e atuam como agonistas ou antagonistas de acordo com o tecido-alvo. Raloxifeno é seu principal representante; previne a perda óssea e reduz o risco de fraturas vertebrais em mulheres na pós-menopausa com baixa massa óssea independente de fratura vertebral prévia. Redução de fraturas não vertebrais só foi observada em análise *post-hoc* no subgrupo de mulheres com fraturas vertebrais graves. O seu uso foi associado à redução sustentada e significante do risco de câncer de mama invasivo.

A posologia é raloxifeno 60 mg 1 vez/dia VO, podendo ser administrado em qualquer hora do dia, independente das refeições. Entre as contraindicações, não deve ser administrado em pacientes com antecedentes de trombose venosa de qualquer local, alterações hepáticas, alteração renal grave e sangramento uterino inexplicado.

Os efeitos adversos mais comuns são queimação e cãibras em membros inferiores, sudorese noturna, piora dos fogachos e trombose venosa profunda.

É indicado a mulheres com história de câncer de mama ou intolerantes aos bisfosfonatos.

Denosumabe

O denosumabe é um anticorpo monoclonal humano contraligante do RANK (RANKL) que atua reduzindo a diferenciação, ativação e sobrevida dos osteoclastos, ao evitar a ativação do receptor do fator nuclear NFκB (RANK). Reduz incidência de fraturas vertebrais em 68%, de quadril em 40% e não vertebrais em 20%. Não é eliminado pelos rins e, portanto, pode ser usado em casos de insuficiência renal.

É administrado na dose de 60 mg por via subcutânea (SC), de 6 em 6 meses. Entre os efeitos adversos, há relatos de osteonecrose de mandíbula e um relato de fratura atípica, eczema, *rash* e dermatite.

O custo é um importante limitante do seu uso. É útil em pacientes intolerantes aos bisfosfonatos.

Estrogênios

Reposição hormonal combinada com progesterona, exceto em pacientes histerectomizadas, nas quais o estrogênio deve ser usado isoladamente.

Os estrogênios reduzem o risco de fraturas vertebrais, não vertebrais e de quadril. Após suspensão, há perda óssea acelerada, por isso é aconselhado o bisfosfonato após interrupção da terapia de reposição hormonal.

São indicados para pacientes com sintomas climatéricos como fogachos, disúria e dispareunia. Seu uso deve estar de acordo com as indicações de terapia de reposição hormonal.

Entre as contraindicações estão antecedentes ou história familiar de câncer de mama, antecedentes de câncer estrogênio-dependente, sangramento genital anormal, história de distúrbios tromboembólicos e hepatopatia grave.

Ranelato de estrôncio

É um mineral que se incorpora ao osso, inibindo a reabsorção e estimulando a formação óssea. Reduz fraturas vertebrais e não vertebrais. Como apresenta peso atômico maior que o cálcio e deposita-se no tecido ósseo, esse fármaco pode superestimar o efeito de ganho de massa óssea e aumentar desproporcionalmente a DMO. Apresenta efeito antirreabsortivo e anabólico.

A dose diária recomendada é de um sachê de 2 g dissolvido em água, perto da hora de dormir, pelo menos 2 h após a última refeição. A administração com comidas e leite ou derivados reduz sua absorção. Não é necessário ajuste de dose para função renal, porém não é recomendado para pacientes com ClCr < 30 mℓ/min.

Os efeitos colaterais são leves e transitórios e os principais são náuseas e diarreia. Pode ocorrer trombose venosa profunda, como demonstrado em alguns estudos e, por isso, não deve ser administrado em pacientes com história de tromboflebite ou trombose, e o tratamento deve ser suspenso em situações de risco elevado para trombose como imobilização prolongada, sem anticoagulação adequada. Não deve ser usado em pacientes com relato de doença cardiovascular.

Teriparatida

Consiste no paratormônio (PTH) 1-34 e atua aumentando o número e a atividade dos osteoblastos, resultando em formação óssea e melhora da sua arquitetura tanto no osso cortical quanto no esponjoso. Seus efeitos estão relacionados com a administração intermitente, pois a exposição contínua ao PTH leva a perda óssea importante, principalmente no osso cortical. Reduz o risco de fraturas vertebrais e não vertebrais. Pode ser usado por até 24 meses e seu efeito persiste por até 30 dias após interrupção. Há indícios de início de perda de DMO 18 meses após suspensão do tratamento.

A dose recomendada é de 20 mg SC, 1 vez/dia.

Os principais efeitos adversos são náuseas, cãibras, cefaleia, tontura e hipotensão postural, que melhora em minutos a poucas horas, não impedindo a continuidade do tratamento. Pode levar a aumento transitório da calciúria e calcemia em 3 a 4 h com elevação em torno de 4%, sem necessidade de monitoramento dos níveis séricos de cálcio.

É contraindicada em pacientes com ClCr < 30 mℓ/min, em condições de *turnover* ósseo aumentado ou com alto risco de osteossarcoma como hiperparatireoidismo, doença de Paget e neoplasias e metástases ósseas, em insuficiência renal importante, hipercalcemia e se houver relato de irradiação prévia do esqueleto. A teriparatida deve ser administrada com cautela em pacientes com nefrolitíase recente.

O alto custo é uma grande limitação do tratamento. É indicada para casos mais graves de osteoporose (*T-score* < –3 ou fraturas vertebrais múltiplas), pacientes intolerantes aos bisfosfonatos ou que apresentem fratura durante tratamento com antirreabsortivo. Pode ser usada como tratamento sequencial após bisfosfonatos.

As contraindicações e os efeitos adversos dos fármacos apresentados estão listados na Tabela 30.10.

Terapia combinada e sequencial

Consiste na combinação de agentes com diferentes mecanismos de ação, usados em associação ou em sequência, na tentativa de aumentar a eficácia do tratamento. O uso sequencial de fármacos é especialmente útil para os pacientes que persistem com *T-score* ≤ –2,5 mesmo após tratamento farmacológico por período de tempo adequado. Alguns estudos sugerem benefício no uso de bisfosfonatos após término do tratamento com teriparatida, auxiliando na manutenção da DMO. O uso concomitante de teriparatida e denosumabe foi mais eficaz que o uso isolado desses fármacos, com registro de elevação da

Tabela 30.10 Contraindicações e efeitos adversos dos fármacos.

Fármaco	Contraindicações	Efeitos adversos
Bisfosfonatos	Disfagia, acalasia/varizes de esôfago/ esofagite, ClCr < 30 mℓ/min, alergia, deficiência de vitamina D, osteomalacia, hipocalcemia	Distúrbios gastrintestinais, esofagite, febre, dores musculares/ósseas, osteonecrose de mandíbula, fratura atípica
SERMs	Antecedentes de trombose, alterações hepáticas, disfunção renal grave, sangramento uterino	Cãibras em MMII, piora dos fogachos, TVP
Denosumabe	Hipocalcemia, hipersensibilidade	Predominantemente dermatológicos
Estrogênios	Câncer de mama ou outro câncer estrogênio-dependente, trombose, hepatopatia grave, sangramento genital	
Ranelato de estrôncio	Doença cardiovascular/cerebrovascular, trombose prévia ou atual	Gastrintestinais
Teriparatida	*Turnover* ósseo aumentado, hipercalcemia, ClCr < 30 mℓ/min	Náuseas, cãibras, hipotensão postural, aumento transitório da calciúria/calcemia

ClCr: *clearance* de creatinina; MMII: membros inferiores; SERMs: moduladores seletivos do receptor de estrogênio; TVP: trombose venosa profunda.

DMO em colo do fêmur e quadril. O uso sequencial de medicamentos com ação antirreabsortiva deve ser evitado em função do risco de fraturas atípicas. Não há evidências de que o uso combinado seja superior à monoterapia na prevenção de fraturas, portanto seu uso não deve ser indicado (Tabela 30.11).

Monitoramento

O monitoramento do tratamento deve ser realizado por meio da dosagem de marcadores do *turnover* ósseo e por realização de DXA. A adesão ao tratamento também deve sempre ser verificada. O monitoramento do tratamento deve ser feito de acordo com os parâmetros descritos a seguir:

- Avaliação da adesão: a adesão é importante e deve ser verificada, uma vez que o tratamento é longo e muitos pacientes são assintomáticos, o que tende a reduzir a adesão. A não adesão pode ser verificada por meio de pequena ou nenhuma modificação dos marcadores de *turnover* ósseo e da DXA. É importante estimular a adesão à terapia informando o paciente sobre a doença e o risco-benefício do tratamento, compartilhando os resultados obtidos. A administração correta da medicação, como o uso em jejum dos bisfosfonatos orais, também deve ser analisada
- Monitoramento por meio dos marcadores de *turnover* ósseo: esses marcadores podem ser usados para avaliar o tratamento, pois alteram mais rapidamente que a DXA e tornam possível a avaliação da aderência. Devem ser solicitados 3 meses após início do tratamento, quando disponíveis. Entretanto, mais estudos são necessários para estabelecer os benefícios do seu uso rotineiro. Os bisfosfonatos devem reduzir o valor do B-CTX em 25% do basal, e a teriparatida deve aumentar em 25% a calcitonina
- Monitoramento por meio da DXA: as alterações na DXA ocorrem mais lentamente com uso de inibidores da reabsorção do que com uso de fármacos estimuladores da

Tabela 30.11 Redução global do risco de fratura.

Fármaco	Fratura vertebral	Fratura não vertebral	Fratura de quadril
Zoledronato	+	+	+
Risedronato	+	+	+
Alendronato	+	+	+
Estrógeno	+	+	+(*)
Estrógeno	+	+	+
Teriparatida	+	+	–
Calcitriol	–	–	–
Ibandronato	+	+(*)	+(*)
Raloxifeno	+	–	–
Denosumabe	+	+	+

(*)*Post-hoc subgroup analysis.*

formação óssea. A proteção contra fraturas ocorre mesmo na ausência de melhora da DMO, e pequenas alterações podem corresponder a erros do aparelho. A comparação entre resultados de DXA só pode ser adequadamente realizada caso o exame tenha sido realizado no mesmo estabelecimento e no mesmo tipo de aparelho, para evitar falsas alterações decorrentes de diferença de calibragem do aparelho ou de *softwares*. A análise deve ser realizada por meio da comparação da DMO entre mesmos locais, conforme descrito a seguir. Ganho ou perda de DMO só pode ser considerado caso a variação seja maior que o coeficiente de variação do aparelho. Caso esse número não seja conhecido, considera-se –5 a +5% (mudança significativa mínima para intervalo de confiança de 95%). Desse modo, valores entre –5 e 5% não devem ser considerados, pois podem corresponder a erros de calibragem da máquina. Quando o exame for realizado em *softwares* diferentes, a comparação deve ser realizada pelo *T-score*.

$$\text{Variação da DXA} = \frac{\text{DMO (recente)} \times 100\%}{\text{DMO (antiga)}}$$

A DXA deve ser solicitada 2 a 3 anos após início do tratamento. Se ocorrer aumento da DMO ou não houver alteração, deve ser considerada boa resposta a terapêutica e nova DXA deve ser realizada apenas em 5 anos. Caso haja redução da DMO ou nova fratura, devem ser consideradas não adesão, causas secundárias de osteoporose ou falha de tratamento. Em casos de falha, deve ser feita a troca da medicação. Falência é definida por perda maior que 5% em coluna lombar ou maior que 4% em colo do fêmur em 1 ano ou fratura durante o tratamento (Tabela 30.12).

Duração

Não há consenso sobre a duração do tratamento farmacológico, e para essa decisão os pacientes devem ser reavaliados quanto ao risco de fraturas por meio do FRAX® (Figura 30.5). Após 5 anos de alendronato e 3 anos de ácido zoledrônico, os pacientes devem ser reavaliados para decisão sobre suspensão da medicação e início do *holiday*.

Em relação ao alendronato, pacientes com *T-score* < –2,5 em qualquer local devem continuar o tratamento, assim como aqueles com nova fratura ou com alto risco de fraturas. Após a suspensão da terapia, nova reavaliação é indicada após 2 anos ou imediatamente,

Tabela 30.12 Falência terapêutica.

Ocorrência de uma segunda fratura de fragilidade durante o tratamento
Uma fratura + redução < 25% do CTX com a terapia antirreabsortiva ou aumento < 25% com teriparatida
Uma fratura + perda de massa óssea ≥ 5% em coluna lombar ou ≥ 4% em colo de fêmur
Redução significativa da densidade mineral óssea (99% de confiança): > 7%

CTX: telopeptídeo carboxiterminal do colágeno tipo I.

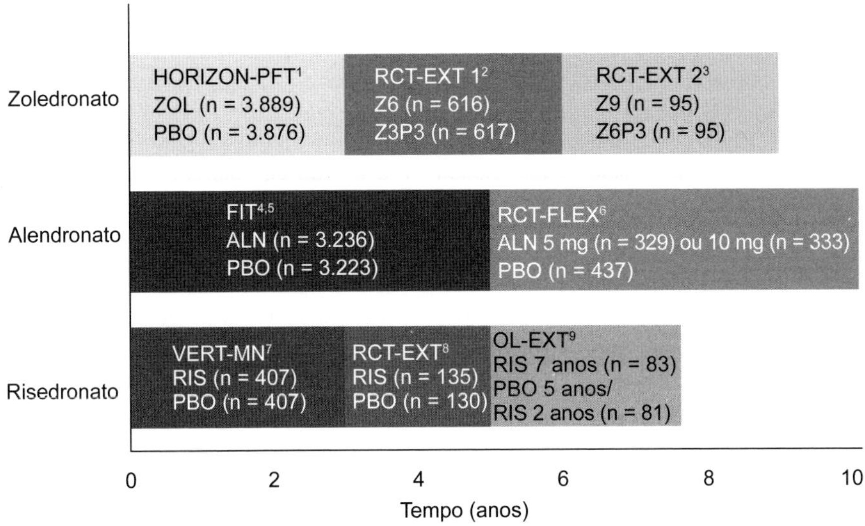

Figura 30.5 Estudos de extensão do tratamento de osteoporose. ALN: alendronato; EXT 1: extensão 1; EXT 2: extensão 2; FIT: *Fracture Intervention Trial*; FLEX: *FIT long-term extension*; HORIZON-PFT: *Health Outcomes and Reduced Incidence with Zoledronic Acid Once Yearly Pivotal Fracture Trial*; OL: *open-label*; PBO: placebo; RCT: ensaio clínico controlado e randomizado; RIS: risedronato; VERT-MN: *Vertebral Efficacy with Risedronate Therapy MultiNational*; Z3P3: tratamento com ácido zoledrônico por 3 anos, seguido de placebo por 3 anos; Z6: tratamento com ácido zoledrônico por 6 anos; ZOL: ácido zoledrônico.

em caso de fratura. O zoledronato está indicado por 3 anos e seu uso só deve ser estendido por 6 anos se o *T-score* em colo do fêmur for < 2,5 ao final do terceiro ano ou se ocorrer alguma fratura nos primeiros 3 anos de tratamento.

Perspectivas futuras

O odanacatib, um inibidor da catepsina K não chegou a ser comercializado, apesar da eficácia na redução do risco global de fraturas. No estudo LOFT (fase 3) houve um pequeno, mas estatisticamente significativo aumento do risco de acidente vascular encefálico.

Recentemente, estudos fase 3 foram completados para dois agentes formadores de osso: anticorpo inibidor da esclerostina (romozosumabe) e análogo do PTHrp (abaloparatida).

Com ambas as medicações, o aumento da formação óssea se associa a menor resposta da reabsorção quando comparados a teriparatida. Em relação a redução do risco de fraturas, o romozosumabe não mostrou significância estatística para fraturas não vertebrais. A abaloparatida mostrou maior preservação do osso cortical do que se observa com a teriparatida. Esses agentes estão em fase de avaliação pelas agências regulatórias.

Fraturas atípicas

Definição

São consideradas atípicas as fraturas atraumáticas ou de baixo impacto localizadas ao longo da diáfise femoral, da região distal ao trocanter menor até a região proximal ao alargamento supracondilar. Estão relacionadas com o uso de bisfosfonatos ou denosumabe, porém já foram descritos casos em pacientes sem exposição prévia a esses fármacos.

Patogênese

A patogênese ainda não foi esclarecida. Alguns autores sugerem associação com bisfosfonatos ou denosumabe, dada a queda excessiva da remodelação óssea, porém apenas parte dos pacientes apresenta CTX muito suprimido na ocasião da fratura. Entretanto, algumas características sugerem patogênese diferente das fraturas osteoporóticas, como a orientação transversal das fraturas à radiografia e a ausência de fragmentos ósseos.

Diagnóstico

Os critérios diagnósticos estão descritos a seguir e também na Tabela 30.13:

- Clínico: dor uni- ou bilateral importante na virilha ou coxa
- Radiografia: linhas transversais de fraturas
- Tomografia computadorizada (TC): pode detectar fratura ou formação de osso novo
- Ressonância magnética (RM): melhor exame. Pode demonstrar linhas de fratura cortical associadas a edema e hiperemia óssea e de medula, indicando fratura por estresse
- Cintilografia óssea: pode detectar hiperemia focal em osso e medula, porém com menor especificidade que a RM e a TC.

Tabela 30.13 Critérios diagnósticos.

Fraturas atraumáticas ou de baixo impacto localizadas ao longo da diáfise femoral, da região distal ao trocanter menor até a região proximal ao alargamento supracondilar Associadas a 4 ou 5 critérios maiores Critérios menores não precisam estar presentes
Critérios maiores Fratura atraumática ou trauma mínimo Fratura linear originada no córtex lateral com orientação transversa, podendo tornar-se oblíqua à medida que progride pelo córtex medial Fraturas completas: extensão por ambos os córtex, podendo associar-se a uma espiga medial Incompletas: envolvem apenas o córtex lateral Fratura não cominutiva ou minimamente cominutiva Espessamento periosteal ou intraósseo localizado na região da fratura no córtex lateral
Critérios menores Aumento generalizado na espessura cortical das diáfises femorais Sintomas prodrômicos unilaterais ou bilaterais, como dor maçante ou dor na virilha ou coxa Fraturas bilaterais na diáfise femoral completas ou incompletas Consolidação lenta da fratura

Adaptada de ASBMR Task Force, 2013.

Tratamento

Os bisfosfonatos e o denosumabe devem ser suspensos em todos os pacientes. Ingesta adequada de cálcio e reposição de vitamina D estão indicadas em todos os casos. Há relato de casos com boa resposta com uso de ranelato de estrôncio e também com teriparatida. As indicações terapêuticas são listadas a seguir:

- Fraturas completas: tratamento cirúrgico
- Fraturas incompletas com dor importante: fixação profilática
- Fraturas incompletas sem dor ou com dor leve: tratamento conservador com uso de órteses para reduzir peso e traumas na região afetada. Se não houver melhora clínica e radiológica em 2 a 3 meses, deve ser considerada a fixação profilática, pois pode haver progressão para fratura completa
- Espessamento periosteal sem fratura: tratamento conservador até não haver edema ósseo à RM ou hiperatividade à cintilografia óssea.

Leituras sugeridas

ASBMR Task Force. 2013 Revised case definition of AFFs. ASBMR, 2013.

ASBMR Task Force. 2015 Managing osteoporosis in patients on long-term bisphosphonate treatment. ASBMR, 2015.

Compston J, Bowring C, Cooper A, Cooper C, Davies C, Francis R et al. Diagnosis and management of osteoporosis in postmenopausal women and older men in the UK: National Osteoporosis Guideline Group (NOGG) update 2013. Maturitas. 2013; 75(4):392-6.

Genant HK, Wu CY, Van Kujik C, Nevitt MC. Vertebral fracture assessment using semiquantitative technique. J Bone Miner Res. 1993; 8(9):1137-48.

Jiang G, Eastell R, Barrington NA, Ferrar L. Comparison of methods for the visual identification of prevalent vertebral fracture in osteoporosis. Osteoporos Int. 2004; 15(11):887-96.

Kanis JA, McCloskey EV, Johansson H, Cooper C, Rizzoli R, Reginster JY. European guidance for the diagnosis and management of osteoporosis in postmenopausal women. Osteoporos Int. 2013; 24(1):23-57.

Leder BZ, Uihlein AV, Neer RM, Burnett-Bowie SA, Zhu Y, Tsai J et al. The Data Extension Study: 2 years of combined denosumab and teriparatide in postmenopausal women with osteoporosis: a randomized controlled trial. J Clin Endocrinol Metab. 2014; 99(5)1694-700.

Link TM. Osteoporosis imaging: state of the art and advanced imaging. Radiology. 2012; 263(1):3-17.

Mesquita P, Maia J, Bandeira F. Postmenopausal osteoporosis. In: Bandeira F, Gharib H, Golbert A, Griz L, Faria M. Endocrinology and diabetes: a problem-oriented approach. New York: Springer Science; 2014.

Papaioannou A, Morin S, Cheung AM, Atkinson S, Brown JP, Feldman S et al. 2010 clinical practice guidelines for the diagnosis and management of osteoporosis in Canada: summary. CMAJ. 2010; 182(17):1864-73.

Rosen CJ, Ingelfinger JR. Building better bones with biologics – a new approach to osteoporosis. N Engl J Med 2016; doi: 10.1056/NEJMe1611863.

Shane E, Burr D, Abrahamsen BO, Adler RA, Brown TD, Cheung AM et al. Atypical subtrochanteric and diaphyseal femoral fractures: second report of a task force of the American Society for Bone and Mineral Research. J Bone Miner Res. 2014; 29(1):1-23.

Silva BC, Leslie WD, Resch W, Lamy O, Lesnyak O, Binkley N et al. Trabecular bone score: a noninvasive analytical method based upon the DXA image. J Bone Miner Res. 2014; 29(3):518-30.

Vescini F, Attanasio R, Balestrieri A, Bandeira F, Bonadonna S, Camozzi V et al. Italian association of clinical endocrinologists (AME) position statement: drug therapy of osteoporosis. J Endocrinol Invest. 2016; 39(7):807-34.

31

Osteoporose em Homens

Victória Zeghbi Cochenski Borba | Tatiana Munhoz da Rocha Lemos Costa

Definição

Tradicionalmente considerada uma doença de mulheres idosas, a osteoporose é um dos principais problemas de saúde pública do mundo. Na última década houve um progresso considerável no entendimento da fisiopatologia e no manejo da osteoporose em homens, no entanto, ela ainda é uma doença subdiagnosticada e subtratada nessa população.

O aumento na expectativa de vida da população está associado a maior número de fraturas por fragilidade óssea em ambos os sexos, tanto pela perda quanto pela deterioração da microarquitetura óssea.

Estima-se que a chance de um homem sofrer uma fratura osteoporótica durante a vida seja maior que a do desenvolvimento de um câncer de próstata. Em homens, a fratura osteoporótica ocorre, em média, 5 a 10 anos mais tarde do que em mulheres. No entanto, a morbidade e a mortalidade após uma fratura de quadril, por exemplo, são maiores no sexo masculino.

Houve progressos recentes na identificação de homens com osteoporose, embora ainda existam controvérsias quanto aos critérios diagnósticos. As medicações também estão em estudo, mais especificamente nesta população, e novos fármacos podem ter resultados promissores. Porém, apenas uma pequena parcela (< 10%) dos homens recebe o tratamento para essa enfermidade, mesmo em casos de história prévia de fratura por fragilidade.

Este capítulo é uma revisão sobre epidemiologia, fisiopatologia, etiologias, diagnóstico e tratamento da osteoporose neste grupo de pacientes.

Etiologia

A prevalência de osteopenia e osteoporose nos EUA em mulheres com mais de 50 anos de idade, definida pela densidade mineral óssea (DMO), é de 16 e 61%, respectivamente.

Já em homens, para a mesma faixa etária, a prevalência é de 4 e 38%, respectivamente. Está claro que, para cada redução do desvio padrão na DMO, os homens apresentam o mesmo risco de fraturas que as mulheres. Em um recente estudo prospectivo com mais de 5.000 homens da coorte do *Osteoporotic Fractures in Men Study Group* (MrOS), a DMO do quadril foi um forte preditor de fratura do quadril.

O risco de uma fratura osteoporótica de quadril, vértebra ou punho durante a vida em mulheres é de 40%, enquanto homens caucasianos apresentam risco de 13%. Em ambos os sexos, o risco absoluto de uma fratura subsequente aumenta substancialmente após uma primeira fratura. Em homens, mais do que em mulheres, a incidência de fraturas segue uma distribuição bimodal, com dois picos. O primeiro ocorre entre 15 e 45 anos de idade, mais relacionado com fraturas traumáticas de ossos longos. Embora fraturas relacionadas com grandes traumas não sejam consideradas típicas de osteoporo se, 2 grandes estudos prospectivos associaram a incidência de fraturas na infância com um aumento no risco de fratura por fragilidade (risco relativo [RR] = 2,6; intervalo de confiança [IC] 95% = 2,1 a 3,3) na terceira idade. O segundo pico ocorre após os 70 anos de idade. Em homens com diagnóstico de osteoporose idiopática, as fraturas típicas de baixo trauma ocorrem mais precocemente, entre 40 e 60 anos de idade.

Existem diferenças tanto na formação quanto na perda óssea entre os sexos, gerando uma diferença na incidência de fraturas entre essas populações. Os homens apresentam um pico de massa óssea 8 a 10% maior em relação às mulheres. Esse aumento na massa óssea é detectado pelo exame de densitometria óssea (DXA), que mede a DMO (g/cm^2). É importante saber que a densidade óssea verdadeira (índice volumétrico, expresso em g/cm^3) no pico de massa óssea é similar em ambos os sexos. Assim, o aumento da massa óssea observado na DXA em homens está relacionado com o desenvolvimento de ossos mais largos, por maior deposição periosteal. Estudos com tomografia computadorizada quantitativa (Pqtc) corroboram essa hipótese. Os resultados mostram um osso 40% mais largo nos homens jovens em comparação com as mulheres.

O início do declínio da massa óssea ocorre por volta da terceira década de vida em ambos os sexos e acelera nas mulheres após a menopausa. Nos homens de meia-idade, a perda óssea ocorre mais lentamente. Com o envelhecimento, no sexo masculino, o osso trabecular torna-se mais fino devido a uma redução na formação óssea. Esse processo prevalece em relação ao aumento na reabsorção e porosidade trabecular, característicos da mulher após a menopausa. A perda do osso cortical ocorre em ambos os sexos após os 65 e 70 anos de idade. Entretanto, a formação periosteal permanece mais elevada em homens, o que contribui também para o menor risco de fraturas visto nesta população.

Quedas, sarcopenia e fragilidade são fatores de risco independentes para fraturas e são potencialmente modificáveis. Sarcopenia correlaciona-se de maneira negativa com densidade e geometria ósseas e, positiva com quedas e fraturas. Testes clínicos reduzidos de desempenho físico, equilíbrio e fragilidade também se relacionam com a DMO e a microarquitetura óssea. Essas condições e a osteoporose compartilham diversos fatores de risco como alterações em hormônios sexuais, vitamina D, fator de crescimento semelhante à insulina tipo 1 (IGF-1) e marcadores inflamatórios, os quais podem ser alvos terapêuticos. A Tabela 31.1 resume os fatores de risco associados à osteoporose em homens.

Os hormônios sexuais masculinos e femininos controlam a proliferação osteoblástica e também o estímulo dos osteoblastos para os osteoclastos. Os androgênios contribuem diretamente para a expansão óssea periosteal, a mineralização e a manutenção trabecular óssea. Já os estrogênios inibem diretamente os osteoclastos (ação incerta em relação aos androgênios). Estudos experimentais usando inibidores das gonadotrofinas e inibidores da aromatase indicam que o estradiol é o principal mediador da perda óssea em homens hipogonádicos. De fato, homens com mutações inativadoras no gene da aromatase CYP19 apresentam massa óssea reduzida. A relação entre estradiol e testosterona também é mais elevada em indivíduos normais do que naqueles com osteoporose. Estudos controlados, nos quais androgênios, estrogênios ou ambos foram seletivamente suprimidos, demonstraram que tanto os hormônios sexuais masculinos como os femininos são importantes para o *turnover* ósseo em homens. Além dos hormônios sexuais, variações nas concentrações do IGF-1, da globulina ligadora de hormônios sexuais (SHBG) e das proteínas ligadoras das IGF (IGFBPs) também são importantes para o metabolismo ósseo.

As causas de osteoporose em homens estão demonstradas na Tabela 31.2. A prevalência de uma causa secundária em homens é de aproximadamente 50%. As três principais causas secundárias (correspondentes a 40% de todas as causas de osteoporose) são: etilismo, excesso de glicocorticoides e o hipogonadismo. Na ausência de um fator etiológico identificável e idade mais avançada (mais de 70 anos de idade), a doença pode estar relacionada apenas com o envelhecimento. Assim como em mulheres, outros fatores, como tabagismo, inatividade física, índice de massa corporal (IMC) muito baixo e uma ingesta cronicamente deficiente de cálcio, podem estar associados a uma aceleração na perda óssea relacionada com a idade. Particularmente em indivíduos com menos de 65 e 70 anos de idade, quando não há uma etiologia definida, a osteoporose é considerada idiopática.

Tabela 31.1 Fatores de risco para osteoporose e fraturas em homens.

Fatores de risco
Idade > 70 anos
História prévia de fraturas
História de fratura materna e paterna
Baixo índice de massa corporal
Baixa ingesta de cálcio
Baixos níveis de vitamina D
Uso crônico de glicocorticoides
Tabagismo
Etnia caucasiana
Sedentarismo
Uso de inibidores de androgênios
Etilismo

Adaptada de Watts et al., 2012.

Tabela 31.2 Causas da osteoporose em homens.

Osteoporose primária	Osteoporose idiopática (< 65 a 70 anos de idade) ▪ Baixo *turnover* ósseo ▪ Alto *turnover* ósseo e hipercalciúria (menos frequente) Osteoporose senil (> 70 anos de idade)
Osteoporose secundária	Etilismo Distúrbios endócrinos ▪ Hipogonadismo ▪ Síndrome de Cushing ▪ Diabetes tipos 1 e 2 ▪ Hipertireoidismo ▪ Hiperparatireoidismo (primário e secundário) Doenças gastrintestinais ▪ Síndromes de má absorção (doença inflamatória intestinal, doença celíaca) ▪ Cirrose biliar primária ▪ Síndromes pós-gastrectomia Doença pulmonar obstrutiva crônica Pós-transplante de órgãos Imobilização Doenças neuromusculares Mastocitose Artrite reumatoide Mieloma múltiplo HIV Neoplasias Medicamentos ▪ Glicocorticoides ▪ Terapia de privação androgênica ▪ Inibidores seletivos da recaptação de serotonina ▪ Anticonvulsivantes ▪ Quimioterápicos ▪ Tiazolidinedionas ▪ Hormônio da tireoide (excesso)

Os fatores genéticos e raciais provavelmente desempenham um papel importante na osteoporose masculina idiopática. Um estudo recente, em três gerações de homens, demonstrou que filhos de homens com osteoporose apresentam tamanho ósseo reduzido e redução volumétrica na DMO, mas nenhuma alteração nos marcadores de remodelação óssea. Polimorfismos nos genes da aromatase (*CYP119A1*), no receptor alfa do estrogênio (*ESR1*) e no gene do *low density lipoprotein receptor-related protein 5* (*LRP5*) parecem estar associados com o risco de osteoporose idiopática em homens. Entretanto, a real contribuição dessas variantes genéticas na DMO e no risco de fraturas permanece limitada. Embora haja heterogeneidade nessas condições, a maioria dos acometidos apresenta manifestação histomorfométrica e clínica diferente da osteoporose relacionada com a idade. Nesses pacientes, existe uma disfunção osteoblástica (proliferação mais lenta e redução funcional na expressão de genes relacionados com a formação da matriz óssea, no colágeno tipo 1 e na osteocalcina), levando a uma redução na formação óssea, enquanto a reabsorção encontra-se normal ou levemente reduzida.

Diagnóstico

A International Society for Clinical Densitometry (ISCD) recomenda que a medida da DMO pela DXA seja feita de rotina em homens com mais de 70 anos de idade e nos indivíduos mais jovens com fatores de risco para fraturas ou história de fratura prévia por fragilidade. As diretrizes da Endocrine Society e da ISCD recomendam como valor de referência o *T-score* específico para o gênero masculino (*T-score* menor que –2,5 desvios padrão [DP] da referência masculina jovem). Em contrapartida, a International Osteoporosis Foundation (IOF) recomenda os dados de base femininos para diagnóstico (*T-score* menor que –2,5 DP para mulheres jovens). Em homens com menos de 50 anos de idade, o *Z-score* menor que –2,0 DP deve ser usado como diagnóstico de baixa massa óssea.

A avaliação clínica sempre deve investigar sintomas e sinais de causas secundárias e a pesquisa de história familiar e pessoal de fraturas. A perda de altura indica a solicitação de uma radiografia de coluna para investigação de possíveis fraturas assintomáticas. Em homens com mais de 80 anos de idade com osteopenia, ou em jovens com perda acima de 6 cm na altura, o *Vertebral Fracture Assessment* (VFA) é um método interessante que também pode demonstrar fraturas ocultas.

Os exames de rotina geralmente indicados são dosagem de cálcio e fósforo séricos e urinários, atividade de fosfatase alcalina sérica, hemograma, eletroforese de proteínas, velocidade de hemossedimentação (VHS), testes de função hepática, renal, suprarrenal, hipofisária e tireoidiana, assim como dosagem da 25OH-vitamina D e do paratormônio (PTH). As causas secundárias listadas na Tabela 31.2 sempre devem ser investigadas, conforme quadro clínico, e excluídas para o diagnóstico de osteoporose senil e idiopática.

A introdução do Brasil na *Fracture Risk Assesment Tool* (FRAX®), instrumento de avaliação do risco de fratura da Organização Mundial da Saúde (OMS), foi feita recentemente por meio dos dados de quatro estudos clínicos. O FRAX® é uma ferramenta usada para o cálculo da probabilidade do risco absoluto de uma fratura do colo de fêmur ou de qualquer outra fratura por osteoporose nos 10 anos seguintes, com ou sem a realização da DXA, para ambos os sexos.

Dados referentes à associação de marcadores de *turnover* ósseo com perda óssea e risco de fratura em homens permanecem conflitantes na literatura. Porém, a IOF e a última diretriz da Endocrine Society recomendam a dosagem dos marcadores no início e após 3 a 6 meses de tratamento para a avaliação de uma resposta ao medicamento. Em mulheres, estima-se que uma resposta ao tratamento, vista pelos marcadores, esteja associada a redução de 30 a 75% no risco de fraturas. Em um estudo com o risedronato em homens, foi observada redução no telopeptídeo aminoterminal do colágeno tipo I (NTX) urinário em 40%, resultado semelhante ao encontrado nos estudos com mulheres. Quando em uso de fármacos antirreabsortivos, telopeptídeo carboxiterminal do colágeno tipo I (CTX) sérico e NTX urinário podem ser usados como marcadores. Na terapia anabólica, os marcadores recomendados para dosagem são os de formação: propeptídeo aminoterminal do procolágeno total tipo 1 (PINP) ou fosfatase alcalina específica do osso (b-ALP).

Tratamento

Homens com fatores de risco para osteoporose devem consumir 1.000 a 1.200 mg/dia de cálcio, de preferência pela ingestão alimentar. A suplementação deve ser feita caso esses níveis não sejam atingidos pela dieta. A dosagem da 25OH-vitamina D deve ser mantida acima de 30 ng/mℓ; se abaixo desse valor, suplementação deve ser realizada. Posteriormente, a manutenção com 1.000 a 2.000 UI por dia deve ocorrer. O incentivo à atividade física, à orientação de cessação do tabagismo e à redução da ingestão de álcool deve ser feito em todos os casos.

Quando a etiologia da osteoporose puder ser conhecida e tratada, esta é a primeira linha de abordagem. O tratamento farmacológico para osteoporose é indicado a homens com:

- História de fratura de quadril ou vertebral na ausência de um trauma grave; *T-score* visto na DXA ≤ –2,5 DP
- Terapia com glicocorticoides a longo prazo (> 7,5 mg/dia de prednisona ou equivalente)
- Nos EUA, um *T-score* entre –1,0 e –2,5 em coluna, colo do fêmur ou fêmur total, com risco em 10 anos de qualquer fratura ≥ 20%, ou ≥ 3% de fratura de quadril calculado pelo FRAX®.

Os agentes farmacológicos aprovados pela Food and Drug Administration (FDA) e/ou pela European Medicines Agency (EMA) para o tratamento da osteoporose em homens estão resumidos na Tabela 31.3.

Antirreabsortivos

Os bisfosfonatos são os agentes mais usados para o tratamento da osteoporose em homens. Estudos randomizados, placebo-controlados, demonstraram que tanto o alendronato quanto o risedronato aumentam a DMO e reduzem os marcadores de *turnover* ósseo. Após 2 anos de tratamento com alendronato, houve um aumento na DMO de coluna em 7% e em colo do fêmur de 2,5%. De maneira similar, com o risedronato, esse aumento foi de 6 e 1,5%, respectivamente. Uma metanálise demonstrou que o alendronato reduz o risco de fraturas vertebrais em homens com baixa massa óssea em coluna ou em colo do fêmur, e também em homens que apresentam *T-score* ≤ –1,0 em colo do fêmur, com história de fratura não vertebral (*odds ratio* [OR] = 0,44; IC 95% = 0,23 a 0,83). Com o risedronato, houve redução na incidência de fraturas vertebrais em homens com *T-score* de coluna ≤ –2,0 ou *T-score* de colo de fêmur ≤ –1,0.

Tabela 31.3 Fármacos aprovados pela FDA e/ou EMA para tratamento da osteoporose.

		Eficácia					Aprovado	
Medicação	**Dosagem**	**Aumento da DMO na coluna**	**Aumento da DMO no colo do fêmur**	**Fraturas vertebrais**	**Fraturas do quadril**	**Fraturas em outros locais**	**FDA**	**EMA**
Alendronato	Oral 10 mg/dia ou 70 mg/semana	+	+	(+)[1]			+	+
Risedronato	Oral 5 mg/dia ou 35 mg/semana ou 75 mg 2 vezes/mês	+	+	(+)[2]			+	+
Ácido zoledrônico	IV 5 mg/ano	+	+	+	+	+	+	+
Teriparatida	SC 20 μg/dia durante 2 anos	+	+	+			+	+
Denosumabe	SC 60 mg/6 meses	+	+	(+)[3]			+	(+)[4]
Ranelato de estrôncio	Oral 2 g/dia	+	+					+
Testosterona	IM 21/21 dias	+	+					

FDA: Food and Drug Administration; EMA: European Medicines Agency. [1]Em homens com baixa massa óssea em coluna ou colo do fêmur ou *T-score* ≤ −1 no colo do fêmur com história de fratura não vertebral.[2]Em homens com *T-score* de coluna ≤ −2 ou *T-score* de colo de fêmur ≤ −1. [3]Eficácia antifratura (vertebral) restrita a um estudo em homens recebendo terapia de privação de androgênios por câncer não metastático de próstata. [4]Aprovado para o tratamento de homens com risco elevado de fraturas recebendo terapia de privação de androgênios por câncer não metastático de próstata.

A aprovação do ácido zoledrônico para o tratamento da osteoporose em homens foi baseada no estudo HORIZON, que envolveu 508 homens e 1.619 mulheres com história recente de fratura de quadril reparada cirurgicamente. O estudo confirmou que em homens o aumento na DMO foi similar ao observado em mulheres. Em um estudo mais recente, com 1.199 homens diagnosticados com osteoporose primária ou associada ao hipogonadismo, foi vista redução similar em ambos os casos: 67% no risco relativo de uma ou mais fraturas vertebrais e 3,3% de redução no risco absoluto de fraturas após 2 anos, em comparação com o placebo (4,9% *vs.* 1,6%; $p = 0,0016$). A última diretriz da Endocrine Society recomenda o tratamento com ácido zoledrônico para homens com história recente de fratura de quadril.

O tratamento com denosumabe (anticorpo monoclonal contra o RANKL) foi recentemente aprovado para o aumento da baixa massa óssea em homens com alto risco de fraturas em terapia de privação de androgênios para o câncer de próstata não metastático. Após 24 meses, foi visto um aumento de 5,6% na DMO de coluna comparado a uma perda de 1% no grupo placebo (p < v 0,001). Aos 36 meses, a incidência de uma nova fratura vertebral foi significativamente menor no grupo tratado (1,5% *vs.* 3,9% do placebo; RR = 0,38; IC 95% = 0,19 a 0,78, $p = 0,006$). A eficácia e a segurança em homens com baixa massa óssea e risco de fraturas estão sendo avaliadas em um estudo fase III (ADAMO Trial).

Apesar de resultados positivos na DMO com o uso de testosterona em homens eugonadais com osteoporose, a evidência de eficácia na prevenção de fraturas é fraca, mesmo naqueles hipogonadais. As últimas recomendações orientam o uso de terapias aprovadas para o tratamento da osteoporose, mesmo em homens com diagnóstico de hipogonadismo e já em reposição de terapia androgênica com alto risco de fratura.

Anabólicos

A teriparatida (PTH 1-34) está indicada para o tratamento da osteoporose em homens com alto risco de fratura e osteoporose associada ao uso crônico de corticoide. Em estudos recentes, a teriparatida foi superior ao alendronato no aumento da DMO. Três grandes estudos em homens demonstraram eficácia semelhante no aumento da DMO em comparação a mulheres. Após 9 meses de tratamento, o aumento na DMO foi de 6% em coluna e de 1,5% em colo de fêmur. Os marcadores de formação óssea também aumentaram significativamente com o tratamento. Os estudos em homens não foram delineados para detectar uma eficácia antifratura. Porém, uma análise posterior indica redução na incidência de fraturas vertebrais em relação ao placebo após a descontinuação do tratamento. Após o tratamento preconizado de 18 a 24 meses, é recomendada a prescrição de um antirreabsortivo para a manutenção da massa óssea.

Antirreabsortivo e anabólico

O ranelato de estrôncio ainda é a escolha, em função de seu exato mecanismo de ação no osso incerto. Seu efeito leva a uma estimulação pequena na formação óssea, combinado a um efeito antirreabsortivo. Em um estudo de 2 anos em homens com osteoporose primária, foi demonstrado um aumento importante na DMO de coluna e fêmur, associado a um aumento significativo no marcador de formação óssea (fosfatase alcalina).

Testosterona

Consiste do tratamento de primeira linha para pacientes com hipogonadismo primário ou secundário. É importante, após identificar os sinais e sintomas de hipogonadismo, realizar a dosagem de testosterona sérica. Valores menores que 200 a 300 ng/dℓ sugerem que o tratamento deve ser iniciado.

Em homens com mais de 65 anos de idade, a reposição de testosterona foi capaz de aumentar a DMO da coluna em 3,4%, quando o valor de 300 mg/dℓ foi considerado para iniciar o tratamento. Essa taxa elevou-se para 5,9% quando o valor de 200 ng/dℓ foi considerado. Por ora, não existem dados disponíveis na eficácia antifratura.

O Consenso Italiano de Osteoporose recomenda iniciar tratamento com testosterona em pacientes com valores séricos de 300 ng/dℓ na presença de sintomas ou 200 ng/dℓ na ausência de sinais e sintomas de hipogonadismo. Sugere-se também iniciar bisfosfonatos se a terapia com testosterona não elevar a DMO.

Medicamentos em estudo

Uma gama de medicamentos com eficácia antifratura em mulheres está disponível e sendo estudada em homens. As medicações promissoras para a terapia da osteoporose em homens são: odanacatibe (inibidor da catepsina K) – estudo fase III em homens; inibidores da esclerostina – estudo fase II; calciolíticos; compostos que agem na via Wnt/betacatenina; e moduladores seletivos do receptor de androgênio (SARMs). A Figura 31.1 resume as principais etapas na avaliação de homem com suspeita de osteoporose.

Nos últimos anos, as medicações antes estudadas apenas em mulheres estão sendo avaliadas e indicadas para o tratamento da osteoporose em homens. Além das medicações antirreabsortivas, estratégias adicionais cujo alvo seja o anabolismo ósseo e outros componentes que auxiliem na prevenção de quedas e na função neuromuscular estão em estudo.

Apesar do conhecimento de que a osteoporose é uma doença com elevada taxa de morbidade e risco de mortalidade, ela ainda é uma condição subdiagnosticada e subtratada, principalmente no sexo masculino. Estratégias para melhorar a prevenção, o diagnóstico, o manejo e o tratamento devem ser cada vez mais desenvolvidas.

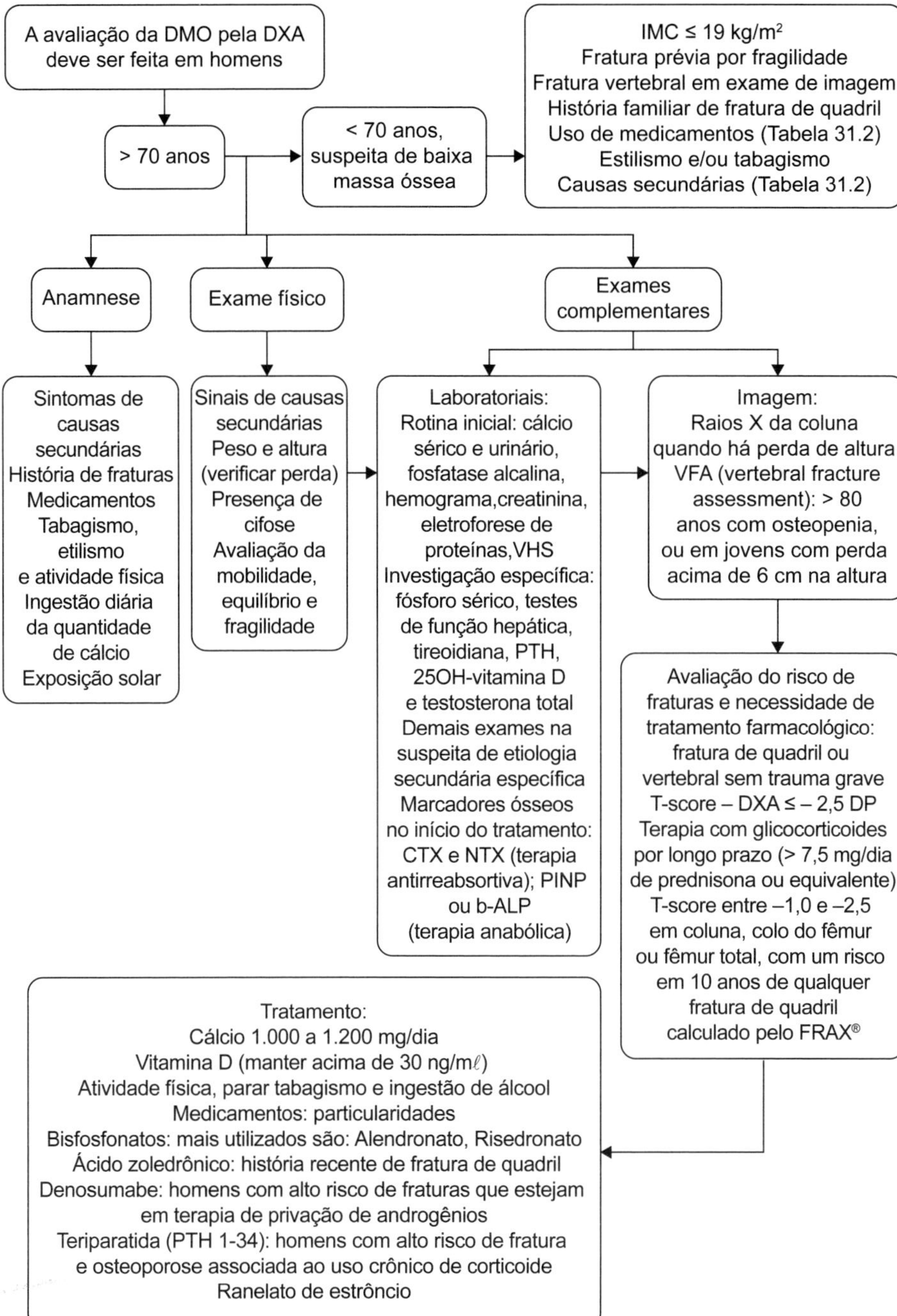

Figura 31.1 Avaliação para homens com suspeita ou portadores de osteoporose.

Leituras sugeridas

Gennari L, Bilezikian JP. Idiopathic osteoporosis in men. Curr Osteoporos Rep. 2013; 11(4):286-98.

Kaufman J, Reginster J, Boonen S, Brandi M, Cooper C, Dere W et al. Treatment of osteoporosis in men. Bone. 2013; 53(1):134-44.

Laurent M, Gielen E, Claessens F, Boonen S, Vanderschueren D. Osteoporosis in older men: recent advances in pathophysiology and treatment. Best Pract Res Clin Endocrinol Metab. 2013; 27(4):527-39.

Orwoll ES. Osteoporosis in men. In: Rosen CJ. Primer on the metabolic bone diseases and disorders of mineral metabolism. 8 ed. Iowa: Wiley-Blackwell; 2013. pp. 508-13.

Vescini F. Attanasio R. Balestrieri A. Bandeira F. Bonadonna S. Camozzi V et al. Italian Association of Clinical Endocrinologists (AME) position Statement: Drug Therapy of Osteoporosis. J Endocrinol Invest. 2016; 39(7):807-34.

Watts NB, Adler RA, Bilezikian JP, Drake MT, Eastell R, Orwoll ES et al. Osteoporosis in men: an Endocrine Society Clinical Practice Guideline. J Clin Endocrinol Metab. 2012; 97(6):1802-22.

32

Osteoporose Induzida por Glicocorticoides

Kyara Ramalho Freire | Francisco Bandeira

Introdução

Os glicocorticoides costumam ser usados em inúmeras condições, por seu potencial tanto anti-inflamatório quanto imunossupressor, porém o seu uso por longo prazo pode trazer consequências deletérias para os ossos, constituindo a causa mais importante de osteoporose secundária.

A terapia com glicocorticoides por 3 meses mesmo em vigência de doses baixas já aumenta o risco de fraturas, sendo esse risco cumulativo de acordo com a dose e o tempo de uso. Fraturas ocorrem em 50% dos pacientes usuários crônicos de glicocorticoides e 17% destes apresentam fraturas já no primeiro ano. A retirada do corticoide diminui esse risco de fraturas.

Fisiopatologia

O mecanismo fisiopatológico dos glicocorticoides sobre o tecido ósseo envolve supressão da atividade dos osteoblastos por meio da inibição direta da sua proliferação e diferenciação, além de apoptose precoce, com redução na formação óssea e desequilíbrio no processo de remodelação (Figura 32.1). A esclerostina, peptídeo originado nos osteócitos, está relacionada com a inibição da formação óssea, e sua expressão está aumentada no uso crônico de glicocorticoides, podendo ser um dos mecanismos responsáveis pela osteoporose induzida por glicocorticoides (OIG).

Ocorre também um desequilíbrio na relação RANKL e osteoprotegerina em favor do RANKL, o que aumenta a sobrevida de osteoclatos e, consequentemente, a remodelação óssea.

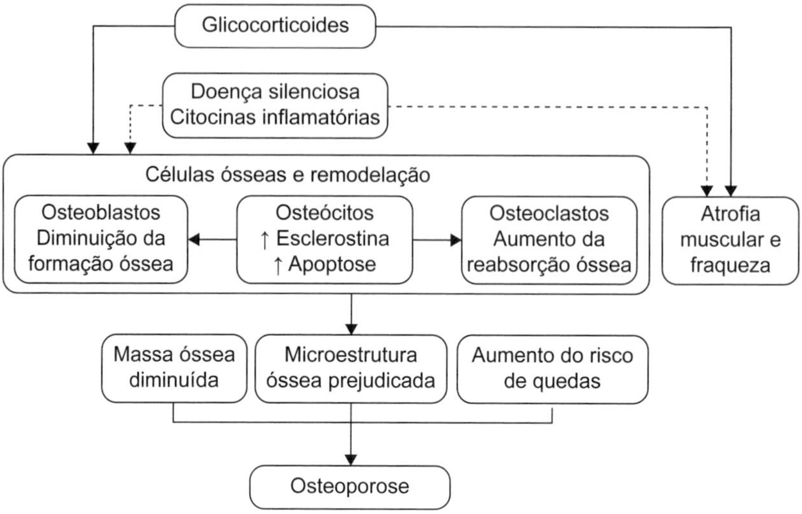

Figura 32.1 Mecanismo fisiopatológico dos glicocorticoides. Adaptada de Rizzoli e Biver, 2015.

Outros mecanismos de ação dos glicocorticoides no metabolismo ósseo envolvem mudanças na ação do paratormônio (PTH), inibição do fator de crescimento semelhante à insulina tipo 1 (IGF-1) e da testosterona. Podem atuar também pela inibição da absorção de cálcio pelo intestino e inibição da reabsorção renal.

Quadro clínico

A doença óssea desenvolve-se de maneira silenciosa, do mesmo modo que as outras formas de osteoporose. Fraturas muitas vezes constituem o primeiro sinal da doença, cursando com quadro clínico de dor óssea, porém em alguns casos são assintomáticas.

Diagnóstico

As recomendações atuais no manejo da doença óssea induzidas por glicocorticoides incluem a avaliação dos pacientes que serão submetidos a terapia por um período igual ou maior que 3 meses, em busca de fatores que aumentem o risco de fraturas. Os fatores clínicos que se associam a maior risco de fraturas na OIG são apresentados a seguir, com base nas diretrizes do American College of Rheumatology (ACR) (Grossman et al., 2010):

- Baixo índice de massa corporal
- História familiar de fratura de quadril
- Tabagismo atual
- Ingesta diária de álcool > 3 doses
- Dose diária de glicocorticoides mais elevada
- Dose cumulativa de glicocorticoides maior

- Pulsoterapia intravenosa de glicocorticoides
- Declínio da densidade mineral óssea (DMO) na avaliação pela densitometria óssea (DXA).

Os exames laboratoriais incluem hemograma, cálcio, albumina, vitamina D, transaminases, fosfatase alcalina, função renal e tireoidiana, PTH, velocidade de hemossedimentação (VHS), eletroforese de proteínas e calciúria de 24 h.

O uso da ferramenta FRAX® é importante para avaliar os pacientes com maior risco de fraturas. O American College of Rheumatology indica que são de baixo risco os pacientes com escore FRAX® < 10%, médio risco de 10 a 20% e alto risco > 20%. A avaliação desse escore é limitada por não avaliar a dose de glicocorticoide usada nem a duração do tratamento.

A DXA deve ser realizada para avaliação basal, monitoramento e seguimento desses pacientes. É importante lembrar que avaliação de mulheres na pré-menopausa, homens com menos de 50 anos de idade, crianças e adolescentes é feita pelo *Z-score*, nos quais o *Z-score* < –2,0 indica baixa massa óssea.

Radiografia de coluna dorsal e lombar é um exame importante no acompanhamento para detecção de fraturas morfométricas.

Tratamento

Medidas gerais

- Mínima dose eficaz de corticoide
- Administração em dias alternados
- Uso de vias alternativas na administração dos corticoides
- Orientação nutricional sobre ingesta de cálcio e vitamina D
- Realização de exercícios de fortalecimento muscular
- Suspensão de tabagismo
- Evitar ingesta excessiva de álcool
- Avaliação de risco de queda e medidas preventivas.

Suplementação com cálcio e vitamina D

Indicada a todos os pacientes em uso de corticoides por um período > 3 meses.

- Cálcio: 1.200 a 1.500 mg/dia
- Vitamina D: 800 a 1.000 UI/dia.

Medicamentoso

Quem tratar

- Mulheres na pós-menopausa e homens > 50 anos de idade (ACR) (Figura 32.2)
- Mulheres na pré-menopausa e homens < 50 anos de idade (ACR) (Figura 32.3)
- Mulheres na pós-menopausa e homens > 50 anos de idade (International Osteoporosis Foundation [IOF]) (Figura 32.4)
- Mulheres na pré-menopausa e homens < 50 anos de idade (IOF) (Figura 32.5)

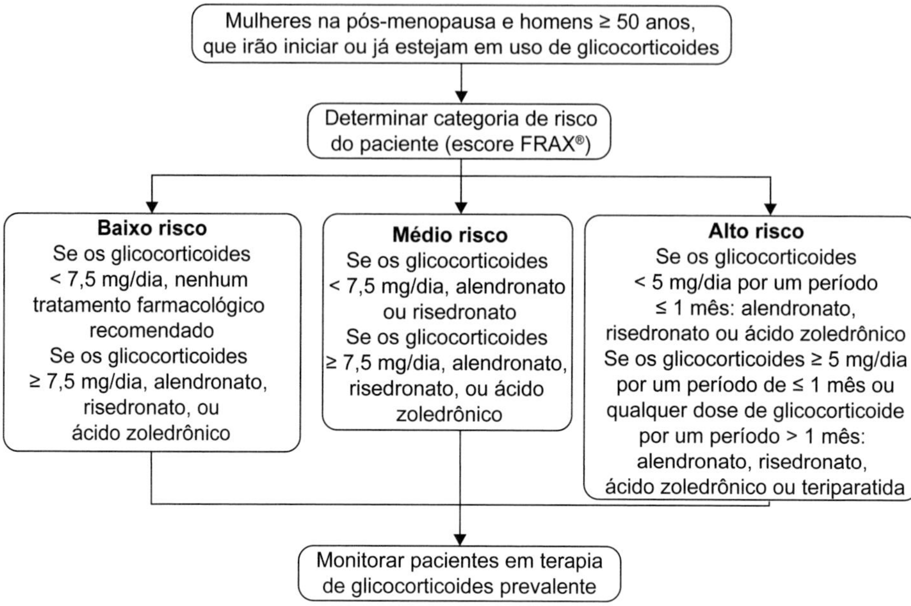

Figura 32.2 Seguimento de mulheres na pós-menopausa e homens ≥ 50 anos de idade segundo o American College of Rheumatology.

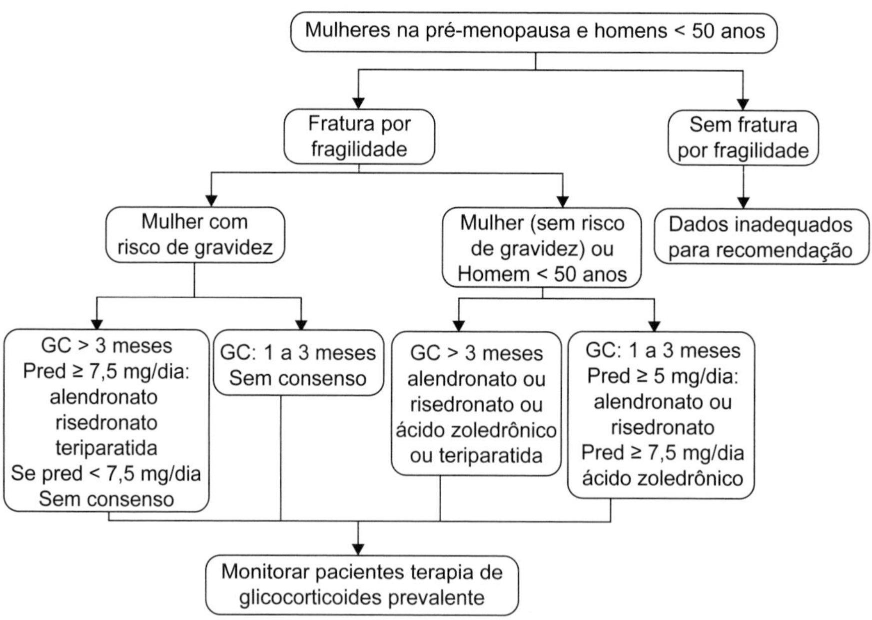

Figura 32.3 Seguimento de mulheres na pré-menopausa e homens < 50 anos de idade segundo o American College of Rheumatology GC: glicocorticoide; pred: prednisona.

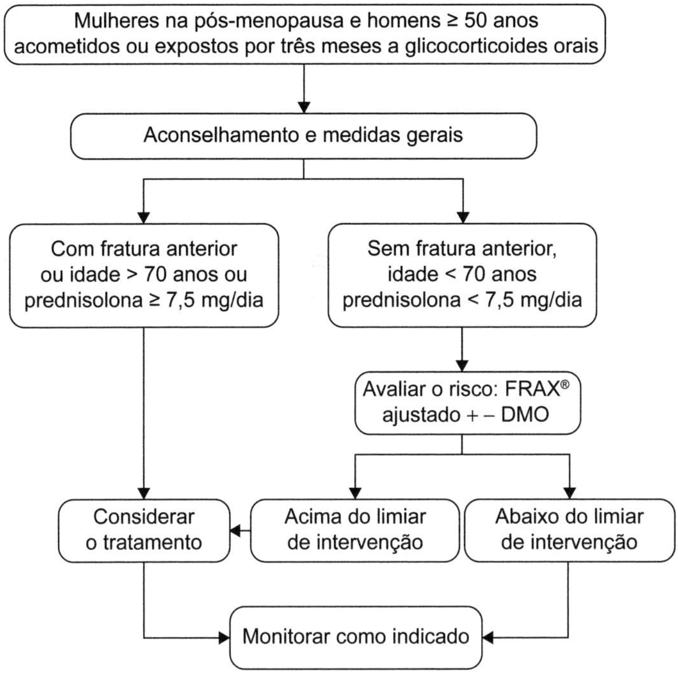

Figura 32.4 Seguimento de mulheres na pós-menopausa e homens ≥ 50 anos de idade segundo a International Osteoporosis Foundation.

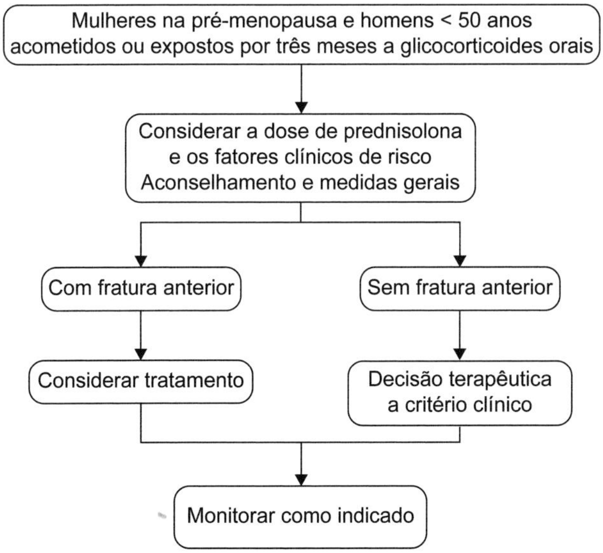

Figura 32.5 Seguimento de mulheres na pré-menopausa e homens < 50 anos de idade segundo a International Osteoporosis Foundation.

Como tratar

Mulheres na pós-menopausa e homens. Os bisfosfonatos são considerados o tratamento de primeira linha na OIG (Tabela 32.1). Estudos clínicos mostram segurança e eficácia do tratamento com alendronato 70 mg/semana ou risedronato 35 mg/semana. O zolendronato passa a ser a primeira opção em pacientes com contraindicação para terapia oral com bisfosfonatos. Também pode ser administrado em pacientes com diminuição da DMO em uso de bisfosfonatos orais. A teriparatida na dose de 20 μg diária é reservada a pacientes com osteoporose grave (*T-score* $\leq$ –3,5 ou para pacientes com fratura por fragilidade). Outra opção seria a intolerância ou falha terapêutica ao uso de bisfosfonatos.

Mulheres na pré-menopausa. Os bisfosfonatos (alendronato e risedronato) e a teriparatida são considerados no tratamento das mulheres pré-menopausa quando indicado o tratamento. A teriparatida só pode ser indicada após fechamento das epífises. Deve-se sempre monitorar e evitar a gestação em pacientes em tratamento com bisfosfonatos ou teriparatida devido aos possíveis efeitos sobre o feto.

Tabela 32.1 Fármacos utilizados na OIG.

Fármaco	Indicação	Efeito na DMO	Efeito nas fraturas
Alendronato 70 mg/ semana	Tratamento e prevenção de OIG	Aumento da DMO em coluna Evita perda de DMO em quadril	Reduz incidência de fraturas vertebrais
Risedronato 35 mg/ semana	Tratamento e prevenção de OIG	Evita perda de DMO em coluna e quadril	Reduz incidência de fraturas vertebrais
Ácido zoledrônico 5 mg/anual	Tratamento e prevenção de OIG	Aumento da DMO em coluna e quadril	Mesma relação de fraturas em relação ao grupo-controle
Teriparatida 20 mg/dia	Tratamento	Aumento da DMO em coluna e quadril	Reduz incidência de fraturas vertebrais

OIG: osteoporose induzida por glicocorticoides; DMO: densidade mineral óssea.

Leituras sugeridas

Grossman JM, Gordon R, Ranganath VK, Deal C, Caplan L, Chen W et al. American College of Rheumatology 2010 recommendations for the prevention and treatment of glucocorticoid-induced osteoporosis. Arthritis Care Res. 2010; 62(11):1515-26.

Lekawasam S, Adachi JD, Agnusdei D, Bilezikian J, Boonen S, Borgström F et al., for the Joint IOF-ECTS GIO Guidelines Working Group. A framework for the development of guidelines for the management of glucocorticoid-induced osteoporosis. Osteoporos Int. 2012; 23(9):2257-76.

Rizzoli R, Biver E. Glucocorticoid-induced osteoporosis: who to treat with what agent? Nat Rev Rheumatol. 2015; 11(2):98-109.

33

Osteomalacia e Raquitismo

Sara Cassibba | Cynthia Salgado Lucena | Rafael Rabelo Lira | Francisco Bandeira

Definição

Raquitismo e osteomalacia são duas manifestações do mesmo processo patológico. O raquitismo reflete a mineralização anormal da placa de crescimento em pacientes jovens, antes que a placa feche. A osteomalacia reflete a mineralização inadequada ou atrasada do osteoide em osso cortical e trabecular maduro. Essas condições podem estar associadas a outras doenças ósseas como osteoporose, ou a distúrbios ósseos complexos, como na doença renal crônica.

Dados de incidência e prevalência são difíceis de definir, principalmente para osteomalacia. A incidência de raquitismo é alta, especialmente em países em desenvolvimento, como os da África, do Oriente Médio e da Ásia (prevalências relatadas de 1 a 70%, provavelmente superestimado), e em minorias étnicas em países com altas taxas de imigração.

Muitos fatores contribuem para mineralização do tecido ósseo, mas o entendimento dos mecanismos implicados ainda está em desenvolvimento. A razão fósforo/cálcio apropriada, os níveis adequados de vitamina D, a expressão correta de sinais regulatórios como paratormônio (PTH) e fator de crescimento fibroblástico 23 (FGF23), e o pH apropriado são os elementos essenciais bem conhecidos. Várias causas podem ocasionar osteomalacia e raquitismo.

Etiologia

Deficiência nutricional

Deficiência de vitamina D

É a principal causa de osteomalacia e raquitismo. Poucos alimentos contêm vitamina D, e a exposição solar é sua maior fonte natural (Figura 33.1). Entretanto, expor a pele à luz do sol para prevenir deficiência de vitamina D é contra a cultura de algumas populações, pode ser inapropriado para latitude, e vai de encontro às campanhas para prevenção de câncer de pele (Tabela 33.1). Dessa maneira, a suplementação oral é amplamente necessária. Até o momento, campanhas de suplementação de vitamina D universais e direcionadas reduziram – mas não erradicaram – a deficiência de vitamina D sintomática.

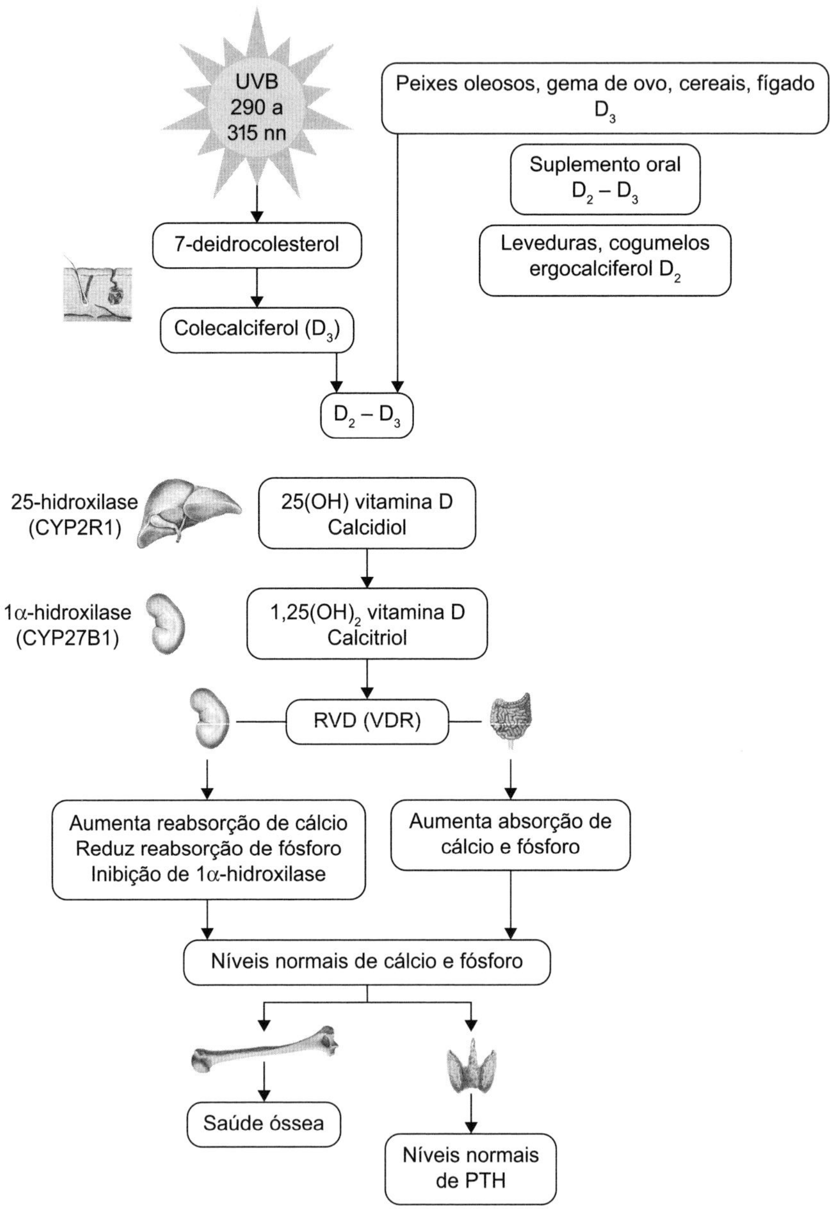

Figura 33.1 Metabolismo da vitamina D. PTH: paratormônio; RVD: receptor da vitamina D.

O problema é maior nos países em desenvolvimento, por motivos socioeconômicos, mas também é disseminado em países com altas taxas de imigração, o que ocorre, provavelmente, devido à falta de indicações uniformes sobre a suplementação, com diferentes diretrizes de sociedades científicas e amplas variações nas quantidades de vitamina D recomendadas por faixa etária para a mesma diretriz (Tabela 33.2). Isso reflete-se na falta de estudos controlados de grande escala que forneçam dados conclusivos sobre esses tópicos e reforça a importância de serem consideradas covariáveis individuais para a suplementação correta (Tabela 33.3).

Deficiência de cálcio

Em alguns países em desenvolvimento, como Índia, África do Sul e Gâmbia, a exposição ao sol ocorre sem restrições, e o *status* da vitamina D é adequado. Entretanto, registra-se alta incidência de raquitismo por deficiência de cálcio em decorrência de uma ingesta dietética de cálcio muito baixa ou alta em fitato, com consequente baixa absorção de cálcio.

Tabela 33.1 Fatores que reduzem os efeitos da produção de vitamina D na pele.

Fator	Efeito
Pele de cor escura	Necessidade de exposição solar 3 a 5 vezes mais longa que em peles claras
Indivíduos idosos	Redução da síntese de vitamina D
Protetor solar com fator de proteção > 30	Redução de 95% da síntese de vitamina D
Roupas que cobrem a maior parte do corpo (rmotivações culturais e religiosas)	
Latitude > 35° no hemisfério norte > 32° no hemisfério sul	Síntese insignificante de vitamina D no inverno

Tabela 33.2 Ingesta recomendada de vitamina D pelo IOM e pelo Endocrine Practice Guideline Committee.

	Recomendações do IOM				Recomendações da Endocrine Society	
Idade	**IA**	**RME**	**RDP**	**LMT**	**RD**	**LMT**
0 a 6 meses	400 UI			1.000 UI	400 a 1.000 UI	2.000 UI
6 a 12 meses	400 UI			1.500 UI	400 a 1.000 UI	2.000 UI
1 a 3 anos		400 UI	600 UI	4.000 UI	600 a 1.000 UI	4.000 UI
4 a 8 anos		400 UI	600 UI	4.000 UI	600 a 1.000 UI	4.000 UI
8 a 18 anos		400 UI	600 UI	4.000 UI	600 a 1.000 UI	4.000 UI
19 a 70 anos		400 UI	600 UI	4.000 UI	1.500 a 2.000 UI	10.000 UI
70 anos		400 UI	800 UI	4.000 UI	1.500 a 2.000 UI	10.000 UI

IOM: Institute of Medicine (EUA); IA: ingesta adequada; RME: requerimento médio estimado; RDP: requerimento diário permitido; LMT: limite máximo tolerável; RD: requerimento diário. Requerimento materno durante lactação: 4.000 a 6.000 UI se o recém-nascido não estiver recebendo 400 UI/dia.

Tabela 33.3 Condições de maior necessidade de suplementação oral de vitamina D.

Condição	Efeito
Falta de suplementação de vitamina D durante a gravidez	A vitamina fetal é adquirida inteiramente pela mãe
RN pré-maturo	Atraso de nutrição enteral Doença pulmonar crônica Uso de esteroides
Aleitamento prolongado e exclusivo	Deficiência de vitamina D ocorre após 8 semanas de aleitamento exclusivo (considerando RN de mãe repleta de vitamina D)
Falta de suplementação de vitamina D durante o crescimento	Risco de raquitismo maior nos primeiros 2 anos e durante o estirão do crescimento do adolescente
Fatores que reduzem a exposição solar (Tabela 3.1)	Maior necessidade de suplementação oral
Condições patológicas: ▪ IMC > 30 kg/m^2 ▪ Má absorção ▪ Fármacos (↓ absorção/↑ catabolismo)	Necessidade aumentada da quantidade da suplementação de vitamina D oral (3 a 5 vezes maior que a população saudável)

RN: recém-nascido; IMC: índice de massa corporal; ↓: reduzido; ↑: aumentado.

OUTRAS CAUSAS DE DEFICIÊNCIA/INEFICIÊNCIA DE VITAMINA D

Má absorção

Doença celíaca, cirurgia bariátrica, doenças colestáticas e pancreatite crônica podem levar a má absorção intestinal, com predisposição à deficiência de vitamina D ou cálcio. A gastrite atrófica pode reduzir a absorção de cálcio por meio do aumento do pH estomacal. Doenças inflamatórias intestinais também apresentam má absorção, mas suas osteopatias são agravadas pelo envolvimento inflamatório (ocasionando osteoporose) e pelo uso crônico e intermitente de corticoides. Além disso, algumas medicações podem causar deficiência de vitamina D (p. ex., colestiramina) ou de cálcio (inibidores da bomba de prótons [IBP]), em decorrência de má absorção.

Defeitos na ativação ou na atividade da vitamina D

São raros os casos de osteomalacia e raquitismo quando há ingesta apropriada de vitamina D. O ergocalciferol (D_2) e o colecalciferol (D_3) vindos da dieta e da pele são biologicamente inertes e requerem hidroxilação hepática e renal para tornarem-se biologicamente ativos. A $1,25(OH)_2$ D interage com seu receptor nuclear de vitamina em tecidos-alvo (Figura 33.1). Tanto a $1,25(OH)_2$ D quanto a 25(OH)D são degradadas pela vitamina D-24 hidroxilase.

Vários medicamentos podem causar deficiência de vitamina D por defeitos na sua ativação (p. ex., corticoides reduzem a 1α-OH-hidroxilase) ou por seu catabolismo aumentado (p. ex., anticonvulsivantes e tratamentos para HIV/AIDS). Doença renal crônica (DRC) avançada (*clearance* de creatinina < 30 mℓ/min) e disfunção hepática grave podem levar à ativação defeituosa de vitamina D. Algumas doenças hereditárias muito raras são caracterizadas por disfunção da 1α-hidroxilase (raquitismo vitamina D-dependente tipo 1A), da 25-hidroxilase (raquitismo vitamina D-dependente tipo 1B) e por mutações no receptor de vitamina D (raquitismo vitamina D-dependente tipo 2A).

Hipofosfatemia

Hipofosfatemia que induz osteomalacia e raquitismo é relacionada com um grupo de doenças renais excretoras de fosfato, com ou sem aumento do fator de crescimento fibroblástico 23 (FGF23).

Hipofosfatemia relacionada com FGF23

O FGF23 é um hormônio fosfatúrico produzido pelos osteócitos que atua na regulação de fosfato (Figura 33.2). Um aumento desregulado de FGF23 leva à perda urinária e à diminuição da absorção intestinal de fosfato. O excesso de FGF23 é comum a um grupo de doenças raras:

- Osteomalacia induzida por tumor (OIT), ou osteomalacia oncogênica: é uma síndrome paraneoplásica decorrente de desregulação na produção tumoral de FGF23. É uma doença muito rara, mas sua prevalência parece ser subestimada. A maioria dos casos ocorre em adultos, com tumores mesenquimais benignos, de crescimento pequeno e lento, mais frequentemente localizados no tecido ósseo e conjuntivo das extremidades inferiores

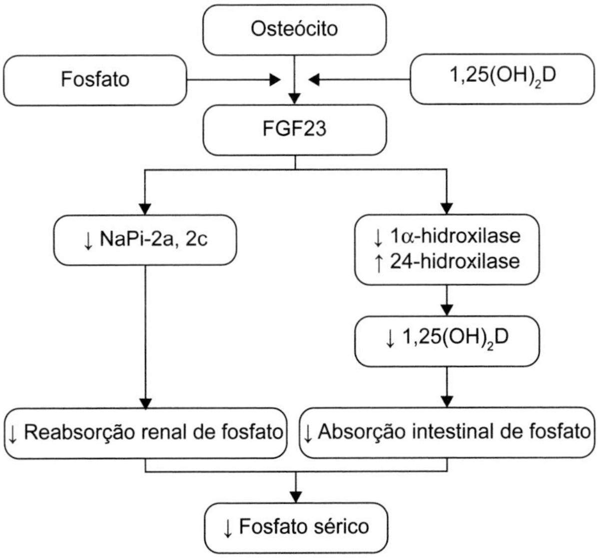

Figura 33.2 Regulação e funções da FGF23. FGF23: fator de crescimento fibroblástico 23; NaPi-2a, 2c: cotransportadores do sódio-fosfato.

- Doenças hereditárias relacionadas com o FGF23: hipofosfatemia ligada ao X (HLX), raquitismo hipofosfatêmico autossômico dominante (RHAD) e raquitismo hipofosfatêmico autossômico recessivo (RHAR) representam as três doenças hipofosfatêmicas hereditárias vindas de mutações ou desregulações no FGF23 (Figura 33.3). Elas são muito raras e a HLX é a mais comum, com prevalência de 1:20.000 nascidos vivos.

Hipofosfatemia não relacionada com FGF23

A síndrome de Fanconi (SF) representa uma quebra global ou parcial no transporte de solutos no túbulo contorcido proximal (TCP) renal. Depleção de fosfato é o aspecto clínico mais importante. A causa mais comum é a toxicidade por fármacos, como: fármacos anticâncer (p. ex., ifosfamida, compostos de platina, inibidores da tirosinoquinase), antiepilépticos, fármacos para o tratamento de HIV/AIDS, quelantes de ferro, ácido acetilsalicílico e alguns antibióticos (tetraciclina, aminoglicosídeos). Algumas condições hereditárias, como cistinoses, tirosinemias e galactosemia, podem causar SF por dano secundário ao armazenamento endógeno, assim como doenças adquiridas (mieloma). A SF pode complicar outras tubulopatias hereditárias raras, como a síndrome de Dent e a de Lowe, esta última comumente caracterizada por hipercalciúria, nefrolitíase e nefrocalcinose.

Outras causas

Algumas doenças raras causam raquitismo e osteomalacia, mesmo quando há níveis adequados de vitamina D, cálcio e fosfato.

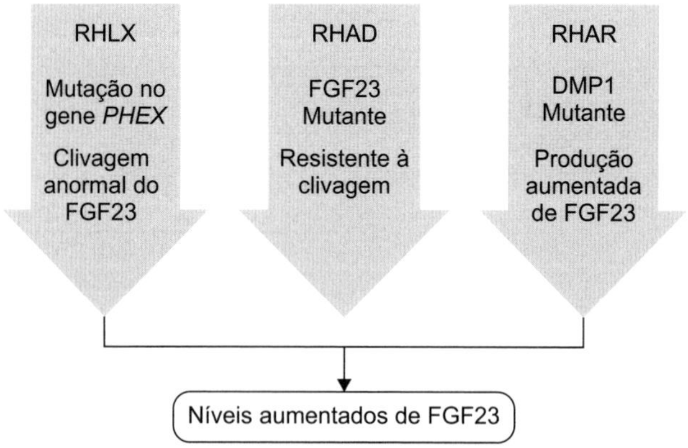

Figura 33.3 Doenças hereditárias relacionadas com o FGF23. RHLX: raquitismo hipofosfatêmico ligado ao X; RHAD: raquitismo hipofosfatêmico autossômico dominante; RHAR, raquitismo hipofosfatêmico autossômico recessivo; DMP1: proteína 1 da matriz dentínica (*dentin matrix protein 1*); FGF23: fator de crescimento fibroblástico 23).

Acidoses tubulares renais

As acidoses tubulares renais (ATRs) resultam da incapacidade de secreção de H^+ pelo túbulo distal (tipo I), de reabsorção de HCO_3 pelo túbulo proximal (tipo II) ou ambos (tipo III). Elas são bioquimicamente caracterizadas por acidose metabólica persistente com *anion gap* normal. ATRs primárias são relacionadas com defeitos genéticos específicos em transportadores renais ou enzimas e são comumente encontradas na infância ou mais cedo. Por outro lado, as formas secundárias são decorrentes de exposição a fármacos, toxinas ou doenças sistêmicas, e são mais comuns em adultos.

Hipofosfatasia

O termo hipofosfatasia identifica um grupo de doenças hereditárias raras ocasionadas por atividade subnormal da isoenzima da fosfatase alcalina. O baixo nível de fosfatase alcalina total é a marca dessa doença.

A apresentação clínica é muito variável, indo de uma condição perinatal fatal a uma forma de raquitismo grave ou leve nos primeiros anos de vida e na infância, respectivamente. Na doença de início na vida adulta, há apenas fraturas de estresse metatarsal, com cicatrização deficiente. A reposição da enzima recombinante alfostase-alfa leva a melhora significativa das alterações esqueléticas e da mobilidade.

Apresentação clínica

As manifestações clínicas de raquitismo e osteomalacia dependem da etiologia; da idade de início, da duração e gravidade da doença; e do começo de tratamento (se for a tempo ou atrasado).

Raquitismo

As crianças jovens podem apresentar anormalidades cranianas, como craniotabes, bossa frontal, comprimento anteroposterior craniano aumentado e fechamento atrasado de fontanela. Crescimento insuficiente, deformidades ósseas progressivas, dores osteoarticulares e fraqueza muscular proximal podem se tornar aparentes quando a criança começar a andar. O aumento das placas de crescimento causa inchaço nos punhos, joelhos e na extremidade anterior das costelas (rosário raquítico). Deformidades características de ossos que sustentam peso resultam em *genu varum, genu valgum* (batida dos joelhos) e deformidades do tipo joelhos desviados para um lado e emparelhados (*windswept*). Escoliose e cifose também podem ocorrer. Manifestações dentárias, incluindo abscessos dentários na ausência de cáries, defeitos no esmalte, câmaras pulpares aumentadas e taurodontismo, podem estar presentes. Algumas formas de raquitismo são associadas à alopecia. Raramente zonas de Looser, ou pseudofraturas, lesões consideradas patognomônicas de osteomalacia, são vistas à radiografia simples.

Osteomalacia

A osteomalacia pode ser assintomática ou ter sintomas vagos e inespecíficos, especialmente em estágios iniciais. A forma clássica é caracterizada por dor óssea e sensibilidade ao toque, fraqueza muscular e dificuldade em andar. A dor óssea é comumente persistente, simétrica e difusa, com piora ao carregar peso ou ao movimento, e apenas em raros casos é completamente aliviada ao repouso. Inicia-se na região lombar, depois se espalha para cintura pélvica, quadris, coxa proximal e costelas. Essa dor pode ser decorrente de hidratação da matriz óssea desmineralizada, com estiramento de periósteo. Atrofia e tônus reduzido de músculos proximais dos membros podem estar presentes. Fraqueza é uma característica típica e, junto com a dor, pode resultar em dificuldades em se levantar de uma cadeira, descer e subir escadas e em um andar gingado. Vários tipos de fraturas podem ocorrer, especialmente quando a doença começa na vida adulta. As zonas de Looser são fraturas de estresse contendo tecido fibrótico e calos fracamente mineralizados, vistas à radiografia como linhas bilaterais, simétricas e radiolúcidas no osso cortical, perpendiculares ao eixo longo, geralmente encontradas em costelas, colo de fêmur, ramos púbicos e margens axilares das escápulas. Essas pseudofraturas podem progredir para fraturas completas, geralmente em regiões subtrocantéricas do fêmur ou metatarsos. Fraturas espontâneas da costela e do esterno são comuns. Deformidades relacionadas com fraqueza do esqueleto do adulto podem incluir cifose, coxa vara, peito de pombo, acetábulo protruso e deformidade pélvica que pode levar a dificuldades no trabalho de parto e no parto vaginal. Quando a osteomalacia começa na infância, podem ser vistas deformidades residuais de raquitismo.

Diagnóstico

O diagnóstico de raquitismo e osteomalacia e a avaliação de sua causa são feitos com base em achados clínicos e laboratoriais (Tabela 33.4). A história pessoal e familiar identifica fatores de risco para deficiência de cálcio e vitamina D, comorbidades e doenças hereditárias. Testes laboratoriais para excluir doenças renais, hepáticas, pancreáticas e doença celíaca são necessários. A radiografia pode mostrar as zonas de Looser, fraturas e deformidades relacionadas com a doença. A densidade mineral óssea geralmente está diminuída. A cintilografia mostra áreas de aumento focal de captação do metileno difosfonado (MDP). Um dos aspectos mais desafiadores no diagnóstico por imagem é referente a OIT. Cintilografia de corpo inteiro com Tc99-sestamibi, ultrassonografia (US), tomografia computadorizada (TC), ressonância magnética (RM) e exame físico em áreas como solas dos pés e região poplítea podem ser necessários para detectar tumores.

Quando os exames de imagem são negativos ou inconclusivos, o cateterismo venoso para coleta de amostras sanguíneas pode ser realizado. O cateter é inserido pela veia femoral ou pela jugular interna, e cerca de 15 e 20 veias e suas ramificações são cateterizadas para coleta de amostras (1,5 a 2,0 mℓ). O FGF23 é determinado por imunoensaio (ELISA),

Tabela 33.4 Alterações bioquímicas no raquitismo e na osteomalacia.

	Sangue							Urina		
	P*	**Ca**	**PTH**	**25(OH)D**	**1,25(OH)D**	**FGF23**	**FA**	**P**	**Ca**	**Outras alterações**
Raquitismo e osteomalacia nutricionais										
Deficiência de vitamina D	↓	↔/↓	↑	↓	↔/	NA	↑	↑	↓	-
Raquitismo calciopênico	↓	↓	↑	↔/	↑↑	NA	↑	↑	↓	-
Outras causas de deficiência/ineficácia de vitamina D										
Déficit de 25-hidroxilase	↓	↓	↑	↓↓	↓↓	NA	↑	↑	↓	25(OH)D não aumenta após dose de vitamina D
Déficit de 1α-hidroxilase	↓	↓	↑	↔/	↓↓	NA	↑	↑	↓	25(OH)D não aumenta após dose de vitamina D
Defeito no receptor de vitamina D	↓	↓	↑	↔/	↑	NA	↑	↑	↓	-
Raquitismo/osteomalacia hipofosfatêmico com FGF23 elevado										
OIT	↓	↔	↔	↔	↓	↑↑	↑	↑	↔	Pode ser encontrado em qualquer idade
HLX	↓	↔	↔	↔	↓	↑↑	↑	↑	↔	-
RHAD	↓	↔	↔	↔	↓	↑↑	↑	↑	↔	-
RHAR	↓	↔	↔	↔	↓	↑↑	↑	↑	↔	-
Raquitismo/osteomalacia hipofosfatêmico sem FGF23 elevado										
SF	↓	↔	↔	↔	↔	NA	↑	↑	↔	Glicosúria normoglicêmica, aminoacidúria, proteinúria de baixo peso molecular, acidose metabólica variável, hipouricemia, poliúria variável
Doenças de Dent e de Lowe	↓	↓	↑	↔	↓	NA	↑	↑	↑↑	Nefrolitíase
Outras causas de raquitismo/osteomalacia com cálcio, fosfato e vitamina D normais										
ATR	↔	↔	↔	↔	↔	NA	↑	↔	↔	Acidose metabólica com *anion gap* normal
HPF	↔	↔/↑	↔	↔	↔	NA	↓/↓↓	↔	↔/	-

* Na infância, o nível sérico normal de fosfato é maior que no adulto: hipofosfatemia pode ser irreconhecível. P: fosfato; Ca: cálcio; PTH: paratormônio; FA: fosfatase alcalina; FGF23: fator de crescimento fibroblástico 23; NA: não aplicável; OIT: osteomalacia induzida por tumor; HLX: hipofosfatemia ligada ao X; RHAD: raquitismo hipofosfatêmico autossômico dominante; RHAR: raquitismo hipofosfatêmico autossômico recessivo; SF: síndrome de Fanconi; ATR: acidose tubular renal; HPF: hipofosfatasia; ↓: reduzido; ↑: aumentado; ↔: normal.

e o gradiente entre os valores obtidos dos afluentes venosos e da veia periférica é determinado. Dos casos confirmados cirurgicamente, a razão variou entre 1,6 e 19 (afluente venoso tumoral/veia periférica).

A biopsia transilíaca com marcação após ingestão de tetraciclina é o padrão-ouro para o diagnóstico e mostra achados característicos: mineralização deficiente com ausência das 2 bandas de tetraciclina. Testes genéticos podem ser úteis em casos selecionados, como o diagnóstico diferencial entre OIT e distúrbios hipofosfatêmicos genéticos. Nessas doenças, as características bioquímicas são as mesmas. OIT pode ser difícil de localizar, e apesar de a maioria dos casos ocorrer em adultos, enquanto os distúrbios genéticos são mais comuns em crianças, a OIT pode ser encontrada em todas as idades, e o raquitismo hipofosfatêmico autossômico dominante pode ter início atrasado em adultos. Dessa maneira, a análise genética pode ajudar no diagnóstico definitivo (Figura 33.4).

Tratamento

O tratamento de raquitismo e osteomalacia visa alcançar remissão dos sintomas clínicos, normalização dos testes laboratoriais, prevenção e tratamento de deformidades esqueléticas

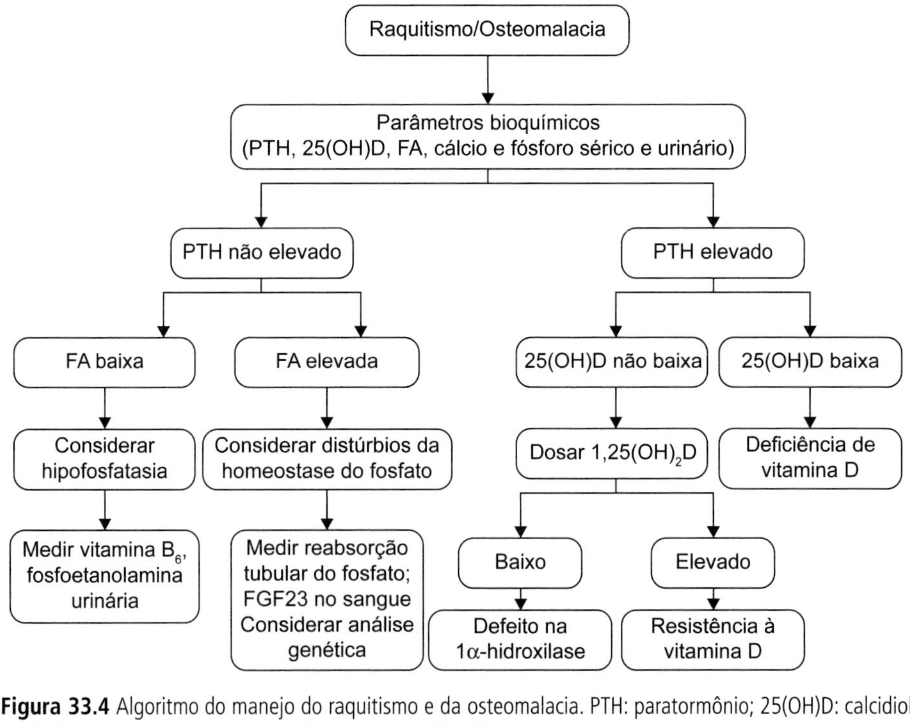

Figura 33.4 Algoritmo do manejo do raquitismo e da osteomalacia. PTH: paratormônio; 25(OH)D: calcidiol; FA: fosfatase alcalina; FGF23: fator de crescimento fibroblástico 23.

e fraturas, e melhora do crescimento. A terapia e seus resultados dependem da etiologia da doença, da idade do paciente na apresentação e no diagnóstico, e do tempo de tratamento.

Estados de deficiências

- Deficiência de vitamina D: dose de reposição de vitamina D (D_2 ou D_3) por 6 a 8 semanas, seguida de dose de manutenção ajustada com base nos níveis de 25(OH)D, idade e índice de massa corporal (IMC) do paciente (Tabela 33.5)
- Deficiência de cálcio: suplementos de cálcio como carbonato de cálcio (citrato de cálcio é melhor em caso de pH gástrico aumentado), dieta rica em cálcio e pobre em fitato.

Distúrbios genéticos da vitamina D

- Raquitismo vitamina D-dependente tipo I: calcitriol ou 1α-calcidiol
- Defeito no receptor da vitamina D: uma alta dose de calcitriol raramente é efetiva, e uma dose alta oral diária de cálcio costuma ser necessária (infusão venosa até 2 anos de idade).

Hipofosfatemia dependente de FGF23

- OIT: remoção cirúrgica completa do tumor quando possível. Abordagem medicamentosa (antes da cirurgia ou na falha cirúrgica): ver tratamento de raquitismo hipofosfatêmico hereditário
- Raquitismo hipofosfatêmico hereditário relacionado com o FGF23: na infância, calcitriol na dose de 20 a 30 ng/kg/dia e fósforo na dose de 20 a 40 mg/kg/dia, administrado em 3 a 5 vezes/dia (iniciado em baixas doses para evitar os efeitos colaterais gastrintestinais). O uso de anticorpo monoclonal anti-FGF23 está sendo avaliado e resultados preliminares mostram melhora significativa, com redução na suplementação de fósforo e calcitriol. O requerimento terapêutico é menor em adultos, em razão do *turnover* ósseo mais baixo e do fechamento das placas epifisárias. De acordo com as necessidades, o tratamento pode parar ou ser contínuo em uma dose mais baixa quando houver evidências clínicas e/ou bioquímicas de osteomalacia.

Tabela 33.5 Terapia na deficiência de vitamina D.

Idade (anos)	Dose de reposição (UI/dia)	Dose de manutenção (UI/dia)
0 a 1	2.000*	400 a 1.000
1 a 18	2.000*	600 a 1.000
18	6.000**	1.500 a 2.000
IMC > 30	6.000 a 10.000**	3.000 a 6.000

IMC: índice de massa corporal; *Durante 6 semanas; **Durante 8 semanas. A dose de reposição para cada idade pode ser 50.000 UI/semana.

Hipofosfatemia não relacionada com o FGF23

- Síndrome de Fanconi: suplementos orais de fosfato e uma dieta rica em fosfato; vitamina D (ou alfacalcidiol/calcitriol se ocorrer disfunção de 1α-hidroxilase). Bicarbonato de sódio oral para acidose metabólica crônica (1 a 2 mEq/kg/dia)
- Acidose tubular renal: suplementos orais de bicarbonato, citrato e potássio
- Hipofosfatasia: evitar uso do tratamento clássico (vitamina D e bisfosfonatos) devido ao risco de hipercalcemia e hipercalciúria. Tratamento de craniossinostose, pseudofraturas e fraturas de estresse; cuidados dentários de rotina; anti-inflamatórios não esteroides para dor óssea. Terapia de reposição da enzima recombinante beneficia a maioria dos pacientes.

Leituras sugeridas

Andreopoulou P, Dumitrescu CE, Brillante BA, Cutler Peck CM, Wodajo FM, Kelly MH et al. Selective venous catheterization for the localization of phosphaturic mesenchymal tumors. J Bone Miner Res. 2011; 26(6):1295-302.

Feng JQ, Clinkenbeard EL, Yuan B, White KE, Drezner MK. Osteocyte regulation of phosphate homeostasis and bone mineralization underlies the pathophysiology of the heritable disorders of rickets and osteomalacia. Bone. 2013; 54(2):213-22.

Holick MF, Binkley NC, Bischoff-Ferrari HA, Gordon CM, Hanley DA, Heaney RP et al. Evaluation, treatment, and prevention of vitamin D deficiency: an Endocrine Society clinical practice guideline. J Clin Endocrinol Metab. 2011; 96(7):1911-30.

Prentice A. Nutritional rickets around the world. J Steroid Biochem Mol Biol. 2013; 136:201-6.

Ruppe MD, Jan de Beur SM. Disorders of phosphate homeostasis. In: Rosen CJ. Primer on the metabolic bone diseases and disorders of mineral metabolism. 8th ed. Iowa: Willey-Blackwell; 2013.

34

Deficiência de Vitamina D

Sirley Portela Vasconcelos | Marcela Maia Pitaluga |
Leonardo Costa Bandeira e Farias | Francisco Bandeira

Introdução

O interesse na suplementação de vitamina D tem crescido nos últimos anos, não apenas pelos benefícios à saúde óssea, mas também por seu potencial na prevenção de patologias não esqueléticas. Baixos níveis de vitamina D associam-se a risco aumentado para diabetes melito tipo 1, doença cardiovascular, certos tipos de câncer (colo, mama e próstata), declínio cognitivo, depressão, complicações na gravidez (pré-eclâmpsia, diabetes gestacional, prematuridade, neonatos pequenos para a idade gestacional), doenças autoimunes (artrite reumatoide, doença de Crohn), alergias, quedas em idosos, aumento do *turnover* ósseo e da perda óssea, e aumento do risco de fraturas de fragilidade.

Na última década, houve progressiva e significativa atenção à avaliação de deficiência de vitamina D na população em geral, incluindo gestantes e crianças. Há evidências recentes de múltiplos benefícios mediante a suplementação de vitamina D durante a gravidez, como prevenção de patologias maternas e fetais.

A deficiência ou insuficiência de vitamina D pode ser definida de acordo com o Institute of Medicine (IOM) e a Endocrine Society, ambos dos EUA (Tabela 34.1). A sua avaliação deve ser feita pela medida dos níveis séricos de 25 hidroxivitamina D [25(OH)D], a forma circulante mais abundante e, portanto, o melhor indicador dos estoques de vitamina D.

O IOM sugere que níveis de 25(OH)D de 20 ng/mℓ são suficientes para manter a saúde óssea em 97,5% dos pacientes, e que valores entre 16 e 20 ng/mℓ são suficientes para a saúde óssea em 50% das pessoas saudáveis. Todavia, a Endocrine Society recomenda que as concentrações séricas de 25(OH)D devam exceder 30 ng/mℓ, para maximizar os efeitos da vitamina D no metabolismo ósseo, muscular e do cálcio.

Tabela 34.1 Definições para deficiência de vitamina D.

Vitamina D	IOM	Endocrine Society
Suficiência	> 20 ng/mℓ	≥ 30 ng/mℓ
Insuficiência	12 a 20 ng/mℓ	21 a 29 ng/mℓ
Deficiência	< 12 ng/mℓ	≤ 20 ng/mℓ

IOM: Institute of Medicine (EUA).

Concentrações de 25(OH)D < 8 ng/mℓ são associadas à osteomalacia em adultos e a raquitismo na infância. Deficiência menos grave e insuficiência de 25(OH)D podem causar hiperparatireoidismo secundário, perda óssea, fraturas de fragilidade em idosos e fraqueza muscular.

Quanto ao hiperparatireoidismo secundário, o valor de 25(OH)D abaixo do qual há elevação dos níveis de paratormônio (PTH), em geral, encontra-se entre 20 e 25 ng/mℓ, com 15% dos pacientes apresentando aumento do PTH, que pode chegar a 30% quando os níveis de 25(OH)D estiverem abaixo de 5 ng/mℓ.

Diagnóstico

Quando mensurar a 25(OH)D sérica

As solicitações de dosagens de 25(OH)D têm se tornado rotina na prática clínica, muitas vezes com indicações incertas e interpretações errôneas dos resultados. As recomendações para a dosagem de 25(OH)D devem seguir uma abordagem racional, considerando os grupos de maior risco para a deficiência de vitamina D, como demonstra a Figura 34.1.

Grupo 1. Indivíduos saudáveis e assintomáticos: não é necessário o rastreamento.

Grupo 2. Indivíduos assintomáticos com alto risco de deficiência de vitamina D. É composto por gestantes e lactantes, especialmente quando adolescentes e mulheres

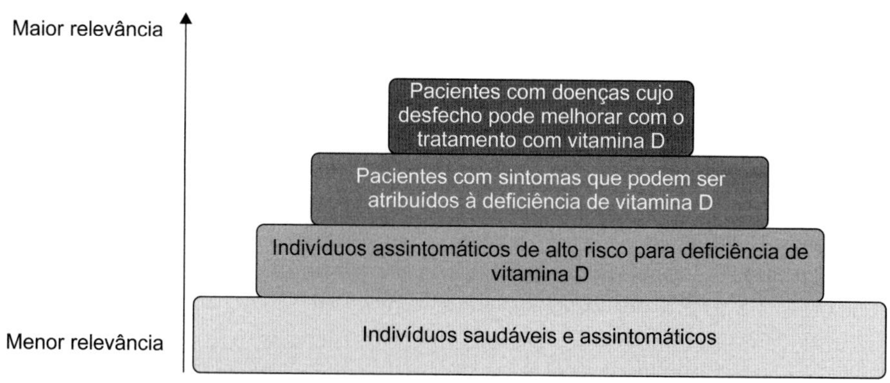

Figura 34.1 Grupos conforme a relevância da deficiência de vitamina D. Adaptada de Francis *et al.*, 2013.

jovens; indivíduos com 65 anos de idade ou mais; indivíduos com baixa exposição solar; indivíduos de pele negra; pacientes diabéticos; indivíduos portadores de HIV; portadores de síndromes disabsortivas (doença celíaca, ressecção intestinal) e obesos. O rastreamento pode ser feito antes do início da suplementação.

Grupo 3. Indivíduos com sintomas que podem ser atribuídos à deficiência de vitamina D; pacientes com sintomas sugestivos de osteomalacia, como dor muscular, articular e óssea, hiperalgesia e fraqueza muscular; e pacientes com dor crônica generalizada. A medida dos níveis séricos de 25(OH)D deve fazer parte da avaliação laboratorial, apesar de a deficiência de vitamina D poder ser apenas a causa secundária do sintoma.

Grupo 4. Pacientes com doenças cujo desfecho pode melhorar com a suplementação com vitamina D. Compreende os pacientes portadores de doenças ósseas como osteomalacia, osteoporose e doença de Paget. A avaliação dos níveis séricos de 25(OH)D é recomendada nesses pacientes para diagnóstico de osteomalacia e com o objetivo de corrigir a sua deficiência antes de iniciar o tratamento da doença de Paget e da osteoporose, especialmente com o uso de antirreabsortivos potentes (ácido zoledrônico e denosumabe). Estudo de nosso serviço sugere alta prevalência de hipovitaminose D em pacientes com doença de Paget óssea, 85,7% [25(OH)D < 30 ng/mℓ], quando comparados aos controles (homens idosos e mulheres na pós-menopausa), o que ressalta a necessidade de sua mensuração e suplementação antes do início do seu tratamento.

Requerimentos diários de vitamina D

As necessidades diárias de vitamina D, conforme a faixa etária, de acordo com a IOM e o Endocrine Society Practice Guideline Committee (ESPGC), estão descritas na Tabela 34.2.

Tratamento

Suplementação

A suplementação da vitamina D envolve a exposição solar e a suplementação oral e deve assegurar a correção da deficiência, evitando a toxicidade e garantindo a reversão das

Tabela 34.2 Requerimentos diários de vitamina D.

Faixa etária	IOM	ESPGC
< 6 meses	400 a 1.000 UI/dia	400 a 1.000 UI/dia
6 meses a 1 ano	400 a 1.500 UI/dia	400 a 1.000 UI/dia
1 a 8 anos	600 a 2.500 UI/dia	600 a 1.000 UI/dia
9 a 70 anos	600 a 4.000 UI/dia	1.500 a 2.000 UI/dia
> 70 anos	800 a 4.000 UI/dia	1.500 a 2.000 UI/dia
Gestantes	600 a 4.000 UI/dia	600 a 1.000 UI/dia
Lactantes	600 a 4.000 UI/dia	1.500 a 2.000 UI/dia

IOM: Institute of Medicine (EUA); ESPGC: Endocrine Society Practice Guideline Committee.

consequências clínicas. Além da correção nos casos de deficiência, a suplementação com vitamina D também inclui a manutenção das necessidades diárias, conforme descrito anteriormente, nos pacientes com níveis suficientes de 25(OH)D.

Indicações

As indicações de suplementação são definidas a partir dos níveis séricos de 25(OH)D ou do risco de desenvolver deficiência da vitamina D (Tabela 34.3). Nos casos de pacientes assintomáticos em que a dosagem da 25(OH)D não seja recomendada, devem-se manter os requerimentos diários conforme a faixa etária.

Riscos e benefícios da exposição solar

As fontes de vitamina D são primariamente a produção cutânea (80 a 90%) e a dieta (10 a 20%). Em geral, como a dieta é pobre em vitamina D, a produção cutânea por exposição à radiação ultravioleta torna-se a fonte natural mais importante. Apesar disso, subgrupos de pacientes como idosos apresentam alta prevalência de deficiência de vitamina D, parcialmente pela redução à exposição solar e pela baixa ingestão de alimentos ricos em vitamina D, mas também pelas alterações atróficas da pele típicas dessa idade, reduzindo a conversão cutânea de 7-desidrocolesterol em provitamina D_3. Além disso, a quantidade de radiação ultravioleta necessária para a síntese cutânea de provitamina D também tem efeito lesivo sobre a estrutura do DNA, sobretudo nos trópicos, independente do horário durante o dia.

Estudo proveniente do nosso serviço evidenciou elevada prevalência de deficiência de vitamina D em 284 homens idosos (atendidos na atenção primária do Sistema Único de Saúde), de 31,5% se considerados níveis abaixo de 20 ng/mℓ para a 25(OH)D sérica e 66,7% quando considerados níveis abaixo de 30 ng/mℓ. Os pacientes do grupo com maior índice solar (fração de área de superfície corpórea exposta multiplicada pelo número de horas de exposição solar por semana) apresentaram média de 25(OH)D sanguínea de

Tabela 34.3 Indicações de suplementação conforme os níveis de 25(OH)D.

Níveis de 25OHD	Suplementação
Suficiência	Manter necessidades diárias conforme a faixa etária
Insuficiência	Recomendada em caso de: ▪ Fratura por fragilidade, osteoporose e alto risco de fraturas ▪ Tratamento com fármacos antirreabsortivos para doenças ósseas ▪ Sintomas sugestivos de deficiência de vitamina D ▪ Risco aumentado de desenvolver deficiência de vitamina D (pele negra, baixa exposição solar) ▪ Paratormônio elevado ▪ Uso de fármacos antiepilépticos e glicocorticoides ▪ Má absorção ▪ Gestantes, portadores de HIV e hepatite C
Deficiência	Recomendada

29,8 ± 13,78 ng/mℓ, e não houve diferença significativa quando comparados ao grupo com menores índices (23,98 ± 14,66 ng/mℓ), sugerindo que mesmo a alta exposição solar no dia a dia tem pequeno efeito na prevenção da deficiência de vitamina D nessa população, ou seja, na aquisição de concentrações séricas acima de 30 ng/mℓ. Outro fator limitante ao aumento progressivo das concentrações séricas de 25(OH)D em consequência da exposição diária aos raios solares diz respeito à progressiva pigmentação da pele (bronzeamento). Nossos dados demonstram que, quanto maior o índice solar, mais bronzeada a pele, indicando que a pele se torna mais escura pela repetida exposição ao sol. Mesmo assim, a maioria dos indivíduos com alta exposição solar não consegue atingir os níveis sanguíneos considerados ideais.

Outro estudo realizado em nossa instituição avaliou indivíduos jovens e saudáveis após elevada exposição à radiação solar por 4 h com 70% da superfície corporal exposta sem uso de proteção solar, e concluiu-se que as variações nos níveis séricos de 25(OH)D, antes, logo após e 1 semana após o período de 4 h de exposição aos raios solares foram muito menores que o esperado para o tempo de exposição solar (aumento médio de 5 ng/mℓ). Dados semelhantes foram obtidos em Honolulu, onde também foi encontrada alta prevalência de deficiência de vitamina D [50% com concentrações de 25(OH)D < 30 ng/mℓ] em indivíduos jovens com exposição solar muito alta.

Estudo publicado em 2016, procedente do nosso serviço, avaliou índice de sol, fototipo de pele e medidas de 25(OH)D e PTH em 986 pacientes, entre 18 e 52 anos de idade, excluídos indivíduos com uso regular de filtro solar e suplementação de vitamina D. Observou-se que a maioria dos pacientes com altas taxas de exposição ao sol na vida diária apresentou 25(OH)D inferior a 30ng/mℓ, advertindo que o bronzeamento da pele limita o aumento progressivo de 25(OH)D para concentrações ideais.

A American Academy of Dermatology recomenda a suplementação oral de vitamina D ou por meio de dieta (ovo, fígado de boi, atum, salmão) e desaprova fontes provenientes de raios ultravioleta como exposição solar e bronzeamento artificial, sob risco de envelhecimento precoce e câncer de pele.

Então, considerando os efeitos deletérios da radiação solar sobre a pele, a exposição solar repetida não é uma abordagem muito apropriada nem eficaz para a correção da deficiência de vitamina D.

Suplementação oral

Os esquemas de suplementação oral variam em relação às doses e à frequência de administração, nem sempre atingindo as metas esperadas; por esse motivo torna-se necessário um protocolo para a suplementação de vitamina D. Em um estudo apresentado no congresso da American Society for Bone and Mineral Research (ASBMR), em 2013, demonstrou-se que a aplicação de um protocolo de suplementação de vitamina D melhora a resposta a essa suplementação: houve melhora significativa nos níveis de 25(OH)D de aproximadamente 50%, com 77% dos pacientes que aderiram ao protocolo proposto atingindo níveis de 25(OH)D > 30 ng/mℓ em 6 meses.

Em geral, recomenda-se uma dose inicial maior naqueles indivíduos com osteomalacia ou com níveis de 25(OH)D < 15 ng/mℓ e, em seguida, a dose de manutenção (Tabela 34.4).

Não é recomendável o uso de preparações anuais de vitamina D_3 (oral ou intramuscular), devido à ameaça de toxicidade e ineficácia na manutenção de níveis adequados de vitamina D, além de aumentar o risco de quedas e fraturas. São recomendadas doses diárias ou semanais da vitamina D_3, que também podem ser administradas mensalmente.

A recomendação de administrar a vitamina D_3 junto a refeições ricas em gorduras foi avaliada em um estudo recente de Boston. Os pacientes foram divididos em 3 grupos: administração da vitamina D_3 (50.000 UI) (1) em jejum, (2) após refeição com baixo teor de gordura (10% das calorias) e (3) após refeição com alto teor de gordura (50% das calorias). Houve maior absorção de vitamina D_3 no grupo em que a administração foi feita após refeição com baixo teor de gordura, quando comparado aos outros 2 grupos, mas não houve diferença entre os grupos em relação aos níveis de 25(OH)D medidos após 30 e 90 dias. Dessa maneira, o teor de gordura parece não influenciar o desfecho final da suplementação, o que está de acordo com nossos dados acerca da farmacocinética da vitamina D em um estudo comparando a suplementação da vitamina D em cápsulas não oleosas com preparações oleosas. Nesse estudo, demonstrou-se que a curva de absorção foi semelhante entre os 2 grupos, sendo consideradas, desse modo, preparações bioequivalentes.

É recomendável que se associe à suplementação de vitamina D uma ingesta adequada de cálcio de ao menos 800 mg/dia e, nos casos em que o consumo não for regular ou houver intolerância à lactose, é necessária sua suplementação com fosfato tricálcico, carbonato de cálcio ou citrato de cálcio.

Condições específicas

Pacientes com síndrome de má absorção necessitam, em geral, de doses maiores de vitamina D_3, como os pacientes portadores de doença celíaca ou submetidos à cirurgia bariátrica, podendo atingir 8.000 UI/dia.

O American College of Obstetricians and Gynecologists considera segura a suplementação de vitamina D com doses entre 1.000 e 2.000 UI/dia durante a gravidez. Em estudo realizado em 2016 observou-se redução de risco de pré-eclâmpsia e parto pré-termo após suplementação de vitamina D em gestantes (Tabela 34.5). Sugere-se para grávidas a meta de 25(OH)D entre 40 e 60 ng/mℓ (Tabela 34.6).

Tabela 34.4 Esquemas de suplementação de vitamina D_3.

Vitamina D_3	Esquemas
Dose inicial	50.000 UI (1.250 μg) por semana durante 4 a 8 semanas OU 20.000 UI (500 μg) 2 vezes/semana durante 4 a 8 semanas
Manutenção	800 UI (20 μg) a 4.000 UI (50 μg) por dia OU 7.000 UI (175 μg) a 28.000 UI (700 μg) por semana

Tabela 34.5 Prevenção de patologias em gestantes e recém-nascidos, conforme nível de 25(OH)D.

Patologia	(%) Redução de risco, se 25(OH)D = 30 ng/mℓ	(%) Redução de risco, se 25(OH)D = 40 ng/mℓ
HAS gestacional	28	83
DM gestacional	11	33
Vaginoses bacterianas	23	67
Nascimento pré-termo	–	47
Depressão materna	–	39
Pequeno para idade gestacional	20	–

HAS: hipertensão arterial sistêmica; DM: diabetes melito.

Tabela 34.6 Suplementação de vitamina D em gestantes de acordo com o protocolo do consórcio GrassrootsHealth.net.

Suplementação	Meta: 40 ng/mℓ	Meta: 50 ng/mℓ	Meta: 60 ng/mℓ
Nível atual (ng/mℓ)	**Esquemas**		
≥ 50	–	–	4.000 UI/dia
45 a 49	–	2.000 UI/dia	6.000 UI/dia
40 a 44	–	3.000 UI/dia	8.000 UI/dia
35 a 39	1.000 UI/dia	5.000 UI/dia	9.000 UI/dia
30 a 34	3.000 UI/dia	6.000 UI/dia	10.000 UI/dia
25 a 29	4.000 UI/dia	7.000 UI/dia	10.000 UI/dia
20 a 24	5.000 UI/dia	8.000 UI/dia	10.000 UI/dia
19 a 15	6.000 UI/dia	9.000 UI/dia	10.000 UI/dia
≤ 14	6.000 UI/dia	10.000 UI/dia	10.000 UI/dia

Pesquisas recentes demonstraram que baixos níveis de 25(OH)D têm sido associados a CD4 reduzido, baixa atividade imunológica e consequente progressão da doença em portadores de HIV, inclusive em crianças, sendo fundamental a suplementação de vitamina D nesse público (Tabela 34.7).

Do mesmo modo, a suplementação de vitamina D em pacientes portadores de tuberculose pulmonar favorece o tratamento por meio da atuação na catelicidina, potencializando a imunidade inata e indução de autofagia de células infectadas. O estudo SUCCINCT, realizado em 2013, analisou 259 pacientes e observou que os pacientes em uso de vitamina D apresentaram melhora clínica, doença residual diminuída à radiografia, redução do tamanho de cavidades e melhora da resposta imune. Benefícios similares estão presentes na suplementação da vitamina D em pacientes infectados pelos vírus da hepatite B e herpes-zóster. A suplementação da vitamina D é considerada adjuvante ao tratamento básico.

Tabela 34.7 Suplementação de vitamina D em condições específicas.

Patologia	Nível atual (ng/mℓ)	Esquemas
Síndrome de má absorção	–	Até 8.000 UI/dia
Tuberculose pulmonar	–	Fase aguda: 13.000 UI/dia Cicatricial: 10.000 UI/dia
HIV (Meta > 30 ng/mℓ) Nefrolitiase: monitorar cálcio urinário	> 30	1.000 UI/dia a 7.000 UI/dia
	20 a 30	2.000 UI/dia a 7.000 UI/dia
	15 a 19	6.000 UI/dia ou 50.000 UI/sem (8 semanas)
	< 15	6.000 UI/dia ou 50.000 UI/sem (8 a 12 semanas)

Rastreamento

O rastreamento dos pacientes deve ser integrado à suplementação de vitamina D com o objetivo de identificar aqueles que permanecem com níveis deficientes de 25(OH)D mesmo após a dose de ataque, de identificar a dose adequada para a terapia de manutenção e de avaliar o desenvolvimento de hiperparatireoidismo primário (hipercalcemia).

Alguns estudos avaliando a suplementação de vitamina D durante o inverno (reduzindo a atuação dos raios ultravioleta na formação de vitamina D) demonstraram que uma suplementação diária de 800 a 1.000 UI (20 a 25 μg) pode elevar em 6 a 10 ng/mℓ os níveis plasmáticos de 25(OH)D, embora essa resposta varie de indivíduo para indivíduo. Recomenda-se um período de 6 meses a 1 ano após o início da suplementação para reavaliar as concentrações sanguíneas de 25(OH)D e PTH, o que é indicado especialmente a pacientes com sintomas de deficiência de vitamina D, com síndromes de má absorção e naqueles com má aderência à suplementação ou com hiperparatireoidismo.

Toxicidade

A toxicidade por vitamina D é rara e costuma ocorrer quando doses muito altas são administradas. Os principais sinais de toxicidade são hipercalcemia, hipercalciúria, nefrolitíase e insuficiência renal. Doses de vitamina D abaixo de 10.000 UI (250 μg) por dia geralmente não se associam a toxicidade, enquanto doses acima de 50.000 UI (1.250 μg) ao dia por semanas a meses são frequentemente associadas. Segundo o European Food Safety Authority (EFSA), doses de até 4.000 UI (100 μg) por dia são seguras em adultos e crianças com mais de 11 anos de idade.

Leituras sugeridas

Bandeira FF, Bandeira L, Correia A, Lucena C, Bandeira MP. Serum 25OHD, Skin Phototype and Sun Index from adolescence to old age: data from a large sample of individuals with high rates of sun exposure living in the tropics. 100th Annual Meeting of The Endocrine Society, Boston. 2016.

Brown TT, Hoy J, Borderi M, Guaraldi G, Renjifo B, Vescini F et al. Recommendations for evaluation and management of bone disease in HIV. Clin Infect Dis. 2015; 60(8):1242-51.

Cabral MA, Borges CN, Maia JMC, Aires CAM, Bandeira F. Prevalence of vitamin D deficiency during the summer and its relationship with sun exposure and skin phototype in elderly men living in the tropics. Clin Interv Aging. 2013; 8:1347-51.

Carvalho EKB, Griz L, Fontele T, Accioly LV, Melo AA, Amaral LMB et al. Serum 25OHD changes following high rates of sun exposure in young subjects with pigmented skin living in the tropics. Clin Exp Med Sciences. 2013; (1):363-71.

Dawson-Hughes B, Harris SS, Palermo NJ, Ceglia L, Rasmussen H. Meal conditions affect the absorption of supplemental vitamin D3 but not the plasma 25-hydroxyvitamin D response to supplementation. J Bone Miner Res. 2013; 28(8):1778-83.

De-Regil LM, Palacios C, Lombardo LK, Peña-Rosas JP. Vitamin D supplementation for women during pregnancy. Cochrane Database Syst Rev. 2016 Jan 14;(1):CD008873.

Francis R, Aspray T, Fraser W, Gittoes N, Javaid K, Macdonald H et al. Vitamin D and bone health: a practical clinical guideline for patient management. Bath: National Osteoporosis Society; 2013.

Krueger D, Lensmeyer G, Binkley N, Novotny R, Kawahara T, Daida Y et al. Low vitamin D status despite abundant sun exposure. J Clin Endocrinol Metab. 2007; 92(6):2130-5.

Salahuddin N, Ali F, Hasan Z, Rao N, Aqeel M, Mahmood F. Vitamin D accelerates clinical recovery from tuberculosis: results of the SUCCINCT Study [Supplementary Cholecalciferol in recovery from tuberculosis]. A randomized, placebo – controlled, clinical trial of vitamin D supplementation in patients with pulmonary tuberculosis. BMC Infect Dis. 2013; 13:22.

Selvaraj P, Harishankar M, Afsal K. Vitamin D: immuno-modulation and tuberculosis treatment. Can J Physiol Pharmacol. 2015; 93(5):377-84.

35

Hiperparatireoidismo Primário

Nathalia Lobo | Aline Guerra Correia |
Leonardo Costa Bandeira e Farias | Francisco Bandeira

Definição

O hiperparatireoidismo primário (HPTP) é um distúrbio que resulta da hipersecreção do paratormônio (PTH). Os níveis de PTH encontram-se francamente elevados na maioria dos casos, porém, em até 10%, os valores são normais ou na faixa normal a alta (inapropriadamente elevado). É a causa mais comum de hipercalcemia diagnosticada ambulatorialmente.

Os primeiros relatos da apresentação clínica, há 7 décadas, eram de doença sintomática, com nefrolitíase, doença óssea e acentuada hipercalcemia. No entanto, com o advento da dosagem rotineira de cálcio no sangue em pacientes ambulatoriais e hospitalizados, a apresentação clínica mudou para uma doença de sintomatologia leve, na ausência dos achados clássicos. Atualmente, há uma nova forma de apresentação com calcemia normal com níveis circulantes elevados do PTH.

Etiologia

Nos EUA e na Europa, a prevalência é de 0,1 a 1% (ambulatório e pacientes internos), e a incidência é de 30 a 150 casos por 100 mil pessoas ao ano. Em nossa instituição, a prevalência é de 0,8% em pacientes com 18 anos ou mais de idade atendidos em ambulatório, sendo 82% assintomáticos no momento da apresentação.

Os adenomas solitários das paratireoides ocorrem em 85 a 90% dos casos (Tabela 35.1).

Hiperfunção em múltiplas glândulas paratireoides (hiperplasia e adenomas múltiplos) ocorre na maior parte dos demais casos. Carcinomas estão presentes em menos de 1% dos casos na maioria das séries.

O envolvimento de múltiplas glândulas representa o achado mais comum em indivíduos com as síndromes de HPTP familiar, correspondendo a cerca de 10% dos casos (Tabela 35.2).

Diagnóstico

A rotina diagnóstica inclui dosagem sérica de cálcio, fósforo, albumina, fosfatase alcalina, PTH intacto, 25(OH)vitamina D, ureia, creatinina, ultrassonografia renal e de vias urinárias e radiografia de coluna torácica e lombar (deve-se avaliar a presença de faturas) (Tabela 35.3).

Níveis séricos de PTH acima de 28 pg/mℓ, considerando-se valores referenciais entre 19 e 65 pg/mℓ, em caso de hipercalcemia confirmada, são diagnósticos de HPTP.

A hipercalciúria está presente em cerca de 30% dos pacientes assintomáticos, em 50% dos pacientes com urolitíase em atividade e em 40% dos pacientes com osteíte fibrosa cística.

No diagnóstico diferencial de hiperparatireoidismo normocalcêmico devem ser incluídos deficiência de vitamina D [25(OH)D < 30 ng/mℓ], uso de lítio, diuréticos tiazídicos, bisfosfonatos e denosumabe.

Tabela 35.1 Achados patológicos no hiperparatireoidismo primário.

OF (31 pacientes, 1 NEM-2A) 28 operações	25 adenomas únicos (89,2%) 3 carcinomas (10,7%)
RS (31 pacientes) 30 operações (1 NEM-1)	27 adenomas únicos (90%) 2 hiperplasias (7%) 1 sem sucesso
As (59 pacientes) 17 operações	14 adenomas únicos (82,3%) 1 múltiplo adenoma 2 hiperplasias
NPS (3 pacientes) 3 operações	2 adenomas únicos 1 hiperplasia

OF: osteíte fibrosa cística; NEM: neoplasia endócrina múltipla; RS: *renal stone* (cálculo renal); As: assintomático; NPS: síndrome neuropsiquiátrica. Adaptada de Bandeira et al., 2006.

Tabela 35.2 Causas genéticas de hiperpatireoidismo primário.

Neoplasia endócrina múltipla (NEM) tipo 1 (mutações no gene: menin); NEM-2 e NEM-3 (mutações no gene: *RET*) e NEM-4 (mutações no gene: *CDNK1B*)
Síndrome de hiperparatireodismo-tumor de mandíbula (mutações no gene: parafibromina)
Hipercalcemia hipocalciúrica familiar (mutações no gene: CaSR)
HPTP neonatal grave (mutações no gene: CaSR)
Hiperparatiroidismo familiar isolado (mutações nos genes: menin, parafibromina ou CaSR)

HPTP: hiperparatireoidismo primário; CaSR: receptores sensíveis ao cálcio extracelular.

Tabela 35.3 Valores laboratoriais (sangue e urina) comumente encontrados no hiperparatireoidismo assintomático.

Cálcio (VR: 8,8 a 10,2 mg/dℓ)	Elevado
Paratormônio (VR: 19 a 65 pg/mℓ)	Elevado ou inapropriadamente normal
Fósforo (VR: 2,7 a 4,5 mg/dℓ)	Normal-baixo
Marcadores de formação óssea (FA, osteocalcina)	Normal-alto
Marcadores de reabsorção óssea (CTX, NTX)	Normal-alto
Cálcio urinário 24 h (até 250 mg/dℓ)	Normal-alto

CTX: telopeptídeo carboxiterminal do colágeno tipo 1; FA: fosfatase alcalina; NTX: telopeptídeo aminoterminal do colágeno tipo 1; VR: valor de referência.

Hiperparatireoidismo primário normocalcêmico

A epidemiologia desse tipo de hiperparatireoidismo ainda é pouco conhecida. É importante descartar causas que elevem o PTH que não seja o HPTP, sendo a deficiência de vitamina D a causa mais comum de elevação secundária do PTH. Nos pacientes com HPTP, as concentrações séricas de cálcio podem estar falsamente normais pela deficiência da vitamina D. Com a suplementação, o paciente pode evoluir para hipercalcemia, passando a ser classificado como HPTP hipercalcêmico tradicional. Hipercalciúria e depuração reduzida da creatinina (< 60 mℓ/min) são outras causas de elevação secundária do PTH que devem ser excluídas.

Dados sugerem que o HPTP normocalcêmico tem apresentação fenotípica variada, podendo não ser uma condição indolente. Os pacientes podem evoluir com hipercalcemia ou com nefrolitíase e redução da massa óssea sem evidência de hipercalcemia. Os pacientes devem ser encaminhados para paratireoidectomia se tiverem ou desenvolverem complicações de HPTP (Tabela 35.4), mesmo que com níveis séricos normais de cálcio. Os níveis de PTH, creatinina e cálcio sérico devem ser monitorados anualmente e a densidade mineral óssea (DMO) deve ser avaliada a cada 1 a 2 anos.

Tabela 35.4 Indicações cirúrgicas para o hiperparatireoidismo primário.

Nefrolitíase
Osteíte fibrosa cística
HPTP assintomático, associado a uma ou mais das seguintes situações: ▪ Cálcio sérico > 1 mg/dℓ acima do LSN ▪ *Clearance* de creatinina < 60 mℓ/min/1,73 m^2 ▪ *T-score* < –2,5 na coluna lombar, fêmur proximal ou rádio distal ▪ Idade < 50 anos ▪ Fraturas vertebrais morfométricas ▪ Localização inequívoca por métodos de imagem ▪ Excreção urinária de cálcio maior que 400 mg/24 h associado a um dos seguintes: hiperuricosúria, hiperfosfatúria, hiperoxalúria, hipocitratúria

HPTP: hiperparatireoidismo primário; LSN: limite superior da normalidade. Adaptada do IV International Workshop on The Management of Asymptomatic Primary Hyperparathyroidism, Florença, 2013.

Apresentação clínica

Manifestações esqueléticas

Os pacientes podem se apresentar assintomáticos, com redução da massa óssea ou com dores ósseas, fraturas patológicas e fraqueza muscular que são as características mais comuns em pacientes sintomáticos com doença grave (osteíte fibrosa). As principais manifestações incluem:

- Dores ósseas
- Fraturas patológicas
  - Especialmente nos ossos longos das extremidades inferiores
  - Lesões em sal e pimenta no crânio
  - Erosões ósseas subperiosteais em falanges distais e sobre as bordas laterais das falanges mediais
  - Numerosas lesões líticas com margens irregulares escleróticas (mais comuns na pelve, nos ossos longos e nos ombros)
  - Cortical dos ossos longos é extremamente fina e, em alguns pacientes, quase ausente
- Fraqueza muscular
  - Frequentemente proximal com reflexos tendinosos profundos hiperativos
- Tumores ósseos (tumor marrom)
  - Áreas líticas, sobretudo em pelve, ossos longos e ombros e devem ser distinguidas de neoplasias primárias ou metástases
  - Podem ser palpados, especialmente ao longo do eixo dos ossos longos em suas extremidades
- Redução na DMO
  - Mais evidente no terço distal do rádio (localização de osso cortical)
  - Na coluna lombar, localização de osso predominantemente esponjoso, a DMO pode estar relativamente preservada
  - O fêmur proximal, mistura mais uniforme de elementos cortical e esponjoso, exibe alterações intermediárias na DMO entre o 1/3 distal do rádio e a coluna lombar.

O escore trabecular ósseo (TBS) é um novo método que usa os parâmetros de textura para avaliar as variações em cinza (*pixels*) nas imagens obtidas pela densitometria óssea (DXA) na coluna lombar. O resultado é um parâmetro que proporciona informações da microarquitetura óssea e risco de fraturas, independente da DMO. Valor baixo de TBS indica pequenas variações de tom cinza com grandes amplitudes e se há associação com pior estrutura óssea. No HPTP, os valores de TBS são baixos e se correlacionam com os índices de resistência óssea obtidos por tomografia computadorizada quantitativa periférica de alta resolução (HRpQCT), como rigidez óssea global, volume trabecular e espessura cortical. Para a aplicação rotineira na prática clínica, é necessário que o *software* se torne mais amplamente disponível e com custo acessível.

Manifestações extraesqueléticas

Os estudos são conflitantes em relação ao envolvimento extraesquelético do HPTP, como alterações cardiovasculares, gastrintestinais, neurológicas e na qualidade de vida.

Alterações cardiovasculares incluem maior prevalência de anormalidades vasculares em carótidas, elevação de marcadores inflamatórios, espessamento da camada íntima-média de carótidas, rigidez arterial, disfunção endotelial, hipertensão arterial e doença coronariana fatal e não fatal. A hipertrofia do ventrículo esquerdo tem sido relacionada com doença e foi demonstrada a redução do risco após o tratamento cirúrgico. Dislipidemia, aumento do risco de diabetes e resistência à insulina também se associam ao HPTP em alguns estudos.

Manifestações digestivas podem fazer parte do quadro clínico no HPTP, como esteatorreia, por alterações na secreção pancreática exócrina, náuseas, pirose e constipação intestinal por hipotonia muscular lisa, doença ulcerosa péptica e pancreatite aguda.

Técnicas para a localização das paratireoides

As lesões responsáveis pela hipersecreção do PTH podem ser detectadas por meio de ultrassonografia, tomografia computadorizada e cintilografia. Apesar de não serem indicados para o diagnóstico do HPTP, os exames de imagem são úteis na localização da lesão paratireoidiana antes da cirurgia eletiva para que se possa planejar o procedimento cirúrgico minimamente invasivo (Figura 35.1).

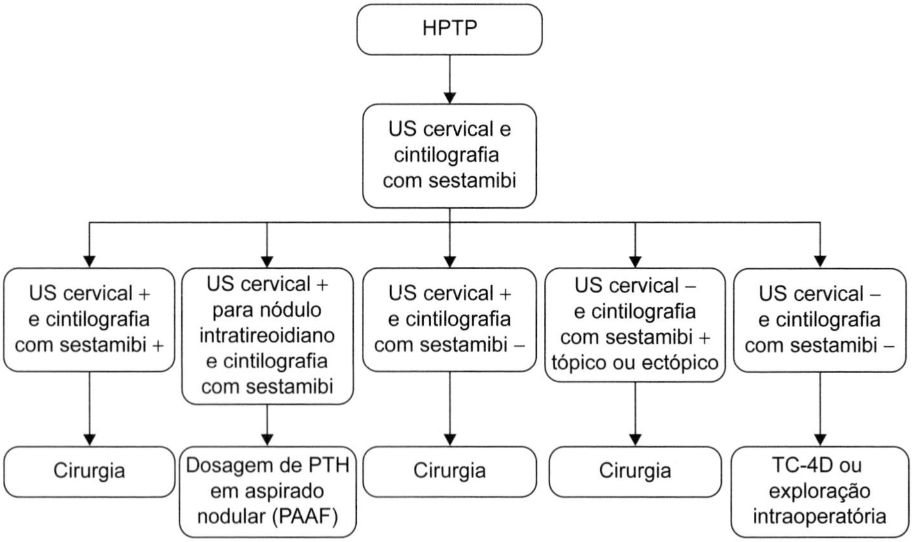

Figura 35.1 Procedimentos para localização da lesão paratireoidiana. US: ultrassonografia; PTH: paratormônio; PAAF: punção aspirativa por agulha fina; TC: tomografia computadorizada.

Ultrassonografia cervical

- Exame muito usado para localizar as paratireoides
- Baixo custo e não invasivo, porém com a desvantagem de depender do examinador
- Nos casos com glândulas ectópicas, especialmente se for um adenoma de paratireoide intratireoidiano, pode ser difícil a distinção com os nódulos de tireoide.

Cintilografia com sestamibi (Tc-^{99m}-sestamibi) + tomografia computadorizada por emissão de fóton único

- Identifica o tecido paratireoidiano tópico ou ectópico
- Capaz de diagnosticar lesões ósseas na doença grave, porém pode haver captação pelos tumores marrons (devido a maior vascularização e atividade osteoclástica da lesão), simulando doença metastática do câncer de paratireoide
- Desvantagens: falso-positivo na presença de nódulos tireoidianos; e falso-negativo devido ao tamanho e à localização da paratireoide afetada.

Dosagem de paratormônio em aspirado nodular por meio de punção aspirativa por agulha fina

- Pode ser usada para aumentar a acurácia do diagnóstico pré-operatório
- Valores de PTH 3 vezes acima dos níveis séricos.

Tomografia computadorizada 4D

- O termo tomografia computadorizada 4D (TC-4D) é derivado da tomografia computadorizada em 3 dimensões, com uma dimensão adicional referindo-se às alterações na perfusão do contraste ao longo do tempo, surgindo como uma técnica promissora para a localização pré-operatória da paratireoide
- As imagens geradas pela TC-4D fornecem tanto informações anatômicas quanto funcionais (com base em alterações na perfusão) em um único estudo que o cirurgião pode interpretar facilmente
- Útil na detecção de hiperplasias de paratireoides.

Tratamento

Cirúrgico

A paratireoidectomia deve ser recomendada em todos os pacientes com HPTP sintomático (Tabela 35.4). O tratamento cirúrgico é definitivo e leva a ganho importante de massa óssea em coluna vertebral e quadril, porém não existem dados concretos sobre a redução do risco de fraturas.

A abordagem cirúrgica convencional é feita por meio de exploração cervical bilateral, com a identificação de todas as paratireoides e a retirada daquelas aparentemente anormais.

A cirurgia minimamente invasiva vem sendo bastante usada. A exploração é unilateral, com anestesia locorregional e que pode ser conduzida ambulatorialmente com alta no mesmo dia. Não está indicada em pacientes com bócio volumoso ou com manipulação cervical prévia.

O monitoramento do PTH intraoperatório, com queda de 50% dos níveis 10 min após a excisão do adenoma, sugere a retirada da paratireoide acometida. A primeira coleta deve ser realizada antes da manipulação das paratireoides. Alguns cirurgiões puncionam o adenoma, durante o ato cirúrgico, antes de sua retirada, e enviam para dosagem do PTH.

Medicamentoso

Bisfosfonatos

No HPTP, há evidência comprovada da melhora da DMO, comparada a placebo. O uso de alendronato oral mostrou-se promissor, levando a significativo aumento de DMO na coluna lombar e no colo de fêmur, porém sem mudanças substanciais no rádio distal e nos níveis séricos de cálcio e PTH, como também na redução do risco de fraturas.

Os bisfosfonatos também podem ser administrados no pré-operatório de pacientes com doença óssea grave para evitar a queda marcante do cálcio sérico que caracteriza a síndrome da fome óssea.

Terapia de reposição estrogênica

A terapia de reposição estrogênica (TH) diminui a atividade do HPTP em mulheres na pós-menopausa, o que induz pequena redução na calcemia sem modificar níveis de PTH, diminui o *turnover* ósseo, aumenta a DMO e reduz a excreção urinária de cálcio e deoxipiridinolina.

Raloxifeno é um modulador seletivo do receptor estrogênico (SERM) com mecanismo de ação semelhante ao estrogênio em mulheres com HPTP assintomático na pós-menopausa.

Calcimiméticos

Os calcimiméticos ativam os receptores sensíveis ao cálcio (CaSR) extracelular nas células paratireoidianas e propiciam a redução dos níveis de PTH e da calcemia.

São indicados para aqueles pacientes com hiperparatireoidismo da insuficiência renal crônica e naqueles com HPTP ou hiperparatireoidismo terciário e nos carcinomas de paratireoide, quando há contraindicações ao procedimento cirúrgico.

Podem reduzir em até 50% os níveis de PTH, com normalização do cálcio sérico em aproximadamente 80% dos pacientes tratados.

Em geral, administra-se cinacalcete em comprimido de 30, 60 ou 90 mg. A dose inicial recomendada é de 30 mg em dose única diária, podendo ser reajustada até 300 mg/dia.

Leituras sugeridas

Amaral L, Aragão P, Bandeira F. Primary hyperparathyroidism. In: Bandeira F, Gharib H, Golbert A, Griz L, Faria M. Endocrinology and diabetes: a problem-oriented approach. New York: Springer Science; 2014.

Bandeira F, Correia A. Clinical presentation of primary hyperparathyroidism: a global perspective. In: Bilezikian J, Marcus R, Levine MA, Marcocci C, Silverberg SJ, Potts JT, eds. The parathyroids. 3 ed. San Diego, Elsevier; 2015. pp. 309-15.

Bandeira F, Griz L, Caldas G, Bandeira C, Freese E. From mild to severe primary hyperparathyroidism, the Brazilian experience. Arq Bras Endocrinol Metabol. 2006; 50(4):657-66.

Bandeira F, Griz L, Chaves N, Carvalho NC, Borges LM, Lazaretti-Castro M et al. Diagnosis and management of primary hyperparathyroidism – a scientific statement from the Departament of Bone Metabolism, the Brazilian Society for Endocrinology and Metabolism. Arq Bras Endocrinol Metabol. 2013; 57(6):406-24.

Bilezikian JP, Cusano NE, Khan AA, Liu J, Marcocci C, Bandeira F. Primary hyperparathyroidism. Nat Rev Dis Primers. 2016; 2:16033.

Eller-Vainicher C, Filopanti M, Palmieri S, Ulivieri F, Morelli V, Zhukouskaya V et al. Bone quality, as measured by trabecular bone score, in patients with primary hyperparathyroidism. Eur J Endocrinol. 2013; 169(2):155-62.

Eufrazino C, Veras A, Bandeira F. Epidemiology of primary hyperparathyroidism and its non-classical manifestations in the city of Recife, Brazil. Clin Med Insights Endocrinol Diabetes. 2013; 6:69-74.

Silverberg S, Clarke B, Peacock M, Bandeira F, Boutroy S, Cusano NE et al. Current issues in the presentation of asymptomatic primary hyperparathyroidism: proceedings of the Fourth International Workshop. J Clin Endocrinol Metab. 2014; 99(10):3580-94.

36

Hipoparatireoidismo

Carolina Aguiar Moreira Kulak | Larissa Pakuszevski Savi

Definição

O hipoparatireoidismo é uma doença endócrina rara caracterizada por níveis de cálcio sérico baixos, níveis elevados de fósforo sérico e ausência ou níveis séricos inapropriadamente baixos de paratormônio (PTH). As glândulas paratireoides são as responsáveis por manter a homeostase do cálcio e aumentar a secreção do PTH em resposta à hipocalcemia, detectada pelo receptor sensível ao cálcio (CaSR) localizado nas células principais. O PTH liga-se aos receptores de superfície celular no esqueleto e no rim, aumentando os níveis séricos de cálcio, e estimula a síntese renal da 1,25-di-hidroxivitamina D (1,25$(OH)_2D_3$), a forma ativa da vitamina D, que então age sobre o intestino para aumentar a absorção de cálcio da dieta. Com todas essas ações fisiológicas hipercalcemiantes do PTH, o hipoparatireoidismo, ou seja, a ausência ou o não funcionamento desse hormônio, caracteriza-se por um estado de hipocalcemia.

Nos últimos 10 anos tem sido observado um interesse maior dos especialistas em osteometabolismo, evidenciando maior conhecimento da microarquitetura óssea, qualidade de vida e novas possibilidades terapêuticas.

Etiologia

O hipoparatireoidismo pode ser causado por deficiência da síntese ou da secreção do PTH, devido à destruição do tecido paratireoidiano ou por resistência periférica à ação do PTH (Tabela 36.1). A doença pode se apresentar de maneira isolada ou associada a outras manifestações.

A causa adquirida mais comum é a pós-cirúrgica, secundária a procedimentos cervicais cirúrgicos, principalmente tireoidectomias. Hipoparatireoidismo transitório ocorre em maior frequência, de 6,9 a 46% dos casos, que o permanente, de 0,9 a 1,6%, no

Tabela 36.1 Etiologia do hipoparatireoidismo.

Produção insuficiente de PTH
Distúrbios genéticos ▪ Autossômico recessivo ▪ Autossômico dominante ▪ Ligado ao X ▪ Distúrbios mitocondriais ▪ Mutações ativadoras CaSR, PTH, GSM2, GNA11 ▪ Mutação no gene *AIRE* ▪ Síndrome de DiGeorge ▪ Síndrome Sanjad-Sakati ▪ Síndrome de Kenny-Caffey ▪ Síndrome de Kearns-Sayre
Iatrogênico ▪ Cirurgia (tireoidectomia e paratireoidectomia) ▪ Linfadenectomia do compartimento central/lateral ▪ Radioterapia cervical ▪ Iodoterapia
Autoimune ▪ Isolado ▪ Síndrome poliglandular autoimune
Doenças infiltrativas ▪ Hemocromatose ▪ Doença de Wilson ▪ Doenças granulomatosas ▪ Amiloidose/sarcoidose ▪ Metástases
Distúrbios da secreção do PTH ▪ Hipomagnesemia e hipomagnesemia
Resistência à ação do PTH
Pseudo-hipoparatireoidismo
Fármacos
Cinacalcete

PTH: paratormônio.

seguimento das cirurgias tireoidianas. Radioterapia, terapia com iodo radioativo, metástase, deposição de ferro na hemocromatose ou de chumbo na doença de Wilson também são causas menos frequentes de hipoparatireoidismo.

Depois do hipoparatireoidismo pós-cirúrgico, o hipoparatireoidismo autoimune é a causa mais comum em adultos. Pode ser isolado ou parte da síndrome poliglandular autoimune, sendo a tipo 1 a mais comum, que se caracteriza por hipoparatireoidismo, insuficiência suprarrenal e candidíase mucocutânea.

O hipoparatireoidismo pode ser causado por mutação em um único gene ou em vários genes, podendo se manifestar como uma alteração isolada ou associado a várias anormalidades. A síndrome DiGeorge, na maioria dos casos, resulta de microdeleções no cromossomo 22q11 e caracteriza-se por hipocalcemia, hipoplasia tímica, defeitos cardíacos, anormalidades faciais e palato em ogiva.

O pseudo-hipoparatireoidismo é caracterizado pela resistência do PTH no órgão-alvo, apresentando hipocalcemia e hipofosfatemia quando houver altos níveis de PTH.

Apresentação clínica

Os sinais e sintomas predominantes do hipoparatireoidismo são secundários aos baixos níveis séricos de cálcio, os quais se dividem em níveis agudos e crônicos. Os sintomas clínicos da hipocalcemia aguda são os de irritabilidade neuromuscular, incluindo parestesias perorais, formigamento dos dedos das mãos e dos pés e tetania espontânea ou latente. A tetania pode ser produzida por meio da percussão do nervo facial, abaixo do zigomático, resultando em contrações ipsolaterais da musculatura facial (sinal de Chvostek), ou por 3 min de pressão oclusiva com um manguito de pressão arterial resultando em espasmo do carpo (sinal de Trousseau) (Figura 36.1). Convulsões do tipo grande mal ou laringospasmo também podem ser observadas em situações mais graves. As alterações eletrocardiográficas como intervalos QT prolongados e alterações acentuadas QRS e de ST podem ocorrer em virtude da hipocalcemia e podem mimetizar um infarto agudo do miocárdio.

A calcificação nos núcleos da base é uma complicação conhecida no seguimento do hipoparatireoidismo, e geralmente é simétrica e bilateral, e as manifestações extrapiramidais podem ou não estar presentes (Figura 36.2). Outras complicações:

- Insuficiência renal
- Litíase renal
- Infecções
- Riscos de doença cardíaca isquêmica e catarata em hipoparatireoidismo não cirúrgico
- Na gestação: parto prematuro, morte fetal e neonatal, hipotonia neonatal, síndrome da angústia respiratória do recém-nascido. A hipocalcemia na gestação pode afetar o desenvolvimento do esqueleto neonatal e causar hiperparatireoidismo compensatório no recém-nascido, acarretando deformidades ósseas, fraturas, hiperplasia da paratireoide
- Problemas no desenvolvimento da paratireoide fetal e hipocalcemia neonatal em função do tratamento que resulta em hipercalcemia na gestação.

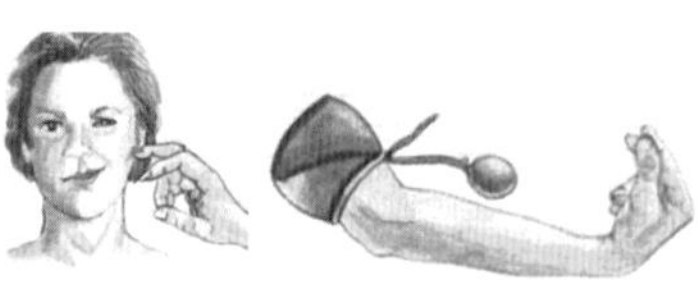

Figura 36.1 Sinal de Chvostek e sinal de Trousseau.

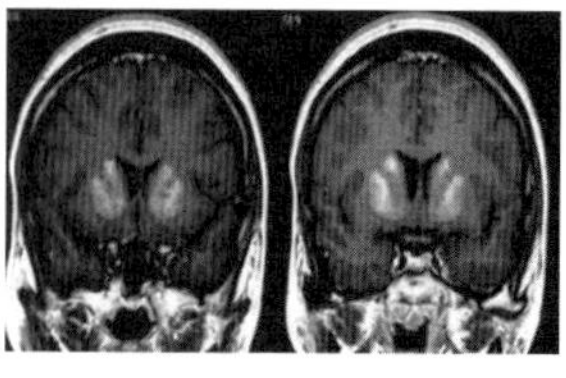

Figura 36.2 Tomografia com calcificações em núcleos da base.

Diagnóstico

Os achados laboratoriais clássicos são hipocalcemia na presença de hiperfosfatemia e níveis baixos de PTH. Na investigação de hipoparatireoidismo, ainda estão presentes excreção urinária de cálcio relativamente elevada e níveis de 1,25-di-hidroxivitamina D baixos. Para o diagnóstico, são importantes os valores de albumina, função renal, valores de 25(OH)vitamina D_3 e magnésio (Tabela 36.2). Na suspeita de hipoparatireoidismo primário, a dosagem de anticorpos contra canal de cálcio sensível é fundamental.

Toda essa primeira avaliação é importante para afastar outras causas de hipocalcemia, como insuficiência renal, deficiência de vitamina D, pseudo-hipoparatireoidismo, síndromes de má absorção e hipomagnesemia, que são os principais diagnósticos diferenciais do hipoparatireoidismo.

Tratamento

Hipocalcemia aguda

Na hipocalcemia sintomática ou em níveis muito baixos de cálcio (1,9 mmol/dℓ ou 7,5 mg/dℓ), a reposição de cálcio intravenoso é necessária, na forma de gliconato de cálcio. Em uma ampola de gliconato de cálcio 10% há 90 mg de cálcio elementar, que devem ser diluídos em 100 mℓ de soro glicosado 5% e administrados em 5 a 10 min. A reposição deve basear-se em uma dosagem de 15 mg de cálcio elementar por quilograma de peso. O objetivo é aumentar o cálcio sérico em 2 mg/dℓ. Na vigência de hipomagnesemia associada, a reposição de magnésio é necessária.

Hipocalcemia crônica

As opções terapêuticas para tratamento incluem cálcio oral, vitamina D (incluindo seus metabólicos e análogos) e diuréticos tiazídicos (Tabela 36.3).

Tabela 36.2 Investigação diagnóstica do hipoparatireoidismo.

Laboratorial	Cálcio
	Fósforo
	Albumina
	Fosfatase alcalina
	Magnésio
	Creatinina
	PTH
	25(OH)vitamina D
	Calciúria na urina 24 h

PTH: paratormônio.

Cálcio

A suplementação com cálcio deve ser feita com carbonato de cálcio ou citrato de cálcio, principalmente em pacientes com acloridria. A dose necessária pode variar de 1 até 9 g/dia. A média é de 3 g/dia, e a dose inicial deve ser de 2 g divididos em 3 dosagens.

Vitamina D

A dose necessária do colecalciferol (25-hidroxivitamina D) pode variar de 25.000 a 100.000 UI por semana. O objetivo é manter os níveis séricos maiores que 30 ng/mℓ. Como no hipoparatireoidismo a 1α-hidroxilação está prejudicada pela falta de PTH, o calcitriol, que é o metabólito ativo da vitamina D, também faz parte do arsenal terapêutico. A dose recomendada varia de 0,25 a 2 μg/dia, podendo ser dividida em 4 doses. O início da ação é imediato, diferente do colecalciferol, cujo início de ação pode demorar de 10 a 14 dias.

Diurético tiazídico

Os diuréticos tiazídicos aumentam a reabsorção renal de cálcio no túbulo distal e, consequentemente, diminuem a hipercalciúria proporcionada por doença e tratamento com altas doses de cálcio. A dose de hidroclorotiazida pode variar de 25 a 100 mg/dia.

No tratamento crônico do hipoparatireoidismo, alguns objetivos devem ser estabelecidos: (1) níveis séricos de cálcio no limite inferior da normalidade; (2) níveis séricos de fósforo no limite superior da normalidade; (3) excreção de cálcio na urina de 24 h não deve ser maior que 300 mg/dia, com objetivo de prevenir complicações renais como nefrolítiase, nefrocalcinose e insuficiência renal; (4) produto cálcio-fósforo deve ser menor que 55 $mg^2/d\ell^2$, também com o objetivo de evitar calcificação extraesquelética. O seguimento do paciente com hipoparatireoidismo deve ser frequente e o monitoramento da hipercalciúria, a ultrassonografia de vias urinárias e o *clearance* de creatinina devem fazer parte da rotina ambulatorial do paciente.

Paratormônio 1-84

O tratamento com PTH diminui a necessidade diária de cálcio e calcitriol e, com isso, são reduzidas a incidência de complicações do tratamento convencional, como hipercalcemia

Tabela 36.3 Tratamento da hipocalcemia crônica.

Medicação		Dose	Comentários
Cálcio	Carbonato de cálcio Citrato de cálcio	1 a 9 g/dia	Dose inicial de 2 g/dia ÷ 3 vezes/dia
Vitamina D	Colecalciferol	25.000 a 100.000 UI/sem	Objetivo > 30 ng/mℓ
	Calcitriol	0,25 a 2,0 μg/dia	
Diurético tiazídico	Hidroclorotiazida	25 a 100 mg/dia	Se calciúria > 300 mg/dia

e hipercalciúria. Além disso, reduz a deposição de cálcio nos rins e outras partes moles e melhora densidade mineral, remodelamento e microestrutura óssea (Tabela 36.4).

Os estudos demonstram que o tratamento com PTH 1-84 é seguro e eficaz por até 4 anos. Estudos a longo prazo ajudam a elucidar se as principais comorbidades associadas ao hipoparatireoidismo são reduzidas ou revertidas durante a terapia com PTH.

Em resumo, o hipoparatireoidismo deve ser acompanhado periodicamente, seguindo os objetivos de tratamento para que o paciente evolua com as menores chances de complicações. Novas propostas terapêuticas com o hormônio da paratireoide estão sendo estudadas com objetivo de reduzir a ocorrência de complicações, melhora da qualidade de vida e da função neurocognitiva.

Tabela 36.4 Tratamento com PTH 1-84.

Indicações	Controle inadequado do cálcio Hipercalciúria, nefrolitíase, nefrocalcionose, redução da TFG $<$ 60 mℓ/min Hiperfosfatemia e/ou relação cálcio $\times$ fosfato $>$ 55 mg/dℓ Deficiência de absorção GI Redução da qualidade de vida
Benefícios	Diminuição da necessidade de reposição diária de cálcio e 25(OH)D Promove a redução da incidência de complicações do tratamento convencional, como hipercalcemia e hipercalciúria Redução de calcificação ectópica Melhora da densidade mineral óssea, remodelamento e microestrutura óssea Melhora da qualidade de vida

TFG: taxa de filtração glomerular; GI: gastrintestinal.

Leituras sugeridas

Al-Azem H, Khan AA. Hypoparathyroidism. Best Pract Res Clin Endocrinol Metab. 2012; 26(4):517-22.

Bilezikian JP, Khan A, Potts Jr JT, Brandi ML, Clarke BL, Shoback D et al. Hypoparathyroidism in the adult: epidemiology, diagnosis, pathophysiology, target-organ involvement, treatment, and challenges for future research. J Bone Miner Res. 2011; 26(10):2317-37.

Bollerslev J, Rejnmark L, Marcocci C, Shoback DM, Sitges-Serra A, van Biesen W et al. Treatment of chronic hypoparathyroidism in adults in European Society of Endocrinology Clinical Guideline. Eur J Endocrinol. 2015; 173(2):G1-20.

Cusano NE, Rubin MR, Irani D, Sliney J Jr, Bilezikian JP. Use of parathyroid hormone in hypoparathyroidism. J Endocrinol Invest. 2013; 36(11):1121-7.

De Sanctis V, Soliman A, Fiscina B. Hypoparathyroidism: from diagnosis to treatment. Curr Opin Endocrinol Diabetes Obes. 2012; 19(6):435-42.

Melmed S, Polonsky KS, Larsen PR, Kronenberg HM. Williams textbook of endocrinology. 12 ed. Elsevier; 2012.

Mitchell DM, Regan S, Cooley MR, Lauter KB, Vrla MC, Becker CB et al. Long-term follow-up of patients with hypoparathyroidism. J Clin Endocrinol Metab. 2012; 97(12):4507-14.

37

Doença de Paget Óssea

Lourena Rodrigues Lima | Bruno Caldas | Francisco Bandeira

Definição

A doença de Paget é um distúrbio esquelético crônico, caracterizado por aumento na atividade osteoclástica que conduz a um aumento da remodelação óssea. A alteração na taxa de remodelação do esqueleto causa modificações arquiteturais caracterizadas pela formação de osso não lamelar, que tende a ser aumentado em tamanho, mais vascular e menos compacto que o osso normal.

Existe desorganização trabecular e expansão óssea, tornando a estrutura óssea enfraquecida e propensa a deformidades e fraturas. A doença de Paget pode ser monostótica ou poliostótica, e os principais locais de comprometimento são vértebras, ossos longos dos membros inferiores, pelve e crânio.

Etiologia

A distribuição geográfica é variável, sendo mais comum na Inglaterra, nos EUA, na Austrália e Nova Zelândia, Escandinávia e Ásia. Acomete predominantemente pacientes de ascendência europeia. Nesses locais, a prevalência chega a 3% nas pessoas com mais de 40 anos de idade. No Recife, a prevalência de doença de Paget corresponde a aproximadamente 0,8% dos pacientes com mais de 45 anos de idade.

Etiopatogenia

Fatores locais e sistêmicos no microambiente ósseo são importantes para regular a formação e ativação do osteoclasto, em particular, o receptor ativador do ligante NF-κB (RANKL, também conhecido como TRANCE, fator indutor da diferenciação do osteoclasto ou ligante de osteoprotegerina – OPG).

Alguns fatores, incluindo $1{,}25(OH)_2D_3$, interleucina (IL)-1, IL-11, e o paratormônio, promovem a formação osteoclástica indiretamente, ao ligarem-se a células estromais da medula e induzirem a expressão do RANKL na sua superfície. Este, após se ligar ao receptor ativador NF-κB (RANK) nos precursores do osteoclasto, ativa numerosos sinalizadores de reações químicas, incluindo o NF-κB, AKT, JNK, p38 MAPK e ERK. Cada uma dessas reações químicas está implicada em diferenciação, função e sobrevivência do osteoclasto.

Na doença de Paget, fatores de risco ambientais (p. ex., vírus) e genéticos parecem estar envolvidos na sua etiologia. As mutações gênicas envolvidas na osteoclastogênese e a caracterização de fatores não genéticos que podem estar envolvidos mostram-se importantes no desenvolvimento do controle da remodelação óssea na doença de Paget.

Histopatologia

Na doença de Paget, os osteoclastos são multinucleados e estão presentes em número excessivo. O aumento do *turnover* ósseo resulta em uma deposição anormal de osso lamelar intercalado no tecido ósseo. O osso tem aparência desorganizada, com trabéculas espessadas cercadas por numerosos osteoblastos.

A desorganização do tecido ósseo aumenta o volume ósseo e, com isso, ocasiona muitas complicações da doença. A medula normal é substituída por grande quantidade de tecido vascular.

Apresentação clínica

- Assintomático na maioria dos casos
- Os sinais e sintomas variam de acordo com o grau e o local de comprometimento ósseo e a relação do osso pagético com as estruturas adjacentes
- Dor óssea: pior em repouso
- Osteoartrite
- Deformidade óssea: encurvamento de extremidades
- Crânio: osteoporose circunscrita, crânio corrugado
- Aumento da temperatura da pele sobre a área óssea comprometida.

Complicações

As principais complicações são fraturas traumáticas e patológicas, deformidades ósseas, artrite degenerativa, surdez (condução e/ou neurológica). Complicações mais raras incluem hipercalcemia na imobilização, insuficiência cardíaca e osteossarcoma.

Diagnóstico

O diagnóstico por meio de radiografia simples identifica:

- Lesões mistas: lesões em forma de chama de vela em ossos longos, osteoporose circunscrita em crânio

- Lesões escleróticas: ossos aumentados de tamanho, espessamento cortical e alterações escleróticas.

Já por meio da cintilografia óssea são identificadas áreas focais de captação acentuadamente aumentada. A fosfatase alcalina pode estar elevada e o seu grau de elevação reflete a extensão e atividade da doença. Entretanto, valores normais podem ser encontrados em pacientes com doença monostótica. Os marcadores de *turnover* ósseo frequentemente estão elevados em doença ativa, como o C-telopeptídeo sérico (CTX), o N-telopeptídeo urinário (NTX) e a fosfatase alcalina osso-específica.

Tratamento

Os objetivos do tratamento são aliviar a dor, restaurar o metabolismo ósseo normal, diminuir a vascularização óssea e prevenir complicações futuras. Todos os pacientes devem apresentar suplementação com cálcio (1.200 mg/dia, preferencialmente por dieta) e vitamina D (800 UI/dia), independentemente de serem sintomáticos ou assintomáticos. As indicações específicas para cada grupo são:

- Pacientes assintomáticos:
  - Doença ativa bioquimicamente em locais onde complicações podem ocorrer (crânio, coluna vertebral e ossos adjacentes a articulações)
  - Outros locais, considerar tratamento se a fosfatase alcalina (FA) encontrar-se 2 a 4 vezes acima do valor superior de normalidade
  - Cirurgia planejada para local pagético ativo
  - Hipercalcemia associada a imobilização em pacientes com doença poliostótica
- Pacientes sintomáticos:
  - Bisfosfonatos representam o tratamento de escolha (Tabela 37.1).

Um estudo realizado observou o uso de ibandronato oral, com tomada mensal, como outra opção para o tratamento de doença de Paget. Foi observada uma redução média dos níveis de CTX em 65% dos casos, além de redução da fosfatase alcalina e melhora clínica após o uso da medicação por 6 meses.

Estudos recentes, com destaque para o PRISM trial, têm mostrado que não há diferença entre o tratamento intensivo com bisfosfonatos e o tratamento sintomático, no que

Tabela 37.1 Bisfosfonatos usados no tratamento de doença de Paget.

Fármaco	Dose	Período de uso
Etidronato	400 mg/dia (oral)	6 meses
Alendronato	40 mg/dia (oral)	6 meses
Pamidronato	60 a 90 mg (intravenoso)	A cada 3 meses
Risedronato	30 mg/dia (oral)	2 meses
Zoledronato	5 mg (intravenoso)	Infusão única
Ibandronato	150 mg/mês (oral)	6 meses

se refere a ocorrência de dor, fraturas e melhora da qualidade de vida; independentemente do fato de se reduzirem significativamente os níveis de FA com os esquemas propostos. Isto sugere que, na maioria dos pacientes, um esquema terapêutico menos agressivo (por exemplo ibandronato oral mensal) seria suficiente para a redução de sintomas e atividade metabólica.

Recomenda-se monitoramento com FA 3 e 6 meses após o início do tratamento, seguidos de 1 ou 2 medidas anuais. Remissão ocorre quando o marcador cai em 75%. Caso haja elevação posterior, um novo curso de bisfosfonato deve ser iniciado.

Rastreamento

Consiste em evidência de aumento anormal do metabolismo ósseo, determinada pela dosagem seriada de FA, progressão radiológica da doença ou dor recorrente. FA aumentada, isoladamente, não deve ser uma indicação de retratamento.

A dose e a duração da terapia são as mesmas do tratamento inicial.

Leituras sugeridas

Bolland MJ, Cundy T. Paget's disease of bone: clinical review and update. J Clin Pathol. 2013; 66(11):924-7.

Filho MAS, Leão V, Bandeira F. Metabolic bone diseases other than osteoporosis. In: Bandeira F, Gharib H, Golbert A, Griz L, Faria M. Endocrinology and diabetes: a problem-oriented approach. New York: Springer Science; 2014.

Griz L, Fontan D, Mesquita P, Lazaretti-Castro M, Borba V, Borges L et al. Diagnosis and management of Paget's disease of bone. Arq Bras Endocrinol Metab. 2014; 58(6):583-7.

Tan A, Hudson J, Fraser W. Intensive bisphosfonade therapy aimed at normalising bone turnover in Paget's disease increases the risk of fractures and requirement for orthopaedic procedures: The PRISM-EZ trial. J Bone Miner Res. 2015; 30(suppl 1):523.

Voss L, Coimbra B, Bandeira F. Clinical response to oral ibandronate in Paget's disease of bone. JSM Arthritis 2016; 1(4):1018-22.

38

Osteogênese Imperfeita

Clarissa Beatriz Santos de Almeida | Éllyda Duarte |
Maria Paula Costa Bandeira e Farias | Francisco Bandeira

Definição

Osteogênese imperfeita (OI) é um distúrbio hereditário do tecido conjuntivo, decorrente de um defeito qualitativo ou quantitativo do colágeno tipo I, caracterizado por fragilidade óssea e propensão a fraturas.

Etiologia

O colágeno tipo I é uma proteína estrutural importante para ossos, tendões, ligamentos, pele e esclera. As fibras de colágeno tipo I são polímeros de moléculas de tropocolágeno, cada qual é uma tripla-hélice com porções de 1 cadeia alfa-1 e 2 cadeias alfa-2. A OI costuma ser causada por mutação autossômica dominante nos genes que codificam as cadeias alfa-1 e alfa-2 do colágeno tipo I ou proteínas envolvidas na formação do colágeno tipo I. Apresentações com herança recessiva também têm sido descritas.

Em um estudo sueco, foram analisadas 164 famílias com OI, em um total de 223 indivíduos, registrando-se a mutação do colágeno tipo I em 132 famílias (75 sendo qualitativas e 57 quantitativas). Esse estudo inédito abrangeu mais de 95% de toda a população com OI, sendo importante preditor no genótipo e fenótipo desses pacientes. A prevalência de OI dos tipos I, III e IV foi de 5,6; 0,89 e aproximadamente 1,35/100.000, respectivamente.

Apresentação clínica

A apresentação clínica varia desde formas leves com fraturas a partir da adolescência e sem deformidades até formas graves, com fraturas intrauterinas e morte perinatal (Tabela 38.1). A gravidade clínica depende do efeito da mutação. Há manifestações

Tabela 38.1 Aspectos clínicos de acordo com o tipo de osteogênese imperfeita (OI).

Tipos de OI	Gravidade/fraturas	Estatura/ deformidades	Esclera	Perda auditiva	Dentinogênese imperfeita	Herança	Mutação
I	Leve/fraturas iniciam após início da deambulação e reduzem após puberdade; osteoporose prematura pós-menopausa	Normal a levemente baixo/ deformidades mínimas	Azulada	Presente em 50%	Raramente	Autossômica dominante	*COL1A1* Códon de parada
II	Morte perinatal por fraturas graves e hipoplasia pulmonar/ múltiplas	Baixa estatura grave/posição de "sapo" (abdução de quadril e flexão de joelhos)	Azulada	–	Sim	Autossômica dominante	*COL1A1* ou *COL1A2*
III	Grave/múltiplas	Muito baixo/ face triangular, escoliose grave, deformidades podem impedir a deambulação	Azulada ao nascimento	Frequente	Sim	Autossômica dominante	*COL1A1* ou *COL1A2*
IV	Moderada, entre tipo I e III/múltiplas	Baixo	Normal	Pode haver	Algumas vezes	Autossômica dominante	*COL1A1* ou *COL1A2*
V	Moderada, há calcificação da membrana entre rádio e ulna e tíbia e fíbula, calo ósseo hipertrófico/ múltiplas	Variável	Normal	Não	Não	Autossômica dominante	*IFITM5*

(continua)

Tabela 38.1 Aspectos clínicos de acordo com o tipo de osteogênese imperfeita (OI). (*continuação*)

Tipos de OI	Gravidade/fraturas	Estatura/ deformidades	Esclera	Perda auditiva	Dentinogênese imperfeita	Herança	Mutação
VI	Moderada, associada a defeitos de mineralização com acúmulo de osteoide no tecido ósseo	Baixa estatura leve	Normal	Não	Não	Autossômica recessiva	*SERPINF1*
VII	Moderada	Baixa estatura leve	Normal/ discretamente azulada	Não	Não	Autossômica recessiva	*CRTAP*
VIII	Grave/letal	Baixa estatura grave/membros curtos, nanismo	Normal	Não relatada	Não	Autossômica recessiva	*LEPRE1*
IX	Grave/letal	Baixa estatura grave/membros curtos	Azulada	Não	Sim	Autossômica recessiva	*PPIB*
X	Grave/letal	Baixa estatura grave/manifestações atípicas com bolhas na pele e estenose pilórica	–	–	Sim	Autossômica recessiva	*HSP47*
XI	Moderada a grave	Baixa estatura/ associa-se a contraturas congênitas	Normal	–	Normal	Autossômica recessiva	*FKBP10*

extraesqueléticas: esclera azulada; perda auditiva mais intensa na terceira e quarta décadas de vida; alterações cardiovasculares como dilatações em câmaras cardíacas, aorta ou disfunções valvares; propensão a equimoses; hipercalciúria com cálculo renal; frouxidão ligamentar.

Diagnóstico

Devem ser considerados história clínica, história familiar e exames radiológicos. A radiografia pode estar normal na OI tipos I e IV ou apresentar osteopenia acentuada, ossos adelgaçados com cortical fina, deformidades por fraturas ou por defeitos na modelação óssea, compressão vertebral, ossos wormianos no crânio. Nos exames laboratoriais, não há alterações características; pode haver hipercalciúria; o aumento de fosfatase alcalina está mais relacionado com fraturas e OI tipo VI.

Diagnóstico diferencial

- Abuso infantil: assim como a OI, a criança que sofre abuso pode apresentar fraturas em diferentes estágios de consolidação, equimoses e hemorragias retiniana ou subdural
- Raquitismo: pode causar crescimento lento, deformidades ósseas, elevação da fosfatase alcalina, defeito na mineralização óssea e, em alguns casos, formação anormal dos dentes. Anormalidades na esclera e perda auditiva não costumam ocorrer. À radiografia observam-se aumento da largura da placa epifisária, margem irregular na metáfise distal e supercrescimento da metáfise marginal
- Osteomalacia: em adultos pode causar dor óssea, fraturas e elevação da fosfatase alcalina, mas não causa perda auditiva ou esclera azulada. Os achados radiológicos incluem redução da densidade óssea, pseudofraturas e perda da distinção das trabéculas nos corpos vertebrais
- Outras causas mais raras: displasias ósseas, doença de Paget juvenil, hipofosfatasia, osteopenia da prematuridade e da desnutrição, osteoporose juvenil idiopática.

Tratamento

Os objetivos do tratamento são reduzir o risco de fraturas, prevenir deformidades, controlar a dor, melhorar a capacidade funcional e deambulação. O uso de hormônio do crescimento foi satisfatório em metade dos casos de OI tipo IV e na maioria dos pacientes com OI tipo I com baixa estatura grave.

Os bisfosfonatos são a principal terapia para prevenir fraturas na maioria das formas de OI (exceto pelo tipo VI), embora nenhuma seja aprovada especificamente para ser usada em crianças e adultos com OI. Os benefícios ocorrem nos primeiros 2 a 4 anos de terapia, e o tratamento deve durar 4 anos. É prudente reservar o pamidronato para pacientes nos quais o benefício clínico supere os riscos (deformidade dos ossos longos, fratura com compressão vertebral, 3 ou mais fraturas por ano), pois seus efeitos por longo prazo não são bem conhecidos (Tabela 38.2). Mulheres com OI na menopausa têm perda de massa óssea acelerada e risco maior de fraturas por osteoporose, portanto, deve-se considerar o uso de bisfosfonatos.

A baixa estatura na OI é responsiva à administração do hormônio de crescimento em cerca de metade dos casos da OI tipo IV e na maioria dos casos tipo I. Algumas crianças tratadas podem atingir alturas dentro das curvas de crescimento normais, além de ter aumento na densidade mineral óssea em coluna lombar e na taxa de formação óssea.

A teriparatida atua estimulando a formação óssea, com efeito benéfico sobre a densidade mineral óssea. Até o presente momento, os dados ainda são insuficientes quanto ao impacto do fármaco sobre o risco de fraturas nessa população. Em contrapartida, existe alguma evidência de que a teriparatida poderia melhorar a cicatrização da fratura de fêmur atípica por estresse em adultos. O seu uso ainda não é liberado para crianças com OI e o risco de neoplasia nessa faixa etária é uma preocupação.

O denosumabe atua inibindo a formação de osteoclastos e a reabsorção óssea, sem apresentar o efeito residual dos bisfosfonatos. Em um estudo realizado em crianças com OI tipo VI por 2 anos, foi visto aumento da densidade mineral óssea e da mobilidade, com supressão acentuada e reversível da reabsorção óssea. Nesse estudo não houve impacto sobre o crescimento longitudinal do osso. Durante o período de tratamento, não foram vistos efeitos colaterais graves. Porém, não existem dados de longo prazo em crianças e mais estudos são necessários para avaliar a segurança e os benefícios por longo prazo.

O anticorpo monoclonal antiesclerostina pode ser uma promessa, mas ainda está sendo avaliado em modelos animais portadores de OI. Seu efeito anabólico, estimulando fortemente a formação óssea, pode representar uma alternativa terapêutica interessante em pacientes com OI.

Outra perspectiva futura seria o transplante de células estromais da medula óssea de indivíduos saudáveis capazes de se diferenciar em várias linhagens celulares, inclusive em osteoblastos.

Tabela 38.2 Esquema de administração de pamidronato em crianças com osteogênese imperfeita (OI).

Idade	Dose de pamidronato	Periodicidade
< 2 anos	0,5 mg/kg/dia durante 3 dias consecutivos, infusão durante 2 a 4 h	2/2 meses
Entre 2 e 3 anos	0,75 mg/kg/dia durante 3 dias consecutivos, infusão durante 2 a 4 h	3/3 meses
> 3 anos	1,0 mg/kg/dia durante 3 dias consecutivos, infusão durante 2 a 4 h	4/4 meses

Leituras sugeridas

Bourgeois BA, Aubry-Rozier B, Bonafé L, Laurent-Applegate L, Pioletti DP, Zambelli PYI. Osteogenesis imperfecta: from diagnosis and multidisciplinary treatment to future perspectives. Swiss Med Wkly. 2016; 146:w14322.

Filho MAS, Leão V, Bandeira F. Metabolic bone diseases other than osteoporosis. In: Bandeira F, Gharib H, Golbert A, Griz L, Faria M. Endocrinology and diabetes: a problem-oriented approach. New York: Springer Science; 2014.

Lindahl K, Astrom E, Rubin CJR et al. Osteogenesis imperfecta in Sweden – genetic epidemiology, prevalence and genotype-phenotype correlations. J Bone Miner Res. 2015; 30(suppl 1):S190.

Marini J. Osteogenesis imperfecta. In: Rose CJ. Primer on the metabolic bone diseases and disorders of mineral metabolism. 8 ed. Iowa: Wiley-Blackwell; 2013. pp. 822-9.

39

Nefrolitíase

Sirley Portela Vasconcelos | Francisco Bandeira

Definição

A nefrolitíase, ou litíase renal, é uma doença com incidência em 5 a 15% da população, sendo mais frequente no gênero masculino (3:1) e em adultos jovens (Tabela 39.1). Em crianças, o acometimento é similar quando comparados os gêneros feminino e masculino. A taxa de recorrência é de 15% em 1 ano e 50% em 5 anos.

Etiologia

A etiologia da litíase renal é multifatorial, mas os distúrbios metabólicos constituem a etiopatogenia mais frequente (Tabela 39.2). Sofre, ainda, influência de fatores epidemiológicos, como condições climáticas, atividade física, ocupação e dieta. O volume urinário reduzido, por sua vez, também é um fator precipitante para a litogênese.

Tabela 39.1 Tipos de cálculos e sua incidência.

	Adultos			
Tipo de cálculo	Homens (%) (n = 1.402)	Mulheres (%) (n = 675)	Ambos (%) (n = 2.011)	Crianças (%)
Oxalato de cálcio	82	66	76	45 a 65
Fosfato de cálcio	8	19	12	14 a 30
Ácido úrico	8	6	7	4
Cistina	1	4	2	5
Estruvita	1	5	2	13

Adaptada de Worcester & Coe, 2008.

Tabela 39.2 Principais causas da litíase renal.

Alterações anatômicas do trato urinário	Duplicidade pielocalicial Estenose da junção ureteropiélica Rim em esponja medular Rim em ferradura Ureterocele
Distúrbios metabólicos	Hipercalciúria Hiperuricosúria Hiperoxalúria Redução do volume urinário Alterações do pH urinário Redução dos inibidores da cristalização urinária Infecção do trato urinário por patógenos produtores de urease
Fatores genéticos	Cistinúria (doença monogênica) Hiperoxalúria primária

Apresentação clínica

A doença pode ser assintomática quando o cálculo está localizado no rim. No caso de crise renal (migração do cálculo), as principais manifestações clínicas são:

- Cólica nefrética: é o sintoma mais característico e caracteriza-se por dor intensa na região lombar e nos flancos, com irradiação para a fossa ilíaca ipsolateral ou genitália externa. É causada pela passagem do cálculo da pelve renal para o ureter, causando espasmo ureteral e, possivelmente, obstrução
- Náuseas/vômitos são comuns
- Hematúria macro- ou microscópica
- Febre/calafrios (se houver infecção do trato urinário associada)
- Crianças: os mesmos sintomas citados ou apenas hematúria, dor abdominal generalizada ou infecção do trato urinário.

Diagnóstico

Avaliação inicial

Deve-se investigar a história clínica, com atenção a história prévia de cálculos, história familiar, anormalidades do trato urinário conhecidas, doenças sistêmicas (p. ex., doença inflamatória intestinal), história de infecção urinária de repetição, medicamentos, ingestão diária de fluidos e dieta. É preciso realizar sumário de urina para avaliar o sedimento urinário (e descartar infecção associada).

A radiografia de abdome pode visualizar cálculos compostos de cálcio, incluindo os cálculos de estruvita, mas os demais cálculos podem não ser detectados. Já a ultrassonografia de vias urinárias pode diagnosticar a presença e a localização dos cálculos, avaliar obstrução e presença de alterações anatômicas do trato urinário.

A tomografia computadorizada de abdome sem contraste é o padrão-ouro para o diagnóstico de nefrolitíase (sensibilidade 95% e especificidade 98%), especialmente para diagnóstico de cálculos ureterais. Por este exame também é possível avaliar o tamanho e a localização dos cálculos.

Avaliação metabólica

Por meio da determinação do tipo de cálculo é possível analisar o cálculo eliminado ou seus fragmentos para definir sua composição; o sumário de urina avalia se há cristais e infecção.

A avaliação laboratorial é feita por meio de cálcio sérico (descartar hipercalcemia), bicarbonato sérico (avaliar acidose tubular renal), ácido úrico sérico (avaliar hiperuricemia), ureia e creatinina (avaliar disfunção renal aguda ou crônica). A urina de 24 h detecta cálcio, oxalato, ácido úrico, cistina, citrato, sódio, potássio, fosfato, magnésio, creatinina, ureia, volume urinário, pH (Tabela 39.3). Deve ser repetida 4 a 8 semanas após a instituição do tratamento para avaliar eficácia. A urocultura é feita para identificar patógenos produtores de urease.

Tratamento

Para o tratamento da crise álgica, podem-se administrar:

- Anti-inflamatórios não hormonais: cetoprofeno, cetorolaco de trometamina etc.
- Analgésicos: escopolamina, dipirona, tramadol
- Antieméticos.

Tabela 39.3 Valores de referência na análise da urina de 24 h.

Análise	Adultos	Crianças (< 18 anos)
Volume	> 1,5 ℓ/24 h	25 ± 7 mℓ/kg/dia
pH	5,8 a 6,2	5,85 a 7,05
Cálcio	< 4 mg/kg/24 h	< 4 mg/kg ou < 0,21 g/g creatinina (> 2 anos)
Oxalato	30 a 50 mg/24 h	< 45 mg/1,73 m²/24 h ou < 0,56 mg/kg/24 h (> 2 anos)
Citrato	> 500 mg/24 h	> 400 mg/g creatinina
Ácido úrico	< 700 mg/24 h	< 815 mg/1,73 m²/24 h ou < 0,56 mg/100 mℓ TFG
Fosfato	400 a 1.300 mg/24 h	–
Magnésio	50 a 150 mg/24 h	< 88 mg/1,73 m²/24 h
Sulfato	20 a 80 mmol/24 h	–
Amônia	15 a 60 mmol/24 h	–
Sódio	50 a 150 mEq/24 h	–
Potássio	20 a 100 mEq/24 h	–

TFG: taxa de filtração glomerular.

No manejo urológico, é preciso considerar:

- Cálculos < 3 mm: tansulosina (alfabloqueador seletivo) – terapia expulsiva
- Cálculos < 5 mm: eliminados espontaneamente, na ausência de anormalidades do trato urinário
- Cálculos > 5 mm e < 10 mm: 50% são eliminados espontaneamente
- Cálculos > 10 mm: necessitam de procedimentos urológicos para eliminação
- Procedimentos urológicos: litotripsia extracorpórea (cálculos < 2 cm), abordagem cirúrgica percutânea e ureteroscopia (abordagem de cálculos ureterais e na pelve renal)
- Nos pacientes com sinais de obstrução e infecção secundários ao cálculo, o procedimento urológico de descompressão é uma emergência.

Distúrbios metabólicos

Estão envolvidos na litogênese em 80 a 90% dos casos de litíase renal.

Hipercalciúria

Hipercalciúria é a causa mais comum de nefrolitíase. Suas principais causas estão descritas na Tabela 39.4.

Para o tratamento, não é preconizada dieta restrita em cálcio, pois causa hiperoxalúria e exacerba o comprometimento ósseo. Recomenda-se dieta com 800 mg/dia de cálcio elementar e, em pacientes intolerantes, pode ser administrado sob a forma de citrato de cálcio (Miocalven® – 950 mg de citrato de cálcio em cada comprimido, equivalente a 200 mg de cálcio elementar).

Deve-se aumentar o volume urinário para, pelo menos, 2 ℓ/dia. Devem ser administrados diuréticos tiazídicos (hidroclorotiazida 25 mg/dia ou clortalidona 25 a 50 mg/dia) ou indapamida 2,5 mg/dia. Citrato de potássio: 30 a 60 mEq/dia (nos casos recorrentes) – Litocit® (comprimidos com 10 ou 5 mEq de citrato de potássio).

Tabela 39.4 Principais causas da hipercalciúria.

Alteração metabólica	Principais causas
Hipercalcemia	Hiperparatireoidismo Sarcoidose Hipervitaminose D Síndrome do leite alcalino Acromegalia Hipertireoidismo Tumores malignos
Hipercalciúria idiopática (hipercalciúria com cálcio sérico normal na ausência de outras causas que elevem a excreção de cálcio urinário) – até 4 mg/kg/24 h	–

Hiperuricosúria

A hiperuricosúria é a excreção urinária de ácido úrico > 700 mg/24 h. Os cálculos podem ser:

- Constituídos por ácido úrico puro: cálculos formados devido a um pH urinário extremamente ácido, normalmente observados em pacientes com hiperuricemia e sem hiperuricosúria, geralmente obesos e portadores de síndrome metabólica/resistência à insulina. O uso de vitamina C também pode favorecer a acidificação urinária e predispor a cálculos de ácido úrico
- Associados ao oxalato de cálcio.

O tratamento deve basear-se em dieta pobre em purinas: restrição de vísceras, frutos do mar, leguminosas, peixes pequenos.

Deve-se administrar um inibidor da xantina-oxidase: alopurinol 100 mg/dia (indicado nos pacientes com excreção urinária de ácido úrico > 1.000 mg/24 h ou quando há hiperuricemia associada) – e deve-se manter ácido úrico sérico < 6,0 mg/dℓ.

Para alcalinização urinária: citrato de potássio 30 a 60 mEq/dia ou bicarbonato de sódio (elevar o pH urinário a 6 a 6,5).

Hiperoxalúria

A hiperoxalúria é definida como excreção urinária de oxalato > 50 mg/24 h.

Classifica-se em primária e secundária, conforme mostrado na Tabela 39.5.

A hiperoxalúria primária associa-se mais à insuficiência renal que à litogênese.

O aumento da absorção intestinal de oxalato, também chamado de hiperoxalúria entérica, que predispõe à litíase, é decorrente do desequilíbrio entre o cálcio e o oxalato no lúmen intestinal. Esse desequilíbrio ocorre com dieta pobre em cálcio e em condições em que há má absorção intestinal de gorduras (doença inflamatória intestinal, ressecção e *bypass* intestinal). O aumento da absorção de oxalato isoladamente causa apenas oxalúria, mas normalmente não gera cálculos.

O tratamento para hiperoxalúria primária consiste em reduzir a ingestão de oxalato na dieta (frutas e vegetais vermelhos) e aumentar a ingestão de piridoxina e cálcio oral junto com as refeições. Já para a hiperoxalúria secundária, o tratamento é focado em identificar

Tabela 39.5 Classificação e causas da hiperoxalúria.

Classificação	Causas
Hiperoxalúria primária	Aumento da síntese de oxalato ▪ Distúrbios enzimáticos (hiperoxalúria primária tipos I e II) ▪ Deficiência de piridoxina
Hiperoxalúria secundária	Aumento do substrato ▪ Intoxicação por etilenoglicol ou metoxifluorano ou consumo aumentado de vitamina C ▪ Hiperabsorção intestinal de oxalato

a causa e manter uma dieta pobre em gorduras e oxalato e aumentar a ingesta de cálcio durante as refeições para se ligar ao oxalato e evitar sua absorção. Além disso, recomenda-se reduzir a ingesta de sal.

Cistinúria

É uma doença genética autossômica recessiva rara e de penetrância tardia, caracterizada pela elevada excreção urinária de 4 aminoácidos: cistina, ornitina, lisina e arginina. Mais de 20 mutações no gene *SLC3A1* já foram descritas.

Caracteriza-se por cálculos grandes, recorrentes e difíceis de fragmentar pela litotripsia extracorpórea. A cistina urinária de 24 h está, em geral, acima de 30 mg (125 μmol).

Em condições de pH ácido, a cistina é insolúvel, o que leva à formação de cálculos. A ocorrência é rara (< 1% dos litiásicos).

- Fenótipos:
  - Tipo I: cistina urinária até 100 μmol/g de creatinina
  - Tipo II: cistina urinária > 1.000 μmol/g de creatinina
  - Tipo III: cistina entre 100 e 600 μmol/g de creatinina.

O tratamento consiste em hidratação oral (> 3.000 mℓ/dia); e alcalinização da urina – citrato de potássio 20 a 60 mEq/dia –, mantendo-se o pH em aproximadamente 7,0 para aumentar a solubilização da cistina.

Se não houver resolução com essas medidas, pode-se tentar:

- D-penicilamina 750 a 1.250 mg/dia: converte cistina em uma forma mais solúvel, a cisteína. Apresenta como inconveniente vários efeitos colaterais hematológicos, hepatotóxicos e renais (proteinúria e síndrome nefrótica)
- Tiopronina (N-2-mercaptopropionilglicina) – dose máxima: 800 mg/dia; reduz a excreção renal de cistina. Apresenta menor toxicidade que a D-penicilamina, mas pode causar os mesmos efeitos adversos (maior tolerabilidade)
- Captopril: indicado para os pacientes não responsivos aos fármacos descritos anteriormente, mas apresenta eficácia controversa.

Acidose tubular renal

A acidose tubular renal (ATR) caracteriza-se pela incapacidade do túbulo distal em secretar íons H^+ e reduzir o pH urinário a < 5,5, ocasionando acidose metabólica sistêmica, desmineralização óssea e hipopotassemia, o que predispõe a nefrocalcinose e/ou nefrolitíase.

Os cálculos são compostos de fosfato de cálcio, e sua precipitação é favorecida pelo elevado pH urinário e pela redução da excreção urinária de citrato (decorrente da acidose sistêmica). A etiologia está descrita na Tabela 39.6.

O diagnóstico ocorre pela identificação de pH urinário > 5,5 associado à acidose sistêmica. Para a medida do pH urinário, deve-se coletar sob vaselina a segunda urina do dia após 12 h de jejum e medir com pH-metro.

Tabela 39.6 Etiologia da acidose tubular renal (ATR).

Causa primária	Causas secundárias
ATR distal primária	Doenças genéticas Doenças autoimunes (síndrome de Sjögren, lúpus) Distúrbios do metabolismo do cálcio (hiperparatireoidismo primário, hipercalciúria idiopática com nefrocalcinose) Rim em esponja medular Nefropatias tubulointersticiais Rejeição de transplantes Nefropatia obstrutiva Fármacos (anfotericina, analgésicos, lítio, aminoglicosídeos)

O tratamento consiste em reposição de álcalis, com o objetivo de controlar a acidose, reduzir a reabsorção óssea, restaurar o crescimento normal nas crianças e reduzir a calciúria, resultando em menor deposição de cálcio (nefrocalcinose) e/ou formação de cálculos.

Alcalinização

- Bicarbonato de potássio: efeito hipocalciúrico mais potente que o bicarbonato de sódio (1 colher de chá equivale a aproximadamente 60 mEq de bicarbonato de potássio)
- Citrato de potássio (Litocit®): 60 a 120 mEq/dia (1 a 2 mEq/kg/dia), corrige a acidose metabólica e a hipopotassemia e restaura os níveis de citrato urinário.

Infecção

A infecção do trato urinário pode provocar formação de cálculos quando causada por bactérias produtoras de urease, como *Proteus, Providencia, Klebsiella, Pseudomonas* e *Enterococcus*. Infecção do trato urinário crônica ou recidivante por outros patógenos também pode favorecer a formação de cálculos.

As bactérias produtoras de urease hidrolisam a ureia em amônio, o qual eleva o pH urinário ($> 7,0$), promovendo aumento na concentração de fosfato e, consequentemente, a precipitação de cálculos de fosfato amônio-magnesiano (estruvita). Esses cálculos também são chamados de coraliformes e são mais associados à perda da função renal, dado o seu crescimento progressivo.

O tratamento da infecção do trato urinário é feito com antibiótico conforme padrão de resistência do patógeno isolado. Antibioticoprofilaxia da infecção do trato urinário pode ser necessária nos casos recidivantes. O clareamento cirúrgico dos cálculos é fundamental, pois a presença do cálculo mantém a infecção. Os inibidores da urease – ácido aceto-hidroxâmico ou seus derivados – devem ser usados de maneira restrita, em função de seus efeitos colaterais, como tromboflebite, anemia hemolítica e nefrotoxicidade.

Hipocitratúria

A hipocitratúria caracteriza-se por citrato urinário < 500 mg/24 h.

A etiologia é de ATR completa ou incompleta; síndromes diarreicas crônicas; hipopotassemia; diuréticos tiazídicos; infecção urinária; idiopática; exercícios extenuantes, elevada ingestão de sal ou dieta rica em proteína animal pode contribuir para redução do citrato urinário.

O citrato age como inibidor da cristalização por meio da sua capacidade de se ligar ao cálcio, reduzindo a saturação do oxalato e fosfato de cálcio.

O citrato deposita-se sobre a superfície dos cristais de cálcio já formados e impede seu crescimento e a agregação em partículas maiores.

Por ser convertido em bicarbonato, o citrato tem poder alcalinizante, sendo preconizado em condições de hiperuricosúria ou litíase por ácido úrico (para solubilizar o ácido úrico) e na ATR (para controlar a acidose sistêmica).

O tratamento consiste em citrato de potássio 30 a 60 mEq/dia e em evitar manter o pH > 7,5; deve ser evitado nos casos em que o pH urinário > 6,5, pelo risco de formação de cálculos de fosfato de cálcio.

Leituras sugeridas

Chandrashekar KB, Fulop T, Juncos LA. Medical management and prevention of nephrolithiasis. Am J Med. 2012; 125(4):344-7.

Hilberg I, Amaral L. Litíase renal. In: Bandeira F, Mancini M, Graf H, Griz L, Faria M, Lazaretti-Castro M. Endocrinologia e Diabetes. 3 ed. Rio de Janeiro: Medbook; 2015. pp. 517-26.

Worcester EM, Coe FL. Nephrolithiasis. Prim Care Clin Office Pract. 2008; 35(2):369-91.

5
PARTE
Obesidade e Lipídios

40

Dislipidemias

Josivan Gomes de Lima | Lúcia Helena Coelho Nóbrega | Rodolpho Pinto de Mendonça

Definição

Dislipidemias são alterações no metabolismo lipídico que podem levar a acúmulo e/ou deficiência nos níveis séricos de diversas lipoproteínas, culminando em complicações cardiovasculares, em especial doenças coronariana e cerebrovascular. Quando presentes em concomitância com outros fatores de risco (p. ex., tabagismo, diabetes, sedentarismo, hipertensão arterial e obesidade), têm seus efeitos metabólicos amplificados, aumentando ainda mais a chance de morte súbita por doença cardiovascular.

Metabolismo lipídico

O metabolismo lipídico inclui todo o processo que compreende desde a gênese dos lipídios (anabolismo) até o consumo dos lipídios (catabolismo) pelas células do nosso organismo. Como são várias as funções dos lipídios no organismo (constituição de membrana plasmática, formação de hormônios [esteroides] e vitamina [D], geração de energia e de calor etc.), são necessárias reposições significativas, de modo que cerca de 20 a 30% da ingesta diária de alimentos são compostos de lipídios. Além dessa fonte alimentar, por via exógena, nosso organismo ainda necessita produzir esse macronutriente por meio da via endógena. Antes de nos determos em detalhes sobre essas vias, vamos conhecer melhor as lipoproteínas.

Lipoproteínas

As lipoproteínas, como o nome diz, são compostos mistos de lipídios e proteínas, as quais são chamadas apoproteínas (Apos). As diferentes Apos são específicas de cada lipoproteína (p. ex., Apo A para HDL; Apo B100 para VLDL etc.) e, por serem hidrofílicas, têm papel fundamental no transporte do conteúdo lipídico (hidrofóbico) para os demais tecidos do organismo. Assim, as lipoproteínas se organizam de modo que o núcleo central da partícula contenha a porção lipídica, rica em ésteres de colesterol (EC) e triglicerídeos (TG), ao passo que as Apos ficam na superfície. As lipoproteínas de interesse clínico são quilomícrons, lipoproteína de muito baixa densidade (VLDL), lipoproteína de baixa densidade (LDL) e lipoproteína de alta densidade (HDL). Suas principais composições estão representadas na Tabela 40.1. É importante destacar que os TG são moléculas grandes que ocupam um volume considerável. Portanto, é esperado que, com a redução gradativa na quantidade de TG, a lipoproteína se torne mais densa e menor (quilomícrons e VLDL são as maiores e menos densas, por conterem mais TG).

Via exógena

A via exógena começa a partir do momento em que os lipídios da dieta, em forma de EC e TG, são digeridos a ácidos graxos e absorvidos pela mucosa intestinal. Após o processo de reesterificação nos enterócitos, os EC e predominantemente os TG se unem aos quilomícrons e ganham o sistema linfático, até chegarem ao ducto torácico e, por fim, entrarem na corrente sanguínea, via veia subclávia.

Na corrente sanguínea, os quilomícrons recebem da HDL as apoproteínas Apo CII, Apo CIII e Apo E, que serão importantes posteriormente em sua metabolização. São transportados até os capilares sanguíneos, onde sofrem ação da lipase lipoproteica (presente no endotélio capilar) e do seu cofator Apo CII (já presente na superfície do quilomícron), liberando conteúdo lipídico (TG), sobretudo para os tecidos muscular e adiposo. Os remanescentes de quilomícrons, resultantes da atuação da lipase lipoproteica, são então transportados ao fígado e removidos da corrente sanguínea.

Via endógena

Nessa via, o fígado produz VLDL, que é uma lipoproteína bem semelhante ao quilomícron, mas tem em sua superfície a Apo B100, não a Apo B48 como o quilomícron. Na circulação, a VLDL, da mesma forma que o quilomícron, recebe a partir da HDL as Apo CII, III e E, ficando apta a ser hidrolisada pela lipase lipoproteica endotelial, liberando TG que será captado pela HDL no transporte reverso em troca de EC. À medida que a VLDL libera TG,

Tabela 40.1 Lipoproteínas e suas principais composições.

Lipoproteína	Principal composição	Principais apoproteínas	Diâmetro (nm)	Densidade (g/dℓ)
Quilomícron	TG dietéticos	B48, CII, CIII e E	800 a 5.000	< 0,95
VLDL	TG endógenos	B100, CII, CIII e E	300 a 800	< 1,006
IDL	TG	B100, CIII e E	250 a 350	1,006 a 1,019
LDL	Colesterol	B100 e CIII	180 a 280	1,019 a 1,063
HDL	–	AI, AII, CII, CIII e E	50 a 120	1,063 a 1,210

TG: triglicerídeos; VLDL: lipoproteína de muita baixa densidade. IDL: lipoproteína de intensidade intermediária; LDL: lipoproteína de baixa densidade; HDL: lipoproteína de alta densidade.

seu tamanho vai diminuindo e sua densidade aumentando, e ela vai se transformando em lipoproteína de intensidade intermediária (IDL), e por fim, na LDL, passa por seu estágio final com conteúdo máximo de colesterol.

A LDL, por sua vez, ou retorna ao tecido hepático, fechando o ciclo, ou é transportada aos tecidos extra-hepáticos, nos quais, após endocitose, sofre ação de enzimas lisossômicas. É importante lembrar que o receptor celular de LDL reconhece e necessita da Apo B100 presente na superfície da LDL (receptor tipo BE). Os produtos de degradação da LDL dão origem a aminoácidos (provenientes das apoproteínas) e colesterol, que ora pode ser utilizado fisiologicamente (membrana plasmática, hormônios etc.), ora pode ser útil para inibir a enzima HMG-CoA redutase, responsável pela produção intracelular de colesterol.

A HDL, por sua vez, atua realizando o transporte reverso do colesterol, trazendo EC dos tecidos periféricos para metabolização pelo fígado, impedindo a deposição excessiva de colesterol nos tecidos extra-hepáticos. Duas enzimas são importantes nesta via: a lecitina colesterol aciltransferase (LCAT), que irá reesterificar o colesterol livre captado na periferia para que a HDL o traga para o fígado, e a proteína transferidora de ésteres de colesterol (CETP) que, como o nome diz, transferirá ésteres de colesterol da HDL para a VLDL em troca de TG. Assim, a HDL traz de volta o colesterol para o fígado diretamente (LCAT – HDL) ou indiretamente (CETP – VLDL, IDL).

Mecanismo de aterogênese

A aterogênese inicia-se com o processo inflamatório na íntima endotelial. Moléculas de adesão, como a molécula de adesão celular vascular (VCAM) e a molécula de adesão celular intercelular (ICAM), promovem o agrupamento de monócitos que migram para o subendotélio, onde se diferenciam em macrófagos. As LDLs pequenas e densas são as lipoproteínas mais aterogênicas, sofrem oxidação na íntima endotelial e são fagocitadas pelos macrófagos, formando as células espumantes, características da placa ateromatosa. Fibroblastos migram da camada média para a íntima, e seus produtos se juntam ao conteúdo lipídico, restos celulares e depósito de cálcio, concluindo a formação da placa de ateroma.

Classificação das dislipidemias

Podemos classificar as dislipidemias sob seu aspecto fenotípico (classificação de Friedrickson) ou etiológico (primárias [genéticas] ou secundárias).

Classificação de Friedrickson

Em 1967, Friedrickson e colaboradores, com base em resultados clinicolaboratoriais, formularam uma classificação para as dislipidemias, a qual foi aceita mundialmente por facilitar uma linguagem universal (Tabela 40.2). Apesar de ainda ser válida até o momento, gera controvérsia entre alguns autores pelo fato de não levar em consideração a etiologia das dislipidemias.

Tabela 40.2 Classificação fenotípica das dislipidemias (Friedrickson).

Fenótipo	Alteração lipoproteica	Alteração lipídica	Valores séricos (mg/dℓ)	Aparência do plasma ou soro
I	↑ QM	Hipertrigliceridemia	CT = 160 a 400 TG = 1.500 a 5.000	Sobrenadante cremoso
IIa	↑ LDL	Hipercolesterolemia	CT > 240 TG < 200	Transparente
IIb	↑ LDL ↑ VLDL	Hipertrigliceridemia Hipercolesterolemia	CT = 240 a 500 TG = 200 a 500	Turvo
III	↑ IDL	Hipertrigliceridemia Hipercolesterolemia	CT = 300 a 600 TG = 300 a 600	Turvo
IV	↑ VLDL	Hipertrigliceridemia	CT ≤ 240 TG = 300 a 1.000	Turvo
V	↑ QM ↑ VLDL	Hipertrigliceridemia	CT = 160 a 400 TG = 1.500 a 5.000	Sobrenadante cremoso, inferior turva

CT: colesterol total; TG: triglicerídeos; QM: quilomícrons; IDL: lipoproteína de intensidade intermediária; LDL: lipoproteína de baixa densidade; VLDL: lipoproteína de muita baixa densidade.

Primárias e secundárias

As dislipidemias primárias ocorrem devido a mutações cuja codificação anômala altera a formação das apoproteínas e/ou dos receptores das lipoproteínas, gerando elevação destas e de seus conteúdos. As principais dislipidemias primárias estão expostas na Tabela 40.3.

Por outro lado, as dislipidemias secundárias se caracterizam por sua possível reversão após tratamento da patologia de base, e ocorrem mais frequentemente na prática clínica em pacientes com síndrome metabólica e hipotireoidismo. Diabetes, insuficiência renal crônica, síndrome nefrótica, colestase, tabagismo e álcool são outras possíveis causas. Já fármacos, diuréticos tiazídicos, contraceptivos e outros podem alterar o metabolismo lipídico, sendo necessária uma avaliação específica para se analisar o risco em contraposição ao benefício do seu uso.

Apresentação clínica

O quadro clínico da dislipidemia é, de modo geral, pouco expressivo e, quando presente, varia de acordo com as formas primárias e secundárias. Nas formas primárias, podemos encontrar manifestações clínicas relacionadas com suas principais alterações. Em caso de hipertrigliceridemia, é possível a ocorrência, em faces extensoras dos membros superiores, de lesões cutâneas de coloração amarela, denominadas xantomas eruptivos. Esses pacientes estão mais propensos a desenvolver pancreatite aguda, sobretudo quando níveis séricos de TG estão acima de 500 mg/dℓ. Já pacientes com níveis elevados de colesterol são mais suscetíveis a eventos aterogênicos nas primeiras décadas de vida e podem apresentar xantomas tendinosos (região extensora dos membros superiores e inferiores), xantelasma ou arco corneano.

Por outro lado, nas formas secundárias, o quadro clínico está mais relacionado às suas patologias de base.

Tabela 40.3 Principais dislipidemias primárias.

Patologias		Alteração genética	Modo de herança	Manifestações clinicolaboratoriais
Relacionadas ao LDL-C	Hipercolesterolemia familiar	Apo B100/ Receptor LDL	AD	Xantomas tendinosos/ xantelasma Arco corneano
	Hiperlipidemia familiar combinada	LLP	AD	DAC precoce
	Apo B100 defeituosa	Apo B100	AD	Xantomas tendinosos
Relacionadas aos TG	Hipertrigliceridemia familiar	LPL	AD	Xantomas eruptivos/TG > 500 mg/dℓ
	Hiperquilomicronemia familiar	LPL Apo CII	AR	Hepatotoesplenomegalia Lipemia retinal TG entre 1.500 e 5.000 mg/dℓ
	Disbetalipoproteinemia	Apo E	AR	Xantomas tuberosos/ palmares DAC
Relacionadas ao HDL-C	Hipoalfalipoproteinemia familiar	ABCA1	AD	DAC precoce
Deficiência de LCAT		LCAT	AR	Opacificação corneana DAC precoce/anemia

AD: autossômico dominante; AR: autossômico recessivo; DAC: doença arterial coronariana.

Diretrizes

National Cholesterol Education Program e Sociedade Brasileira de Cardiologia

Com a finalidade de guiar as condutas em pacientes com dislipidemias, diversas sociedades têm feito esforços para publicar diretrizes baseadas em estudos recentes.

A diretriz brasileira publicada pela Sociedade Brasileira de Cardiologia (SBC) adota o escore de risco global para estimar o risco de infarto agudo do miocárdio, acidente vascular encefálico, insuficiência vascular periférica ou insuficiência cardíaca em 10 anos. Esse escore se baseia em critérios clínicos (idade, tabagismo e/ou diabetes), critérios laboratoriais (HDL e colesterol total) e dados do exame físico (pressão arterial sistólica). Dessa forma, abandona a antiga estratificação do risco de Framingham, utilizada anteriormente, segundo o National Cholesterol Education Program (NCEP), e preconiza que todos adultos com idade acima de 20 anos tenham seu perfil lipídico determinado. Se os resultados laboratoriais forem satisfatórios, sem demais fatores de risco, é recomendada a repetição a cada 5 anos. Para indivíduos entre 2 e 19 anos, recomenda-se a determinação do perfil lipídico apenas quando: (a) houver história de dislipidemia em familiares de primeiro grau; (b) houver suspeita de dislipidemia; (c) existirem fatores de risco; (d) houver uso de medicações que interfiram no perfil lipídico.

Vale lembrar que geralmente a LDL não é mensurada, apenas calculada a partir da fórmula de Friedewald (LDL = CT – HDL – TG/5). Esta fórmula só pode ser utilizada se valores de triglicerídeos forem inferiores a 400 mg/dℓ, visto que valores acima desse patamar subestimam os reais níveis de LDL no soro. As metas de LDL para pacientes com risco elevado, moderado e baixo de desenvolver evento cardiovascular são, respectivamente, < 100, < 130 e < 160 mg/dℓ. Apesar de ser possível calcular a LDL quando a trigliceridemia está entre 200 e 400 mg/dℓ, nesses pacientes e naqueles com TG > 400 mg/dℓ (não se pode usar a fórmula de Friedwald) é sugerido que se utilize como meta terapêutica o colesterol não HDL (CT – HDL), adicionando-se 30 mg/dℓ à meta da LDL para aquele paciente. Sempre que as metas não forem alcançadas, devemos iniciar ou modificar o tratamento medicamentoso.

American Heart Association e American College of Cardiology

Em final de 2013, a American Heart Association (AHA) divulgou sua nova diretriz de dislipidemia. Argumentando que nenhum estudo utilizou metas terapêuticas de LDL, sugeriu abandonar aquelas metas, preferindo eleger quatro grupos de pacientes que certamente se beneficiariam com o uso das estatinas: (a) pacientes com eventos cardiovasculares prévios; (b) pacientes com LDL > 190 mg/dℓ (geralmente têm dislipidemia primária); (c) diabéticos com idade entre 40 e 75 anos com LDL > 70 mg/dℓ; e (d) pacientes com idade entre 40 e 75 anos e que apresentem risco de evento cardiovascular > 7,5% em 10 anos, de acordo com o novo escore de risco (ASCVD) proposto pela diretriz. Além disso, limita o uso de fármacos não estatinas devido à carência de estudos com esses medicamentos que demonstrem redução de eventos cardiovasculares.

Tratamento

Os fármacos utilizados no tratamento da dislipidemia constam na Tabela 40.4.

Estatinas

São inibidores da HMG-CoA redutase, uma enzima presente no citoplasma celular envolvida na biossíntese de colesterol, sobretudo hepático. Essa inibição diminui o colesterol intracelular e incrementa, compensatoriamente, os receptores de LDL no fígado, aumentando a captação do colesterol periférico. Além desse efeito colesterolêmico, as estatinas também têm efeitos pleiotrópicos, como: estabilização da placa de ateroma, aumento dos níveis de óxido nítrico e redução dos níveis de proteína C reativa, acarretando efeito anti-inflamatório.

Tabela 40.4 Fármacos utilizados no tratamento de dislipidemia.

Fármaco	CT	HDL	LDL	TG
Estatina	↓15 a 30%	↑6 a 12%	↓24 a 50%	↓10 a 29%
Fibrato	↓15%	↑20%	↓5 a 15%	↓20 a 50%
Ezetimibe	↓20%	↑4 a 9%	↓15 a 20%	
Ácido nicotínico	↓25%	↑15 a 30%	↓25%	↓20 a 50%
Colestiramina	↓20%	↑3 a 5%	↓15 a 30%	Neutro ou ↑

Modificada de Yeshurun e Gotto, 1995; Knopp, 1999; Gupta e Ito, 2002.

A redução da LDL se dá sob efeito de duas variáveis: (a) tipo de estatina e (b) dose inicial. Entre as disponíveis no mercado, a atorvastatina e a rosuvastatina são as mais potentes. É importante lembrar uma regra prática segundo a qual, quando se dobra a dose de uma estatina, só há redução de 6% no colesterol. Assim, se o colesterol estiver muito elevado, é melhor mudar a estatina para outra mais potente do que aumentar a dose. Também vale lembrar que geralmente os valores de TG e HDL são inversamente proporcionais, de modo que a terapia redutora de TG geralmente irá aumentar a HDL.

São fármacos bastante seguros e bem tolerados, com efeitos adversos pouco comuns. Pelo fato de interferirem no citocromo P-450, podem causar elevação transitória das transaminases glutâmico oxaloacética (TGO) e glutamicopirúvida (TGP). Se ocorrerem elevações de três ou mais vezes, deve-se suspender o uso do fármaco e, após normalização, pode-se reiniciar o uso ou mudar o fármaco. Por ser possível a ocorrência de alterações musculares, deve-se monitorar a creatinofosfoquinase (CPK). Se houver elevação maior que 10 vezes ou mialgia importante, o uso de estatina também deve ser suspenso.

Fibratos

Os fibratos atuam por meio da ativação do receptor hormonal PPARα em tecidos hepático, cardíaco e muscular, potencializando a atividade da lipase lipoproteica, levando, em última instância, a diminuição dos níveis de TG. Podem também reduzir a quantidade de partículas de LDL pequenas e densas, e aumentar a HDL. São úteis principalmente em pacientes que apresentam algum distúrbio primário do metabolismo dos triglicerídeos, sobretudo se os níveis séricos estiverem acima de 500 mg/dℓ. São medicamentos seguros, que apresentam como principais efeitos colaterais sintomas gastrintestinais, miopatia e elevação transitória das enzimas hepáticas.

Ezetimibe

Atua inibindo a absorção de colesterol pelo enterócitos, sem afetar a absorção das vitaminas lipossolúveis. Assim, é eficaz em reduzir em até 20% os níveis de LDL. Sua maior indicação está na associação com estatinas, visto que promove sinergia no efeito de ambos os fármacos, principalmente nos casos de difícil controle dos níveis de colesterol no plasma em monoterapia com estatinas. Trata-se de um medicamento seguro, praticamente sem efeitos colaterais.

Ácido nicotínico

Trata-se da medicação disponível que mais aumenta HDL. Seu mecanismo de ação é complexo. Pode aumentar a expressão do gene *ABCA1*, o qual facilita a transferência de colesterol de macrófagos periféricos para partículas de HDL, além de inibir receptores enzimáticos de HDL, contribuindo para elevação de seus níveis no soro. Reduz os níveis de TG em 20% e de LDL em até 25% por meio da ligação a receptores específicos, reduzindo lipases presentes nos adipócitos, culminando em menor liberação de TG na circulação.

É pouco usado na prática clínica devido a estudos recentes que não demonstraram redução de evento cardiovascular, bem como aos efeitos colaterais frequentes (rubor facial, sintomas eméticos, gastrite, mialgia) que limitam o alcance de doses eficazes (2 g/dia). A utilização de ácido acetilsalicílico antes do uso de ácido nicotínico pode diminuir o risco de rubor facial (causado por prostaglandinas).

Colestiramina

A colestiramina está enquadrada como resina sequestradora de ácidos biliares. Atua por meio da ligação aos sais biliares, impedindo a absorção destes na mucosa intestinal. Promove então aumento nos receptores hepáticos de LDL, reduzindo em até 30% os níveis de colesterol, de acordo com a dose utilizada. Tendo em vista seu mecanismo de ação peculiar, deve ser administrada junto às refeições. Como principais efeitos colaterais citam-se os sintomas gastrintestinais (flatulência, diarreia, constipação intestinal), os quais são minimizados com o uso de doses baixas.

Ômega-3

Alguns vegetais e principalmente os óleos derivados de peixe contêm quantidades expressivas de ômega-3, que são cadeias de ácidos graxos poli-insaturados (por isso, permanecem em estado líquido à temperatura ambiente). Em altas doses (4 a 10 g/dia), reduz os níveis de TG e eleva a HDL. Metanálise mostrou que, apesar dessas ações potenciais, o uso de ômega-3 na dieta não trouxe benefício em termos de redução de eventos coronarianos e cerebrovasculares ou de mortalidade global. Portanto, seu uso rotineiro como medida de prevenção primária e secundária de complicações macrovasculares não está recomendado.

Anti-PCSK9

Ver capítulo 3, *Diabetes e Doença Cardiovascular*, da Parte 1 – *Diabetes Melito*.

Leituras sugeridas

Gupta EK, Ito MK. Ezetimibe: the first in a novel class of selective cholesterol-absorvation inhibitors. Heart Dis. 2002; 4(6):399-409.

Klose G, Beil FU, Dieplinger H, von Eckardstein A, Foger B, Gouni-Berthold I et al. New AHA and ACC guidelines on the treatment of blood cholesterol to reduce atherosclerotic cardiovascular risk. Internist (Berl). 2014 May; 55(5):601-6.

Knopp RH. Drug treatment of lipid disorders. N Engl J Med. 1999; 341(7):498-511.

Samson SL, Garber AJ. Metabolic syndrome. Endocrinol Metab Clin North Am. 2014; 43(1):1-23.

Silvestre-Roig C, de Winther MP, Weber C, Daemen MJ, Lutgens E, Soehnlein O. Atherosclerotic plaque destabilization: mechanisms, models, and therapeutic strategies. Circulation Research. 2014;114(1):214-26.

Xavier HT, Izar MC, Faria Neto JR, Assad MH, Rocha VZ, Sposito AC et al. V Diretriz brasileira de dislipidemia e prevenção da aterosclerose. Arq Bras Cardiol. 2013; 101(4):1-36.

Yeshurun D, Gotto AM. Hyperlipidemia: perspectives in diagnosis and treatment. Southern Med J. 1995; 88(4):379-91.

41

Obesidade | Tratamento Não Cirúrgico

Marcio Corrêa Mancini | Keilly Grangeiro Wanderley | Francisco Bandeira

Introdução

O tratamento farmacológico da obesidade está indicado quando o índice de massa corporal (IMC) do paciente for maior que 30, ou quando o indivíduo tiver doenças associadas ao excesso de peso com IMC superior a 25, em situações nas quais o tratamento com dieta, exercício ou aumento de atividade física e modificações no comportamento tenha se mostrado inútil. Não existe uma medicação que deva ser recomendada para uso rotineiro. A escolha de um medicamento deve basear-se também na experiência prévia do paciente, embora a falência de um tratamento prévio não justifique a não utilização do agente. Para indivíduos com obesidade, uma perda de peso equivalente a 5 a 10% do peso inicial costuma promover redução de fatores de risco e é atingível na prática clínica, mas pacientes bons respondedores podem obter melhores respostas.

Sibutramina

A sibutramina, que bloqueia a recaptação de norepinefrina (NE) e de serotonina, reduz a ingestão alimentar e também estimula a termogênese em tecido adiposo marrom em animais.

No principal estudo em fase 3, o estudo STORM, de 104 semanas de duração, duplo-cego, com 6 meses de uso de sibutramina, 352 pacientes foram mantidos com o fármaco ativo em doses de 10 a 20 mg, a critério do investigador, e 115 pacientes receberam placebo. A perda de peso foi de 4,9 kg com placebo e de 8,9 kg com sibutramina. Os efeitos adversos mais comuns foram cefaleia, secura na boca, constipação intestinal, insônia, rinite e faringite, elevação média de 1 a 3 mmHg na pressão arterial diastólica e sistólica e de 4 a 5 bpm na frequência cardíaca. Entre os pacientes com hipertensão controlada, o número daqueles que tiveram elevação clinicamente importante da pressão arterial (> 10 mmHg) em três consultas sucessivas foi comparável em ambos os grupos.

O Sibutramine Cardiovascular Outcomes Trial (SCOUT), estudo multicêntrico, randomizado, controlado com placebo, foi desenvolvido para avaliar os efeitos a longo prazo na incidência de eventos cardiovasculares e morte cardiovascular em mais de 10.000 indivíduos de alto risco. Os resultados finais do estudo mostraram aumento do risco de desfechos cardiovasculares não fatais combinados no grupo que recebeu sibutramina em comparação ao grupo mantido com placebo (11,4% *versus* 10,0%, respectivamente). Não houve diferença quanto a mortalidade por evento cardiovascular ou por qualquer outra causa. O SCOUT incluiu pacientes com idade igual ou superior a 55 anos, IMC entre 27 e 45 kg/m^2 e pelo menos um dos seguintes: doença arterial coronariana (DAC) manifesta ou multiarterial assintomática; acidente vascular encefálico (AVE) não hemorrágico comprovado; doença arterial periférica oclusiva manifesta; diabetes melito tipo 2 (DM2) com pelo menos um fator de risco: hipertensão arterial sistêmica (HAS) controlada, dislipidemia, tabagismo, nefropatia diabética com positividade para microalbuminúria. Ou seja, pacientes graves, de alto risco, para quem (exceto os diabéticos) já havia contraindicação em bula quanto ao uso do medicamento. Além disso, durante o período do estudo, os pacientes receberam sibutramina por tempo prolongado independentemente de estarem ou não perdendo peso, situação que também contradiz as orientações em bula e que não ocorre na prática clínica. Analisando em detalhes os dados do estudo, cerca de 24% dos mais de 10.000 pacientes triados apresentavam apenas DM2 mais um fator de risco (sem DAC); 16% apresentavam DAC sem DM2; e 60% apresentavam DAC concomitante a DM2. Essa proporção não foi exatamente igual nos grupos placebo e sibutramina, havendo maior prevalência do grupo "DAC+DM2" no grupo sibutramina (13,9% *versus* 11,9% no grupo placebo; $p = 0,023$). Entre esses grupos, o único que mostrou de forma isolada diferença em relação ao número de desfechos combinados foi justamente o grupo "DAC+DM2": razão de chances 1,18 (intervalo de confiança [IC]: 1,024 a 1,354; $p = 0,023$). No grupo de pacientes incluídos no estudo por apresentarem apenas DM2 com mais um fator de risco, sem DAC manifesta, não houve aumento do risco de desfechos cardiovasculares. Desse modo, pode-se concluir que a sibutramina não deve ser contraindicada para pacientes obesos com DM2 sem coronariopatia diagnosticada.

Em suma, a sibutramina é eficaz no tratamento da obesidade e segura para a população sem doença cardiovascular estabelecida, devendo ser indicada adicionalmente às mudanças no estilo de vida com o objetivo de perder peso e melhorar o controle dos demais fatores de risco. Na população com doença cardiovascular presente, especialmente em pacientes com DM2, o uso de sibutramina está associado a aumento de eventos cardíacos não fatais e é contraindicado.

Orlistate

O orlistate é um potente inibidor de lipases gastrintestinais (GI) que catalisam a remoção hidrolítica dos ácidos graxos dos triglicerídeos, produzindo ácidos graxos livres e monoglicerídeos. Liga-se de maneira irreversível no sítio ativo da lipase por meio de ligação covalente.

Cerca de um terço dos triglicerídeos ingeridos permanece não digerido e não é absorvido pelo intestino delgado, atravessando o trato GI e sendo eliminado nas fezes. O orlistate não tem atividade sistêmica, e sua absorção pelo trato GI é desprezível. Também não tem efeito sobre circuitos neuronais reguladores do apetite.

A perda de peso que ocorre com o uso de orlistate está associada a reduções significativas da pressão arterial sistólica e diastólica, *versus* o uso de placebo. O uso de orlistate em combinação com restrição calórico-gordurosa associa-se a reduções significativas da insulinemia e da glicemia em pacientes obesos sem DM2. Em todos os estudos analisados, não existem diferenças na frequência de efeitos adversos não GI entre os grupos mantidos com orlistate e com placebo. Os efeitos GI são relacionados com o mecanismo de ação do orlistate (fezes oleosas, aumento do número de evacuações, flatulência com ou sem eliminação de gordura, urgência fecal); em geral, são de curta duração e ocorrem com menor frequência após as primeiras semanas de tratamento. Esse fenômeno parece estar relacionado com aumento da adesão a longo prazo a um consumo de alimentos com menor teor de gordura.

O orlistate previne diabetes. O estudo Xenical in the Prevention of Diabetes in Obese Subjects (XENDOS) avaliou de maneira prospectiva por 4 anos o uso de orlistate associado a mudanças intensivas no estilo de vida em mais de 3.300 pacientes obesos sem DM2, com tolerância normal à glicose ou intolerância, na evolução do peso corporal e na progressão para DM2. Todos os pacientes receberam orientações para mudança no estilo de vida. A incidência cumulativa de DM2 após 4 anos, em todos os pacientes obesos (intolerantes ou não), foi de 6,2% no grupo orlistate *versus* 9% no grupo placebo, correspondendo a uma redução de 37,3% no risco de desenvolver DM2 associado ao uso do fármaco. Entre os pacientes com intolerância à glicose, o benefício foi ainda mais significativo: a taxa de incidência cumulativa foi de 18,8% para o orlistate *versus* 28,8% para placebo, com redução de 45% do risco relativo. Orlistate também melhora o controle glicêmico em pacientes com DM2, independentemente da perda de peso, com melhora inclusive da sensibilidade à insulina. Possíveis explicações seriam a diminuição da oferta, no período pós-prandial, de ácidos graxos livres (que pioram a resistência hepática e periférica à insulina) e também uma produção aumentada de peptídeo 1 semelhante ao glucagon (GLP-1, de *glucagon-like peptide 1*) estimulada pela maior quantidade de lipídios presentes no íleo e no cólon.

Por ser um agente hipolipemiante, o orlistate melhora o perfil lipídico, reduzindo em 25% a absorção do colesterol da dieta, além de melhorar a lipemia pós-prandial.

Topiramato e associação de fentermina e topiramato

A fentermina é uma substância catecolaminérgica, com propriedades capazes de aumentar a liberação de norepinefrina no sistema nervoso central (SNC), liberada nos EUA para tratamento da obesidade, em doses de até 30 mg/dia. Medicação inicialmente liberada para tratamento da epilepsia, o topiramato é hoje amplamente prescrito também para a profilaxia de enxaqueca. Estudos realizados no início da década de 2000 comprovaram sua eficácia em reduzir peso em obesos em doses de 64 a 384 mg/dia. A eficácia do fármaco aumentava muito pouco com o aumento das doses a partir de 192 mg/dia, tendo ainda o inconveniente de aumentar os efeitos adversos. Um fato interessante observado nesses estudos é a continuação da perda de peso por até mais de 1 ano de tratamento, sem o platô geralmente observado por volta de 6 meses. O topiramato também foi testado em pacientes obesos com transtorno de compulsão alimentar periódica (TCAP), com bons resultados em termos de perda de peso e redução de escores de compulsão. Todavia, apesar de o fármaco mostrar-se altamente eficaz, o entusiasmo diminuiu consideravelmente devido à elevada incidência de efeitos colaterais muito pouco tolerados pelos pacientes, como: parestesias, alterações de memória, dificuldade de concentração e alterações de humor. Recentemente, foi demonstrado que o topiramato aumenta a sensibilidade à leptina, a expressão de neuropeptídeos envolvidos na homeostase energética e a expressão de enzimas lipolíticas. Em modelos animais, o topiramato tanto reduz o apetite como interfere na eficiência da utilização de energia, ao aumentar a termogênese e a oxidação de gorduras (mediante o estímulo da lipoproteína lipase no tecido adiposo marrom e no tecido musculoesquelético).

Ao se combinarem doses menores dessas duas medicações que atuam em vias diferentes, ampliaram-se os resultados positivos e reduziram-se os efeitos colaterais. Supõe-se que o leve efeito estimulante da fentermina sobre o SNC tenha sobrepujado os efeitos negativos do topiramato sobre a memória e a cognição. Várias doses foram testadas em estudos em fases 2 e 3. Doses média (fentermina, 7,5 mg liberação imediata [IR]; topiramato, 46 mg liberação sustentada [SR]) e alta (fentermina, 15 mg IR; topiramato, 92 mg SR) resultaram, respectivamente, em perda aproximada de 10 e 8,5% do peso.

Os efeitos colaterais mais comuns foram: secura na boca, parestesias, constipação intestinal, infecção das vias respiratórias superiores, alteração do paladar e insônia. Não foi descrita alteração clinicamente significativa na função cognitiva, nas escalas de depressão e ansiedade, nem efeitos em habilidades psicomotoras nos pacientes que tomaram a medicação. O topiramato é teratogênico (pode interferir na farmacocinética de contraceptivos orais, devendo sempre ser usado com métodos anticoncepcionais de barreira seguros), pode elevar o risco de litíase renal (por ser um inibidor fraco da anidrase carbônica, eleva levemente o pH urinário e aumenta o risco de formação de cálculos de fosfato de cálcio) e é contraindicado a pacientes com glaucoma de ângulo fechado, podendo causar miopia aguda em 75/100.000 (dados da Food and Drug Administration [FDA]). Atualmente, o medicamento Qnexa™ está sendo comercializado nos EUA. Seu efeito é semelhante ao da associação (*off-label*) de topiramato e sibutramina.

Liraglutida

Trata-se de um análogo do GLP-1 com 97% de homologia estrutural ao GLP-1 humano. O GLP-1 nativo tem meia-vida curta de 1 a 2 min, ao passo que a liraglutida apresenta meia-vida de cerca de 13 h e pode ser administrada por via subcutânea [SC] 1 vez ao dia.

Essa medicação foi inicialmente desenvolvida para tratamento de DM2 e mostrou-se benéfica para controle glicêmico em doses de até 1,8 mg/dia. Também se demonstrou que, no tratamento de DM2, gera uma perda de peso dependente da dose e, ao mesmo tempo, diminui as concentrações de hemoglobina glicada (HbA1c) e melhora a função da célula beta. Os mecanismos que medeiam a redução de peso pela liraglutida provavelmente têm relação com uma combinação de efeitos no trato gastrintestinal e no cérebro. O GLP-1 ativo inibe o apetite e o aporte energético tanto em indivíduos normais quanto em obesos, assim como em pacientes com DM2, além de retardar o esvaziamento gástrico.

Considerando-se o potencial da medicação como adjuvante no tratamento da obesidade mesmo em pacientes sem DM2, foram realizados estudos em fase 2 que concluíram que a dose ideal para tratamento da obesidade é de 3 mg, e iniciados estudos em fase 3. A frequência geral de efeitos colaterais foi discretamente maior nos grupos que receberam liraglutida nas doses de 1,8; 2,4 e 3 mg. Os eventos mais comumente relatados foram náuseas e vômitos, que ocorreram sete vezes mais com as doses de 2,4 e 3 mg, em comparação ao placebo. Na grande maioria, esses eventos eram transitórios e de intensidade leve a moderada, e sua frequência aumentava com a dose. A tendência desses efeitos era diminuir a partir da 4ª semana, atingindo um platô por volta da 12ª semana. A taxa geral de abandono pelos pacientes que estavam tomando a medicação variou de 11 a 22%, sendo cerca de 50% dos casos diretamente relacionados com efeitos colaterais. Devido ao achado em modelos experimentais de carcinogênese aumentada de células parafoliculares de tireoide em ratos tratados com liraglutida, dosou-se a calcitonina no soro de todos os pacientes, e não se observou qualquer efeito significativo. Nos estudos em fase 3, houve discreto aumento dos casos de pancreatite, descrito durante o período do estudo. A liraglutida já foi aprovada pela European Medicines Agency (EMEA), pela Food and Drug Administration (FDA) e pela Agência Nacional de Vigilância Sanitária (Anvisa) para tratamento da obesidade.

Bupropiona associada a naltrexona

A associação de bupropiona com naltrexona (Contrave®) vem sendo estudada há alguns anos como potencial agente para tratamento da obesidade. A bupropiona é um inibidor da recaptação de dopamina e norepinefrina atualmente aprovado para tratamento de depressão e como coadjuvante para cessação do tabagismo. Seu efeito como agente redutor do peso em monoterapia já foi testado previamente, tendo-se obtido resultados modestos. A naltrexona é um antagonista de receptor opioide aprovado para tratamento de dependência ao álcool. Estudos realizados em pequeno número de pacientes com naltrexona em monoterapia como agente antiobesidade foram frustrantes, mostrando pouca ou nenhuma redução do peso corporal.

A despeito de esses fármacos apresentarem eficácia discreta quando utilizados isoladamente, o entendimento atual das complexas vias de regulação central e periférica do apetite permitiu que se postulasse um efeito sinérgico da sua associação. O aumento dos níveis de dopamina e norepinefrina mediado pela bupropiona estimula a atividade neural da pró-opiomelanocortina (POMC). Os neurônios produtores da POMC, localizados no núcleo arqueado do hipotálamo, ao serem estimulados levam à clivagem de dois peptídeos principais: o hormônio estimulador do alfamelanócito (α-MSH) e a betaendorfina. O aumento do α-MSH leva à ativação do MC4R e das vias de sinalização secundárias, que provocam aumento do gasto energético e diminuição do apetite. Em contrapartida, foi demonstrado que a betaendorfina, um opioide endógeno, é responsável por um mecanismo de autoinibição da via da POMC, que resulta em aumento da ingestão alimentar em roedores. Ao inibir os receptores opioides, a naltrexona libera os neurônios da POMC da inibição pela betaendorfina e, portanto, potencializa os efeitos ativadores dessa via pela bupropiona.

Um estudo em fase 2, duplo-cego, randomizado, de 24 semanas de duração, realizado com 419 pacientes, comparou três doses diferentes de naltrexona de IR: 16, 32 e 48 mg, em associação com bupropiona 400 mg de SR, com placebo, bupropiona 400 mg SR e naltrexona 48 mg IR em monoterapia. Pacientes que estavam recebendo bupropiona isolada ou as três doses da combinação foram observados por mais 24 semanas. Em 24 semanas, a perda de peso foi de 5,4; 5,4 e 4,3% (NB16, NB32 e NB48, respectivamente), contra 2,7% para quem recebeu bupropiona, 1,2% para quem fez uso de naltrexona e 0,8% para quem tomou placebo. A menor perda de peso observada nos pacientes que estavam recebendo NB48 deveu-se à maior taxa de abandono (63%) por efeitos colaterais nesse grupo. Após 24 semanas não havia evidência de platô em nenhum dos três grupos da combinação, e na análise final de 48 semanas a combinação NB32 atingiu maior taxa de sucesso, com perda média de 6,6% em relação ao peso inicial. Verificou-se ainda em outros estudos em fase 2 que a naltrexona SR resultava em menos efeitos colaterais do que a naltrexona IR.

Portanto, os estudos em fase 3 foram planejados com base na utilização de naltrexona SR nas doses de 16 e 32 mg/dia e de bupropiona SR 360 mg/dia, em duas doses diárias. O COR-I randomizou 1.742 pacientes para NB16, NB32 ou placebo, com 4 semanas de titulação da medicação e 56 semanas de duração na dose estabelecida. A perda de peso subtraída do placebo (PPSP) foi de 3,7 e 4,8% para NB16 e NB32, respectivamente. O COR-II testou a dose de NB32 em 1.001 pacientes, contra 495 que receberam placebo. Os resultados foram semelhantes aos do COR-I, com PPSP de 5,2%. A proporção de pacientes com ≥ 5% de redução do peso inicial em relação ao placebo foi também semelhante no COR-I (48 *versus* 16%) e no COR-II (56 *versus* 17%).

As taxas de abandono foram elevadas em ambos os estudos (46 a 51%, sem diferença em relação ao placebo), sendo cerca de metade dos casos diretamente relacionada com a presença de efeitos colaterais. O efeito adverso mais comumente observado foram náuseas, em cerca de 30%, em comparação a 5 a 6% no grupo que recebeu placebo. A incidência acontecia principalmente nas primeiras semanas de tratamento, ainda na fase de titulação da medicação, com tendência de queda após a 4ª semana. Outros efeitos colaterais significativamente mais comuns do que o placebo, em ordem de frequência, foram: constipação intestinal, cefaleia, tontura, vômitos e secura na boca. Não houve incidência significativamente maior de efeitos adversos no sistema cardiovascular, nem em relação a transtornos depressivos ou ideação suicida. A pressão arterial dos pacientes que estavam usando a combinação permaneceu inalterada após 56 semanas, com uma queda discreta de 2 mmHg no grupo que recebeu placebo, assim como um aumento mínimo da frequência cardíaca de 1 bpm nos pacientes tratados. Foram relatados três eventos adversos considerados graves, possivelmente relacionados com o uso do fármaco: convulsão, parestesias e palpitações com dispneia e ansiedade.

Leituras sugeridas

Astrup A, Rössner S, Van Gaal L, Rissanen A, Niskanen A, Al Harin M et al. Effects of liraglutide in the treatment of obesity: a randomised, double-blind, placebo-controlled study. Lancet. 2009 Nov 7; 374(9701):1606-16.

Garvey WT, Mechanick JI, Brett EM, Garber AJ, Hurley DL, Jastreboff AM, Plodkowski R. (2016). American Association of Clinical Endocrinologists and American College of Endocrinology Clinical Practice Guidelines for Comprehensive Medical Care of Patients With Obesity – Executive Summary. Endocrine Practice (aop), EP161365.GL. http://doi.org/10.4158/EP161365.GL.

Greenway FL, Dunayevich E, Tollefson G, Erickson J, Guttadauria M, Fujioka K et al. Comparison of combined bupropion and naltrexone therapy for obesity with monotherapy and placebo. J Clin Endocrinol Metab. 2009; 94(12):4898-906.

Halpern A, Mancini MC, Suplicy H, Zanella MT, Repetto G, Gross J et al. Latin-American trial of orlistate for weight loss and improvement in glycaemic profile in obese diabetic patients. Diabetes Obes Metab. 2003;3:180-8.

Halpern B, Oliveira ESL, Faria AM, Halpern A, Melo ME, Cercato C, Mancini MC. Combinations of drugs in the treatment of obesity. Pharmaceuticals. 2010; 3:2398-415.

Padwal R. Contrave, a bupropion and naltrexone combination therapy for the potential treatment of obesity. Curr Opin Investig Drugs. 2009;10(10):1117-25.

42

Doença Hepática Gordurosa Não Alcoólica

Arianna Barreto de Sousa Chacon | Francisco Bandeira

Introdução

A doença hepática gordurosa não alcoólica (DHGNA) é uma condição clinicopatológica caracterizada por acúmulo de lipídios no interior dos hepatócitos. Compreende um amplo espectro de condições que varia de um simples fígado gorduroso (esteatose), com curso benigno e pouco progressivo, até esteato-hepatite não alcoólica, que pode progredir para desfechos graves.

A DHGNA está intimamente relacionada com resistência à insulina e condições inflamatórias geradas por estresse oxidativo. Tem como principais fatores de risco: obesidade, diabetes melito tipo 2 (DM2), dislipidemia e síndrome metabólica.

É considerada a doença hepática crônica mais comum em todo o mundo, com prevalência de 10 a 24% na população em geral e 69% entre diabéticos. Estima-se que no ano de 2025 será a principal causa de transplante de fígado nos EUA.

Os pacientes com DHGNA têm risco aumentado em 3 vezes de desenvolvimento de DM2. Já os pacientes diabéticos com esteatose hepática têm aumento de 2 a 4 vezes na ocorrência de hepatopatia grave, cirrose e carcinoma hepatocelular, além de aumento de 3 vezes no risco de mortalidade geral quando comparados à população sadia.

Diagnóstico

É necessário excluir:

- Ingesta significativa de álcool (> 210 g de álcool por semana para homens; > 140 g de álcool por semana para mulheres)
- Existência de causas secundárias como:
  - Uso de medicamentos esteatogênicos: metotrexato, amiodarona, tamoxifeno, metildopa, corticoide etc.
  - Doenças hereditárias (doença de Wilson, abetalipoproteinemia)

- Distúrbios nutricionais (gastroplastia, perda de peso rápida, doença inflamatória intestinal, nutrição parenteral)
- Hepatites, hemocromatose e hepatopatias autoimunes.

Manifestações clínicas

A maioria dos pacientes é assintomática, mas alguns podem referir desconforto no hipocôndrio direito e fadiga. Ao exame físico, pode-se observar hepatomegalia em até 75% dos casos. Ascite, esplenomegalia e aranhas vasculares estarão presentes nos casos mais avançados em que houve progressão para cirrose.

Exames laboratoriais

Os exames laboratoriais solicitados para investigação de esteatose hepática são:

- Transaminase glutâmico-oxaloacética (TGO) e transaminase glutamicopirúvica (TGP): aumento leve a moderado da TGO e da TGP é a alteração laboratorial mais frequente, mas as transaminases podem estar inalteradas em até 78% dos pacientes
- Ferritina e índice de saturação da transferrina: os níveis de ferritina estão elevados em 20 a 50% dos pacientes e devem ser distinguidos daqueles de pacientes com hemocromatose. Nos pacientes com DHGNA, o índice de saturação da transferrina (IST) é < 50% em homens e < 45% em mulheres, diferentemente do que se observa no quadro de sobrecarga de ferro
- Autoanticorpos: fator antinuclear (FAN) e antimúsculo liso
- Fosfatase alcalina
- Perfil lipídico
- Glicemia
- HbsAg e anti-HCV.

Os níveis de ferritina estão elevados em 20 a 50% dos pacientes e devem ser distinguidos daqueles com hemocromatose. Nos pacientes com DHGNA, o IST é < 50% em homens e < 45% em mulheres, diferentemente do que se observa no quadro de sobrecarga de ferro.

Exames de imagem

- Ultrassonorgafia (US) de abdome: ocorre aumento difuso da ecogenicidade hepática em comparação ao rim; tem sensibilidade de 91% e especificidade de 100%. Exames seriados são úteis para monitoramento da eficácia do tratamento
- Tomografia computadorizada (TC) e ressonância magnética (RM) de abdome: são mais sensíveis que a US para se quantificar a esteatose quando presente em pequena quantidade
- Elastografia: por intermédio da propagação de onda do som, estuda a elasticidade hepática, porém é mais utilizada em casos de hepatopatia viral
- Biopsia hepática: é o padrão-ouro para diagnóstico e estadiamento da doença e o único com potencial de diferenciar as fases da doença. Por ser um procedimento invasivo, só deve ser cogitado em caso de suspeição de doenças mais graves

- Escore de fibrose de DHGNA: calculado por meio de uma fórmula publicada em: http://nafldscore.com; compreende seis variáveis e tem boa sensibilidade para se descartar fibrose avançada.

Tratamento

Não medicamentoso

- Mudança no estilo de vida: a perda de aproximadamente 9% do peso induz melhora de esteatose, necrose e inflamação hepáticas
- Dieta rica em ácidos graxos monoinsaturatos e ômega-3
- Deve-se investir em alimentos à base de: óleo de peixe, café, nozes, chá, vinho tinto, abacate e azeite
- Devem-se evitar alimentos como: arroz, trigo, batatas, frutas e sementes.

Medicamentoso

- Pioglitazona: 45 mg/dia. Associa-se a melhora na atividade necroinflamatória e redução da fibrose hepática. Deve-se alertar para os inconvenientes de ganho de peso e perda de massa óssea em mulheres na pós-menopausa
- Análogo do *glucagon-like peptide 1* (GLP-1): ocorre melhora da inflamação hepática e da fibrose hepática, e redução do peso corporal
- Vitamina E: 800 mg/dia. Induz diminuição das transaminases e melhora da esteatose, da inflamação e da balonização, mas sem atuar na fibrose hepática
- Metformina: relaciona-se com redução das transaminases, mas sem melhora na histologia hepática. Não está indicada como tratamento específico da DHGNA.

Como perspectiva animadora para o futuro tratamento da DHGNA estuda-se o ácido obeticólico (OCA), que atua como agonista do receptor X farnesoide, responsável pela regulação do metabolismo da glicose e dos lipídios. O fármaco encontra-se em fase 3 de estudo e aponta para melhora na sensibilidade à insulina nos pacientes com DHGNA.

Leituras sugeridas

Bandeira F. Endocrinologia e diabetes. 3. ed. Rio de Janeiro: Medbook, 2015.

Birkenfeld AL, Shulman GI. Nonalcoholic fatty liver disease, hepatic insulin resistance, and type 2 diabetes. Hepatology. 2014; 59:713-23.

Shyangdan D, Clar C, Ghouri N et al. Insulin sensitizers in the treatment of non-alcoholic fatty liver disease: a systematic review. Health Technology Assessment 2011; 15(38):1-110.

Vikas G. Oily fish, coffee and walnuts: Dietary treatment for nonalcoholic fatty liver disease. World J Gastroenterol. 2015 October 7; 21(37):10621-35.

Wood KL, Miller MH, Dillon JF. Systematic review of genetic association studies involving histologically confirmed non-alcoholic fatty liver disease. BMJ Open Gastro. 2015; 2:e000019.

6

PARTE

Suprarrenais e Gônadas

43

Hipertensão Endócrina

Cesar Luiz Boguszewski | Alexandre Alessi | Mauricio de Carvalho

Aldosteronismo primário

Diagnóstico

Deve-se cogitar o diagnóstico de aldosteronismo primário (AP) nos pacientes em estágio 3 de hipertensão arterial (HA) ou com HA resistente (falha em atingir o objetivo terapêutico em pacientes que aderem a doses plenas de pelo menos três agentes anti-hipertensivos, incluindo diuréticos), nos casos de HA associada a hipopotassemia ou hipopotassemia induzida por diuréticos, diante de incidentalomas suprarrenais, em hipertensos com história familiar de HA de início precoce ou de acidente vascular encefálico antes dos 40 anos, e nos pacientes que tenham familiares de primeiro grau com diagnóstico de AP.

Diante da suspeita clínica, deve-se realizar o teste de rastreamento que avalia a relação entre a concentração de aldosterona no plasma e a atividade de renina no plasma (ARR). As dosagens devem ser feitas ambulatorialmente pela manhã, com os pacientes fora da cama por pelo menos 2 h e por pelo menos 15 min nas posições em pé ou sentada. Não há limitação quanto à ingestão de sal, e é importante conhecer as diferentes classes de anti-hipertensivos que podem afetar o resultado. No caso de se suspender a medicação anti-hipertensiva para a realização do teste, a pressão arterial deve ser cuidadosamente monitorada. Se presente, a hipopotassemia deve ser corrigida, pois é um fator de confusão na interpretação; após a normalização do potássio, deve-se observar um intervalo de 4 a 6 semanas para realização do teste. Valores de ARR > 30 sugerem AP, com aldosterona em ng/dℓ e atividade de renina em ng/mℓ/h; quanto mais alto for o valor, maior será a probabilidade de AP.

Após o teste de rastreamento alterado, deve-se realizar um teste confirmatório, em vista do alto índice de falso-positivos e da grande variabilidade metodológica e de coleta. Um dos testes consiste em dieta rica em sal por 3 a 4 dias, que em geral resulta em excreção urinária de sódio > 200 mEq/24 h e em queda na excreção urinária de aldosterona para 12 a 14 μg/24 h. Esse teste não deve ser realizado em pacientes com HA resistente, insuficiência cardíaca e doença renal crônica. Outros dois testes confirmatórios requerem hospitalização; o primeiro consiste em sobrecarga de sal e água por meio de infusão de 2 ℓ de solução salina isotônica em 4 h, o que, em condições normais, leva a supressão dos níveis de aldosterona para 5 a 10 ng/dℓ. O segundo combina dieta rica em sal por 3 a 4 dias com administração oral de fludrocortisona, 0,1 mg a cada 6 h, resultando em grande retenção de líquidos e supressão da aldosterona para 5 a 6 ng/mℓ. É possível a ocorrência de edema e perda de potássio. Por fim, para confirmação diagnóstica pode-se usar a não supressão dos níveis de aldosterona para < 12 ng/mℓ, em 2 h, após o emprego de 25 mg de captopril.

Nos casos de resultado positivo, a investigação deve prosseguir com exames de imagem por meio de tomografia computadorizada (TC) com cortes de 2 a 3 mm ou ressonância magnética (RM) das suprarrenais. Esses exames são particularmente úteis para identificação de lesões grandes (> 4 cm) que podem ser ressecadas e aquelas que apresentam risco de malignidade. Os exames de imagem têm baixa acurácia diagnóstica quando feitos sem os testes confirmatórios; condutas terapêuticas tomadas com base exclusivamente em exames de imagem resultam em tratamento inadequado em 50% dos casos. Isto se deve principalmente ao fato de que adenomas muito pequenos podem passar despercebidos e hiperplasia bilateral pode ser confundida com lesões aparentemente unilaterais. O cateterismo de veias suprarrenais para dosagem de aldosterona é um exame diagnóstico definitivo, mas sua aplicação clínica é limitada, por se tratar de um procedimento invasivo, que requer cuidadoso preparo do paciente, radiologista intervencionista com grande experiência, protocolos bem definidos e interpretação acurada dos resultados. Quando realizado em centros de referência, o procedimento tem sensibilidade de 95% e especificidade de 100% para detectar adenoma ou hiperplasia unilateral em contraste com doença bilateral (Figura 43.1).

Tratamento

Adrenalectomia unilateral laparoscópica é o tratamento de escolha para os pacientes com adenoma ou hiperplasia suprarrenal unilateral. Em 50% dos casos ocorre reversão total da HA em 1 a 6 meses após a cirurgia, e observa-se normalização dos níveis de potássio em praticamente todos os pacientes. O tratamento medicamentoso está indicado para pacientes que recusam ou têm contraindicação para cirurgia, assim como em circunstâncias de hiperplasia bilateral. A medicação de escolha são os antagonistas dos receptores mineralocorticoides, que reduzem a pressão arterial e promovem proteção cardiovascular contra os efeitos deletérios do aldosteronismo. Pode-se iniciar com espironolactona, em doses diárias de 12,5 a 25 mg, com aumento progressivo até doses de manutenção, que geralmente não ultrapassam 100 mg/dia, monitorando-se o potássio no soro e a função renal. Podem-se associar pequenas doses de diuréticos tiazídicos, para evitar aumentos exagerados do potássio e para melhor controle da pressão arterial. Outros agentes utilizados são amilorida e triantereno, cuja eficácia anti-hipertensiva é menor mas não têm os efeitos adversos da espironolactona.

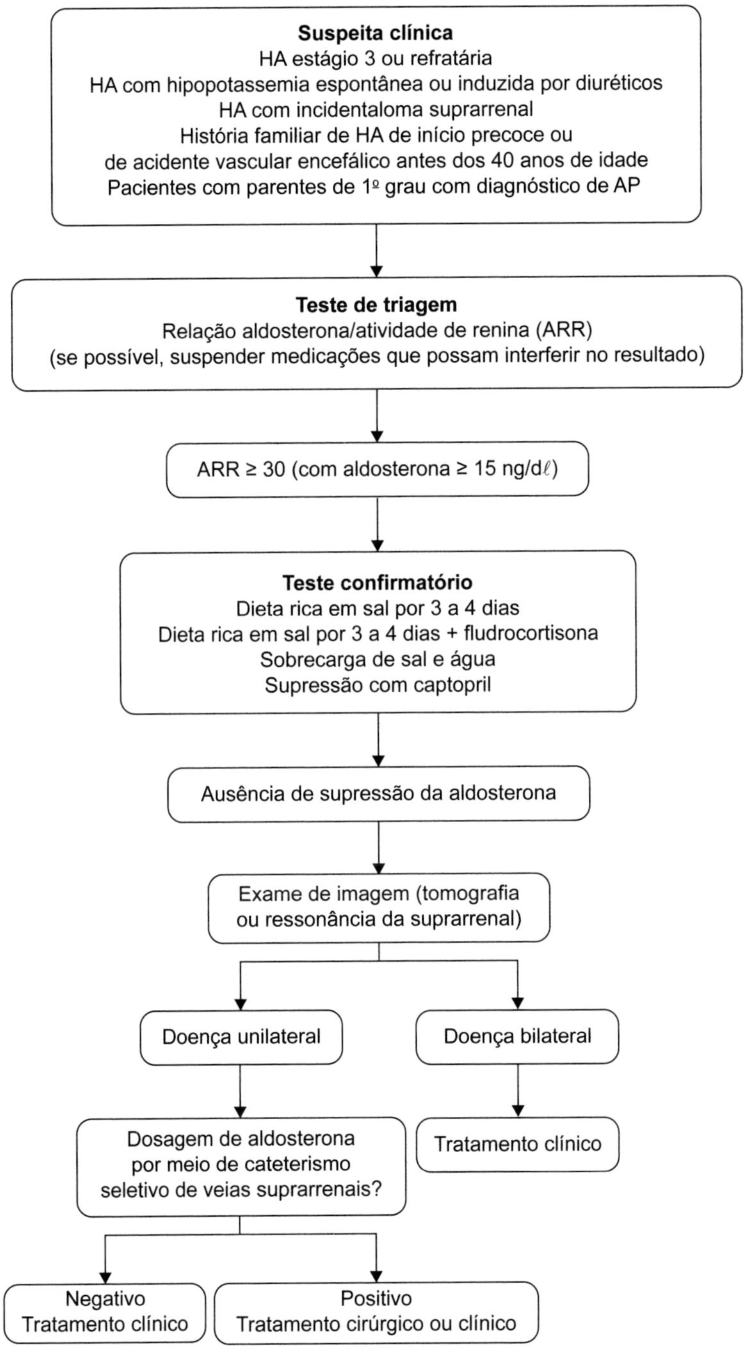

Figura 43.1 Fluxograma para abordagem diagnóstica e terapêutica de aldosteronismo primário. HA: hipertensão arterial; AP: aldosteronismo primário.

Feocromocitoma e paraganglioma

Definição

O termo paraganglioma (PG) denomina uma categoria de tumor proveniente de células neuroendócrinas que migram da crista neural, no momento do desenvolvimento embrionário, e que se aglomeram na proximidade dos gânglios simpáticos e parassimpáticos, onde formam os chamados paragânglios. O termo feocromocitoma (FEO) deve ser reservado aos PGs originários de células cromafins produtoras de catecolamina localizados na medula suprarrenal. Os FEOs e PGs secretores de catecolaminas são responsáveis por 0,1 a 1% de todos os casos de HA secundária e por 0,1% de todos os novos casos de HA que surgem anualmente. Estima-se que a incidência anual de FEO seja de 2 a 8 novos casos por 1 milhão de habitantes, representando cerca de 3% dos incidentalomas suprarrenais. Aproximadamente 10 a 15% desses tumores são malignos e geram metástases para gânglios linfáticos, fígado e ossos. Embora a maioria dos tumores se apresente de modo esporádico, tem sido demonstrada uma base hereditária em até 35% dos casos. Mutações germinativas em casos de FEO e PG já foram identificadas no gene *VHL* (von Hippel-Lindau), gene *RET* (associado a neoplasia endócrina múltipla tipo 2), gene *NF-1* (neurofibromatose tipo 1) e nos genes que codificam as subunidades A, B, C e D da desidrogenase do succinato mitocondrial (*SDHA*, *SDHB*, *SDHC* e *SDHD*).

Em alguns casos, a doença é assintomática, ou suas manifestações são facilmente negligenciadas pelo paciente. Em outros, a apresentação clínica pode ser preocupante, com complicações como infarto do miocárdio, acidente vascular encefálico, arritmias ou aneurisma dissecante da aorta. No entanto, a apresentação clínica mais frequente é de síndrome hiperadrenérgica, com HA persistente ou paroxística acompanhada da tríade clássica de cefaleia, palpitações e sudorese. Mais de 50% dos pacientes portadores de FEO apresentam paroxismos ou crises adrenérgicas.

Diagnóstico

O diagnóstico se baseia na demonstração bioquímica de produção excessiva de catecolaminas ou dos seus metabólitos, resultantes da degradação tumoral ou extratumoral. Os testes mais sensíveis e específicos são dosagem de metanefrinas livres no plasma e dosagem de metanefrinas fracionadas na urina de 24 h. A dosagem de catecolaminas no plasma, ácido vanilmandélico na urina, cromogranina A no soro, neuropeptídeo Y no plasma e o teste de estimulação com glucagon não têm boa acurácia e devem ser evitados. O teste de supressão com 0,2 a 0,3 mg de clonidina pode ser utilizado nos casos em que as dosagens de metanefrinas no plasma e na urina deixam dúvida sobre o diagnóstico; falha em suprimir a norepinefrina no plasma para mais de 50% do valor inicial e para a faixa de referência normal após 2 a 3 h da administração do fármaco é altamente sugestiva de FEO. Todas essas dosagens hormonais podem sofrer influência de diversas substâncias, sobretudo de medicações anti-hipertensivas.

A TC abdominal, com ou sem contraste, é o exame de imagem mais frequentemente utilizado, com visualização das suprarrenais em cerca de 95% dos casos. A RM é também muito eficaz para detecção de FEO e apresenta alta sensibilidade diagnóstica (90 a 100%). No entanto, a especificidade relativamente baixa desses dois exames (50 a 70%) sugere que, nos casos de lesões tumorais detectadas incidentalmente por imagem, o diagnóstico de FEO seja confirmado por meio de cintilografia com metaiodobenzilguanidina (MIBG), que tem sensibilidade de 80 a 95% e especificidade de 95 a 100%, ou então por meio de PET-scan (Figura 43.2).

Tratamento

Os FEOs não tratados determinam mortalidade precoce por complicações renais, cardíacas, cerebrais e vasculares provocadas pela HA grave. O tratamento definitivo é

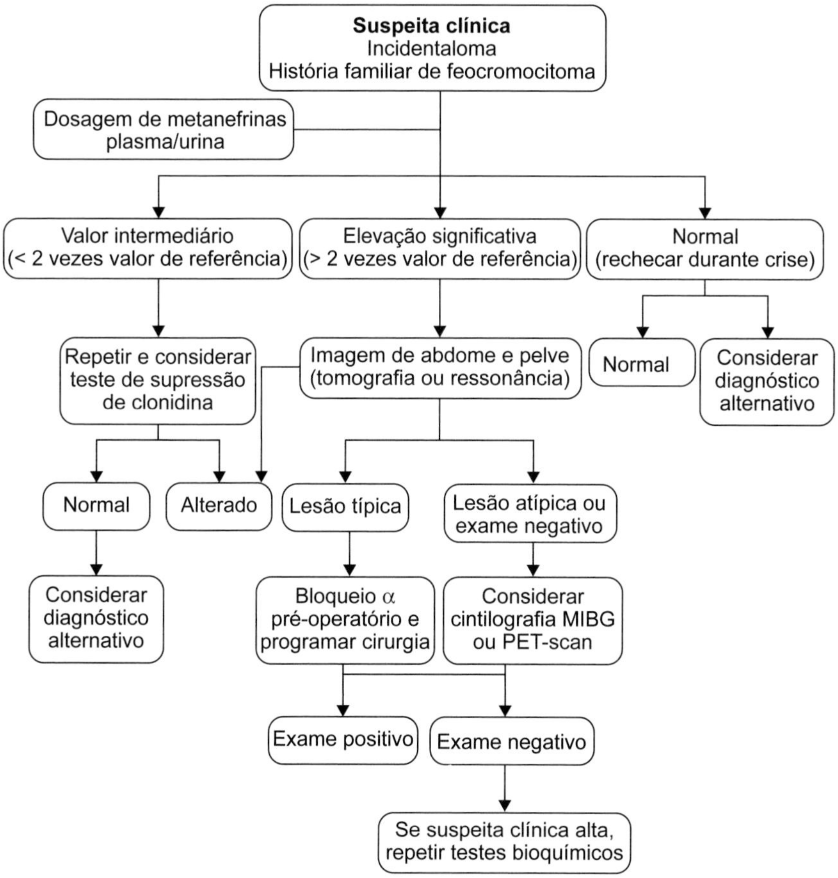

Figura 43.2 Fluxograma para abordagem diagnóstica de feocromocitoma e paraganglioma. MIBG: cintilografia com metaiodobenzilguanidina.

cirúrgico e é indispensável em todos os FEOs funcionais e sintomáticos. O tratamento com um antagonista adrenérgico deve ser iniciado imediatamente para bloquear os efeitos deletérios de elevação dos níveis de catecolaminas no soro e para restaurar o volume plasmático (prejudicado pela vasoconstrição crônica). Bloqueadores α_1 seletivos (prazosina, doxazosina e similares) são eficazes. Os betabloqueadores (de preferência, β_1 seletivos) ajudam a controlar a taquicardia ou arritmias, quando presentes, mas devem ser prescritos depois dos alfabloqueadores, para evitar crise hipertensiva, devido à perda da vasodilatação mediada pelos receptores β_2. Se necessário, outros anti-hipertensivos (p. ex., antagonistas do cálcio) podem ser utilizados. Um período de tratamento de 2 semanas geralmente é suficiente para minimizar o risco associado à anestesia e à cirurgia, mas o tratamento pode ser mantido indefinidamente, de acordo com as necessidades clínicas. O tratamento cirúrgico tem sido tradicionalmente realizado por meio de laparotomia. Todavia, atualmente a laparoscopia é considerada o procedimento de escolha para a maioria dos pacientes, a não ser que estejam presentes tumores múltiplos, de grande volume ou malignos.

Síndrome de Cushing

Definição

A síndrome de Cushing (SC) é causada por exposição prolongada e inapropriada a concentrações excessivas de glicocorticoides. O diagnóstico é relativamente fácil e simples nas apresentações clássicas e exuberantes, mas muito difícil e complexo nas formas leves e sutis da doença. HA está presente em cerca de 80% dos adultos e em 50% das crianças e adolescentes com SC, mas é um achado pouco específico se estiver presente isoladamente. A SC exógena ou iatrogênica decorrente do uso de doses altas e/ou por tempo prolongado de glicocorticoides é a causa mais comum, mas apenas 20% desses pacientes têm HA associada. A SC endógena pode ser dependente de hormônio adrenocorticotrófico (ACTH) (80 a 85% dos casos), que é causada ou por adenomas hipofisários (doença de Cushing) ou por produção ectópica de ACTH (mais comum por carcinoma de pequenas células do pulmão e tumores carcinoides brônquicos), e independente de ACTH, secundária a doenças suprarrenais. Deve-se suspeitar de SC especialmente em indivíduos com HA que apresentem outras características clínicas sugestivas da doença, HA em crianças, adolescentes e adultos jovens, HA resistente e nos casos de incidentaloma suprarrenal.

Em caso de suspeita clínica de SC, inicialmente devem ser solicitados os seguintes testes laboratoriais para se confirmar ou descartar a presença de hipercortisolismo: (1) cortisol livre urinário (CLU) (ao menos duas medidas, em urina de 24 h); (2) cortisol salivar noturno (CSN) (entre 23 e 24 h, ao menos duas medidas); (3) cortisol sérico no teste de supressão com 1 mg de dexametasona (TSD). A sensibilidade e a especificidade do CLU dependem do ponto de corte selecionado. Pequenas elevações no CLU têm alta sensibilidade, mas observam-se muitos resultados falso-positivos. Valores três vezes acima do limite superior da normalidade do CLU aumentam significativamente a possibilidade de SC. A determinação do CSN tem sensibilidade de 92 a 100% e especificidade de 93 a 100% para o diagnóstico, sendo atualmente um dos melhores testes diagnósticos. Deve, porém, ser evitada em indivíduos que trabalham em turnos ou naqueles com horários para dormir muito variáveis. O TSD exibe melhor sensibilidade para afastar SC com ponto de corte < 1,8 μg/dℓ, ao passo que valores > 5 μg/dℓ apresentam especificidade superior a 95% para o diagnóstico. Esse é o teste de melhor acurácia para diagnóstico de SC subclínica nos casos de incidentaloma suprarrenal.

Uma vez confirmada a SC, a investigação prossegue para se definir a etiologia da doença. A primeira etapa consiste em dosagem do ACTH no plasma; valores < 5 pg/mℓ indicam SC independente de ACTH, ao passo que valores > 15 pg/mℓ indicam patologia dependente de ACTH. Valores intermediários devem ser repetidos e interpretados com cautela, pois podem estar presentes tanto em pacientes com SC de origem suprarrenal como hipofisária. Em caso de suspeita de doença suprarrenal, a etapa seguinte consiste em exame de imagem com TC ou RM das suprarrenais; adenoma suprarrenal, carcinoma suprarrenal e hiperplasia macronodular são invariavelmente visualizados na imagem, ao passo que a doença suprarrenal nodular pigmentada primária pode cursar com imagem normal. Se a suspeita é de SC dependente de ACTH, o passo seguinte é RM da hipófise, sendo que um adenoma será detectado em cerca de 50 a 60% dos casos. Nos casos de imagem negativa ou duvidosa (lesões < 6 mm), a investigação prossegue com testes dinâmicos (teste do hormônio liberador de corticotrofina e D-desamino-arginina vasopressina [CRH/DDAVP] ou TSD com o uso de altas doses) e com cateterismo bilateral de seio petroso inferior (CBSPI) para se diferenciar doença de Cushing de um tumor ectópico produtor de ACTH. No CBSPI, gradiente de ACTH central periférico basal > 2 ou gradiente após estímulo com CRH ou DDAVP > 3 indicam doença de Cushing. Se o resultado do CBSPI apontar para produção ectópica, a investigação prosseguirá com exames de imagem – especialmente TC, RM e cintilografia –, em busca de algum tumor pulmonar, mediastinal ou gastrintestinal responsável pelo hipercortisolismo (Figura 43.3).

Tratamento

O melhor tratamento da HA na SC é a resolução do hipercortisolismo, na maioria das vezes por meio de remoção cirúrgica do tumor hipofisário, ectópico ou suprarrenal causador do problema. Entretanto, um terço dos pacientes continua hipertenso mesmo após resolução do hipercortisolismo. Nesses casos, devem ser utilizados agentes anti-hipertensivos, e é frequente que mais de um medicamento seja necessário para controle adequado da pressão arterial. Inibidores da enzima de conversão do angiotensinogênio e bloqueadores do receptor da angiotensina II são os fármacos de primeira linha no tratamento, seguidos de diuréticos, bloqueadores adrenérgicos e bloqueadores de canal de cálcio.

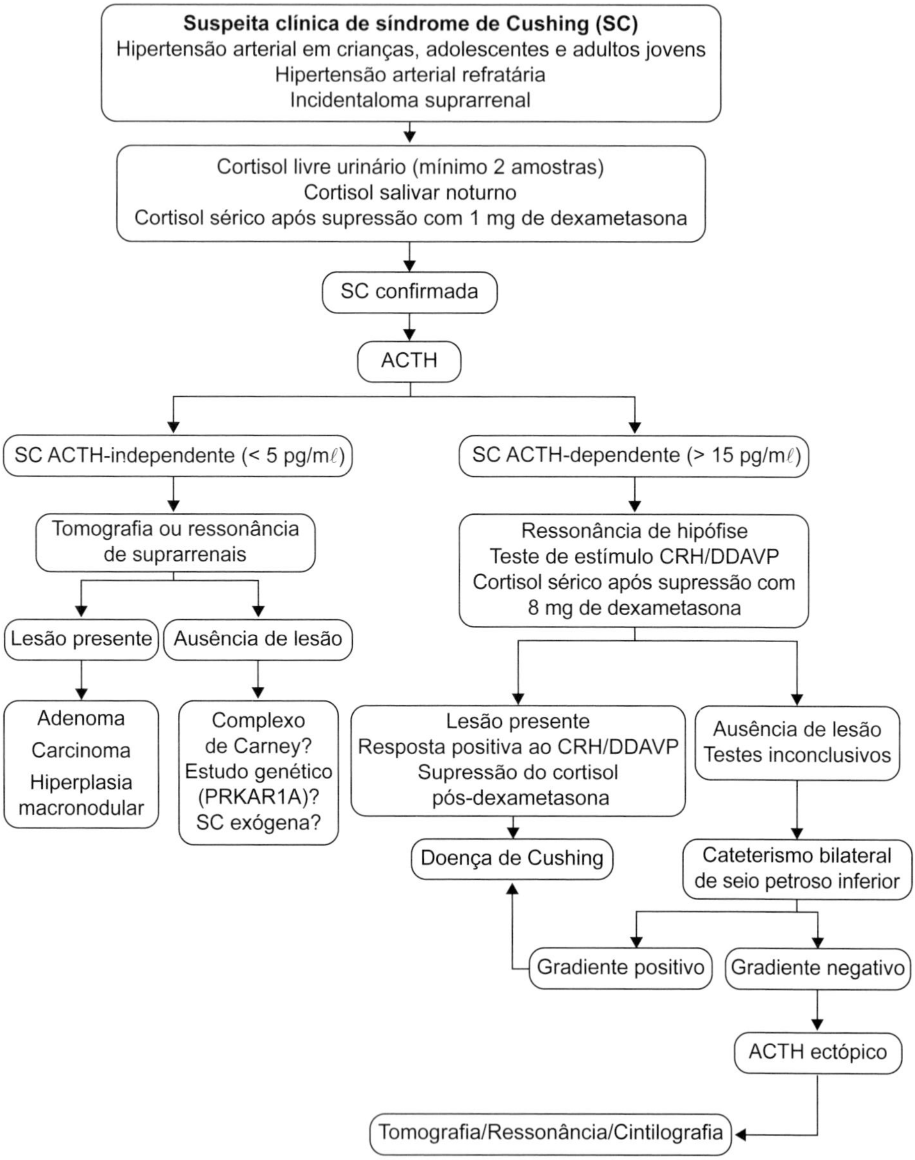

Figura 43.3 Fluxograma para abordagem diagnóstica de hipercortisolismo (síndrome de Cushing).

Leituras sugeridas

Castellano M, Lenders JW, Plouin PF, Rosei EA. European Society of Hypertension Scientific Newsletter: Update on Hypertension Management. 2010; 11(43).

Funder JW, Carey RM, Fardella C, Gomez-Sanchez CE, Mantero F, Stowasser M et al. Case detection, diagnosis, and treatment of patients with primary aldosteronism: an Endocrine Society Clinical Practice Guideline. J Clin Endocrinol Metab. 2008; 93:3266-81.

Nieman LK, Biller BM, Findling JW, Newell-Price J, Savage MO, Stewart PM et al. The diagnosis of Cushing's syndrome: an Endocrine Society Clinical Practice Guideline. J Clin Endocrinol Metab. 2008; 93:1526-40.

Sukor N. Endocrine hypertension: current understanding and comprehensive management review. Eur J Intern Med. 2011; 22:433-40.

Van Berkel A, Lenders JW, Timmers HJ. Diagnosis of endocrine disease: biochemical diagnosis of phaeochromocytoma and paraganglioma. Eur J Endocrinol. 2014;170(3):R109-19.

44

Incidentaloma Suprarrenal

Cesar Luiz Boguszewski | Adriane Maria Rodrigues

Definição

Um incidentaloma suprarrenal (adrenal) é a massa suprarrenal descoberta incidentalmente em exames de imagem abdominal na ausência de achados clínicos sugestivos de doença suprarrenal. A definição exclui lesões encontradas em exames de estadiamento de câncer.

A prevalência média é de 4% em exames de tomografia computadorizada (TC) e aumenta com a idade: é menor que 1% em indivíduos com menos de 30 anos e está por volta de 7% naqueles com mais de 70. As lesões bilaterais ocorrem em 10 a 15% dos casos.

Diagnóstico

A maioria dos incidentalomas suprarrenais é de adenomas benignos (em torno de 80%), cujo tratamento é conservador. No entanto, a avaliação cuidadosa dos incidentalomas suprarrenais é importante para detectar hiperfunção hormonal ou malignidade, quando se impõe a conduta cirúrgica.

O diagnóstico diferencial dos incidentalomas suprarrenais está resumido na Tabela 44.1.

Avaliação radiológica

A TC é o principal exame de imagem realizado em indivíduos com tumores suprarrenais, pois torna possível identificar o tamanho e a densidade da lesão, além de calcificações, áreas de necrose e invasão local. O exame não contrastado fornece informações valiosas como o coeficiente de atenuação em unidades Hounsfield (UH). Existe uma relação inversa entre a concentração de gordura e a atenuação no exame de TC não contrastado.

Tabela 44.1 Diagnóstico diferencial dos incidentalomas suprarrenais.

Tumores do córtex suprarrenal	Adenoma Hiperplasia macronodular Hiperplasia suprarrenal congênita Carcinoma
Tumores da medula suprarrenal	Feocromocitoma Ganglioneuroma/neuroblastoma
Outras lesões suprarrenais	Mielolipoma Metástases: pulmão, mama, rim, melanoma, linfoma Miscelânea: hamartoma, teratoma, lipoma, hemangioma Infecções Fúngicas: histoplasmose, paracoccidioidomicose Virais: citomegalovírus Parasíticas Granulomas: tuberculose, sarcoidose Cistos e pseudocistos Hemorragia

Os adenomas costumam ter alta concentração de gordura tecidual, com coeficiente de atenuação tipicamente inferior a 10 UH, o que não ocorre com os carcinomas (especificidade perto de 100% para diferenciar adenomas *versus* não adenomas). No entanto, 20 a 30% dos adenomas são pobres em gordura. A análise da perfusão pelo exame pós-contraste, com imagens precoces (1 min) e tardias (10 ou 15 min após a administração do contraste), possibilita o cálculo da porcentagem de clareamento (*washout*), especialmente útil nas lesões com mais de 10 UH no exame pré-contraste. Os adenomas apresentam *washout* mais rápido que as lesões malignas (> 60% da porcentagem absoluta e > 40% da porcentagem relativa de *washout*).

O risco de malignidade aumenta significativamente em tumores maiores que 4 cm, mas outros achados radiológicos devem ser valorizados, como homogeneidade, existência de calcificação ou necrose e coeficiente de atenuação. Todos os incidentalomas suprarrenais maiores que 4 cm devem ser ressecados cirurgicamente se não apresentarem achados benignos característicos à TC. O crescimento tumoral é preditor significativo de malignidade: um crescimento absoluto de 0,8 cm em 3 a 12 meses é usado para diferenciar lesões malignas de benignas.

Outros exames de imagem podem ser usados para diferenciar os adenomas de outras lesões suprarrenais, como a ressonância magnética (RM). Nas lesões ricas em gordura, como o adenoma, a RM com desvio químico (*chemical shift*) mostra queda de intensidade de sinal nas imagens fora de fase *versus* dentro de fase. No entanto, o carcinoma adrenocortical, o feocromocitoma e as metástases de câncer renal de células claras podem ter comportamento semelhante. Os exames funcionais, com uso de radioisótopos, são usados com menos frequência (tomografia por emissão de pósitrons [PET-TC], cintilografia com metaiodobenzilguanidina [MIBG] na suspeita de feocromocitoma etc.).

Punção aspirativa por agulha fina

A punção aspirativa por agulha fina (PAAF) de um tumor suprarrenal, guiada por exame de imagem, pode ser útil em pacientes com câncer e suspeita de metástases. Não deve ser usada na suspeita de carcinoma adrenocortical, pois é difícil a distinção citológica entre adenoma e carcinoma adrenocortical, além do risco de semeadura de células malignas no trajeto da agulha. Deve-se excluir a possibilidade de feocromocitoma antes do procedimento.

Rastreamento

A maioria dos incidentalomas suprarrenais é de adenomas não funcionantes, entretanto, a avaliação endócrina pode revelar um número significativo de tumores funcionantes sem suspeita clínica prévia. Por isso, todos os pacientes com incidentalomas suprarrenais devem ser rastreados para feocromocitoma e hipercortisolismo. Nos pacientes com hipertensão arterial e/ou hipopotassemia, deve-se também investigar o hiperaldosteronismo primário. Imagens típicas de mielolipoma ou cistos suprarrenais podem dispensar avaliação endocrinológica, mas até essas lesões podem apresentar hipersecreção hormonal.

Feocromocitoma

A prevalência de feocromocitoma é de cerca de 3% dos incidentalomas suprarrenais, e quase 10% dos feocromocitomas são descobertos incidentalmente, muitas vezes não associados à hipertensão arterial. Os feocromocitomas costumam ser bem circunscritos e apresentam aumento da vascularização com grande realce após o contraste na TC. Pode haver áreas heterogêneas em função de alterações císticas e hemorragia. Uma densidade inferior a 10 UH à TC sem contraste quase sempre exclui o feocromocitoma. À RM, uma intensidade de sinal muito alta em T2 é clássica de feocromocitoma, mas pode estar ausente em 25 a 30% dos casos. O teste recomendado para rastreamento do feocromocitoma nos incidentalomas suprarrenais é a dosagem das metanefrinas urinárias ou plasmáticas. Níveis normais afastam o diagnóstico de feocromocitoma, mas para a confirmação diagnóstica é necessário um aumento maior que 4 vezes o limite superior da normalidade do ensaio. Resultados falso-positivos podem ocorrer, principalmente com o uso de alguns fármacos como os antidepressivos tricíclicos.

Hiperaldosteronismo primário

A prevalência do adenoma produtor de aldosterona é inferior a 1% dos incidentalomas suprarrenais, sendo, em geral, tumores pequenos (< 1 cm). Devem ser investigados todos os indivíduos hipertensos e/ou hipopotassêmicos portadores de incidentalomas suprarrenais. O melhor teste inicial para a avaliação do hiperaldosteronismo é a relação aldosterona plasmática/atividade plasmática de renina (A/APR), desde que os níveis de aldosterona sejam superiores a 9 ng/dℓ. Esse teste inicial pode ser feito em uso de fármacos anti-hipertensivos, com exceção dos bloqueadores do receptor da aldosterona (espironolactona e eplerenona), que devem ser descontinuados por pelo menos 4 semanas. Os pacientes com aumento da relação A/APR > 20 (valores de corte vão de 20 a 50) devem fazer testes confirmatórios, como sobrecarga salina e teste da fludrocortisona. Nessa ocasião, é preciso suspender a maioria dos fármacos anti-hipertensivos por pelo menos 2 semanas e a normalização dos níveis de potássio. Fármacos para o controle da pressão arterial nesse período incluem os bloqueadores α_1-adrenérgicos (prazosina, doxazosina, terazosina), verapamil e hidralazina.

Hipercortisolismo | Síndrome de Cushing subclínica

A prevalência de hipercortisolismo é de aproximadamente 5% dos pacientes com incidentalomas suprarrenais. A síndrome de Cushing subclínica está associada a obesidade, hipertensão arterial, hiperglicemia, aumento do risco cardiovascular, perda óssea e fraturas.

O melhor teste diagnóstico para a avaliação de hipercortisolismo em pacientes com incidentalomas suprarrenais é o de supressão com 1 mg de dexametasona *overnight*. Níveis de cortisol inferiores a 1,8 μg/dℓ excluem e níveis acima de 5 μg/dℓ estabelecem o diagnóstico de síndrome de Cushing. Os pacientes com cortisol entre 1,8 e 5 μg/dℓ podem necessitar de mais testes para confirmação diagnóstica, e o julgamento deve ser feito de acordo com a suspeita clínica.

Hiperandrogenismo

Nas mulheres com virilização, hiperandrogenismo importante de início recente ou massa suprarrenal sugestiva de carcinoma adrenocortical, recomenda-se a dosagem de testosterona e sulfato de desidroepiandrosterona (DHEA-S).

Tratamento

A adrenalectomia está indicada nos incidentalomas suprarrenais quando há suspeita de malignidade, independentemente do tamanho tumoral. Cirurgia não está indicada se o paciente estiver assintomático, em caso de lesões unilaterais e imagem com característica de benignidade. No entanto, quanto maior o tumor, maior a prevalência do carcinoma adrenocortical: 2% nas lesões menores que 4 cm; 6% nas lesões entre 4 e 6 cm; e 25% nas lesões maiores que 6 cm. A cirurgia também é recomendada em todos os casos de feocromocitoma. O preparo pré-operatório com alfabloqueadores, betabloqueadores (após o bloqueio alfa) e hidratação por 2 semanas é fundamental e visa prevenir uma crise hipertensiva durante a cirurgia.

Os pacientes com hiperaldosteronismo primário e adenoma produtor de aldosterona podem também necessitar de tratamento cirúrgico com adrenalectomia. É importante confirmar se a lesão é unilateral, pois pacientes com hiperplasia bilateral podem apresentar nodulação em uma das suprarrenais, quando se indica o tratamento clínico com bloqueadores do receptor da aldosterona. Nesses casos, o cateterismo de veias suprarrenais pode ajudar o diagnóstico diferencial.

Na síndrome de Cushing subclínica, a indicação da adrenalectomia é controversa, com evidências contra e a favor. Na doença clínica (Cushing manifesto), a cirurgia está indicada. A reposição de glicocorticoides no pós-operatório é obrigatória para prevenir a insuficiência suprarrenal decorrente de supressão do eixo hipotálamo-hipófise-suprarrenal.

A adrenalectomia por via laparoscópica é a recomendada e preferida para o tratamento dos incidentalomas suprarrenais, especialmente na suspeita de tumores benignos, enquanto a via aberta pode ser necessária nos casos de carcinomas adrenocorticais.

Exame de imagem deve ser repetido em 3 a 6 meses para avaliar crescimento tumoral e potencial de malignidade. Em caso de lesão indeterminada e decisão por não realização de cirurgia, recomenda-se TC ou RM sem contraste após 6 a 12 meses para excluir crescimento tumoral. Se a lesão aumentar mais de 20% com crescimento de pelo menos 5 mm no diâmetro máximo, está indicada a cirurgia. Em caso de aumento menor que 20%, novo exame de imagem deve ser realizado após 6 a 12 meses. Pacientes com tumores pequenos (< 2 cm) ou com imagem típica de mielolipoma ou cisto não precisam repetir exames de imagem. Caso o tumor tenha mais de 3 cm, o paciente deve realizar exames anuais por 2 anos. A RM é o exame de escolha, pois repetições da TC conferem uma dose de radiação que pode ser mais deletéria que o risco de um carcinoma suprarrenal.

Recomenda-se que a avaliação hormonal para hipercortisolismo seja repetida anualmente por 5 anos, especialmente nas lesões maiores que 3 cm. Em pacientes com síndrome de Cushing subclínica não operados, deve-se monitorar cuidadosamente as comorbidades potencialmente relacionadas com o hipercortisolismo (obesidade, hipertensão arterial, diabetes melito, osteoporose). A adrenalectomia deve ser considerada quando houver piora significativa ou ausência de controle com as medidas clínicas.

Situações especiais

Incidentalomas bilaterais

Em caso de massa suprarrenal bilateral, deve-se usar o mesmo protocolo de imagem e acompanhamento clínico/cirúrgico da lesão unilateral. Além disso, nesses casos, torna-se necessária a dosagem de 17-hidroxiprogesterona para excluir hiperplasia suprarrenal congênita e teste para detecção de insuficiência suprarrenal deve ser considerado, principalmente quando houver imagens sugestivas de doença infiltrativa bilateral ou hemorragia. Não é indicada a adrenalectomia bilateral sem sinais clínicos evidentes de síndrome de Cushing, podendo ser considerada adrenalectomia unilateral da lesão predominante em casos individualizados.

Incidentalomas em grupos especiais

Torna-se necessária avaliação urgente com exame de imagem, preferencialmente RM, se houver achado de massa suprarrenal em crianças, adolescentes, mulheres grávidas e homens com mais de 40 anos de idade, pelo alto risco de malignidade.

Incidentaloma e tumor extrassuprarrenal

Em pacientes com incidentaloma e história de tumor extrassuprarrenal, deve-se realizar PET-TC com ^{18}F-flúor-deoxi-2-glicose (FDG) como parte da investigação de malignidade subjacente. Se for confirmada lesão suprarrenal benigna, deve-se realizar TC sem contraste sem necessidade de seguimento específico.

Em caso de detecção de lesões adrenais indeterminadas, é recomendado seguimento para flagrar crescimento dessa lesão no mesmo intervalo que o tumor maligno primário. A biopsia da massa suprarrenal está indicada somente quando todos os critérios a seguir forem preenchidos: lesão hormonalmente inativa, quando não for possível distinguir entre lesão maligna ou benigna e o manejo puder ser alterado pelo conhecimento da histologia.

A Figura 44.1 apresenta fluxograma de abordagem e rastreamento de pacientes com incidentalomas suprarrenais.

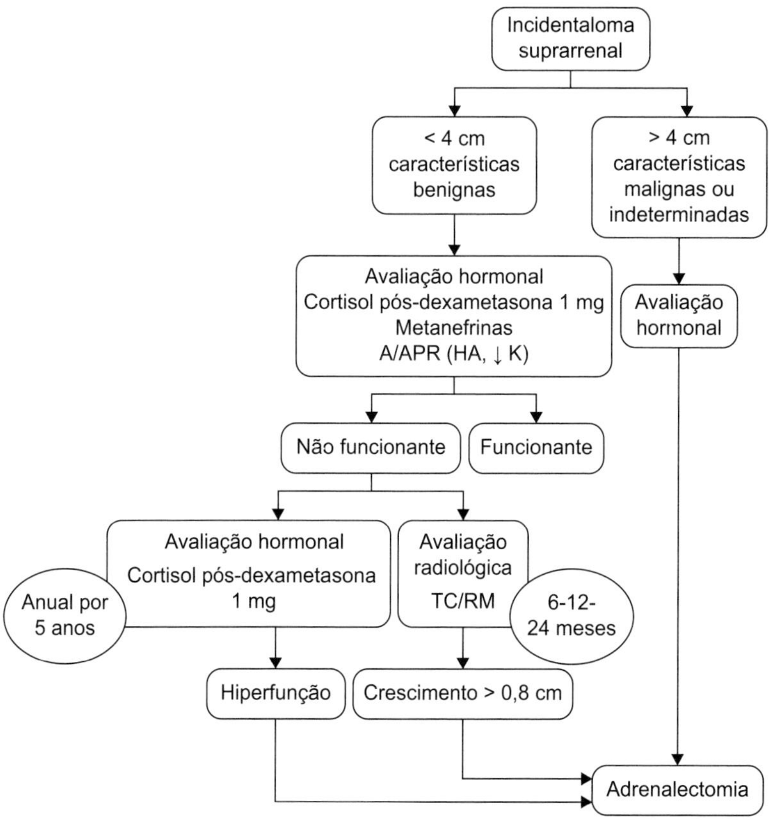

Figura 44.1 Fluxograma para abordagem e rastreamento dos incidentalomas suprarrenais. HA: hipertensão arterial; A/APR: relação aldosterona/atividade plasmática de renina; K: potássio sérico; TC: tomografia computadorizada; RM: ressonância magnética.

Leituras sugeridas

Arnaldi G, Boscaro M. Adrenal incidentaloma. Best Pract Res Clin Endocrinol Metab. 2012; 26(4):405-19.

Fassnacht M, Arlt W, Bancos I, Dralle H, Newell-Price J, Sahdev A et al. Management of adrenal incidentalomas: European Society of Endocrinology Clinical Practice Guideline in collaboration with the European Network for the Study of Adrenal Tumors. Eur J Endocrinol. 2016; 175(2):G1-34.

Kaltsas G, Chrisoulidou A, Piaditis G, Kassi E, Chrousos G. Current status and controversies in adrenal incidentalomas. Trends Endocrinol Metab. 2012; 23(12):602-9.

Kannan S, Remer EM, Hamrahian AH. Evaluation of patients with adrenal incidentalomas. Curr Opin Endocrinol Diabetes Obes. 2013; 20(3):161-9.

Terzolo M, Stigliano A, Chiodini I, Loli P, Furlani L, Arnaldi G et al. AME Position Statement on adrenal incidentaloma. Eur J Endocrinol. 2011; 164(6):851-70.

45

Hiperplasia Suprarrenal Congênita

Vanessa Leão de Medeiros | Arianna Barreto de Sousa Chacon | Francisco Bandeira

Definição

Hiperplasia suprarrenal congênita (HSRC) é um grupo de doenças de padrão autossômico recessivo que se caracteriza por diferentes deficiências enzimáticas na síntese dos esteroides suprarrenais.

Caracteriza-se por diminuição do cortisol plasmático e aumento do hormônio adrenocorticotrófico (ACTH). Níveis elevados de ACTH exercem efeito trófico nas suprarrenais, promovendo hiperplasia.

Constitui uma das causas de insuficiência adrenocortical primária, e é responsável pela maior parte dos casos de distúrbio da diferenciação sexual XX e 50% dos casos de ambiguidade da genitália externa.

A hiperplasia suprarrenal congênita apresenta-se nas seguintes formas:

- Deficiência de 21-hidroxilase
- Deficiência de 11β-hidroxilase
- Deficiência de 17α-hidroxilase
- Deficiência da proteína de regulação aguda da esteroidogênese (StAR)
- Deficiência de colesterol desmolase
- Deficiência de 3β-hidroxiesteroide-desidrogenase
- Deficiência de oxidorredutase.

Hiperplasia suprarrenal congênita por deficiência de 21-hidroxilase

Dá-se por alterações no gene *CYP21A2*. Corresponde a 95% dos casos de HSRC.

A enzima 21-hidroxilase converte a 17-hidroxiprogesterona (17-OHP) em 11-desoxicortisol e a progesterona em desoxicorticosterona, precursores, respectivamente, do cortisol e da aldosterona (Figura 45.1).

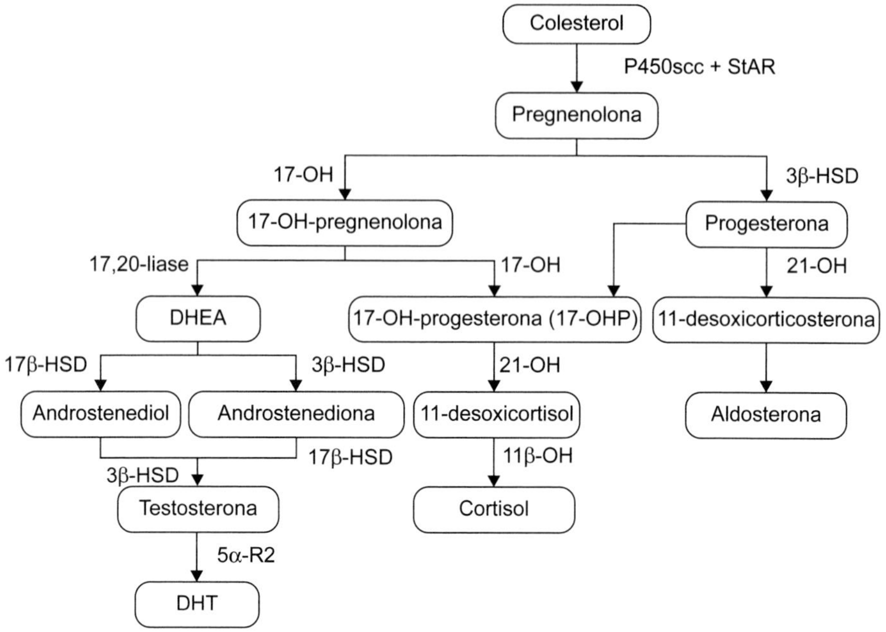

Figura 45.1 Esteroidogênese. 17-OH: 17-hidroxilase; 21-OH: 21-hidroxilase; 11β-OH: 11β-hidroxilase; 3β-HSD: 3β-hidroxiesteroide-desidrogenase; 17β-HSD: 17β-hidroxiesteroide-desidrogenase; 5α-R2: 5α-redutase.

Manifestações clínicas

Forma clássica

Na forma clássica, alterações clínicas e laboratoriais estão presentes desde o nascimento (1:10.000). Ambos os sexos apresentam pubarca precoce, aceleração do crescimento linear e da idade óssea. Nas meninas, podem acontecer oligomenorreia ou amenorreia na adolescência. Os meninos afetados apresentam contagem de espermatozoides normal.

A atividade residual enzimática manifesta-se em graus variados, resultando em apresentações distintas:

- Forma clássica perdedora de sal (corresponde a 75% dos casos clássicos)
- Forma clássica não perdedora de sal (virilizante simples).

FORMA CLÁSSICA PERDEDORA DE SAL

Os sinais e sintomas da forma clássica perdedora de sal encontram-se na Tabela 45.1.

A HSRC é uma doença que pode ser detectada por rastreamento ao nascimento, e cujos reconhecimento e tratamento precoces diminuem a morbidade e a mortalidade, que oscilam em torno de 4 e 10% nos casos perdedores de sal que não passaram por

Tabela 45.1 Sinais e sintomas da forma clássica perdedora de sal.

Alterações hormonais	Sinais e sintomas
Deficiência de glicocorticoide (primeiros dias de vida)	Hipoglicemia
Deficiência de mineralocorticoides (1 a 3 semanas de vida)	Baixo ganho ponderal, vômitos, desidratação hiponatrêmica, hiperpotassemia, acidose metabólica e aumento da atividade da renina plasmática (ARP) e da excreção urinária de sódio
Hiperprodução androgênica	Meninas: distúrbio da diferenciação sexual com genitália ambígua (fusão labioescrotal e aumento do clitóris). Meninos: genitália externa é normal com discreto aumento do comprimento do pênis sem aumento dos testículos
Excesso de ACTH	Hiperpigmentação genital, areolar e gengival

rastreamento neonatal. Entretanto, a relação entre custo e benefício no que diz respeito ao Sistema Único de Saúde (SUS) ainda não está muito clara, e os valores do ponto de corte da 17-OHP ainda não são padronizados.

FORMA CLÁSSICA NÃO PERDEDORA DE SAL

Ocorrem manifestações androgênicas, sem sintomas de deficiência mineralocorticoide. O diagnóstico é precoce nas meninas devido à genitália ambígua; já nos meninos, pode ser adiado por muitos anos (excesso de androgênios).

Em 80% das mulheres a fertilidade está preservada. Nos homens, são poucos os problemas de infertilidade. As filhas das mulheres com HAC não apresentam alteração na genitália e têm crescimento e desenvolvimento normais, porque a aromatase da placenta é capaz de metabolizar o excesso de androgênios maternos.

Podem ocorrer alterações comportamentais como meninas demonstrarem maior interesse por atividades masculinas; mulheres com menos experiência sexual com o sexo oposto; adolescentes e mulheres adultas com maior tendência a agressividade.

Forma não clássica

A deficiência de CYP21A2 é de forma leve, e as manifestações clínicas e laboratoriais surgem mais tardiamente, na infância ou na puberdade. A forma não clássica (NCCAH) acomete 0,1 a 0,2% da população em geral.

As características clínicas incluem as fases:

- Pré-puberal: manifestam-se em ambos os sexos (virilização, pubarca precoce, avanço da idade óssea e infertilidade na vida adulta). Nos meninos, aumento do comprimento do pênis e voz grave
- Pós-puberal: nas meninas, hirsutismo (60%), oligomenorreia (54%), acne (33%), síndrome dos ovários policísticos (SOP) e infertilidade (13%).

Forma críptica

Os pacientes com essa forma da doença são assintomáticos. O diagnóstico é feito por teste hormonal na investigação de famílias com membros sintomáticos.

Diagnóstico

O diagnóstico é feito por aumento da 17α-OHP, sendo o valor normal < 2 ng/mℓ. Na forma não clássica, níveis de 17α-OHP podem ser normais ou pouco elevados, mas têm resposta exagerada ao teste de estímulo com cortrosina (padrão-ouro). No teste da cortrosina, administra-se ACTH, 0,125 a 0,25 μg por via intravenosa (IV), com dosagem de 17α-OHP em 0 e 60 min. Em indivíduos saudáveis a resposta não ultrapassa 3 ng/mℓ. Em indivíduos afetados, a concentração de 17-OHP aumenta consideravelmente, para níveis acima de 16,6 ng/mℓ (Figura 45.2).

Considerações

- Na forma perdedora de sal, ocorre aumento da atividade da renina no plasma (ARP) e a relação entre aldosterona e ARP estará diminuída
- Em crianças e adolescentes, a idade óssea deve ser avaliada anualmente após os 2 anos de idade
- Em adolescentes, a dosagem da 17α-OHP deve ser realizada na fase folicular, para evitar a secreção ovariana pelo corpo lúteo
- Ocorre aumento da progesterona, da androstenediona, da testosterona e do 21-desoxicortisol
- O diagnóstico pré-natal é feito pela dosagem de 17α-OHP no líquido amniótico ou por biopsia das vilosidades, mas não há consenso quanto ao início de tratamento nessa fase. O rastreamento neonatal, quando disponível, deve ser realizado após o 3º dia de vida

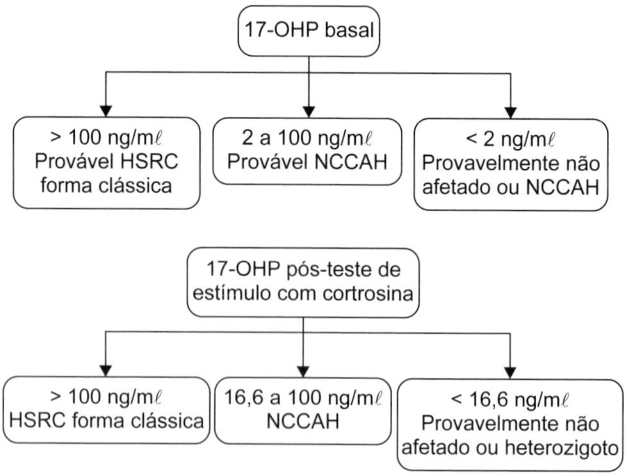

Figura 45.2 Valores de 17-OHP basal e após estímulo com ACTH.

- Em recém-nascidos prematuros, doentes ou sob estresse, pode ocorrer aumento da 17α-OHP. Deve-se repetir a dosagem posteriormente, para confirmação. Nesses casos, o ponto de corte para a 17-OHP deve ser baseado na idade gestacional, mas ainda não há consenso a esse respeito
- O teste genético está indicado apensas em casos de aconselhamento genético ou se permanecer dúvida diagnóstica após o teste da cortrosina.

Tratamento

O tratamento consiste em reposição de glicocorticoide (GC) em doses adequadas para suprir as necessidades fisiológicas do paciente.

Na forma clássica perdedora de sal, além de GC é necessário o mineralocorticoide, e deve ser dada atenção especial, para evitar desidratação.

O tratamento visa controlar o hiperandrogenismo, evitando progressão da virilização, preservar a função gonadal e a fertilidade e manter a velocidade de crescimento e estatura final adequada.

O tratamento em excesso leva a supressão do crescimento, aumento da pressão arterial e síndrome de Cushing iatrogênica. Já o tratamento insuficiente leva a risco de crise suprarrenal, e permite aumento na produção de androgênios e aumento da idade óssea, com perda de estatura esperada.

Na forma não clássica (NCCAH), pacientes assintomáticos não devem ser tratados. Entretanto, deve ser instituído tratamento a crianças que manifestaram a doença precocemente ou com rápida progressão ou ainda com avanço de idade óssea. Nos pacientes sintomáticos, o tratamento pode ser suspenso logo que se resolvam os sintomas.

Acne e irregularidade menstrual apresentam regressão após o uso do glicocorticoide por 3 meses; o hirsutismo, por sua vez, requer terapia combinada com anticoncepcional e/ou antiandrogênico.

Fase aguda | Crise suprarrenal

- Correção hidreletrolítica: soro fisiológico (SF) a 0,9% (bólus IV, 20 mg/kg) e posteriormente infusão de SF ou soro glicosado (SG), em volumes habituais, a fim de prevenir hipoglicemia
- Monitoramento de sódio e potássio, por meio de ionograma
- Uso de glicocorticoides: hidrocortisona é o fármaco de escolha (Tabela 45.2).

Tabela 45.2 Dosagens de hidrocortisona no tratamento de crise suprarrenal.

Pacientes	Hidrocortisona (doses)
Lactentes e pré-escolares	25 mg/dia IV
Escolares	50 mg/dia IV
Adultos	100 mg/dia IV

A fludrocortisona está indicada para recém-nascidos e lactentes de pouca idade que apresentem a forma perdedora de sal, na dosagem de 0,05 a 0,2 mg/dia por via oral (VO). Seu uso deve ser reavaliado com a idade e com base na pressão arterial, ARP e na relação entre aldosterona e ARP.

Todo paciente que necessite de tratamento deve trazer consigo uma identificação de que é portador de insuficiência suprarrenal.

Fase de manutenção da forma clássica não perdedora de sal

Administrar hidrocortisona ou acetato de cortisona (10 a 20 mg/m²/dia). Deve-se preferir a apresentação em comprimidos, se estiver disponível. A dose deve ser fracionada para 3 tomadas: 50% pela manhã, 25% à tarde e 25% à noite. Em pós-púberes e adultos, pode-se usar dosagem baixa de prednisona (2 a 4 mg/m²/dia), em dose única diária (DU), pela manhã (Tabela 45.3).

Dexametasona e prednisona devem ser evitadas na infância, devido a sua maior potência, que pode levar a supressão do crescimento.

Em caso de estresse clínico (febre, infecção), deve-se aumentar a dose oral de corticoide 2 ou 3 vezes, até que o paciente fique afebril por 24 h. Para os pacientes sem a forma não clássica da doença não se faz necessário aumentar a dose de glicocorticoide em situações de estresse, a menos que a função suprarrenal esteja comprometida ou o eixo hipófise-suprarrenal esteja suprimido iatrogenicamente.

Em casos de vômitos, diarreia, desidratação: hidrocortisona IV + hidratação.

Fase de manutenção da forma clássica perdedora de sal

Adicionar à dieta 1 a 3 g/dia de NaCl. A fludrocortisona (0,05 a 0,2 mg/dia) é indicada também para pacientes com aumento discreto da ARP ou que estejam com dificuldade de controle com uso apenas de glicocorticoide. Observar hipertensão súbita, taquicardia, retenção hídrica ou supressão da ARP (excesso de mineralocorticoide).

Rastreamento

São sinais de um bom seguimento clínico:

- Ausência de Cushing ou aumento da virilização
- Velocidade de crescimento entre os percentis 25 e 75
- Controle da maturação óssea.

Tabela 45.3 Doses recomendadas.

	Hidrocortisona	Prednisona	Prednisolona	Dexametasona	Fludrocortisona
Dose sugerida (mg/dia)	15 a 25	5 a 7,5	4 a 6	0,25 a 0,5	0,05 a 0,2
Nº de doses por dia	2 a 3	2	2	1	1

Os critérios laboratoriais são:

- Normalização de androstenediona e testosterona (em 2 a 3 avaliações)
- A 17α-OHP deve permanecer alta
- Níveis ótimos de corticoide costumam manter a 17α-OHP entre 6 e 8 ng/mℓ, ou até mesmo entre 10 e 12 ng/mℓ se os androgênios estiverem normais
- ACTH e ARP são utilizados para regular a dose de mineralocorticoide.

Considerações

Caso seja necessário, para crianças abaixo de –2,25 desvios padrão (DP) para altura ou prejuízo na estatura final, pode-se avaliar o uso de hormônio do crescimento (GH) para alcançar a altura-alvo. Se ocorrer evolução para puberdade central, pode-se cogitar uso do análogo do hormônio liberador de gonadotrofina (GnRH).

Se houver encontro de dissociação entre gravidade do quadro clínico e níveis de 17-OHP, deve-se cogitar a possibilidade de HSRC por deficiência de 11β-hidroxilase. O quadro clínico é similar, podendo apresentar ainda hipertensão arterial sistêmica (HAS) e hipopotassemia (sinais podem não ser pesquisados ou estar ausentes em 20 a 30% dos casos). Dosar 11-desoxicortisol (composto S).

Com relação a comorbidades, crianças com HSRC têm maior índice de massa corporal (IMC) quando comparadas a controles, maior prevalência de HAS e níveis mais elevados de leptina e insulina.

Em 21 a 28% dos casos de HSRC, quando há ausência ou irregularidade no tratamento pode-se observar o desenvolvimento de massa testicular formada por tecido suprarrenal que está sendo estimulado pelo ACTH não suprimido. Esses restos suprarrenais são considerados tumores benignos e devem ser rastreados por ultrassonografia e dosagens de desidroepiandrosterona (DHEA) e sulfato de desidroepiandrosterona (SDHEA). Com o correto tratamento clínico ocorre regressão do tumor.

Adolescentes ou mulheres adultas com HSRC de forma clássica que pretendam engravidar devem manter a dose usual do glicocorticoide. Não se aconselha o uso de dexametasona, uma vez que atravessa a barreira placentária. Caso ocorram sintomas de insuficiência suprarrenal, a dose deve ser aumentada, assim como durante o trabalho de parto. Deve ser feito controle rigoroso da glicemia, em vista do maior risco de desenvolver diabetes melito gestacional.

Hiperplasia suprarrenal congênita por deficiência de 11β-hidroxilase

Dá-se por alteração no gene da enzima *CYP11B1*. Corresponde a 5% de todos os casos de HSRC, com incidência de 1:100.000. A apresentação clínica é semelhante à da deficiência de 21-hidroxilase.

A alteração genética compromete a via do cortisol, gerando produção excessiva dos androgênios. Ocorre aumento dos precursores imediatos 11-desoxicortisol e desoxicorticosterona (DOCA) (mineralocorticoides), levando a HAS. A maioria não é diagnosticada na infância.

Na adolescência, por elevação da desoxicorticosterona, ocorre HAS em 50% dos acometidos.

Manifestações clínicas

- Ambos os sexos: virilização, pubarca precoce, avanço da idade óssea (baixa estatura final) e infertilidade
- Em meninos: aumento do pênis, hiperpigmentação escrotal e voz grave
- Em meninas: clitoromegalia ou virilização completa da genitália. Hirsutismo, acne, alteração do ciclo menstrual e SOP podem ocorrer após a puberdade ou se houver irregularidade do tratamento.

Diagnóstico

- Aumento do 11-desoxicortisol, da DOCA, da 17α-OHP, da androstenediona e da testosterona
- Diminuição de corticosterona, aldosterona e ARP.

Tratamento

O tratamento é feito com reposição de glicocorticoide, e os níveis pressóricos tendem a se normalizar após início da reposição do glicocorticoide.

Hiperplasia suprarrenal congênita por deficiência de 17α-hidroxilase ou 17,20-liase

Ocorre por alteração no gene da enzima CYP17A1. A atividade das enzimas 17α-hidroxilase e 17,20-liase pode ser afetada isoladamente ou em conjunto.

É comum a deficiência ser completa e acometer suprarrenais e gônadas, afetando a produção de cortisol, androgênios e estrogênios. Em razão do acúmulo de DOCA e corticosterona, podem ocorrer HA, hipopotassemia e alcalose.

Manifestações clínicas

- Ambos os sexos: infantilismo sexual (puberdade atrasada)
- Em meninos: alteração da diferenciação sexual, com genitália externa ambígua ou totalmente feminina. Na puberdade, pode surgir ginecomastia com escassez de pelos axilares e pubianos
- Em meninas: ausência de desenvolvimento puberal e amenorreia primária.

Diagnóstico

- Aumento de progesterona, DOCA, corticosterona, 18-OH-corticosterona, hormônio foliculoestimulante (FSH) e hormônio luteinizante (LH) (hipogonadismo hipergonadotrófico)
- Diminuição de testosterona, DHEA e estradiol.

O aumento importante (60 vezes) da corticosterona garante atividade glicocorticoide suficiente para sobrevivência.

Tratamento

- Reposição de glicocorticoides, para normalizar níveis pressóricos e hipopotassemia
- Esteroides sexuais, usados na adolescência, de acordo com o sexo social adotado (geralmente o feminino)
- O paciente deve ser avaliado a cada 3 meses com propósito de controle do peso e da velocidade de crescimento (VC), cálculo da dose da medicação (feito a partir da superfície corporal), avaliação do estágio puberal, acompanhamento psicológico, avaliação de virilização ou Cushing. A idade óssea deve ser acompanhada anualmente
- Há ainda a opção de tratamento cirúrgico. A correção cirúrgica precoce (até 18 meses de vida) possibilita melhor identificação e adequação psicossocial. Na puberdade, se necessário, pode-se fazer correção definitiva – vaginoplastia ou neovagina.

Leituras sugeridas

Gambineri A, Balsamo A, Pasquili R. Hisurtism and virilization. In: Bandeira F, Gharib H, Golbert A, Griz L, Faria M. Endocrinology and diabetes: a problem-oriented approach. New York: Springer Science; 2014.

Kurtoğlu S, Hatipoğlu N. Non-classical congenital adrenal hyperplasia in Childhood. J Clin Res Pediatr Endocrinol. 2016 Jun 29. doi: 10.4274/jcrpe.3378. [Epub ahead of print]

Speiser PW, Azziz R, Baskin L, Ghizzoni L, Hensle TW et al. Congenital adrenal hyperplasia due to steroid 21-hydroxylase deficiency: an endocrine society clinical practice guideline. J Clin Endocrinol Metab. 2010; 95(9):4133-60.

46

Insuficiência Suprarrenal

Fernanda Victor | Denise Antunes | Francisco Bandeira

Introdução

A insuficiência suprarrenal ou insuficiência adrenal é resultado da falência de secreção de hormônio corticosteroide devido a doença adrenocortical (primária), ausência de secreção de hormônio adrenocorticotrófico (ACTH) pela hipófise (secundária) e/ou secreção de hormônio liberador de corticotrofina (CRH) pelo hipotálamo (terciária). Crise suprarrenal é uma apresentação comum na doença primária, mas menos frequente na insuficiência secundária e terciária.

Etiologia

Adrenalite autoimune (doença de Addison) é a causa mais comum em países desenvolvidos, onde representa cerca de 70% dos casos. Em nosso meio, as causas mais frequentes ainda são as infecciosas.

Entre as causas de insuficiência suprarrenal secundária (central), a mais comum consiste em suspensão abrupta do uso de corticoides após corticoterapia prolongada (Tabela 46.1).

Fisiopatologia

As manifestações clínicas geralmente são percebidas quando há destruição de aproximadamente 90% das glândulas suprarrenais.

Na insuficiência suprarrenal primária, há comprometimento das três camadas do córtex suprarrenal, resultando em produção inadequada de glicocorticoide, mineralocorticoide e androgênios.

O déficit de glicocorticoide promove *feedback* negativo, aumentando a liberação de ACTH e outros peptídeos de precursores pró-opiomelanocortina (POMC) , como a melanocortina (β-MSH), responsável pela hiperpigmentação mediante ação do MSH (MCR1) em receptores presentes na pele.

Tabela 46.1 Causas de insuficiência suprarrenal.

Insuficiência suprarrenal primária	Apresentação aguda ou insidiosa ▪ Insuficiência suprarrenal autoimune ou doença de Addison ▪ Síndrome poliglandular autoimune (SPA-1 e SPA-2) ▪ Metástase suprarrenal (neoplasias de pulmão, mama, rim, cólon etc.) ▪ Linfoma ▪ Tuberculose, histoplasmose e criptococose ▪ HIV (mais de 5% em pacientes com AIDS) ▪ Infarto (síndrome antifosfolipídio) ▪ Hiperplasia suprarrenal congênita ▪ Hipoplasia suprarrenal congênita ▪ Deficiência familiar de glicocorticoides ▪ Adrenalectomia ▪ Fármacos (cetoconazol, fluconazol, fenitoína, rifampicina, etomidato, aminoglutetimida, mitotano, metirapona) ▪ Distúrbios metabólicos raros: adrenoleucodistrofia, doença mitocondrial e doença de Wolman
	Apresentação aguda ▪ Hemorragia (traumatismo, uso de anticoagulantes) ▪ Síndrome de Waterhouse–Friderichsen (meningococcemia)
Insuficiência suprarrenal secundária e terciária	Suspensão do uso de glicocorticoide exógeno
	Tumores hipofisários
	Apoplexia hipofisária (apresentação aguda)
	Cirurgia e radioterapia hipofisária
	Tratamento da doença de Cushing
	Tuberculose, sarcoidose, histiocitose das células de Langerhans, hemocromatose, hipofisite linfocítica
	Deficiência isolada de ACTH (rara)
	Traumatismo na hipófise

Apresentação clínica

A Tabela 46.2 apresenta as características clínicas da insuficiência suprarrenal e crise suprarrenal.

Diagnóstico

O diagnóstico de insuficiência suprarrenal requer confirmação por meio de testes dinâmicos, exceto em casos de crise addisoniana.

Devem-se mensurar os níveis de ACTH posteriormente para se distinguir entre insuficiência suprarrenal primária e secundária. Na doença de Addison, os níveis de ACTH encontram-se acima de 100 pg/mℓ, enquanto na insuficiência suprarrenal secundária tendem a ser baixos ou nos limites inferiores da normalidade.

Estabelecido o diagnóstico, são necessárias, para se identificar a etiologia da insuficiência suprarrenal, investigações adicionais como: dosagem de autoanticorpos (anti-21-hidroxilase e anticórtex suprarrenal), realização de testes sorológicos e microbiológicos, investigação de síndromes poliglandulares e exames de imagem (tomografia computadorizada [TC]/ressonância magnética [RM] suprarrenal e RM de hipófise e hipotálamo) (Figuras 46.1 e 46.2).

Tabela 46.2 Características clínicas de insuficiência suprarrenal e crise suprarrenal.

Sintomas	Sinais	Laboratório
Insuficiência suprarrenal		
Fadiga Hipotensão postural, perda de peso Anorexia Desconforto abdominal	Hiperpigmentação (apenas na forma primária), sobretudo em áreas expostas ao sol, regiões de dobras, mucosas, cicatrizes e aréolas mamárias Redução da pressão arterial com aumento de hipotensão postural Déficit de crescimento em crianças	Hiponatremia Hiperpotassemia Incomuns: hipoglicemia e hipercalcemia
Crise suprarrenal		
Fraqueza grave Síncope Dor abdominal, náuseas, vômitos (pode simular abdome agudo) Confusão	Hipotensão Dor abdominal Rebaixamento do nível de consciência, *delirium*	Hiponatremia Hiperpotassemia Hipoglicemia Hipercalcemia

Adaptada de Torpy et al., 2016.

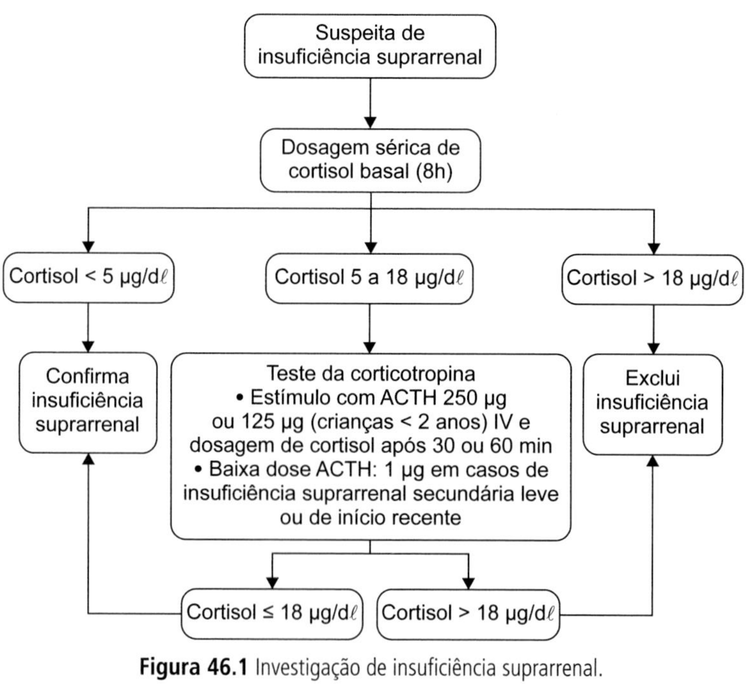

Figura 46.1 Investigação de insuficiência suprarrenal.

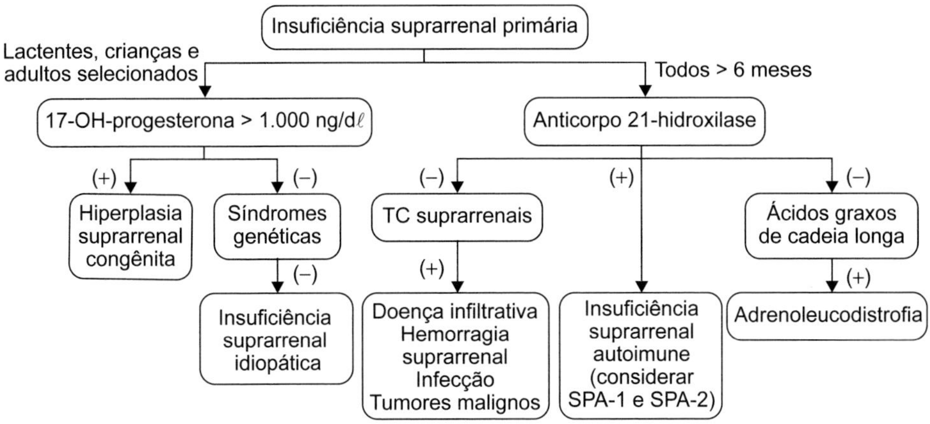

Figura 46.2 Algoritmo diagnóstico de insuficiência suprarrenal primária. Adaptada de Torpy *et al.*, 2016.

Tratamento

A crise suprarrenal constitui uma emergência médica e deve ser prontamente tratada com hidrocortisona (ações glicocorticoide e mineralocorticoide) e reposição vigorosa de fluidos cristaloides, bem como medidas de suporte para o paciente em estado grave. Recomenda-se dose de 50 a 100 mg de hidrocortisona intravenosa, seguida de 50 a 100 mg a cada 6 h, durante 24 a 48 h. Podem ser necessárias reposição de glicose parenteral e correção de distúrbios hidreletrolíticos.

No paciente com doença crônica ou insidiosa, os glicocorticoides usuais para reposição são: hidrocortisona, 15 a 25 mg/dia (divididos em 2 a 3 doses), ou prednisona ou prednisolona, 5,0 a 7,5 mg/dia, sendo a dexametasona (0,25 a 0,75 md/dia) e o acetato de cortisona (20 a 35 mg/dia) menos utilizados na prática clínica. Mineralocorticoides (fludrocortisona, 0,05 a 0,2 mg/dia) também são prescritos, juntamente com glicocorticoides, apenas em caso de insuficiência suprarrenal primária. Sulfato de desidroepiandrosterona (SDHEA), 25 a 50 mg/dia, pode melhorar a libido, o bem-estar e a pilificação em mulheres com insuficiência suprarrenal primária.

Os pacientes devem ser orientados a portar uma pulseira ou cartão que informem o diagnóstico e as orientações para prevenir crise suprarrenal diante de doenças agudas, traumatismos ou cirurgias, sendo recomendado aumentar a oferta de glicocorticoide.

Leituras sugeridas

Bandeira F. Endocrinology and diabetes: a problem-oriented approach. Springer 2014.

Bornstein SR et al. Diagnosis and treatment of primary adrenal insufficiency: an Endocrine Society Clinical Practice Guideline. J Clin Endocrinol Metab. 2016 Febr; 101(2):364-89.

Ospina NS et al. ACTH stimulation tests for the diagnosis of adrenal insufficiency: systematic review and meta-analysis. J Clin Endocrinol Metab. 2016 Febr; 101(2):427-34.

Torpy DJ et al. Diagnosis and treatment of primary adrenal insufficiency: an Endocrine Society Clinical Practice Guideline. J Clin Endocrinol Metab. 2016 Febr; 101(2):364-89.

47

Hirsutismo

Larissa Bastos Pimentel | Cynthia Salgado Lucena | Francisco Bandeira

Definição

Define-se hirsutismo como a presença, na mulher, de pelos terminais em áreas androgênio-dependentes (característica de distribuição típica do sexo masculino). Distingue-se de hipertricose por crescimento generalizado de pelos, independentemente da distribuição sexual e dos hormônios androgênicos.

Etiologia

O hirsutismo acomete 5 a 10% das mulheres em idade reprodutiva. A prevalência varia de 4,3 a 10,8% nas etnias negra e branca, mas os estudos evidenciam cifras mais baixas entre os povos asiáticos. A causa mais comum de hiperandrogenismo é a síndrome dos ovários policísticos (SOP), presente em cerca de 6% das mulheres em idade fértil (Tabela 47.1).

Tabela 47.1 Causas de hirsutismo e virilização.

Síndrome dos ovários policísticos	HAIR-AN	Hiperplasia suprarrenal congênita
Síndrome de Cushing	Tumores suprarrenais virilizantes	Acromegalia
Hiperprolactinemia	Hipertecose	Sensibilidade androgênica periférica
Tumores de células estromais de Leydig	Síndrome de resistência à insulina	Uso de medicamentos hiperandrogênicos

HAIR-AN (hiperandrogenismo, resistência à insulina e acantose *nigricans, do inglês hyperandrogenism, insulin resistance, acanthosis nigricans*).

Podemos dividir a etiologia em três grupos:

- Aumento na produção de androgênios pelos ovários e/ou pelas glândulas suprarrenais: SOP; hiperplasia suprarrenal congênita (HSRC) na forma não clássica; tumores secretores de androgênios (ovarianos e suprarrenais); síndrome de Cushing
- Elevação da sensibilidade cutânea aos androgênios circulantes: hirsutismo idiopático, hirsutismo clínico isolado + ausência de alterações laboratoriais de hiperandrogenismo + ciclos menstruais regulares e ovulatórios + morfologia ovariana normal
- Alterações no metabolismo e/ou no transporte dos androgênios: doenças tireoidianas, hiperprolactinemia, uso de fármacos (ciclosporinas, fenitoína, ácido valproico, minoxidil).

Diagnóstico

Anamnese

Deve-se obter história detalhada sobre o início, a progressão e a evolução do surgimento do hirsutismo; ganho ponderal, sintomas relacionados com intolerância à glicose (poliúria, polidipsia) e com virilização (aumento da libido, alteração na voz).

Antecedentes: irregularidade menstrual, amenorreia, história reprodutiva, puberdade, história de hirsutismo na familia.

Investigar uso de medicamentos: danazol, metirapona, esteroides anabólicos, levonorgestrel, acetazolamida, ácido valproico, diazóxido, minoxidil, glicocorticoides.

Escore de Ferriman-Gallwey modificado

O método padrão-ouro para se quantificar o hirsutismo é o escore Ferriman-Gallwey modificado (FGm), pelo qual são avaliadas nove áreas corporais sensíveis a reduzidas concentrações de androgênios; cada área recebe 1 a 4 pontos, e a soma das pontuações dessas áreas apresenta a seguinte interpretação (Figura 47.1):

- Hirsutismo leve: 8 a 15 pontos
- Hirsutismo moderado: 16 a 25 pontos
- Hirsutismo grave: > 25 pontos.

Síndrome dos ovários policísticos

Definição

A síndrome dos ovários policísticos (SOP) é um distúrbio caracterizado por hiperandrogenismo, irregularidade menstrual, incluindo oligomenorreia, amenorreia e/ou infertilidade, e síndrome metabólica (intolerância à glicose, dislipidemia e obesidade).

Diagnóstico

O diagnóstico de SOP baseia-se nos critérios de Rotterdam, por meio de dois dos seguintes achados: hiperandrogenismo clínico ou laboratorial; oligovulação ou anovulação; e ovários policísticos. É necessário excluir outras causas que podem se manifestar de maneira

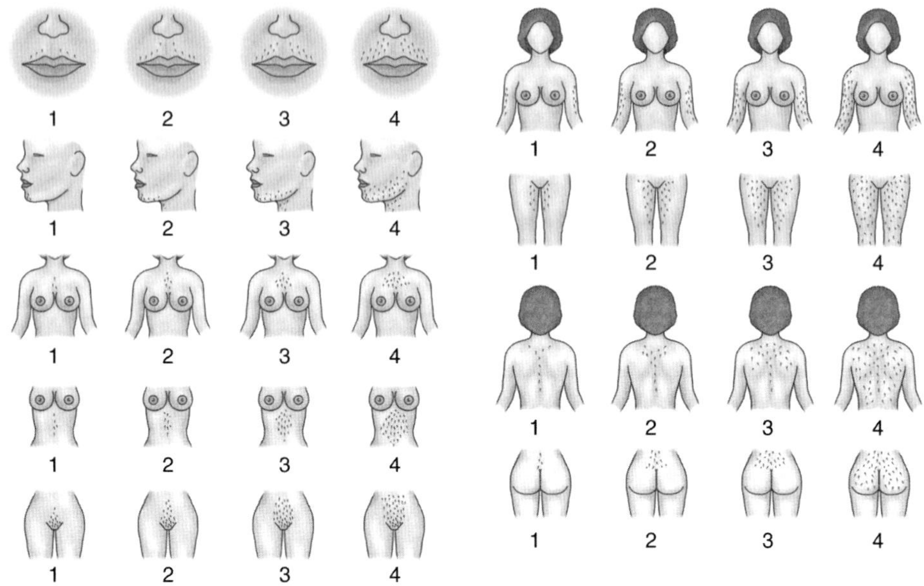

Figura 47.1 Estágios do hirsutismo. Pelos terminais são definidos como aqueles com comprimento > 0,5 cm e aumento da pigmentação. FGm é um escore visual e subjetivo; logo, para evitar variações importantes entre examinadores, recomenda-se evitar: uso de *laser* nos últimos 3 meses, depilação com lâmina ou cera nas últimas 3 semanas, e barbear-se nos últimos 5 dias antes do exame.

semelhante à da SOP (p. ex., doenças tireoidianas, hiperplasia suprarrenal congênita na forma não clássica, hiperprolactinemia e síndrome de Cushing):

- Hiperandrogenismo clínico: hirsutismo, acne, alopecia androgênica
- Hiperandrogenismo laboratorial: elevação da testosterona livre e/ou total
- Oligovulação ou anovulação: ciclos menstruais com menos de 21 dias ou mais de 35 dias em pelo menos seis ciclos por ano ou três ciclos consecutivos em amenorreia
- Morfologia ovariana na ultrassonografia: presença de 12 ou mais folículos medindo 2 a 9 mm de diâmetro ou crescimento do volume ovariano acima de 10 mℓ, na ausência de cisto e/ou folículo dominante.

É importante ressaltar que o critério morfológico não foi validado para adolescentes, pois este achado pode ser encontrado na puberdade; logo, deve ser utilizado o hiperandrogenismo clínico e laboratorial associado a oligomenorreia, devendo-se levar em consideração a sua persistência 2 anos após a menacme.

Avaliação laboratorial

1º PASSO

Inicialmente, para avaliação de hiperandrogenismo, devem ser solicitados dosagem sérica de testosterona livre e total (no 4º ao 10º dia do ciclo menstrual) e sulfato de desidroepiandrosterona (SDHEA). É importante levar em consideração que pacientes em uso de anticoncepcionais podem apresentar baixos níveis de testosterona no soro (Figura 47.2).

Níveis de testosterona acima de 200 ng/dℓ são sugestivos de tumores suprarrenais ou ovarianos. Se houver níveis de SDHEA normais, é mais provável a presença de um tumor ovariano. Se o SDHEA for acima de 700 μg/dℓ, deve-se pesquisar etiologia suprarrenal.

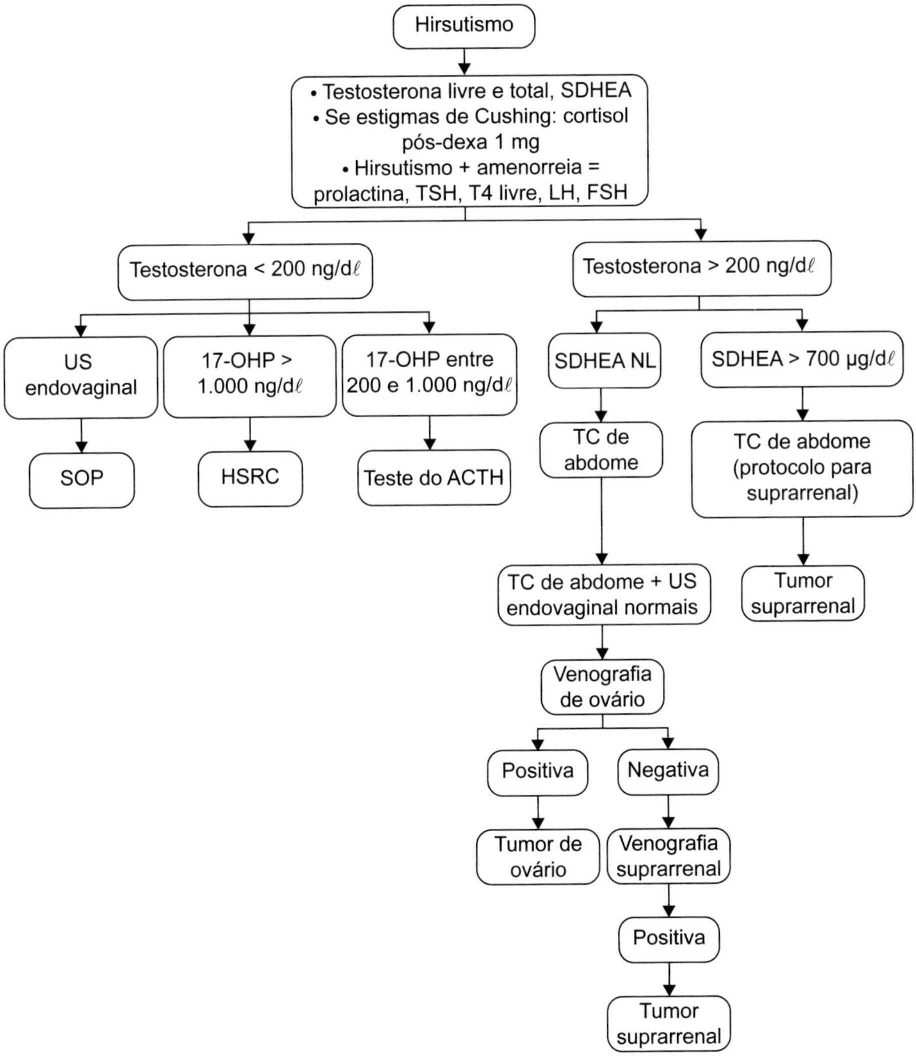

Figura 47.2 Hirsutismo. HSRC: hiperplasia suprarrenal congênita; SDHEA: sulfato de desidroepiandrosterona; dexa: dexametasona; SOP: síndrome dos ovários policísticos; ACTH: hormônio adrenocorticotrófico; TC: tomografia computadorizada; US: ultrassonografia; TSH: hormônio tireoestimulante; LH: hormônio luteinizante; FSH: hormônio foliculoestimulante; T4: tiroxina; 17-OHP: hidroxiprogesterona; NL: normal.

Diante de discretas elevações nos níveis séricos de testosterona e SDHEA, a suspeita será de hiperandrogenismo ovariano ou hiperplasia suprarrenal congênita de início tardio.

2º PASSO

Solicitar 17-hidroxiprogesterona (17-OHP); valores acima de 500 ng/dℓ são sugestivos de hiperplasia suprarrenal congênita.

Pacientes com síndrome dos ovários policísticos podem apresentar elevação de LH duas ou três vezes maior que o FSH.

É importante ressaltar que, na investigação inicial de situações cujo quadro inicial apresente amenorreia e hirsutismo, deve-se solicitar prolactina sérica, hormônio tireoestimulante (TSH) e T4 livre. Se houver suspeita clínica de síndrome de Cushing, incluir cortisol após 1 mg de dexametasona.

Tratamento

Princípios gerais

- Recomenda-se tratar as causas, as disfunções metabólicas e os distúrbios reprodutivos
- Deve-se avaliar se a paciente tem pretensão de engravidar
- Nunca será curativo; logo, será necessário tratamento crônico
- Os efeitos dos fármacos só serão evidentes alguns meses após o tratamento
- Deve-se levar em conta as características e as expectativas da paciente
- Deve ser monitorado por especialista.

Mudança no estilo de vida

Exercícios físicos e aconselhamento dietético são fundamentais para manejo do hiperandrogenismo e redução do risco cardiovascular em mulheres com SOP. Mesmo com a redução dos níveis de testosterona livre e de SHBG, não é comprovada a redução do hirsutismo.

Medidas cosméticas

- Métodos cosméticos tradicionais incluem clareamento, depilação, tratamento químico e eletrólise. Apenas a eletrólise galvânica associada a termólise pode destruir a papila dérmica e gerar melhora permanente do hirsutismo. Terapias com *laser* ou fototermólise seletiva podem levar a destruição do folículo piloso
- Recomenda-se o uso de clareamento e métodos temporários de depilação, como a depilação nos primeiros meses de tratamento, enquanto ocorre o efetivo efeito do fármaco
- É recomendado uso de *laser* para fotodepilação em pacientes com hirsutismo leve ou como adjuvante no tratamento farmacológico nas pacientes com hirsutismo moderado a grave.

Medidas farmacológicas

- Para mulheres na pré-menopausa, recomendam-se anticonceptivos orais (ACOs) com atividade antiandrogênica como primeira linha de tratamento em monoterapia
- Antiandrogênicos devem ser a primeira linha para mulheres na pós-menopausa e podem ser utilizados em associação com ACOs nas mulheres na pré-menopausa. A terapia combinada é indicada quando a resposta ao tratamento for insatisfatória após 6 meses de monoterapia
- Os antiandrogênicos, incluindo espironolactona, acetato de ciproterona, flutamida, finasterida, devem ser utilizados em mulheres em idade fértil acompanhados de ACOs, pois têm efeitos feminilizantes no feto masculino. Quando houver contraindicação ao uso de ACOs, deve ser adotado outro método anticonceptivo seguro
- Hirsutismo leve: ACO (etinilestradiol + drospirenona ou etinilestradiol + ciproterona, 50 mg do 5º ao 9º dia do ciclo menstrual)
- Hirsutismo moderado ou grave: ACO + antiandrogênico (espironolactona, 100 mg/dia; ou finasterida, 5 mg/dia; ou flutamina, 250 mg/dia). Recomenda-se o uso de antiandrogênicos apenas em associação com ACOs
- Se houver irregularidade menstrual, resistência à insulina e síndrome metabólica, deve-se associar metformina (1 a 2 g/dia). A metformina não deve ser usada em tratamento de hirsutismo
- Caso pacientes com anovulação tenham pretensão de engravidar: metformina e/ou cloridrato de clomifeno, 50 mg do 5º ao 9º dia do ciclo, e coletar progesterona no 23º dia do ciclo. Se progesterona $>$ 10 ng/dℓ, houve ovulação; caso não haja ovulação em três ciclos, pode-se prescrever dexametasona 0,25 mg à noite diariamente e coletar nova progesterona para reavaliar ovulação. Os inibidores de aromatase, administrados nos primeiros dias do ciclo menstrual, podem ser mais eficientes que o clomifeno
- Agonistas de GnRH são recomendados para mulheres com formas graves de hiperandrogenismo, com baixa resposta aos ACOs e antiandrogênicos.

Leituras sugeridas

Escobar-Morreale HF, Carmina E, Dewailly D, Gambineri A, Kelestimur F, Moghetti P et al. Epidemiology, diagnosis and management of hirsutism: a consensus statement by the Androgen Excess and Polycystic Ovary Syndrome Society. Human Reproduction Update. 2012; 18:146-70.

Gambineri A, Balsamo A, Pasquali R. Hirsutism and virilization. In: Bandeira F, Gharib H, Golbert A, Griz L, Faria M. Endocrinology and diabetes: a problem-oriented approach. New York: Springer Science; 2014.

Legro RS, Silva A, Arslain DA, Ehrmann DA, Hoeger KM, Murad MH et al. Diagnosis and treatment of policystic ovary syndrome: an Endocrine Society Clinical Practice Guideline. J Clin Endocrinol Metab. 2013; 22:1-29.

Somani N, Harrison S, Bergfeld WF. Clinical evaluation of hirsutism. Dermatolol Ther. 2008; 21: 376-91.

48

Amenorreia

Alyne Layane Pereira Lemos | Francisco Bandeira

Introdução

Amenorreia caracteriza-se por ausência temporária ou definitiva da menstruação. Trata-se de um sintoma, não de uma doença, com etiologias diversas. Para haver menstruação são necessários integridade e bom funcionamento do eixo hormonal. É importante o equilíbrio das funções do meio externo, do sistema nervoso central, do hipotálamo, da hipófise e da resposta ovariana e endometrial, além de permeabilidade do trajeto anatômico para exteriorização da menstruação.

Classificação

A amenorreia pode ser primária ou secundária, a depender das causas e dos compartimentos envolvidos:

- Amenorreia primária: ocorre em meninas que não apresentaram menarca aos 14 anos de idade na ausência de características sexuais secundárias, ou aos 16 anos com ou sem as características sexuais desenvolvidas. A etiopatogenia envolve defeitos de herança genética, congênitos ou orgânicos
- Amenorreia secundária: ocorre quando já houve menarca e, por algum motivo, há ausência do fluxo por um período de 6 meses ou três ciclos consecutivos. Gravidez é a principal causa de amenorreia secundária, seguida de disfunções ovarianas.

Outras classificações levam em consideração a etiopatogenia (amenorreia fisiológica e patológica), duração (curta e longa), locais e sistêmicas, endócrinas e funcionais, e orgânicas.

A amenorreia pode ainda ser classificada em compartimentos, levando-se em conta a localização da causa:

- Compartimento IV: sistema nervoso central e hipotálamo
- Compartimento III: hipófise é a estrutura acometida
- Compartimento II: alterações nas gônadas
- Compartimento I: canalicular (útero e vagina).

Causas

As causas de amenorreia são várias, e estão listadas nas Tabelas 48.1 e 48.2.

Tabela 48.1 Causas de amenorreia primária.

Hipotalâmicas	Amenorreia hipotalâmica funcional Tumores ou traumatismos Disritmias corticais Acidentes vasculares Encefalite Síndromes (Fröhlich, Kallmann, Laurence-Moon-Biedl) Anorexia nervosa Pseudociese Puberdade tardia constitucional Iatrogenia (cirurgia, radiação e medicamentos)
Hipofisárias	Hiperprolactinemia Puberdade atrasada constitucional Pan-hipopituitarismo Hipogonadotrofismo isolado Tumores (craniofaringioma e germinoma) Traumatismo craniano Infecções (encefalite e meningite) Doenças autoimunes
Ovarianas	Disgenesia gonadal (falência ovariana primária) Síndrome de Turner Síndrome de Savage (síndrome dos ovários resistentes) Síndrome de Swyer Disgenesia gonadal mista
Vulvovaginais	Hímen imperfurado Agenesia vaginal isolada Septo vaginal transverso Estenose ou atrofia genital congênita
Canaliculares	Agenesia mülleriana ou síndrome de Mayer-Rokitansky-Küster-Hauser Tuberculose ou esquistossomose genital Endométrio refratário Útero infantil Útero rudimentar
Anormalidades do receptor	Síndrome de insensibilidade androgênica
Alterações enzimáticas	Deficiência de 5α-redutase Deficiência de 17α-hidroxilase (CYP17)

Tabela 48.2 Causas de amenorreia secundária.

Sistema nervoso central	Psicogênicas (anorexia nervosa, estresse, pseudociese) Tumores Infecções Disfunções do sistema límbico Sarcoidose Hemocromatose Amiloidose Disritmias cerebrais Iatrogênicas
Hipotalâmicas	Amenorreia funcional Síndrome de imaturidade do eixo hipotalâmico-hipofisário-ovariano Deficiência congênita de GnRH Síndrome puerperal Tireoidopatias Tumores Lesões infiltrativas
Hipofisárias	Adenomas produtores de prolactina, ACTH ou GH Hipofisites Hipotireoidismo primário Síndrome da sela vazia Síndrome de Sheehan Lesões infiltrativas Malformações Iatrogenias
Ovarianas	Síndrome dos ovários policísticos Falência ovariana precoce Hiperinsulinemia Tumores Medicamentos Iatrogenias
Canaliculares	Síndrome de Asherman Estenose cervical Septos vaginais Estenose vaginal Tuberculose genital Histerectomia
Sistêmicas	Tireoidopatias Diabetes melito Hepatopatias Doenças renais Desnutrição Obesidade

ACTH: hormônio adrenocorticotrófico; GH: hormônio do crescimento; GnRH: hormônio liberador de gonadotrofinas.

Diagnóstico

O diagnóstico precoce torna-se fundamental para melhora da qualidade de vida da mulher. Com a identificação de amenorreia, objetiva-se restabelecer o fluxo menstrual e evitar perda de massa óssea e baixa estatura, além de corrigir a infertilidade. Na amenorreia primária a investigação se inicia pela identificação do aparecimento ou não das características sexuais secundárias.

A anamnese oferece informações importantes sobre a etiologia da amenorreia. A época de surgimento da telarca e da pubarca e se aconteceu de maneira satisfatória são informações essenciais. O aparecimento dos pelos pubianos é indicativo de atividade androgênica, e associada a esse processo ocorre a liberação das gonadotrofinas, estimulando os ovários a produzirem estrogênio, com consequente desenvolvimento das mamas.

A ausência das características sexuais secundárias pode significar ausência da função ovariana. O hipogonadismo traz, além de infertilidade, complicações a longo prazo (p. ex., osteoporose) e deve ser tratado.

Mulheres que praticam exercício físico intenso com baixo peso ou que apresentem transtornos alimentares (p. ex., anorexia nervosa) podem apresentar amenorreia. Por outro lado, a amenorreia hipotalâmica pode ser causada por deficiências nutricionais que não estão associadas a perda de peso nem a exercício físico extenuante. A doença celíaca também cursa com amenorreia devido às deficiências nutricionais decorrentes da doença.

Sinais como acne, engrossamento da voz, hirsutismo, obesidade e acantose *nigricans* correlacionam-se com síndrome dos ovários policísticos. Esses sintomas estão associados a hiperandrogenismo e resistência periférica à insulina.

O uso de alguns medicamentos (p. ex., benzodiazepínicos, ansiolíticos, antidepressivos, anti-hipertensivos e metoclopramida) pode ter amenorreia como efeito colateral.

A galactorreia pode ser indício de hiperprolactinemia. Nos casos em que há associação de amenorreia e descarga papilar, deve-se solicitar dosagem de prolactina.

A Tabela 48.3 resume os principais dados da anamnese e do exame físico a serem coletados para investigação de amenorreia.

Amenorreia primária

Investiga-se amenorreia primária quando a menarca não ocorre até os 16 anos de idade, quando as características sexuais não surgem até os 14 anos, quando há baixo peso e baixa estatura e quando houver 3 anos de telarca. Na presença desses critérios, após anamnese e exame físico solicitam-se os seguintes exames: fração beta da gonadotrofina coriônica humana (β-hCG), hormônio tireoestimulante (TSH), hormônio foliculoestimulante (FSH) e prolactina. A procura por alterações uterinas e vaginais é essencial. A ultrassonografia (US) auxilia na caracterização do útero e dos ovários. Para facilitar o entendimento, dividimos o manejo quanto a presença ou ausência de útero.

Tabela 48.3 Investigação de amenorreia.

Anamnese	Sintomas como cefaleia, alterações visuais, virilização, hisurtismo, galactorreia, dor pélvica Alimentação Uso de medicações Alterações psicológicas e contexto social Antecedentes obstétricos (histerectomia, ooforectomia, hemorragias durante o parto) Antecedentes médicos (cirurgias prévias) Antecedentes familiares de distúrbios genéticos Estatura-alvo familiar Carga de exercício físico
Exame físico	Aferição de peso, altura, velocidade e curva de crescimento Desenvolvimento de mamas e pelos (escala de Tanner) Exame da região genital, inspeção da vagina e do hímen Presença de acne, hirsutismo, virilização

Amenorreia primária e ausência de útero

Na ausência de útero, o cariótipo e a dosagem de testosterona são fundamentais. O cariótipo 46XX com testosterona normal está presente nas agenesias müllerianas (síndrome de Mayer-Rokitansky-Küster-Hauser), manifestadas por ausência congênita de vagina com agenesia uterina. Se o cariótipo for 46XY com testosterona normal, podemos pensar em síndrome de insensibilidade aos hormônios androgênicos (fenótipo feminino, mamas desenvolvidas, genitália externa feminina e ausência de útero, tubas uterinas e terço superior da vagina) ou em deficiência de 5α-redutase (paciente XY com genitália feminina ou ambígua que na puberdade viriliza devido ao aumento da testosterona).

Amenorreia primária e presença de útero

Quando o útero está presente, dosamos o FSH. Se os valores estiverem normais ou reduzidos, observam-se as características sexuais pela escala de Tanner. Estando estas presentes, investiga-se qualquer anormalidade canalicular (p. ex., hímen imperfurado ou septo transverso vaginal). Na ausência das características, acrescenta-se a dosagem de hormônio luteinizante (LH). Se o LH e o FSH estiverem muito baixos, deve-se suspeitar de deficiência congênita de GnRH, retardo puberal ou distúrbios hipotalâmicos ou hipofisários. Nível de LH baixo com FSH normal sugere amenorreia hipotalâmica funciona! ou causas sistêmicas de amenorreia (diabetes melito ou doença celíaca). Em pacientes com FSH elevado deve-se cogitar deficiência de 17α-hidroxilase, insuficiência ovariana primária, disgenesia gonadal ou síndrome de Turner, a serem diferenciados por meio de cariótipo.

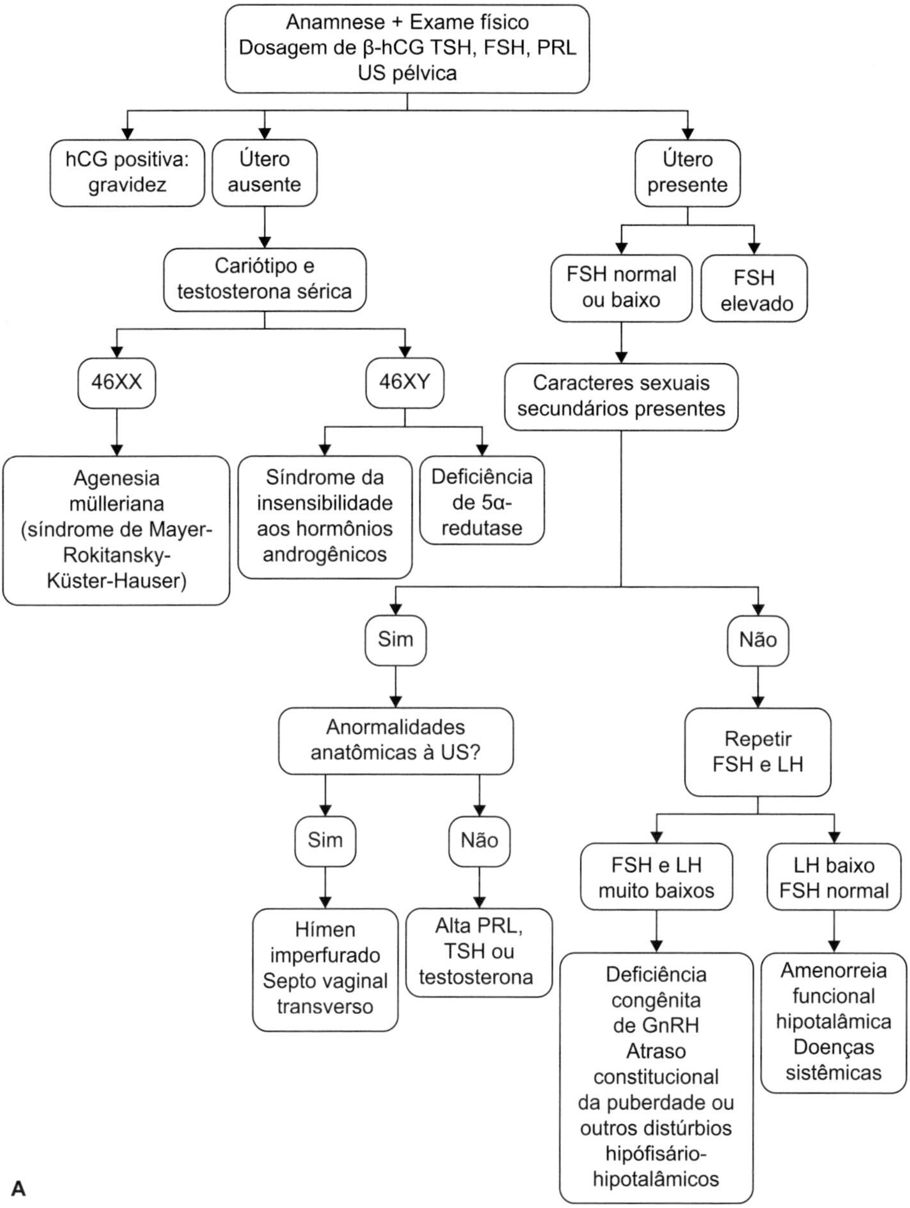

A

Figura 48.1 Roteiro diagnóstico de amenorreia primária. (*continua*) Adaptada de Correia et al., 2015.

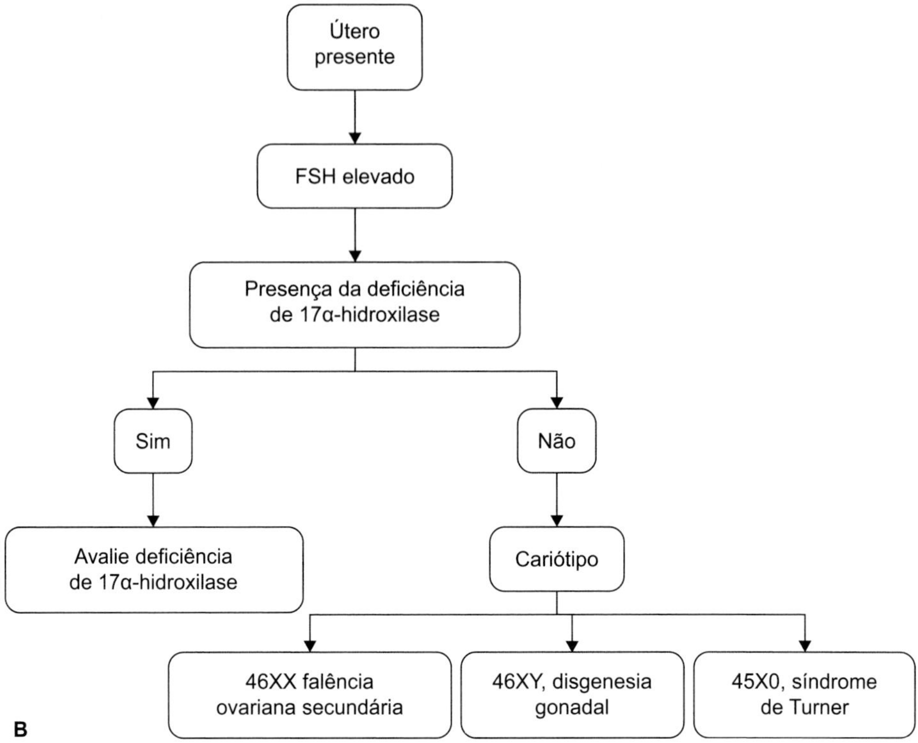

Figura 48.1 (*continuação*) Roteiro diagnóstico de amenorreia primária. Adaptada de Correia et al., 2015.

Amenorreia secundária

A principal causa de amenorreia secundária ainda é a gravidez. Portanto, é importante detalhar a data da última menstruação e a história de anticoncepção, além de solicitar dosagem de β-hCG. Sempre se deve descartar gravidez.

Os exames laboratoriais a serem solicitados após confirmação de ausência de gravidez incluem, inicialmente, TSH, prolactina, LH, FSH e estradiol. TSH elevado sugere hipotireoidismo, e prolactina superior a 100 com TSH normal indica hiperprolactinemia. Nesses casos, faz-se necessário exame de imagem da sela túrcica.

Na presença de TSH e prolactina normais, pode-se realizar o teste de progesterona. O teste é realizado com a administração de acetato de medroxiprogesterona, 10 mg/dia durante 5 a 10 dias; didrogesterona, 10 mg/dia durante 5 a 10 dias; acetato de nomegestrol, 5 mg/dia durante 5 a 10 dias; ou progesterona micronizada, 200 mg/dia durante 10 dias. O teste é positivo quando ocorre sangramento 2 a 7 dias após o término da progesterona. Na presença de menstruação, cogita-se anovulação crônica, e deve-se considerar síndrome dos ovários policísticos (SOP). A ausência de menstruação sugere ausência de resposta endometrial ao estímulo ou obstrução do trato de saída do sangramento. Nesses casos, deve-se realizar o teste do ciclo estrogênio-progestogênico. Este teste consiste na utilização de estrogênios conjugados por um período de 21 dias. Assim, consegue-se estimular adequadamente o endométrio a proliferar, causando sangramento no final do ciclo. Caso o teste seja negativo, deve-se repeti-lo, pois a resposta estrogênica do receptor pode estar comprometida. Se persistir negativo, podemos pensar em causas canaliculares, tais como síndrome de Asherman, que caracteriza-se por sinequias uterinas causadas durante curetagens, cirurgias uterinas ou infecciosas. As estenoses cervical e vaginal podem resultar em teste negativo. Sendo o teste estrogênio-progestogênico positivo, é necessário localizar a causa. Em circunstâncias de produção inadequada de gonadotrofinas, a causa pode ser hipotalâmica

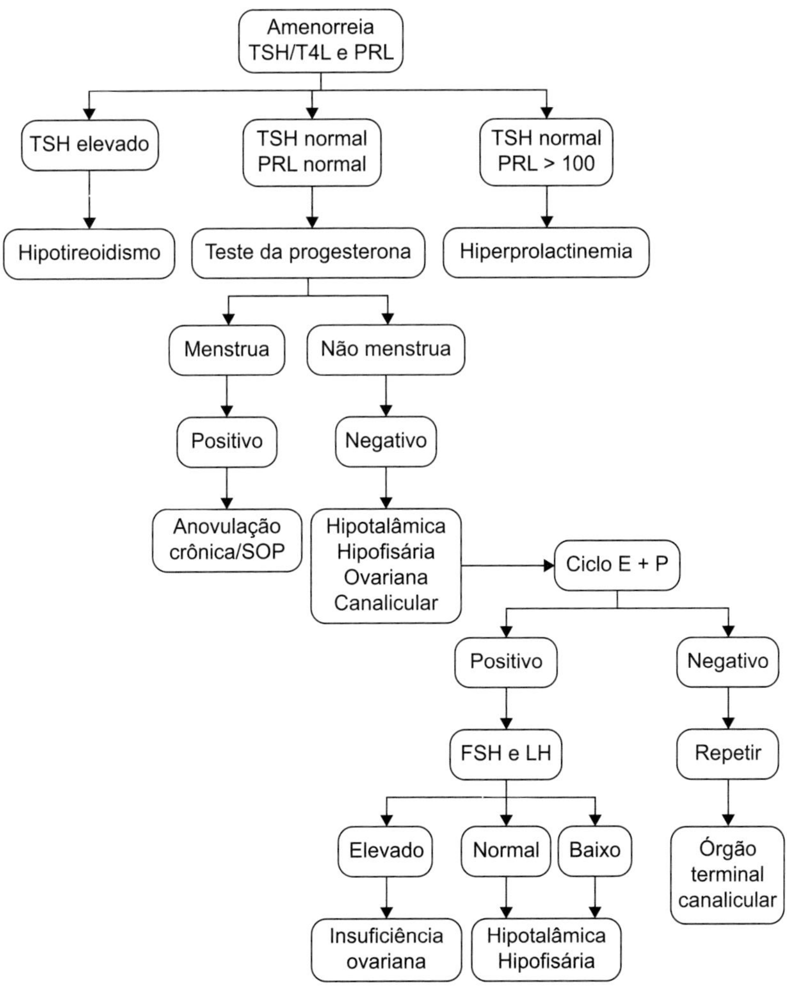

Figura 48.2 Roteiro diagnóstico de amenorreia secundária. Adaptada de Correia et al., 2015.

ou hipofisária, quando há diminuição da atividade folicular, sendo que os ovários não produzem adequadamente os esteroides sexuais. Diante disso, deve-se solicitar dosagem das gonadotrofinas. Em caso de elevação de FSH e LH, deve-se cogitar menopausa precoce, pós-menopausa, insuficiência ovariana, síndrome dos ovários policísticos e doenças autoimunes. Diante de valores normais ou baixos das gonadotrofinas, as causas hipofisárias e hipotalâmicas são lembradas. Nesses casos, torna-se necessária ressonância magnética (RM) da sela túrcica para investigação de tumores hipofisários, síndrome de Sheehan, hipofisite linfocítica e síndrome da sela vazia.

Tratamento

O tratamento tem por objetivo corrigir as anormalidades, buscar a fertilidade e prevenir complicações decorrentes do hipogonadismo (p. ex., osteoporose). O tratamento dependerá da causa básica. Diante de anormalidades uterinas e canaliculares, é aconselhado, sempre que possível, procedimento cirúrgico. Em circunstâncias de hipogonadismo com retardo puberal, a reposição de estrogênio pode ser utilizada em alguns casos. Caso esteja presente hipogonadismo hipogonadotrófico, é indicada reposição dos hormônios se houver pretensão de gravidez. A hiperprolactinemia responde bem aos agonistas dopaminérgicos. É importante lembrar que, se houver uso de medicamentos que causem hiperprolactinemia, o uso deve ser suspenso quando possível.

Leituras sugeridas

Baracat EC. Manual de ginecologia endócrina. São Paulo: FEBRASGO; 2015. p. 58-68.

Correia A, Pinho Neto JS, Lima JC de, Azevedo MS. Amenorreia. In: Bandeira F, Mancini M, Graf H, Griz L, Faria M, Lazaretti-Castro M. Endocrinologia e diabetes. São Paulo; 2015. p. 543-56.

Gordon CM. Functional hypothalamic amenorrhea. N Engl J Med. 2010; 363:365-71.

McCartney CR, Marshall JC. Polycystic ovary syndrome. N Engl J Med. 2016; 375:54-64.

Stewart EA. Uterine fibroids. N Engl J Med. 2015; 372:1646-55.

49

Menopausa

Alexandre Hohl

Definição

O climatério compreende a transição entre o período reprodutivo e o período não reprodutivo da vida da mulher, sendo a menopausa um marco dessa fase, representado pelo término das menstruações. O último ciclo menstrual só será reconhecido após 12 meses de amenorreia e acontece fisiologicamente entre 40 e 60 anos de idade. Nessa fase também se intensifica a preocupação com determinadas doenças de alta incidência (p. ex., câncer de mama, útero e ovário, osteoporose), doenças metabólicas (diabetes melito e obesidade) e doenças tromboembólicas e cardiovasculares.

Assim, o acompanhamento da mulher no climatério compreenderá o tratamento das irregularidades menstruais e hemorragias disfuncionais, tratamento dos sintomas climatéricos, medidas de prevenção e rastreamento de doenças cardiovasculares, osteoporose, câncer ginecológico e mamário e suporte para enfrentamento das alterações psicológicas próprias do período, além de orientações sobre medidas de manutenção geral de saúde (p. ex., dieta, exercício físico e suporte para mudanças de hábitos como sedentarismo, tabagismo, alcoolismo e outros). Essa abrangência é obtida por meio de várias iniciativas, e, em alguns casos, estará indicada terapia hormonal (TH).

Diagnóstico

O início do climatério é gradativo e evidencia-se clinicamente em maior ou menor grau, dependendo de vários fatores. A ocorrência da menopausa é eminentemente clínica, caracterizada pelo término das menstruações por um período de 12 meses ou mais. Não há, portanto, necessidade de dosagens hormonais, a não ser quando a menopausa for cirúrgica e/ou houver dúvidas quanto ao quadro hormonal. A dosagem do hormônio foliculoestimulante (FSH) é suficiente para o diagnóstico de hipofunção ou falência ovarianas, sendo altamente sugestivo quando o resultado for superior a 40 mUI/mℓ.

Segundo o Ministério da Saúde, para o acompanhamento do climatério são necessários alguns exames de rotina, baseados nas doenças mais prevalentes nesse período de vida da mulher (Tabela 49.1).

Tratamento

Indicações e contraindicações de terapia hormonal na síndrome do climatério

Grandes estudos, como o *Heart and Estrogen/Progestin Replacement Study* (HERS) e o *Women's Health Initiative* (WHI), mudaram a maneira como a TH é feita em todo o mundo. As sociedades científicas internacionais chegaram a um consenso de que a TH deve ser iniciada para alívio dos sintomas relacionados com o hipoestrogenismo, como alterações menstruais, fogachos ou sudorese, e aqueles decorrentes de atrofia urogenital. A dose ministrada deve ser a mínima eficaz para melhorar os sintomas, devendo ser interrompida se os riscos superarem os benefícios. Atualmente, a TH não deve mais ser iniciada com o objetivo de prevenção primária ou secundária de doença cardiovascular.

Os benefícios da TH da menopausa com grau de evidência A são: melhora dos sintomas vasomotores (fogachos), dos sintomas urogenitais (bexiga hiperativa, incontinência urinária, infecção recorrente do trato urinário e atrofia vaginal) e da osteoporose pós-menopausa, e redução do risco de câncer de colo do útero.

Os riscos da TH da menopausa com grau de evidência A estão associados a tromboembolismo venoso, câncer e hiperplasia endometrial (uso de estrogênio isolado em mulheres com útero), acidente vascular encefálico e câncer de mama (dependendo da dose e do tipo de medicamento, da idade da mulher e da via de administração).

As contraindicações ao uso de TH da menopausa são:

- Câncer de mama ou suspeita de lesão ainda sem diagnóstico
- Hiperplasia ductal atípica na mama

Tabela 49.1 Exames complementares para avaliação da mulher no climatério.

Exame	Agravos associados
Hemograma	Anemia, irregularidades menstruais, processos infecciosos, alterações imunológicas
Hormônio tireoestimulante (TSH)	Hipotireoidismo
Glicemia de jejum Teste oral de tolerância à glicose*	Glicemia de jejum alterada, intolerância à glicose, diabetes melito
Colesterol total, colesterol HDL, triglicerídeos	Dislipidemias
Transaminase glutâmico-oxaloacética (TGO), transaminase glutamicopirúvica (TGP)	Alterações na função hepática
Sumário de urina (e urocultura)	Infecção do trato urinário, comprometimento da função renal
Pesquisa de sangue oculto nas fezes (PSO) Colonoscopia*	Doenças do aparelho digestório

*Em alguns casos.

- Doença isquêmica cerebral ou cardíaca recente
- Doença tromboembólica recente
- Hepatopatia grave ou recente
- Hipertensão arterial grave, sem controle
- Sangramento vaginal de causa não estabelecida
- Câncer de endométrio (contraindicação relativa).

A terapia hormonal, quando adotada, deve ser individualizada conforme as necessidades da mulher e condicionada à fase em que ela se encontra, ou seja, na transição menopausal (perimenopausa) ou após a menopausa. A Tabela 49.2 resume os principais tipos de terapia que podem ser adotados no climatério e seus benefícios.

Os estrogênios são classificados como naturais e sintéticos (Tabela 49.3). Exercem sua ação por meio de efeitos genômicos e não genômicos similares. No entanto, a origem, a estrutura química e a composição dos estrogênios empregados na TH variam em termos de capacidade, farmacocinética e farmacodinâmica. Essas variáveis são também influenciadas pela dose e pela via de administração. Assim, a escolha do estrogênio e de sua via de administração deve ser individualizada.

A associação do progestógeno ao estrogênio é obrigatória em pacientes com útero intacto ou em pacientes com histerectomia parcial em que exista resíduo de cavidade endometrial. A indicação primária da adição de progestógeno à estrogenoterapia refere-se à proteção do endométrio contra hiperplasia e adenocarcinoma associados a reposição isolada de estrogênio. O uso do progestógeno pode ser contínuo, cíclico (10 a 14 dias) ou a cada 3 a 4 meses, e, na maioria dos casos, dá-se preferência aos metabolicamente neutros (Tabela 49.4).

Como terapias alternativas, destacam-se a tibolona e o raloxifeno. A tibolona pode aliviar os sintomas vasomotores, melhorar a atrofia urogenital, prevenir perda de massa óssea, melhorar a libido e elevar os níveis de lipoproteínas de alta densidade (LDL) circulantes. O raloxifeno exerce efeitos estrogênicos no osso e nos lipídios e antiestrogênicos na mama, no útero, no epitélio vaginal e em centros cerebrais promotores dos fogachos. Assim como os estrogênios, o raloxifeno aumenta o risco de acidente vascular encefálico e de tromboembolismo.

Tabela 49.2 Terapias hormonais e não hormonais prescritas no climatério.

Tratamento e seus efeitos	Hormonal: E isolado, P isolado, E + P	Hormonal: SERMs (tamoxifeno, raloxifeno)	Agentes antidopaminérgicos, antidepressivos, hipnossedativos, vasoativos
Sintomas climatéricos	Sim	Não	Sim
Alterações urogenitais	Sim	Não	Não
Distúrbios da sexualidade	Sim	Não	Sim
Prevenção de osteoporose	Sim	Sim	Não

E: estrogênio; P: progestógeno; SERMs: moduladores seletivos do receptor de estrogênio.

Tabela 49.3 Classificação e apresentação dos estrogênios usados em TH.

Estrogênio	Apresentação
Oral	
▪ Derivados da estrona:	
• Estrogênios equinos conjugados	0,3; 0,625; 1,25; 2,5 mg
▪ Derivados do estradiol:	
• Valerianato de estradiol	1 a 2 mg
• Estradiol micronizado	1 a 2 mg
• Estriol	1 a 2 mg
▪ Sintéticos	
• Etinil estradiol	0,02; 0,05; 0,5 mg
Injetável	
▪ Benzoato de estradiol	0,5 mg/mℓ
▪ Fosfato de poliestradiol	40 mg/mℓ
▪ Estrogênios equinos conjugados	25 mg/mℓ
▪ Valerianato de estradiol	10, 20, 40 mg/mℓ
Vaginal	
▪ Estrogênios equinos conjugados	0,625 mg/dose
▪ Estriol	0,5 mg/dose
Implante	
▪ Estradiol	25, 50, 100 mg/*pellet*
Transdérmico e percutâneo	
▪ Estradiol TTS	25, 50, 100 μg/adesivo
▪ Estradiol em gel	1 mg/dose

Tabela 49.4 Tipos de progestógenos.

Pregnanos	Estranos
Derivados da progesterona ▪ Retroprogesterona	**Derivados da testosterona (etinilados)** ▪ Noretisterona (e acetato) ▪ Noretinodrel
Derivados da 17-OH progesterona ▪ Acetato de clomadinona ▪ Acetato de ciproterona ▪ Acetato de medroxiprogesterona	**Gonanos derivados da testosterona** ▪ Levonorgestrel
Derivados da 19-nor-progesterona ▪ Demegestona ▪ Promegestona ▪ Trimegestona ▪ Nestorona ▪ Acetato de nomegestrol ▪ Trimegestona	**Derivativos de gonanos** ▪ Desogestrel ▪ Cetodesogestrel ▪ Gestodeno ▪ Norgestimato
	Não etinilados ▪ Dienogeste ▪ Drosperinona

Não existem razões médicas ou científicas para que se recomendem "hormônios bioidênticos" não registrados. As preparações hormonais "customizadas" não foram testadas em estudos, e sua pureza e seus riscos são desconhecidos.

As diretrizes e consensos atuais são unânimes quando relatam que os benefícios da TH são máximos quando a terapia é iniciada na perimenopausa. É a chamada "janela de oportunidade". Mulheres de 50 a 59 anos ou com menos de 10 anos de menopausa são o grupo-alvo e representam o grupo de mulheres no qual, na maioria das vezes, os benefícios superam os riscos. O término da TH da menopausa é sempre revisto a cada consulta, com avaliação dos riscos e benefícios individualmente.

Leituras sugeridas

Brasil. Manual de atenção à mulher no climatério/menopausa. Ministério da Saúde. 2008. Disponível em: http://portalsaude.saude.gov.br/. Acesso em: 22/12/2014.

Costa RR, Primo WQSP. Climatério: atenção primária e terapia hormonal. Projeto Diretrizes. Associação Médica Brasileira. 2008.

Pardini D. Terapia de reposição hormonal na menopausa. Arq Bras Endocrinol Metab. 2014; 58(2):172-81.

Schmidt P. The 2012 hormone therapy position statement of the North American Menopause Society. Menopause. 2012; 19(3):257-71.

Taylor HS, Manson JE. Update in hormone therapy use in menopause. J Clin Endocrinol Metab. 2011; 96:255-64.

Writing Group for the Women's Health Initiative Investigators. Risks and benefits of estrogen plus progestin in healthy postmenopausal women: principal results from the Women's Health Initiative randomized controlled trial. JAMA. 2002; 288:321-33.

50

Hipogonadismo Masculino

Alexandre Hohl

Introdução

O hipogonadismo masculino é uma síndrome caracterizada pela deficiência na produção ou ação androgênica no homem, que pode ser primária, por alterações testiculares, ou secundária, por alterações hipofisárias.

As alterações no receptor androgênico, assim como ocorre na metabolização periférica, acarretam condições de insensibilidade androgênica.

Fórmula de Vermeulen: $TL = TT\ (nM/\ell)/SHBG\ (nM/\ell) \times 100^*$

*Assumindo que a concentração de albumina seja normal. O cálculo da testosterona livre, realizado por meio da fórmula de Vermeulen, pode ser encontrado no endereço eletrônico http://www.issam.ch/freetesto.htm. TL: testosterona livre; TT: testosterona total; SHBG: globulina ligadora dos hormônios sexuais.

Indicações de dosagem de testosterona e risco para hipogonadismo

O rastreamento de deficiência androgênica na população geral não está indicado, em função da falta de consenso sobre o assunto. O impacto da deficiência androgênica não tratada sobre a mortalidade não está claro, embora vários estudos epidemiológicos mostrem uma associação de baixos níveis de testosterona com maior mortalidade por todas as causas, principalmente por doença cardiovascular. Os benefícios e os efeitos adversos da terapia de testosterona por longo prazo em homens assintomáticos com hipogonadismo presumido ainda não estão claros. Vários sinais e sintomas podem estar associados ao hipogonadismo masculino: cansaço, desânimo, alteração do sono, aumento de gordura corporal, diminuição de massa magra, perda de massa óssea, alteração do humor. Entretanto, os sintomas principais e mais comuns são os de esfera sexual: diminuição de libido, dificuldade de ereção, piora do desempenho sexual (Figura 50.1).

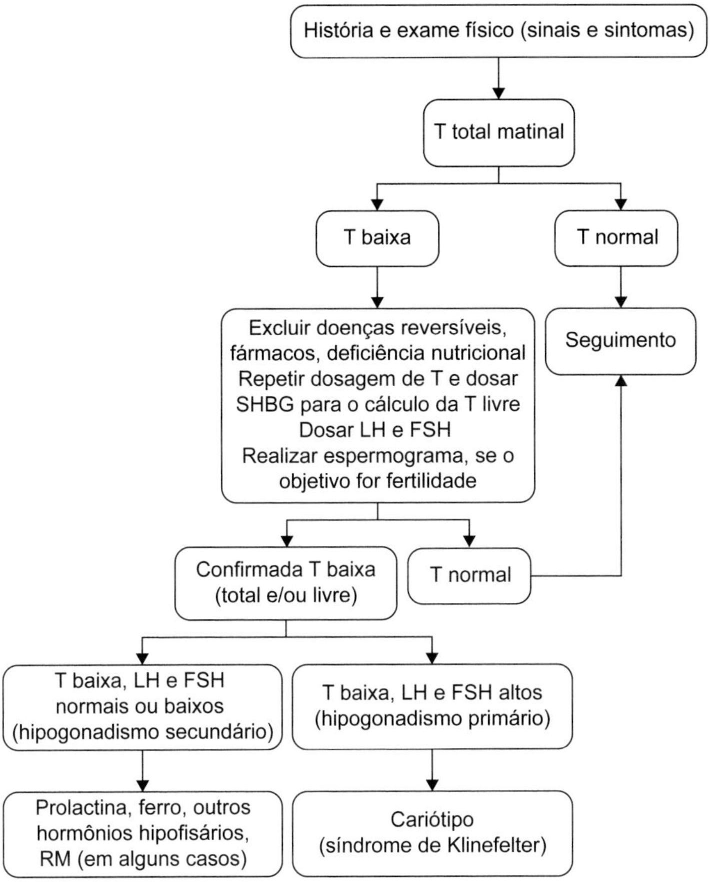

Figura 50.1 Fluxograma de avaliação de hipogonadismo masculino. T: testosterona; LH: hormônio luteinizante; FSH: hormônio foliculoestimulante; SHBG: globulina ligadora dos hormônios sexuais; RM: ressonância magnética.

Assim, o rastreamento para hipogonadismo no homem adulto deve ser feito naqueles com as condições descritas a seguir:

- Massa selar, radiação da região selar ou outras doenças da região selar
- Tratamento com medicamentos que afetem a produção ou o metabolismo da testosterona, como glicocorticoides e opioides
- Perda de peso associada ao HIV
- Doença renal crônica e hemodiálise
- Doença pulmonar obstrutiva crônica moderada ou grave
- Infertilidade
- Diabetes melito tipo 2
- Osteoporose ou fratura por trauma leve, principalmente em homens jovens.

Tratamento

O objetivo principal do tratamento de pacientes com hipogonadismo é o restabelecimento da função sexual e sua posterior manutenção, juntamente com as características sexuais secundárias e os efeitos extrassexuais dos androgênios (densidade mineral óssea, trofismo muscular, bem-estar, dentre outros). De acordo com a etiologia do hipogonadismo, após a avaliação da fertilidade do indivíduo, a indução da espermatogênese pode ser um dos objetivos, caso haja o desejo da fertilidade. Nessas situações, está indicado o uso de clomifeno ou gonadotrofina coriônica humana (hCG). Caso contrário, a terapia de reposição de testosterona é o tratamento indicado no hipogonadismo masculino.

As principais formas de administração dos androgênios são apresentadas na Tabela 50.1.

Contraindicações

As condições nas quais a reposição de testosterona está associada a alto risco de eventos adversos e deve ser contraindicada são:

- Alto risco de eventos adversos (contraindicação absoluta):
  - Câncer de próstata metastático ou em atividade
  - Câncer de mama
- Moderado risco de eventos adversos (contraindicação relativa):
  - Nódulo palpável ou endurecimento da próstata

Tabela 50.1 Formas de administração de testosterona.

Androgênios orais	Undecanoato de testosterona (40 a 80 mg, 2 a 3 vezes/dia)
Androgênios transdérmicos: em gel ou adesivos	Gel de testosterona (1%):* aplicado em doses de 50 a 100 mg/dia, em região do corpo com pouca pilificação Solução hidroalcóolica axilar de testosterona (2%): aplicada em doses de 30 a 120 mg/dia, na região axilar Adesivos transdérmicos:* tanto os escrotais quanto os não escrotais devem ser aplicados 1 vez/dia, no período noturno
Androgênios injetáveis: terapia mais usada no Brasil atualmente	Cipionato de testosterona (ampolas de 200 mg): aplicação IM a cada 2 a 4 semanas Ésteres de testosterona (ampolas de 250 mg contendo 4 ésteres: propionato, fenilpropionato, isocaproato e decanoato de testosterona): aplicação IM a cada 2 a 4 semanas Undecilato (ou undecanoato) de testosterona (ampolas de 1.000 mg): aplicação IM a cada 10 a 14 semanas
Androgênios subcutâneos:* sob a forma de *pellets*	A dose varia de 150 a 450 mg e dura de 3 a 6 meses
Adesivo bucal*	30 mg; aplicável na gengiva 2 vezes/dia

*Não disponíveis comercialmente no Brasil. IM: via intramuscular.

- Antígeno prostático específico (PSA) maior do que 4 ng/mℓ sem diagnóstico ou tratamento urológico (ou maior do que 3 ng/mℓ em indivíduos com elevado risco para câncer de próstata, como afro-americanos ou homens com familiares de primeiro grau com história de câncer de próstata)
- Hematócrito superior a 50%
- Apneia obstrutiva do sono grave não tratada
- Sintomas graves do trato urinário com pontuação internacional de sintoma da próstata (*International Prostate Symptom Score* – IPSS) acima de 19
- Insuficiência cardíaca não controlada ou mal controlada.

Monitoramento

Durante monitoramento da reposição de testosterona deve-se:

- Avaliar o paciente 3 a 6 meses após o início do tratamento e, depois, anualmente (deve-se avaliar se houve melhora dos sintomas com o início do tratamento e se não há nenhum efeito adverso com o seu uso)
- Monitorar os níveis de testosterona sérica 3 a 6 meses após o início do tratamento. A terapia deve manter os níveis de testosterona séricos na metade superior do valor de referência do método escolhido
- Avaliar os níveis séricos de testosterona de acordo com o tipo de medicamento em uso. A seguir são apresentadas as recomendações conforme a formulação da testosterona:
  - Enantato ou cipionato de testosterona intramuscular (IM): dose na metade do intervalo entre as aplicações. Caso os níveis de testosterona estejam acima de 700 ng/dℓ ou abaixo de 400 ng/dℓ, deve-se ajustar a dose ou a frequência das aplicações
  - Testosterona bucal: dosar imediatamente antes ou após a aplicação do novo sistema
  - Gel transdérmico: após um período mínimo de 1 semana de uso do gel, dosar os níveis em qualquer momento. Ajustar a dose para manter os níveis entre 400 e 700 ng/dℓ
  - *Pellets*: dosar no final do intervalo entre as implantações dos novos *pellets*
  - Testosterona oral: dosar de 3 a 5 h após a ingestão do medicamento
  - Undecanoato de testosterona IM: dosar imediatamente antes da aplicação da nova injeção. Ajustar as doses para manter os níveis na metade do valor de referência
- Avaliar o hematócrito no início da terapia, no 3º e no 6º mês de uso. Se os níveis estiverem acima de 54%, a medicação deve ser interrompida. Outra opção nesses casos é a flebotomia. Avaliar hipoxia e apneia do sono. Quando os níveis atingirem valores considerados adequados, a terapêutica deve ser reiniciada com dose reduzida
- Avaliar a densidade mineral óssea da coluna lombar e/ou colo do fêmur após 1 a 2 anos de terapia em homens com hipogonadismo e com história de osteoporose, osteopenia ou fratura por fragilidade
- Realizar exame urológico (toque retal) nos homens com 40 anos de idade ou mais que apresentarem níveis basais de PSA superiores a 0,6 ng/mℓ. Verificar o nível de PSA

antes de se iniciar o tratamento, em 3 a 6 meses, e após, de acordo com as diretrizes para o rastreamento do câncer de próstata, dependendo da idade e da raça do paciente

- Encaminhar para avaliação urológica se houver:
  - Aumento na concentração sérica de PSA > 1,4 ng/mℓ em um período de 12 meses de tratamento com testosterona
  - Velocidade de aumento de PSA > 0,4 ng/mℓ/ano, tendo como referência o nível de PSA após 6 meses de administração de testosterona (apenas aplicável se os dados de PSA estiverem disponíveis por um período superior a 2 anos)
  - Detecção de qualquer anormalidade prostática ao exame do toque retal
  - Níveis de IPSS > 19 (pontuação internacional de sintoma da próstata)
- Avaliar os efeitos adversos específicos de cada formulação em todas as consultas:
  - Testosterona bucal: buscar informações sobre alterações no sabor e examinar as gengivas e mucosa oral em busca de irritação
  - Testosterona IM (enantato, cipionato e undecanoato): avaliar oscilações de humor ou libido, e raramente tosse após as injeções
  - Adesivos de testosterona: procurar reações adversas na pele no local da aplicação
  - Gel de testosterona: aconselhar os pacientes a cobrir os locais de aplicação com uma camisa e lavar a pele com água e sabão antes. Os géis podem deixar um resíduo de testosterona na pele que pode ser transferido para a parceira ou outros indivíduos que possam entrar em contato após a aplicação
  - *Pellets* de testosterona: procurar sinais de infecção, fibrose ou extrusão.

Leituras sugeridas

Bhasin S, Cunningham GR, Hayes FJ, Matsumoto AM, Snyder PJ, Swerdloff RS et al. Testosterone therapy in men with androgen deficiency syndromes: an Endocrine Society Clinical Practice Guideline. J Clin Endocrinol Metab. 2010; 95(6):2536-59.

Corona G, Rastrelli G, Forti G, Maggi M. Update in testosterone therapy for men. J Sex Med. 2011; 8(3):639-54.

Hohl A, Ronsoni MF, Van de Sande-Lee S, Vieira FCF, Schwarzbold ML, Diaz AP et al. Androgens, male hypogonadism and traumatic brain injury. Open J Endocrinol Metab Dis. 2014; 4(1):13-23.

Krausz C. Male infertility: pathogenesis and clinical diagnosis. Best Pract Res Clin Endocrinol Metab. 2011; 25(2):271-85.

Wang C, Nieschlag E, Swerdloff R, Behre HM, Hellstrom WJ, Grooren LJ et al. Investigation, treatment and monitoring of late-onset hypogonadism in males. Eur J Endocrinol. 2008; 159(5):507-14.

51

Síndrome dos Ovários Policísticos

Lílian Barbosa de Souza

Definição

A síndrome dos ovários policísticos (SOP), um dos distúrbios endócrinos mais comuns em mulheres, caracteriza-se por hiperandrogenismo (clínico ou bioquímico), disfunção ovulatória e menstrual, ovário policístico e, muitas vezes, síndrome metabólica.

Etiologia

A etiologia da SOP permanece mal definida, porém algumas condições parecem apresentar maior prevalência da doença, entre as quais: obesidade, resistência insulínica, diabetes (gestacional/tipo 1/tipo 2), SOP em parentes de 1º grau.

Tais associações sugerem um componente genético para a síndrome, com alguma influência de fatores ambientais.

Manifestações clínicas

As principais manifestações clínicas da SOP são irregularidade menstrual (oligo- ou amenorreia) e hiperandrogenismo, cujas principais características são hirsutismo e acne, podendo manifestar-se também como alopecia androgenética e clitoromegalia. Mulheres com resistência insulínica podem, ainda, apresentar acantose *nigricans*.

Estudos mostram risco aumentado de diabetes em pacientes com SOP, bem como maior risco cardiovascular naquelas com hiperandrogenismo e associação com infertilidade e malignidade endometrial com anovulação crônica.

Diagnóstico

SOP é um diagnóstico de exclusão e deve ser feito com base nos critérios de Rotterdam, pela identificação de 2 dos achados presentes na Tabela 51.1.

Em adolescentes, sintomas anovulatórios e critério ultrassonográfico (morfologia ovariana) não são suficientes para o diagnóstico, uma vez que tais achados podem ser normais na fase de maturação reprodutiva (puberdade).

Avaliação laboratorial (Figura 51.1)

- Avaliação do hiperandrogenismo: dosagem sérica de testosterona livre e total (do 4º ao 10º dia do ciclo menstrual), sulfato de desidroepiandrosterona (SDHEA)
  - Em pacientes com hirsutismo + amenorreia: dosar prolactina, hormônio tireoestimulante (TSH) e tiroxina (T4) livre
  - Se estigmas de Cushing: cortisol pós-dexametasona de 1 mg
- Testosterona > 200 ng/dℓ e SDHEA normal: tumor ovariano (mais provável) ou suprarrenal
- Testosterona > 200 ng/dℓ e SDHEA > 700 μg/dℓ: pesquisar suprarrenal
- Testosterona < 200 ng/dℓ: dosar 17-hidroxiprogesterona (17-OHP):
  - 17-OHP > 1.000 ng/dℓ: sugere hiperplasia suprarrenal congênita (HSRC)
  - 17-OHP entre 200 e 1.000 ng/dℓ: teste do hormônio adrenocorticotrófico (ACTH).

Na SOP podem ser encontradas, ainda, as seguintes alterações:

- Elevação dos níveis de hormônio luteinizante (LH) e concentrações de hormônio foliculoestimulante (FSH) normais a baixas, levando a um aumento da relação LH/FSH
- Aumento nas dosagens de testosterona e androstenediona
- Resistência insulínica e hiperinsulinemia compensatória
- Redução na produção hepática de SHBG (globulina ligadora de hormônios sexuais), o que aumenta os níveis de esteroides livres (testosterona e estradiol).

Tabela 51.1 Critérios de Rotterdam.

Hiperandrogenismo	Clínico: hirsutismo, acne, alopecia androgenética Laboratorial: elevação da testosterona livre e/ou total
Oligo- ou anovulação	Ciclos menstruais < 21 dias ou > 35 dias em pelo menos seis ciclos por ano ou 3 ciclos consecutivos em amenorreia
US (morfologia ovariana)	12 ou mais folículos de 2 a 9 mm de diâmetro ou aumento do volume ovariano maior que 10 mℓ, na ausência de folículo dominante

US: ultrassonografia.

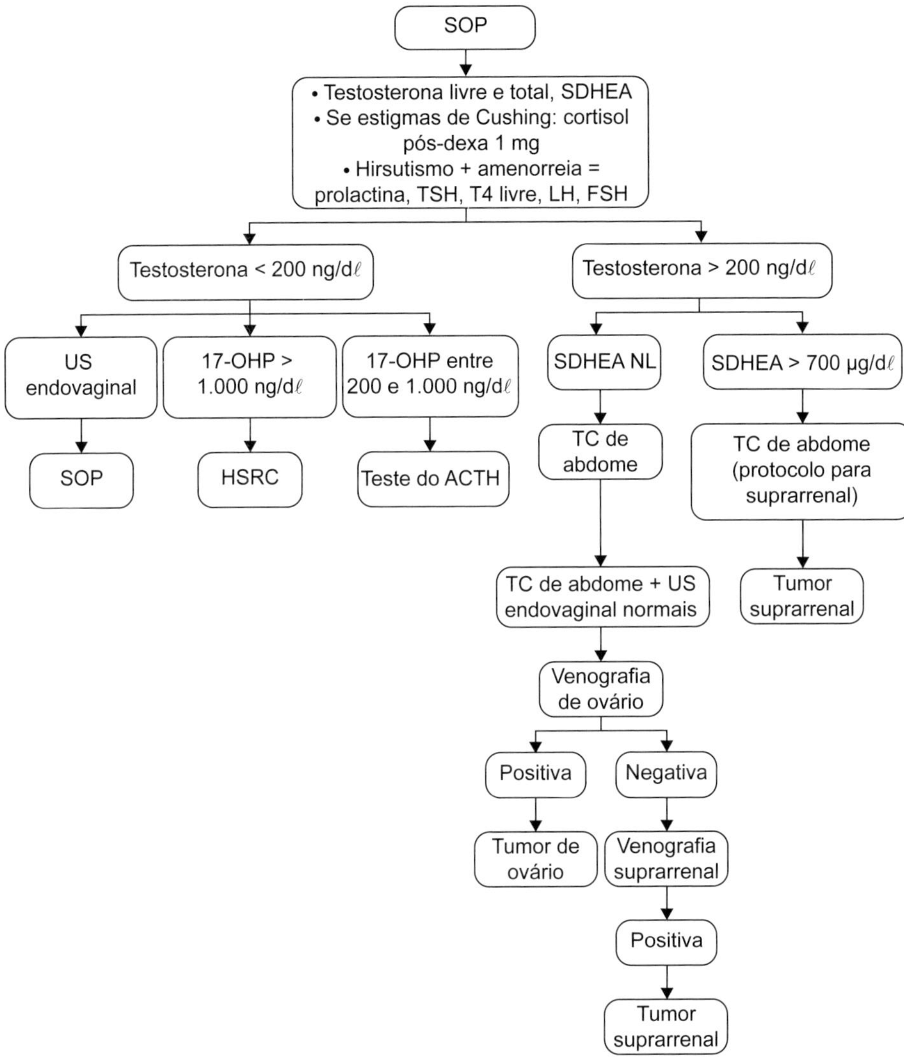

Figura 51.1 Avaliação laboratorial de síndrome dos ovários policísticos (SOP). HSRC: hiperplasia suprarrenal congênita; SDHEA: sulfato de desidroepiandrosterona; dexa: dexametasona; SOP: síndrome dos ovários policísticos; ACTH: hormônio adrenocorticotrófico; TC: tomografia computadorizada; US: ultrassonografia; TSH: hormônio tireoestimulante; LH: hormônio luteinizante; FSH: hormônio foliculoestimulante; T4: tiroxina; 17-OHP: hidroxiprogesterona; NL: normal.

Tratamento

Não medicamentoso

Dieta e exercício físico

Perda de cerca de 15% do peso corporal tem associação com diminuição dos níveis de androgênio, aumento da proteína ligadora de globulina e redução dos níveis basais de insulina, bem como pode restaurar ciclos ovulatórios e reduzir risco cardiovascular.

Medidas cosméticas

Clareamento, depilação, eletrólise, fotodepilação com *laser* para tratamento do hirsutismo.

Medicamentoso

A escolha da terapêutica farmacológica deve levar em consideração as características e expectativas da paciente, seu desejo ou não de engravidar.

A Tabela 51.2 mostra as principais medicações disponíveis para o tratamento da SOP.

Na Tabela 51.3 estão elencadas as indicações dos fármacos, de acordo com as diferentes situações.

Tabela 51.2 Tratamento farmacológico da SOP.

Supressão da hiperandrogenemia e regularização dos ciclos menstruais	Contraceptivos orais	Suprimem a secreção de gonadotrofinas (LH e FSH), diminuindo a produção ovariana de androgênios
	Análogos do GnRH de longa duração	Supressão do eixo hipotálamo-hipófise-suprarrenal
Agentes sensibilizadores de insulina	Metformina	Melhora as alterações endocrinometabólicas e a função ovulatória
	Tiazolidinedionas	Usadas em baixas doses, em casos selecionados
Tratamento do hirsutismo	Espironolactona	Inibição competitiva do receptor androgênico e inibição da atividade da 5α-redutase
	Ciproterona	Diminuição da testosterona e androstenediona circulantes, bem como dos níveis de LH
	Flutamida	Bloqueio do receptor androgênico, dose-dependente
	Drospirenona	Efeito antiandrogênico e antimineralocorticoide
	Finasterida	Inibição parcial da 5α-redutase tipo 2
Indução da ovulação	Metformina (terapia adjuvante)	Melhora sensibilidade à insulina e frequência de ovulação
	Citrato de clomifeno	Bloqueio do *feedback* negativo que resulta em aumento da secreção de FSH
	Letrozol (inibidor da aromatase)	Efeito na diminuição da quantidade de estrogênio sintetizado pelo organismo, aumento da sensibilidade dos folículos ao FSH ao acumular androgênios intraovarianos

SOP: síndrome dos ovários policísticos; LH: hormônio luteinizante; FSH; hormônio foliculoestimulante; GnRH: hormônio liberador de gonadotrofina.

Tabela 51.3 Indicações dos fármacos de acordo com as diferentes situações.

Mulheres na pré-menopausa	Contraceptivos orais – 1ª linha Contraceptivos orais + antiandrogênicos
Mulheres na pós-menopausa	Antiandrogênicos (espironolactona, ciproterona, flutamida, finasterida) – 1ª linha
Hirsutismo leve	Contraceptivos orais: etinilestradiol + drospirenona ou etinilestradiol + ciproterona
Hirsutismo moderado/grave	Contraceptivos orais + antiandrogênicos (espironolactona ou finasterida ou flutamina)
Irregularidade menstrual/resistência insulínica/síndrome metabólica	Associar metformina
Anovulação com desejo de engravidar	Metformina e/ou clomifeno
Hiperandrogenismo grave	Agonistas de GnRH

GnRH: hormônio liberador de gonadotrofina.

Leituras sugeridas

Eufrazino C, Bandeira MP, Bandeira F, Loureiro A. Síndrome dos ovários policísticos. In: Bandeira F, Mancini M, Graf H, Griz L, Faria M, Lazaretti-Castro M. Endocrinologia e diabetes. Rio de Janeiro: MedBook; 2015.

Legro RS, Arslanian SA, Ehrmann DA, Hoeger KM, Murad MH, Pasquali R et al. Diagnosis and treatment of polycystic ovary syndrome: an Endocrine Society clinical practice guideline. J Clin Endocrinol Metab. 2013; 98(12):4565-92.

52

Terapia Hormonal em Transgênero

Fernanda Victor | Bruno Caldas | Francisco Bandeira

Introdução

Transgênero ou, na forma abreviada, trans, são aqueles cujo sexo biológico atribuído ao nascimento difere de sua identidade de gênero atual ou expressão social. Apresentam uma diversidade de identidades de orientação sexual, de atrações e comportamentos.

Embora não existam dados globais precisos sobre o tamanho da população transexual, e o número depende da definição adotada, estima-se uma prevalência de 0,3 a 0,5%.

Terminologia

Denomina-se transição o período durante o qual os transgênero modificam suas características físicas, sociais e legais para o gênero oposto ao biológico.

O termo mulher transgênero refere-se a transexuais femininas às quais foi atribuído o sexo biológico masculino e estão no espectro de identificação como: mulheres, fêmeas, *male-to-female* (MTF), mulheres transexuais, mulheres trans e muitas outras identidades minoritárias diversificadas de gênero.

O termo homem transgênero refere-se a transexuais masculinos aos quais foi atribuído o sexo biológico feminino e estão no espectro de identificação como: homens, machos, *female-to-male* (FTM), homens transexuais, homens trans e muitas outras identidades minoritárias diversificadas de gênero.

Diagnóstico e avaliação

O diagnóstico deve ser realizado por um profissional da saúde mental considerando os critérios da quarta edição do Manual Diagnóstico e Estatístico de Transtornos Mentais da American Psychiatric Association (DSM-4), que utiliza o termo distúrbio de identidade de gênero (DIG) para tal designação. Caracteriza-se por forte e persistente identificação com o gênero oposto, desconforto com sua genitália ou com seu comportamento, bem como convicção de que seus sentimentos são típicos do sexo oposto. A identidade transexual deve ser persistente por pelo menos 2 anos para se configurar DIG e o distúrbio não deve ser parte de outra síndrome mental ou genética.

A alteração de sexo requer cinco etapas: avaliação diagnóstica, psicoterapia, vivenciar as mudanças (*real life experience* – RLE), hormonoterapia e cirurgia.

Durante as avaliações seriadas, devem ser observados os efeitos da feminilização e masculinização decorrentes da hormonoterapia usada, conforme descrito na Tabela 52.1.

Tratamento

O tratamento de indivíduos transgênero é desafiador e objetiva suprimir a secreção dos hormônios sexuais endógenos e desenvolver características fenotípicas do gênero desejado.

Transexualismo é um fenômeno multidimensional e requer uma abordagem multidisciplinar nas fases de diagnóstico e tratamento para fornecer aconselhamento adequado, confirmar o diagnóstico e evitar erros ou arrependimentos. Os indivíduos que vivenciam as características sexuais secundárias desejadas ratificam a adequação ao diagnóstico e decidem pela etapa cirúrgica irreversível. Uma avaliação prévia é fundamental e a elegibilidade e disponibilidade para o procedimento cirúrgico deve ser certificada por profissional de saúde mental e endocrinologista.

Os efeitos dos hormônios esteroides são mediados por receptores. Vários estudos de farmacogenômica sugerem que o polimorfismo desses receptores pode ser responsável pela diversidade de resposta dos sujeitos à hormonoterapia.

É imprescindível alertar os pacientes de que doses hormonais suprafisiológicas do sexo oposto aumentam os riscos de reações adversas e não proporcionam resultados melhores, além de esclarecer que existem metas físicas inatingíveis mesmo com tratamento otimizado.

Tabela 52.1 Efeitos da feminilização e masculinização decorrentes da hormonoterapia.

Efeitos masculinizantes (homem transgênero)	Efeitos feminilizantes (mulher transgênero)
Pele oleosa/acne Aumento da pilificação (face/corpo) Alopecia Aumento da força e massa muscular Redistribuição da gordura corporal Cessação da menstruação Hipertrofia de clitóris Atrofia vaginal Voz mais grave	Redistribuição da gordura corporal Diminuição da força e da massa muscular Maciez da pele e diminuição da oleosidade Redução da libido e das ereções espontâneas Disfunção sexual masculina Hipertrofia mamária variável Redução do volume testicular e da espermogênese Redução do crescimento do cabelo Alteração na voz

Alguns especialistas consideram o bloqueio da puberdade com a administração de análogos do hormônio liberador de gonadotrofina (GnRH) após atingir estágio 2 a 3 de Tanner, a fim de confirmar o diagnóstico, aliviar a disforia e evitar o desenvolvimento das características sexuais secundárias. Os adolescentes devem experimentar os primeiros sinais de puberdade, para que se observem as mudanças psicológicas com a mudança do seu padrão biológico. Caso desejado, esse tratamento pode ser interrompido e a puberdade fisiológica, retomada. As diretrizes também sugerem a administração de esteroides, juntamente com os análogos do GnRH, para indução da puberdade do gênero desejado a partir dos 16 anos, idade reconhecida como maioridade por muitos países. As doses atualmente preconizadas estão descritas na Tabela 52.2.

A terapia padrão inclui a administração de testosterona para homens transgênero (anteriormente denominados FTM) e de antiandrogênios e estrogênios para mulheres transgênero (MTF). Os regimes hormonais mais usados estão descritos na Tabela 52.3. As metas propostas são: estradiol sérico em níveis pré-menopausais (< 200 pg/dℓ) e testosterona a níveis femininos (< 55 pg/dℓ) para mulheres transgênero; enquanto no homem transgênero, procura-se atingir testosterona sérica na faixa fisiológica (320 a 800 ng/dℓ).

Recomenda-se o uso de estrogênios não sintéticos pelo menor risco de eventos tromboembólicos observado com o 17β-estradiol quando comparado ao etinilestradiol. As preparações transdérmicas constituem a primeira escolha para pacientes com elevado risco tromboembólico. Não se determinou a associação da hormonoterapia com maior incidência de tromboembolismo venoso (TEV) nesses pacientes, devendo-se limitar o rastreio de trombofilias aos indivíduos com história pessoal ou familiar de TEV e não monitorar níveis de D-dímero indiscriminadamente. Faz-necessário também considerar medidas profiláticas para TEV diante das múltiplas cirurgias muitas vezes necessárias para a mudança de sexo, não estando estabelecida a suspensão de hormonoterapia no período peroperatório.

Os efeitos da administração tópica dos hormônios esteroides ainda não estão completamente esclarecidos e não se recomenda rotineiramente.

Os indivíduos elegíveis para a intervenção cirúrgica devem preencher os seguintes critérios: idade mínima de 18 anos, uso dos hormônios do sexo oposto de maneira continuada e responsável por, pelo menos, 12 meses, transição social bem-sucedida durante 1 ano, acompanhamento compatível com as metas estabelecidas e conhecimentos de aspectos práticos da cirurgia (p. ex., custos, prováveis complicações, reabilitação etc.).

Tabela 52.2 Protocolo de indução da puberdade.

Indução da puberdade feminina	Indução da puberdade masculina
Doses crescentes (semestrais) de 17β-estradiol oral: ▪ 5 μg/kg/dia ▪ 10 μg/kg/dia ▪ 15 μg/kg/dia ▪ 20 μg/kg/dia ▪ 2 mg/dia (dose adulto)	Doses crescentes (semestrais) de testosterona intramuscular: ▪ 25 mg/m^2 a cada 2 semanas ▪ 50 mg/m^2 a cada 2 semanas ▪ 75 mg/m^2 a cada 2 semanas ▪ 100 mg/m^2 a cada 2 semanas

Tabela 52.3 Regimes hormonais em pacientes transgênero.

	Hormônios	Dose
Mulheres transgênero	**Estrogênio** Oral: estradiol	 2,0 a 6,0 mg/dia
	Transdérmico: *patch* estradiol	0,1 a 0,4 mg 2 vezes/semana
	Parenteral: valerato de estradiol ou cipionato	5 a 20 mg IM a cada 2 semanas
	Antiandrogênicos	
	Espironolactona	100 a 200 mg/dia
	Acetato de ciproterona	50 a 100 mg/dia
	Agonista GnRH (leuprolida)	3,75 mg IM mensal
Homens transgênero	**Testosterona** Parenteral: Enantato ou cipionato de testosterona Undecanoato de testosterona	 100 a 200 mg IM a cada 2 sem ou 50% semanal 1.000 mg IM a cada 12 sem (trimestral)
	Transdérmico: Testosterona gel 1% *Patch* testosterona Testosterona tópica axilar	 2,5 a 10,0 g/dia 2,5 a 7,5 mg/dia 30 mg 2 vezes/dia

Adaptada de Meriggiola et al., 2010. IM: via intramuscular.

Monitoramento

Em adultos, o monitoramento clinicolaboratorial deve ser feito a cada 3 meses no primeiro ano e, posteriormente, 1 a 2 vezes por ano. Devem ser monitorados:

- Hematócrito: monitorar nos homens transgênero, semestralmente. Excluir policitemia vera se ultrapassar 50%, e substituir esquema de reposição androgênica quando maior que 55% pelo elevado risco de hiperviscosidade e doença cardiovascular. Nesse caso, doses menores (25 mg IM semanalmente) podem ser administradas
- Prolactina: dosagem anual nas mulheres transgênero, tendo em vista que a terapia estrogênica pode hipertrofiar lactotrofos e aumentar o risco de prolactinomas
- Função hepática: pode ocorrer elevação transitória de transaminases em 15% dos pacientes submetidos à terapia androgênica, mas a toxicidade hepática é rara
- Perfil metabólico: nas mulheres transgênero, ocorre mudança favorável do perfil lipídico (aumento de lipoproteínas de alta densidade [HDL] e diminuição de lipoproteínas de baixa densidade [LDL]), todavia, observa-se ganho ponderal, elevação de pressão arterial e dos marcadores de resistência insulínica. Já nos homens transgênero, o perfil lipídico tende a se tornar mais aterogênico (redução de HDL e aumento de triglicerídeos), com efeitos na resistência insulínica ainda não definidos de forma direta

- Densidade mineral óssea (DMO): as mulheres transgênero tendem a apresentar mais osteoporose em relação aos homens transgênero. Recomenda-se o rastreamento de osteoporose em pacientes com fatores de risco (p. ex., indivíduos que suspenderam a terapia hormonal após gonadectomia). Os hormônios esteroides são importantes para preservação da DMO. Não há dados sobre risco/ocorrência de fraturas relacionadas com a hormonoterapia
- Neoplasias: seguir protocolos gerais para rastreamento de câncer de mama em mulheres transgênero, pois existem poucos casos relatados na literatura. Em virtude dos relatos de neoplasia ovariana, pode-se considerar a possibilidade de histerectomia e ooforectomia para prevenção de neoplasia do trato reprodutivo, porém alguns homens transgênero desejam filhos biológicos. Câncer de próstata também se mostrou raro e pouco provável pelas medidas antiandrogênicas, adotando o rastreamento convencional após os 50 anos de idade.

Leituras sugeridas

Hembree WC, Cohen-Kettenis P, Delemarre-van de Waal HA, Gooren LJ, Meyer WJ 3rd, Spack NP et al. Endocrine treatment of transsexual persons: an Endocrine Society clinical practice guideline. J Clin Endocrinol Metab. 2009; 94(9):3132-54.

Meriggiola MC, Jannini EA, Lenzi A, Maggi M, Manieri C. Endocrine treatment of transexual persons: an Endocrine Society Clinical Practice Guideline: commentary from an European perspective. Eur J Endocrinol. 2010; 162(5):831-3.

Reisner SL, Poteat T, Keatley J, Cabral M, Mothopeng T, Dunham E et al. Global health burden and needs of transgender populations: a review. Lancet. 2016; 388(10042):412-36.

53

Disfunção Erétil

Vanessa Caroline Costa Machado Mazullo | Viviane Pereira de Araújo | Francisco Bandeira

Definição

É a inabilidade persistente de se atingir e/ou manter ereção suficiente para uma relação sexual.

Fatores de risco

Entre os fatores de risco para disfunção erétil, destacam-se sedentarismo, obesidade, tabagismo, etilismo, hipercolesterolemia, síndrome metabólica e causas de doença cardiovascular (hipertensão, dislipidemia, disfunção endotelial e diabetes).

Etiologia

A disfunção erétil psicogênica deve ser atribuída à relação de estresse, ansiedade no desempenho, ou transtornos psicológicos como depressão ou esquizofrenia. Já a disfunção erétil orgânica pode ser atribuída a anormalidades penianas como fimose, líquen escleroso, curvatura peniana (curvatura congênita ou doença de Peyronie), fibrose do corpo cavernoso, priapismo recorrente, distúrbios neurológicos (Parkinson, Alzheimer, esclerose múltipla, doença medular), neuropatia autonômica, disfunção endotelial, doença microvascular associada com diabetes.

Diagnóstico

O diagnóstico é feito pela obtenção da história sexual: descrição detalhada do problema com duração dos sintomas; precipitantes; história médica, psiquiátrica e cirúrgica; história de relações sexuais prévias; orientação sexual; etilismo; tabagismo; uso de drogas ilícitas;

início e duração do problema erétil; tratamentos; estado sexual do parceiro; ereções matutinas; problemas com ejaculação e orgasmo. Depois, realiza-se o exame físico, que consiste em exame genital (desvio peniano durante a tumescência, dor, sintomas de hipogonadismo); toque retal em pacientes com mais de 40 anos de idade; exame físico geral e neurológico. Os exames laboratoriais a serem pedidos são perfil lipídico, função renal, perfil hepático, glicemia de jejum e hemoglobina glicada, testosterona total, hormônios luteinizante (LH) e foliculoestimulante (FSH), prolactina, globulinas ligadoras do hormônio sexual (SHBG), antígeno prostático específico (PSA) total e livre (pacientes com mais de 50 anos de idade com exame retal alterado), teste com inibidor da fosfodiesterase 5 (PDE5). Caso o teste com inibidor da PDE5 seja negativo, devem ser realizados os testes de rigidez e tumescência peniana noturna, ao menos por 2 noites. Um mecanismo funcional erétil é indicado por um evento erétil de ao menos 60% de rigidez. Em casos especiais:

- Injeção intracavernosa: teste que fornece informação limitada sobre o estado vascular. Um teste positivo e uma resposta erétil que aparece 10 min após a injeção e permanece por 30 min. Essa resposta indica função erétil funcional, e a ereção deve coexistir com insuficiência arterial e/ou disfunção venoclusiva
- Ultrassonografia Doppler do pênis: pico de fluxo sistólico > 30 s, velocidade diastólica de < 3 cm/s e índice de resistência > 0,8 geralmente são considerados normais.

Tratamento

O objetivo do tratamento é identificar e tratar as causas de disfunção erétil curáveis. Consiste em mudança de estilo de vida, modificação de fatores de risco, aconselhamento educacional aos pacientes e seus parceiros, tratamento das causas reversíveis como hipogonadismo, hipertireoidismo, hipotireoidismo, hiperprolactinemia e suspensão de fármacos que devem afetar a resposta sexual: anti-hipertensivos, antiandrogênios, medicamentos que causam hiperprolactinemia (Tabela 53.1).

Hipogonadismo

As causas de hipogonadismo devem ser investigadas antes do tratamento com testosterona. Homens com testosterona < 200 ng/ℓ devem se beneficiar de reposição de testosterona por mais de 6 meses.

Primeira linha de tratamento

Os inibidores da PDE5 (p. ex., sildenafila, tadalafila, vardenafila) são eficazes e seguros. Dentre os efeitos adversos, destacam-se cefaleia, dispepsia, mialgia e rinite. É recomendado que os pacientes recebam oito doses de inibidores da PDE5 com estímulo sexual na dose máxima para serem classificados como não respondedores (Tabela 53.2).

Tabela 53.1 Fármacos associados a disfunção erétil.

Antidepressivos	Inibidores seletivos da recaptação de serotonina Inibidores da monoaminoxidase Antidepressivos tricíclicos
Anti-hipertensivos	Betabloqueadores Verapamil Metildopa Clonidina
Fármacos cardíacos e diuréticos	Digoxina, amiodarona Espironolactona e tiazídicos
Hormonais	Antiandrogênios (acetato de ciproterona, flutamida) Leuprorrelina Inibidores da 5α-redutase Corticosteroides Cetoconazol
Antagonistas do receptor de histamina	Ranitidina, cimetidina

Tabela 53.2 Inibidores da PDE5 mais comuns usados no tratamento da disfunção erétil.

Fármaco	Dose	Tempo de início (min)	Meia-vida (h)	Duração (h)
Sildenafila (Viagra®)	25 a 100 mg	30 a 60	4	4 a 8
Tadalafila (Cialis®)	5 mg/dia ou 10 a 20 mg na demanda	45	17,5	24 a 36
Vardenafila (Levitra®)	10 a 20 mg na demanda	25 a 40	4 a 5	6

Dispositivos de ereção a vácuo são altamente efetivos independentemente da etiologia. Os efeitos adversos incluem dor local, falência para ejacular, pênis frio e necrose peniana (raro). Podem ser usados isoladamente ou em combinação com outro tratamento.

SILDENAFILA

É efetiva em 30 a 60 min após sua administração. Sua eficácia é reduzida após uma refeição pesada ou gordurosa devido à absorção prolongada. Deve ser administrada nas doses de 25, 50 e 100 mg, iniciando-se com 50 mg e aumentando-se a dose de acordo com a resposta do paciente e seus efeitos adversos. A eficácia deve ser mantida acima de 12 h.

TADALAFILA

É efetiva 30 min após sua administração, com melhor eficácia após cerca de 2 h. A eficácia é mantida por até 36 h e não há alteração com a alimentação. No tratamento de demanda, as doses recomendadas são 10 e 20 mg.

VARDENAFILA

Tem eficácia 30 min após sua administração, porém, é alterada com a alimentação. No tratamento de demanda, as doses recomendadas são 5, 10 e 20 mg. Recomenda-se iniciar 10 mg, que devem ser ajustados de acordo com a resposta do paciente e seus efeitos adversos. É 10 vezes mais potente que a sildenafila, embora sua dose não necessariamente signifique maior eficácia.

A escolha ou preferência entre os diferentes inibidores da fosfodiesterase depende da frequência do intercurso (uso ocasional ou regular 3 a 4 vezes/semana) e a experiência pessoal do paciente. É necessário saber se o fármaco é de longa ou curta duração, suas possíveis desvantagens e como usá-lo.

NOVOS INIBIDORES DA PDE5

O avanafil, recentemente introduzido no mercado em outros países, além de apresentar eficácia superior aos fármacos já existentes, oferece menor interferência (interação) com os nitratos. Deve ser usado na dose de 200 mg na primeira administração, 30 a 45 min após ingesta alimentar. Apresenta-se com janela terapêutica entre 30 min e 6 h, sendo considerado um fármaco de ação intermediária. O mirodenafil, em alguns estudos, tem demonstrado efeitos sinérgicos com os bloqueadores α_1-adrenérgicos (p. ex., tamsulosina e alfuzosina) na melhora dos sintomas obstrutivos do trato urinário inferior em pacientes com hiperplasia benigna da próstata.

Segunda linha de tratamento

A injeção intracavernosa; alprostadil intrauretral (2,5 a 20 μg) aumenta a concentração de adenosina monofosfato (AMP) cíclico, resultando no relaxamento do músculo. O alprostadil intracavernoso é mais eficaz como monoterapia na dose de 5 a 40 μg. Foi o primeiro fármaco a ser aprovado para tratamento de disfunção erétil intracavernosa. A ereção aparece após 5 a 15 min e sua duração está relacionada com a dose injetada. A taxa de eficácia é superior a 70%, com resposta de atividade sexual acima de 94% e média de satisfação entre 87 e 93,5% nos pacientes e de 86 a 90% em seus parceiros.

As complicações incluem dor peniana, ereção prolongada, priapismo e fibrose. A dor pode ser aliviada com a adição de bicarbonato de sódio ou anestesia local. Fibrose cavernosa normalmente melhora em poucos meses após a descontinuação temporária do fármaco. Efeitos colaterais sistêmicos são raros. O mais comum é hipotensão, especialmente no uso de doses altas. Contraindicações incluem homens com história de hipersensibilidade ao alprostadil, homens com risco de priapismo e com distúrbios de coagulação.

Pacientes não responsivos ao fármaco oral devem ser submetidos a injeção intracavernosa, com uma alta taxa de sucesso de 85%.

Terceira linha de tratamento

A prótese peniana deve ser oferecida a todos pacientes relutantes a considerar, não responsivos, ou incapazes de continuar com a terapia médica ou dispositivos externos. É adequada para aqueles com doença orgânica grave. Deve ser considerada naqueles pacientes não responsivos à farmacoterapia ou que prefiram uma solução permanente para o problema. Os tipos de implantes penianos incluem infláveis e maleáveis. A maioria dos pacientes prefere as três peças de dispositivos infláveis porque a ereção obtida é mais natural. Esse tipo de dispositivo inclui um reservatório separado localizado na cavidade abdominal.

A prótese maleável resulta em pênis firme, que deve ser manualmente colocado em estado erétil ou flácido.

Efeitos cardiovasculares

Resultados de ensaios clínicos têm demonstrado que os inibidores da PDE5 não aumentam o risco de infarto do miocárdio. Nenhum deles teve um efeito adverso no tempo total do teste ergométrico ou tempo para isquemia durante teste de exercício em homens com angina estável.

Sildenafila não altera a contratilidade cardíaca ou o consumo de oxigênio do miocárdio. O uso crônico ou sob demanda é bem-tolerado com um perfil de segurança similar. Nitratos são contraindicados com esses fármacos. Se um paciente que tomou um inibidor da PDE5 desenvolver dor torácica, a nitroglicerina não deve ser usada em pelo menos 24 h caso tenha sido usada sildenafila, e por ao menos 48 h caso tenha sido usada tadalafila. Novas formulações de sildenafila poderão proporcionar efeito mais duradouro com menos reações adversas.

Osteoporose e disfunção erétil

Estudos demonstram que pacientes com disfunção erétil apresentam risco 3 vezes maior de desenvolver osteoporose em relação aos pacientes sem a doença. Isso ocorre porque as duas doenças compartilham os mesmos fatores de risco, como: doença cardiovascular, diabetes, dislipidemia, hipertensão, doença renal crônica e síndrome metabólica.

Nesses pacientes, uma série de condições aumenta o risco de fraturas, como: nível de testosterona livre baixo, disfunção endotelial por aumento de interleucinas inflamatórias, baixa reserva de vitamina D, transtornos do sono, demência e depressão.

Dessa maneira, disfunção erétil é considerada preditor precoce de osteoporose, sendo indicada em todo paciente, principalmente entre 40 e 59 anos de idade, a realização de densitometria óssea para rastreio de osteoporose.

Novas terapias

Estudos envolvendo a terapia com células-tronco em ratos diabéticos com disfunção erétil mostraram aumento na expressão do óxido nítrico endotelial vascular e aumento de secreção de citocinas que participam da angiogênese e do crescimento endotelial, promovendo maior sobrevida celular e proteção contra apoptose.

Terapia com células-tronco tem um grande potencial como estratégia terapêutica efetiva para pacientes diabéticos com disfunção erétil.

Leituras sugeridas

Hakky TS, Wang R, Henry GD. The evolution of the inflatable penile prosthetic device and surgical innovations with anatomical considerations. Curr Urol Rep. 2014; 15(6):410.

Hosny KM, Aljaeid BM. Sildenafil citrate as oral solid lipid nanoparticles: a novel formula with higher bioavailability and sustained action for treatment of erectile dysfunction. Expert Opin Drug Deliv. 2014; 11(7):1015-22.

Khoder WY, Waidelich R, Seitz M, Becker AJ, Buchner A, Trittschler S et al. Do we need the nerve sparing radical prostatectomy techniques (intrafascial vs. interfascial) in men with erectile dysfunction? Results of a single-centre study. World J Urol. 2015; 33(3):301-7.

Li M, Li H, Ruan Y, Wang T, Liu J. Stem cell therapy for diabetic erectile dysfunction in rats: a meta-analysis. PLoS One. 2016;11(4):e0154341.

Park HJ, Moon KH, Lee SW, Lee WK, Kam SC, Lee JH et al. Mirodenafil for the treatment of erectile dysfunction: a systematic review of the literature. World J Mens Health. 2014; 32(1):18-27.

Wu CH, Lu YY, Chai CY, Su YF, Tsai TH, Tsai FJ et al. Increased risk of osteoporosis in patients with erectile dysfunction: A nationwide population-based cohort study. Medicine (Baltimore). 2016; 95(26):e4024.

7
PARTE

Endocrinologia Pediátrica

54

Baixa Estatura

Paulo Alonso Garcia Alves Junior | Micheline Abreu Rayol de Souza |
Izabel Calland Ricarte Beserra | Marilia Martins Guimarães | Mateus de Carvalho Tínel

Definição

A queixa de baixa estatura (BE) é comum nos atendimentos em endocrinologia pediátrica. Às vezes, os encaminhamentos são feitos de maneira desnecessária, por erros de aferição da medida ou de anotação no gráfico de crescimento. A criança deve ser medida até os 2 anos de idade, deitada (comprimento), com a régua apropriada, e, após essa idade, na posição supina (altura), em estadiômetro fixo a uma parede. O ideal é que se realizem duas medições, que não devem se diferenciar em mais de 0,5 cm. A seguir, deve-se comparar essa medida aos padrões para mesma idade e sexo com as curvas de crescimento. Recomenda-se o uso das curvas da Organização Mundial da Saúde (OMS) para crianças até os 2 anos de idade e do Centers for Disease Control and Prevention (CDC, 2000) para as maiores, até os 20 anos. Ambas podem ser obtidas gratuitamente no seguinte endereço eletrônico: www.cdc.gov/growthcharts. A medida de bebês prematuros deve ser corrigida para idade gestacional no primeiro ano de vida. Além do percentil observado na curva de crescimento, devem-se calcular também os desvios padrão (DP) abaixo da estatura mediana utilizando o *z-score*. O cálculo do *z-score* deve ser feito da seguinte maneira:

$$Z = \frac{\text{Estatura atual} - \text{estatura da média populacional}}{\text{Desvio padrão para idade e sexo}}$$

Mais importante do que uma avaliação pontual é avaliar o ritmo de crescimento, calculando a velocidade de crescimento, que varia durante as fases da vida da criança, sendo maior no lactente (12 a 25 cm/ano), diminuindo durante a infância (5 a 8 cm/ano) e voltando a aumentar na puberdade (8 a 14 cm/ano). Existem curvas de padrão de velocidade de crescimento que podem ser usadas nessa avaliação, sendo considerada velocidade de crescimento baixa quando a criança encontra-se abaixo do percentil 25. A estatura do paciente deve ser comparada ao padrão familiar, avaliando-se o alvo genético. O cálculo do alvo genético pode ser feito da seguinte maneira:

$$\text{Alvo genético} = \frac{\text{altura do pai} + \text{altura da mãe} \pm 8{,}5 \text{ cm}}{2}$$

Assim, a BE é definida quando a criança encontra-se 2 DP abaixo da média para o sexo e a idade cronológica, que corresponde ao percentil 3 das curvas de crescimento.

Variantes do crescimento normal

A maioria das crianças com BE não tem nenhuma doença e está dentro das variantes normais do crescimento, que são:

- BE idiopática (BEI): criança sem evidência de alteração sistêmica, nutricional, endócrina ou sindrômica, com peso normal ao nascer e secreção adequada de hormônio do crescimento (GH). Dentre esses pacientes estão aqueles com componente familiar e/ou atraso do crescimento de puberdade
- BE familiar: pacientes com velocidade de crescimento normal baixa, estatura dentro do alvo genético, maturação óssea compatível com a idade cronológica e idade normal de início de puberdade
- Atraso constitucional do crescimento e puberdade: essas crianças nascem com tamanho adequado e começam a desviar na curva de crescimento no primeiro ano de vida. Este desvio pode permanecer até o 3º ou 4º ano de vida, quando elas continuam a crescer paralelas ao percentil 3. É mais comum em meninos. Devido à associação desse padrão de crescimento com história familiar, sugere-se o envolvimento de um componente genético. A maturação óssea é atrasada e compatível com a idade estatural. Esses pacientes costumam ter altura adulta normal, porém muitos deles permanecem com BE em decorrência de uma sobreposição do padrão familiar
- Pequeno para idade gestacional (PIG): a definição de PIG é controversa. O Consenso Latino-americano define como PIG aqueles que nascem com peso e/ou estatura abaixo de 2 DP da média para idade gestacional. A maioria das crianças PIG recupera o crescimento (*catch-up*) até os 2 anos de idade. Entretanto, 10 a 15% dessas crianças continuam com BE e abaixo do alvo genético durante a infância e a vida adulta, apesar de adequada secreção do GH, casos considerados resistentes à ação do GH.

Causas de baixa estatura

O crescimento é um bom parâmetro de saúde na criança. Na Tabela 54.1 estão elencadas as principais causas relacionadas com BE.

Tabela 54.1 Causas de baixa estatura.

Variantes do crescimento normal	▪ Baixa estatura idiopática ▪ Baixa estatura familiar ▪ Atraso constitucional do crescimento e da puberdade ▪ Pequeno para idade gestacional (PIG) sem recuperação
Doenças crônicas	▪ Desnutrição ▪ Insuficiência renal crônica ▪ Doença hepática ▪ Doenças pulmonares • Asma • Fibrose cística ▪ Doenças cardíacas ▪ Doenças gastrintestinais • Doença inflamatória intestinal • Doença celíaca • Síndrome do intestino curto ▪ Doença imunológica ▪ Infecção pelo HIV ▪ Imunodeficiências ▪ Doenças reumatológicas ▪ Doenças hematológicas ▪ Neoplasias ▪ Excesso de glicorticoides ▪ Quimioterapia e radioterapia ▪ Doenças genéticas (mais comuns) • Síndrome de Down • Síndrome de Turner • Síndrome de Silver-Russell ▪ Doenças endócrinas • Hipotireoidismo • Deficiência de hormônio do crescimento (GH) • Resistência ao GH • Hipercortisolismo • Puberdade precoce

Doenças orgânicas

A desnutrição é uma importante causa de BE em todo mundo, seja por condições socioeconômicas ou por doenças crônicas que alteram a ingestão, a absorção ou levam a perda de nutrientes. Nesses casos, é comum um comprometimento da estatura e do peso com maturação óssea atrasada. Além da própria doença de base, o crescimento pode ser alterado pelo tratamento desta (p. ex., glicocorticoides).

Síndromes genéticas

A BE está associada a várias síndromes genéticas, de maneira que é preciso estar atento a características dismórficas nesses pacientes. Em muitos casos, eles já podem apresentar alteração do crescimento ao nascimento e geralmente têm maturação óssea compatível com a idade cronológica. As medidas dos segmentos superior e inferior ajudam a detectar desproporções (osteocondrodisplasias). Tanto anormalidades cromossômicas (p. ex., síndromes de Down e Turner) como não cromossômicas, como as síndromes de Noonan, Prader-Wilii, Silver-Russell (ver Figura 54.1) podem apresentar déficit de crescimento. Mutações no gene *SHOX* (*short stature homeobox*) estão presentes em alguns pacientes com BEI. Este gene também é responsável pela BE nas síndromes de Turner e de Léri-Weill.

Doenças endócrinas

Correspondem a um percentual pequeno das crianças com BE e são listadas a seguir.

- Hipotireoidismo: é a causa endócrina mais comum, sendo a maioria decorrente de doença autoimune da tireoide (tireoidite de Hashimoto). Esses pacientes apresentam velocidade de crescimento baixa, maturação óssea atrasada, além de outras características dessa disfunção
- Deficiência de GH (DGH): causa rara de BE (< 1%). Pacientes nascem com tamanho normal e podem apresentar algumas manifestações no período neonatal (hipoglicemia, icterícia prolongada, micropênis). Os pacientes apresentam baixa velocidade de crescimento e maturação óssea atrasada. Quando não diagnosticados precocemente, evoluem com grave BE. Essa doença pode estar associada à deficiência de outras trofinas hipofisárias (hipopituitarismo). Nos casos congênitos, pode haver fenótipo sugestivo (Figura 54.2). Crianças submetidas à radiação craniana ou que tiveram infecção ou trauma do sistema nervoso central têm maior risco de desenvolver a deficiência desse hormônio

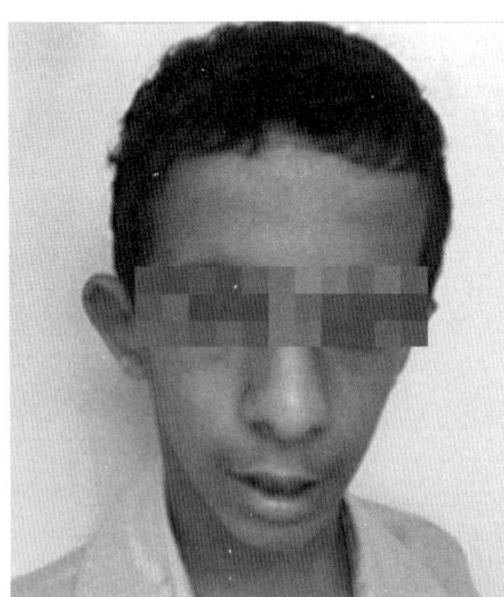

Figura 54.1 Síndrome de Silver-Russell: fácies característica.

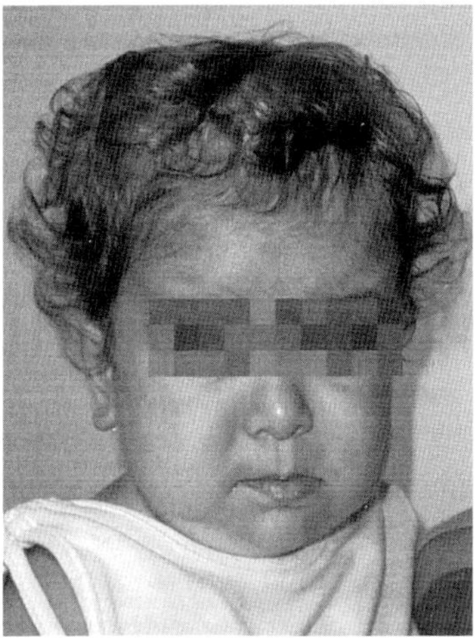

Figura 54.2 Fenótipo de menina com diagnóstico de deficiência de hormônio do crescimento.

- Resistência ao GH: causa raríssima de BE. Ocorre por anormalidades no receptor ou nas vias de transdução intracelular do GH, deficiência ou resistência ao fator de crescimento semelhante à insulina tipo 1 (IGF-1)
- Hipercortisolismo: o excesso de glicocorticoides é uma causa de BE. Na infância, geralmente é de causa exógena. Apesar de rara, a síndrome de Cushing pode causar BE com velocidade de crescimento baixa, maturação óssea atrasada e obesidade
- Puberdade precoce: a puberdade precoce é uma causa de alta estatura na infância mas, com fechamento precoce das epífises por ação dos esteroides sexuais, promove BE na vida adulta.

Diagnóstico

A investigação clínica do paciente com BE deve iniciar-se com cuidadosa anamnese, observando-se o início do quadro (diferenciação entre casos congênitos *versus* adquiridos), fatores desencadeantes (traumatismo cranioencefálico, uso de medicações), sintomas associados (diarreia, perda de peso, cefaleia, artralgias). A história gestacional e do parto traz informações fundamentais para a possibilidade de deficiência ou resistência ao GH. Uma anamnese dirigida quanto ao crescimento intrauterino retardado, parto complicado, uso de fórceps, peso ou comprimento baixo para a idade gestacional, hipoglicemia neonatal, micropênis, icterícia neonatal e asfixia neonatal traz informações imprescindíveis. Na história familiar, a avaliação de início da puberdade e sua progressão, e o histórico de BE ou outras endocrinopatias nos familiares próximos podem sugerir etiologias. Prática de exercício físico de alto impacto, exposição solar, sono tranquilo e ingestão de cálcio diário devem ser questionados no cotidiano do paciente. O diário alimentar da criança, pesquisando a ingestão de macro- e micronutrientes e a existência de anemia, excluindo-se a possibilidade de intolerâncias e alergias alimentares também faz parte da pesquisa. Uma avaliação psicológica da criança pode ajudar na exclusão de privação afetiva.

A investigação complementar deve ser iniciada com avaliação da idade óssea, usando radiografia do punho esquerdo, com concomitante coleta de exames gerais para a avaliação de doenças sistêmicas e função tireoidiana. Os exames sanguíneos incluem: hemograma completo, velocidade de hemossedimentação (VHS), eletrólitos, função renal e hepática, cálcio, fósforo, magnésio e fosfatase alcalina, hormônio tireoestimulante (TSH) e tiroxina (T4) livre. Devem ser feitas também análise dos elementos anormais da urina (EAS), urinocultura e pesquisa de parasitas em fezes. Para os pacientes com sintomatologia digestiva, deve-se realizar avaliação de doença celíaca com dosagem total de imunoglobulina A (IgA) e IgA antitransglutaminase. Inventário ósseo deve ser solicitado em caso de suspeição de displasias ósseas. Por fim, deve-se avaliar o cariótipo em meninas e em meninos com anormalidade genital e função tireoidiana (Figura 54.3).

Após correção das causas pediátricas e da função tireoidiana, deve-se avaliar a velocidade de crescimento com um intervalo de, no mínimo, 3 meses, para prosseguir a complementação com os demais exames. A complementação seria a avaliação do eixo somatotrófico com dosagens de IGF-1 e testes de estímulo do GH.

As dosagens de IGF-1 e proteína ligadora-3 do IGF (IGFBP-3) são pouco sensíveis para pacientes PIG, cujos valores encontram-se próximos a –1 DP. Valores menores que –2 DP são mais específicos nas crianças menores. Em crianças com mais de 3 a 5 anos de idade, valores baixos teriam maior correlação com a BE. Na puberdade, é necessário correlacionar com a idade óssea. A dosagem de GH de forma aleatória não deve ser usada, uma vez que sua liberação acontece de modo irregular durante as 24 h.

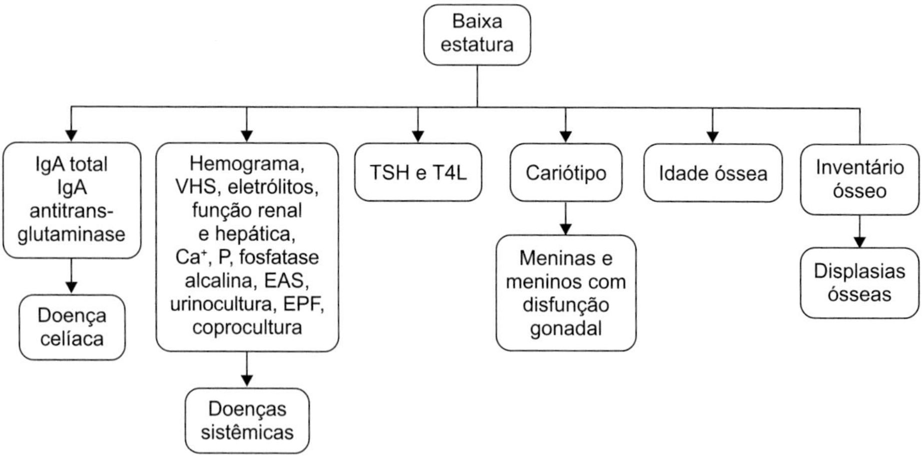

Figura 54.3 Fluxograma para avaliação inicial de baixa estatura. IgA: imunoglobulina 1; VHS: velocidade de hemossedimentação; EAS: elementos anormais e sedimentos; EPF: exame parasitológico de fezes; THS: hormônio tireoestimulante; T4: tiroxina livre.

O diagnóstico da deficiência de GH deve ser feito com pelo menos 2 testes de estímulo diferentes, em momentos distintos. As funções tireoidiana e suprarrenal devem ser avaliadas antes da realização desses testes, pela necessidade do eutireoidismo e normocortisolismo para uma resposta adequada do GH. Os testes de geração mais usados para avaliação de DGH estão listados na Tabela 54.2. Atualmente, o diagnóstico de DGH é considerado quando o pico após estímulos é menor que 5 ng/mℓ. Em pacientes em idade puberal, sem características sexuais secundárias, é sugerido o uso de esteroides sexuais, conhecido como *priming*, para a realização dos testes. Em meninas, preconiza-se o uso de 5 mg de estrogênio conjugado na noite anterior e na manhã do teste ou 50 a 100 mg/kg/dia de etinilestradiol por 3 dias consecutivos antes do teste. Em meninos, 100 mg de testosterona de depósito 3 dias antes do teste.

Após confirmado DGH ou hipopituitarismo, a região hipotálamo-hipofisária deve ser avaliada por ressonância magnética (RM).

Tratamento

As decisões a respeito do tratamento dependem das perspectivas do médico e da família, considerando se a BE é causada por um déficit de GH ou outro distúrbio. O objetivo terapêutico é acelerar o crescimento durante a infância para atingir a altura máxima adulta ou aliviar o prejuízo psicossocial, considerando uma relação custo-benefício favorável.

Na DGH, a base da terapia é reposição fisiológica com hormônio de crescimento recombinante (rhGH) na dose média de 0,24 mg/kg/dia, de aplicação diária subcutânea. Após término do crescimento em pacientes com DGH isolada e nas formas idiopáticas de DGH, é importante fazer novo teste (em geral com teste de tolerância à insulina [ITT]) várias semanas após de retirada do medicamento, para avaliar se a deficiência ao GH persiste, uma vez que 50 a 65% dos pacientes mostrarão resposta normal de GH ao ITT.

Atualmente, o tratamento com rhGH pode ser usado em outras situações sem deficiência mas associadas com BE, nas quais o propósito da terapia é normalizar o crescimento por curto (altura e velocidade de crescimento) e longo prazo (estatura final). Nessas situações, rhGH é iniciado assim que a condição for diagnosticada ou quando a velocidade de crescimento cair abaixo do normal. Além de melhorar o crescimento, rhGH também pode ser usado para melhorar a composição corporal, como na síndrome de Prader-Willi. As indicações licenciadas atualmente nos EUA são apresentadas na Tabela 54.3.

Tabela 54.2 Substâncias administradas nos testes de estímulo de hormônio do crescimento.

Substância	Dose	Dose máxima	Tempo das amostras (min)
Insulina IV	0,05 UI/kg	0,1 UI/kg	0, 15, 30, 60, 75, 90, 120
Glucagon IM	0,03 mg/kg	1 mg	0, 30, 60, 90, 120, 150, 180
Clonidina VO	0,15 mg/m²	–	0, 30, 60, 90
Levodopa VO	125 a 500 mg	–	0, 60, 90
GHRH IV	1 μg/kg	–	0, 15, 30, 45, 60, 90, 120

GHRH: hormônio liberador do hormônio de crescimento; IM: via intramuscular; IV: via intravenosa; VO: via oral.

Tabela 54.3 Doses utilizadas de rhGH no tratamento das diferentes doenças.

Diagnóstico	Indicação	mg/kg/semana
Deficiência de GH	VC baixa para idade GH < 5 ng/mℓ (2 testes de estímulo)	0,17 a 0,3 (0,24)
Síndrome de Turner	Altura < p5 (meninas normais) 4 anos antes do início do estrogênio	0,375
Insuficiência renal crônica	Pré-púbere com BE Pré-transplante	0,35
Síndrome de Prader-Willi	Melhorar composição corporal Promover o crescimento	0,24
PIG sem crescimento de recuperação	> 2 a 4 anos de idade se altura < – 2 DP (< p3)	0,48
Baixa estatura idiopática	Altura < percentil 1 (< –2,25 DP) sem causa determinada	0,37
Deficiência do gene *SHOX*	Baixa estatura ou retardo de crescimento	0,35
Síndrome de Noonan	Baixa estatura	0,462

rhGH: hormônio de crescimento recombinante; GH: hormônio do crescimento; VC: velocidade de crescimento; BE: baixa estatura; PIG: pequeno para a idade gestacional; DP: desvios padrão.

Nos casos variantes do crescimento normal, pode-se considerar o tratamento com rhGH, na dose de 0,2 a 0,375 mg/kg/sem. A aplicação diária é mais eficaz, e um ajuste da dose pode influenciar o efeito: doses mais altas e ajustes de dose para atingir valores de IGF-1 no limite superior da normalidade resultam em crescimento mais rápido e talvez maior altura adulta; dobrar a dose durante a puberdade até o fechamento das epífises também parece aumentar a altura adulta.

Rastreamento

Durante o tratamento com rhGH em crianças deve-se monitorar, além do crescimento, efeitos adversos e valores séricos de IGF-1 (+ IGFBP-3), apesar dos baixos riscos de efeitos adversos, como hipertensão intracraniana benigna e doença de Legg-Calvé-Perthes, em pacientes com queixas de cefaleia ou dor na perna e claudicação durante o tratamento, além de intolerância à glicose. A dose de rhGH pode ser reajustada para obter uma resposta de crescimento com valores de IGF-1 (relação IGF-1/IGFBP-3) no limite superior de normalidade para a idade.

A eficácia na BEI é positivamente influenciada por menor idade ao início do tratamento, atraso na maturação óssea e maior altura dos pais (e negativamente em pais mais baixos). O tratamento com rhGH pode aumentar a estatura adulta em 3 a 7,1 cm, com ampla variação. O tratamento, quando eficaz, deve ser mantido até o término do crescimento.

IGF-1 recombinante tem sido usado no tratamento da deficiência grave de IGF-1 (alterações no gene do receptor de GH, das vias de sinalização intracelular do receptor de GH e alterações do gene de IGF-1), além dos casos de deleções do gene *GH1* do GH que desenvolvem anticorpos ao rhGH. Nos EUA, no Japão e na Europa, seu uso está aprovado para o tratamento da resistência periférica ao GH: deficiência grave de IGF-1 associada a uma secreção normal ou aumentada ao GH. Em pacientes com BEI não responsivos ao tratamento com rhGH, a IGF-1 poderia ser uma opção, embora haja poucos dados sobre a eficácia e segurança do tratamento neste grupo.

Inibidores da aromatase (que reduzem a produção de estrogênio e atrasam a maturação óssea) têm sido usados experimentalmente em meninos para prolongar o crescimento puberal e aumentar a altura adulta, mas são mais caros e têm menos efeitos em acelerar o crescimento do que os androgênios. Os ganhos na altura adulta são em torno de 4,1 a 6,1 cm. Considerando os potenciais efeitos adversos da deficiência de estrogênio durante o crescimento puberal, incluindo deformidades vertebrais, os inibidores da aromatase não podem ser recomendados para tratamento da BE fora de estudos clínicos.

Para a maioria das crianças com BE familiar ou atraso constitucional do crescimento (ACCP), apenas acompanhamento e apoio psicológico são suficientes. Geralmente a previsão de estatura adulta (e altura eventualmente atingida) se aproxima do alvo genético, consistente com a altura dos pais. Apesar de se sugerir que a criança com BE tenha menor competência social e mais problemas do que seus pares com altura normal, a inteligência dos meninos com BEI é normal, e seus problemas sociais em geral são transitórios. O tratamento com rhGH nesses meninos não costuma melhorar sua situação psicossocial, embora a percepção retrospectiva da influência do tratamento, tantos nas crianças como em seus pais, geralmente seja positiva. A avaliação e o apoio psicológicos nos meninos afetados são fundamentais, e relacionados com estreita colaboração com a equipe médica, tanto para evitar falsas expectativas como para ajudar na melhor adaptação psicossocial em seu meio.

Leituras sugeridas

Allen DB, Cuttler L. Clinical practice. Short stature in childhood – Challenges and choices. N Engl J Med. 2013; 368(13):1220-8.

Boguszewski MC, Mericq V, Bergada I, Damiani D, Belgorosky A, Gunczler P et al. Latin American consensus: children born small for gestational age. BMC Pediatr. 2011; 11:66.

Carrascosa A, Fernández Longás A, Gracia Bouthelier R, López Siguerod JP, Pombo Arias M, Yturriaga R; Grupo Espanõl Consenso. Talla baja idiopática. Revisión y puesta al día. An Pediatr (Barc). 2011; 75(3):204.

Cohen P, Rogol AD, Deal CL, Saenger P, Reiter EO, Ross JL et al. 2007 ISS Consensus Workshop participants. Consensus statement on the diagnosis and treatment of children with idiopathic short stature: a summary of the Growth Hormone Research Society, the Lawson Wilkins Pediatric Endocrine Society, and the European Society for Paediatric Endocrinology Workshop. J Clin Endocrinol Metab. 2008; 93(11):4210-7.

Kirk J. Indications for growth hormone therapy in children. Arch Dis Child. 2012; 97(1):63-8.

55

Puberdade Precoce

Micheline Abreu Rayol de Souza | Paulo Alonso Garcia Alves Junior |
Izabel Calland Ricarte Beserra | Marilia Martins Guimarães

Introdução

A puberdade é considerada precoce quando as características sexuais secundárias aparecem antes dos 8 anos de idade em meninas e antes dos 9 anos de idade em meninos, sendo mais prevalente no sexo feminino.

Geralmente, o primeiro sinal puberal observado nas meninas é o aumento das mamas, e, nos meninos, o aumento dos testículos (> 4 mℓ ou 2,5 cm no maior comprimento). Entretanto, algumas vezes a puberdade precoce (PP) pode se manifestar inicialmente com o aparecimento de pelos pubianos. A evolução puberal deve ser avaliada de acordo com os estágios de Tanner (Tabela 55.1) para características sexuais. O tempo de progressão desses estágios deve ser considerado no acompanhamento de crianças com PP, pois existem duas variações na evolução da puberdade consideradas normais. A primeira é a puberdade avançada de evolução lenta (inicia-se antes da idade normal e evolui de maneira lenta, terminando em época normal), e a segunda é a puberdade de evolução acelerada (inicia-se em idade normal, mas progride rapidamente, atingindo os estágios finais da puberdade em uma idade inadequada).

A produção ou exposição aos esteroides sexuais antes da idade fisiológica pode levar ao desenvolvimento de uma característica sexual isolada, denominada variante do desenvolvimento puberal. Quando ocorre o desenvolvimento de mais de uma característica sexual secundária, a PP pode ser classificada em hormônio liberador de gonadotrofina (GnRH)-dependente (central) ou GnRH-independente (periférica), conforme ativação ou não do eixo hipotálamo-hipófise-gônada, respectivamente. A classificação da etiologia da precocidade sexual pode ser encontrada na Tabela 55.2.

Tabela 55.1 Estadiamento de Tanner.

Estágio	Meninos		Meninas	
	Genitália	**Pelos pubianos**	**Mamas**	**Pelos pubianos**
1	Infantil	Ausentes	Pré-adolescentes, com elevação da papila somente	Ausentes
2	Aumento dos testículos e da bolsa escrotal, com modificação na textura e cor da pele	Finos, longos e escuros na base do pênis	Brotos mamários. Pequenas saliências, com elevação das mamas e papilas e aumento do diâmetro areolar	Pelos longos mais escuros, esparsos, discretamente encaracolados ao longo dos grandes lábios
3	Aumento do comprimento do pênis e maior aumento do volume testicular e da bolsa escrotal	Pelos mais escuros, espessos, mais encaracolados, esparsos na sínfise púbica	Maior aumento das aréolas e das mamas sem separação do contorno da mama	Pelos mais escuros, espessos, mais encaracolados, esparsos na sínfise púbica
4	Aumento do comprimento e diâmetro do pênis, desenvolvimento da glande, com mais aumento testicular e pigmentação de bolsa escrotal	Pelos tipo adulto, em grande quantidade, escuros, espessos, encaracolados em toda região pubiana, não atingindo a raiz das coxas	Projeção das aréolas e papilas formando um segundo monte acima das mamas	Pelos do tipo adulto com área de distribuição menor que o adulto, não atingindo a raiz das coxas
5	Genitália adulta em forma e tamanho	Distribuição adulta estendendo-se até a superfície interna das coxas	Mamas adultas com projeção da papila, devido a retração das aréolas para o contorno da mama	Pelos adultos em tipo e quantidade, com a formação de triângulo. Extensão até a superfície da coxa

Variantes do desenvolvimento puberal

- Telarca precoce: presença isolada de mamas em meninas, com crescimento e maturação óssea normais. É mais comum nos primeiros 2 anos de vida (pode estar presente ao nascimento) e entre 6 e 8 anos de idade. Mais frequente em crianças da raça negra e com excesso de peso. A maioria não progride ou até regride, entretanto, alguns casos podem progredir para PP (10 a 18%)
- Pubarca precoce: também chamada de adrenarca precoce, caracterizada pelo surgimento de pelos pubianos e/ou axilares precocemente sem outros sinais de puberdade ou virilização. É mais comum em meninas, raça negra, obesos e crianças que nasceram pequenas para idade gestacional (PIG). A velocidade de crescimento pode estar pouco aumentada e a idade óssea, pouco avançada, porém sem repercussão na puberdade fisiológica e na altura final
- Menarca isolada: sangramento vaginal sem mamas ou pelos. É muito rara. Sem repercussão no crescimento.

Tabela 55.2 Causas de puberdade precoce.

Variantes do desenvolvimento puberal normal	▪ Puberdade avançada de evolução lenta ▪ Puberdade de evolução acelerada
Variantes do desenvolvimento puberal	▪ Telarca ▪ Pubarca ▪ Menarca
Puberdade precoce central (GnRH-dependente, verdadeira, completa)	▪ Idiopática ▪ Lesões do SNC • Tumores • Infecções • Irradiação • Outras ▪ Tratamento da puberdade precoce periférica ▪ Adoção ▪ Hipotireoidismo primário ▪ Mutações genéticas
Puberdade precoce periférica (GnRH-independente, pseudo, incompleta)	▪ Gonadal • Tumores (cistos e tumores ovarianos, células de Leydig) • Genética (síndrome de McCune-Albright, em ambos os sexos, e testotoxicose) ▪ Suprarrenal • Hiperplasia suprarrenal congênita • Tumores do córtex da suprarrenal ▪ Tumores produtores de hCG (meninos) ▪ Desreguladores endócrinos ▪ Exposição a esteroides sexuais

GnRH: hormônio liberador de gonadotrofina; SNC: sistema nervoso central; hCG: gonadotrofina coriônica humana.

Puberdade precoce central

A ativação do eixo hipotálamo-hipófise-gônada pode ser decorrente de alguma alteração do sistema nervoso central (tumor, trauma, radioterapia), o que leva à liberação do eixo gonadotrófico, com consequente produção de esteroides sexuais, que desencadeia aparecimento e avanço progressivo das características puberais, com aceleração da velocidade de crescimento e maturação óssea, podendo chegar a maturação sexual completa e fertilidade. É mais comum no sexo feminino. Embora as causas de puberdade precoce central (PPC) sejam semelhantes em ambos os sexos, a idiopática tem grande predomínio no sexo feminino. Em meninos a causa orgânica é mais comum.

Causas

- Idiopática: é a causa mais comum de PPC, correspondendo a quase 90% dos casos em meninas e aproximadamente 50% em meninos
- Lesões do sistema nervoso central:
  - Hamartoma do túber cinéreo: tumor benigno que mais frequentemente causa PPC, especialmente em crianças mais novas

- Outros tumores: astrocitomas, gliomas, pinealomas, ependimomas
- Radioterapia: baixas doses de radioterapia podem causar PPC
- Outras lesões: qualquer lesão que altere a relação hipotálamo-hipófise, como trauma, infecção, hidrocefalia etc., pode causar PPC

- Exposição prévia a esteroides sexuais: crianças com puberdade precoce periférica (PPP) com tratamento inadequado podem desenvolver PPC após queda dos níveis de esteroides sexuais devido à melhora deste tratamento
- Adoção: maior prevalência de PPC em crianças com adoção internacional. Acredita-se que a ativação do eixo seja multifatorial, em função da melhora da dieta e do ambiente psicológico
- Hipotireoidismo primário: apesar de raros, foram descritos casos de crianças com grave hipotireoidismo de longa duração sem tratamento que desenvolveram PP. Algumas dessas crianças apresentavam aumento de gonadotrofinas, mas a hipótese mais aceita seria por estímulo dos receptores de hormônio foliculoestimulante (FSH) pelo excesso de hormônio tireoestimulante (TSH). A reposição de levotiroxina regride o desenvolvimento puberal. Causa de PPC com baixa velocidade de crescimento e idade óssea atrasada
- Genética: mutações de alguns genes (*KISS1*, *GPR54*, *MKRN3*) têm sido identificadas como causa de PPC.

Puberdade precoce periférica

Na puberdade precoce periférica (PPP), o excesso de esteroides sexuais é proveniente das gônadas, suprarrenais ou de alguma fonte exógena. Esses casos podem se apresentar com desenvolvimento puberal próprio do seu sexo (isossexual) ou do sexo oposto (virilização em meninas e feminização em meninos = heterossexual).

Gônadas

- Tumores:
  - Cistos ovarianos são uma causa comum de PPP em meninas. Têm caráter cíclico (aparecem e regridem espontaneamente)
  - Tumores ovarianos secretores são causa rara de PPP e podem causar PPP iso- ou heterossexual
  - Tumores de células de Leydig em meninos, quando se podem encontrar testículos assimétricos à palpação
- Genética:
  - Síndrome de McCune-Albright é caracterizada pela tríade de manchas "café com leite", displasia óssea fibrosa e PP. É rara, causada por uma mutação somática ativadora da subunidade da proteína G. Pode ocorrer em ambos os sexos, sendo mais comum em meninas. Deve ser considerada em meninas com cistos foliculares recorrentes e que apresentam menarca como o primeiro sinal puberal

- A testotoxicose é uma causa familiar de ativação precoce das células de Leydig devido à mutação ativadora do receptor do hormônio luteinizante (LH). Meninos apresentam aumento testicular entre 1 e 4 anos de idade.

Suprarrenal

- Excesso de androgênios de causa suprarrenal pode se manifestar como pubarca precoce em ambos os sexos
- Em meninas, pode estar associado a outros sinais de virilização (p. ex., clitoromegalia)
- Em meninos, pode haver aumento do pênis sem aumento dos testículos. Esse excesso pode ser causado por um defeito enzimático da esteroidogênese (hiperplasia suprarrenal congênita) ou tumores suprarrenais.

Exógena

- Estrogênios: podem estar em cremes e remédios usados por adultos que fazem reposição hormonal
- Desreguladores endócrinos: substâncias que existem no meio ambiente, que podem interferir em síntese, secreção, transporte, ligação, ação ou eliminação de hormônios do corpo.

Observação: Tumores produtores de gonadotrofina coriônica humana (hCG) podem causar PPP apenas em meninos. Podem se localizar no sistema nervoso central (SNC) (corioepitelioma, disgerminoma), nas gônadas (teratoma) e outros (coriocarcinoma, hepatoma).

Diagnóstico

O diagnóstico das causas em 75% dos casos é feito a partir de minuciosa anamnese aliada a um extenso exame físico e à avaliação da idade óssea (na maioria das vezes avançada em relação à idade cronológica). Para a diferenciação entre PPC e PPP são necessários exames complementares.

Na anamnese, a identificação da raça do paciente e o tempo de progressão das características sexuais são dados de extrema importância para o diagnóstico. A história familiar sobre a época de ocorrência da puberdade ajuda na diferenciação entre as variantes do desenvolvimento puberal. Na história patológica da criança, virilização neonatal, associada ou não a desidratações, pode ser causa de PP heterossexual em meninas com hiperplasia suprarrenal congênita (HSRC). Queixa de cefaleia ou outros sintomas neurológicos pode sugerir PPC. Possível exposição a desreguladores endócrinos ou ingestão acidental de esteroides sexuais poderia constituir a causa do desenvolvimento de características sexuais secundárias. Por fim, não menos importante é o questionamento sobre o entendimento das alterações corporais pelo paciente.

Ao exame físico, é preciso observar a estatura e a velocidade de crescimento da criança, bem como a presença de obesidade. A classificação do estadiamento de Tanner (Tabela 55.1) do paciente é a base do diagnóstico. Mucosa vaginal rósea significa exposição do tecido aos efeitos do estrogênio. Consistência, tamanho e simetria de testículos ajudam na diferenciação da causa da PP. Na PPP, os testículos são assimétricos em tumores ou são de tamanho desproporcional em relação ao grau de virilização em meninos, como na HSRC. Máculas "café com leite" podem sugerir síndrome de McCune-Albright (Figura 55.1). Nesse caso, além da investigação complementar direcionada ao desenvolvimento puberal, também devem ser avaliadas as funções tireoidiana e suprarrenal e a integridade óssea.

Em meninas, a ultrassonografia (US) pélvica está sempre indicada para avaliar útero e ovários. Corpo uterino maior que colo uterino, volume de útero maior que 2 a 3 cm^3 ou comprimento maior que 34 mm, presença de cistos ou massas, ovários aumentados (maiores que 1,5 a 2 cm^3 de tamanho) ou ainda mais específicos e eco endometrial aumentado ocorrem na PP progressiva. No sexo masculino, a US de testículos auxilia na diferenciação de doenças primárias do testículo. A US abdominal está indicada em ambos os sexos para avaliação da suprarrenal ou tumores abdominais produtores de hCG.

A avaliação do eixo gonadotrófico é indicada a partir dos 3 anos de idade. Em crianças menores de 2 a 3 anos de idade, os valores de FSH e LH podem estar aumentados devido à minipuberdade, e é necessário ter precaução ao se administrarem essas dosagens para o diagnóstico de PP. Entretanto, níveis baixos nesse período associados a características sexuais sugerem etiologia periférica. A partir da idade escolar, os pontos de corte das dosagens de FSH e LH são controversos para a definição de PPC. Deve-se sempre considerar o gênero do paciente e o método adotado na pesquisa. O uso de ensaios por imunoquimioluminescência (ICMA) tem promovido o diagnóstico da puberdade com valores de LH basal acima de 0,1 U/ℓ. No caso do uso de métodos imunofluorométricos (IFMA), valores de LH basal maiores que 0,6 U/ℓ podem servir de base para diferenciação. A relação LH/FSH maior que 1 também é um indicador importante. Quando os valores basais se encontram normais a despeito de uma clínica exuberante, são usados os testes de geração de gonadotrofinas

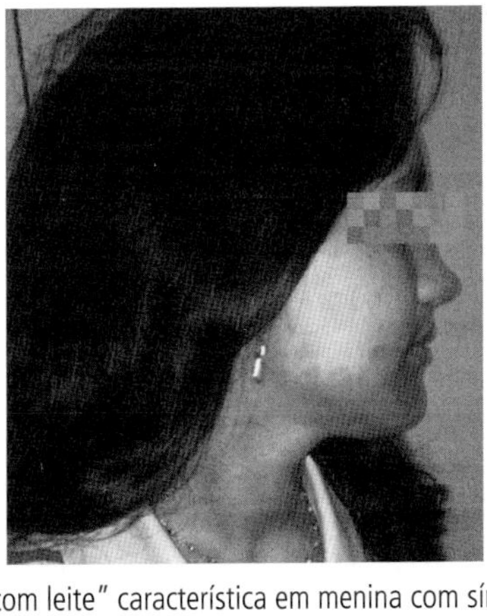

Figura 55.1 Mácula "café com leite" característica em menina com síndrome de McCune-Albright.

por meio da dosagem de LH e FSH após a administração de análogos de GnRH. Valores de pico de LH maiores que 5 U/ℓ por ICMA, podendo-se considerar o valor maior que 7,9 U/ℓ que corresponde a 2 desvios padrão da média, e para IFMA valores maiores que 9,6 U/ℓ em meninos e 6,9 U/ℓ em meninas, sugerem o diagnóstico de PPC (Tabela 55.3). O uso isolado de valores de FSH não é útil para o diagnóstico. Valores isolados de testosterona acima dos esperados para a idade no sexo masculino parecem ter boa correlação com o diagnóstico, diferente do valor de estradiol em meninas, exceto quando estes encontram-se muito elevados, podendo corresponder a um cisto ovariano funcionante ou tumor. Dosagem de hCG é necessária na suspeita de tumores embriogênicos como etiologia para a PP em meninos. Na testotoxicose, encontram-se valores de gonadotrofinas baixos com avaliação de testosterona bem acima do esperado para a virilização detectada. A dosagem da 17-OH-progesterona impõe-se na suspeita de HSRC ou em casos de pubarca precoce. O sulfato de desidroepiandrosterona (SDHEA) aumentado é marcador de tumores suprarrenais.

Quanto aos exames de imagem para a diferenciação de etiologia central, está indicada ressonância magnética (RM) de crânio em caso de PPC em todos os meninos ou em meninas menores de 6 anos (ou acima dessa idade com doença associada a sintomas neurológicos). Veja o fluxograma de investigação em meninas e meninos nas Figuras 55.2 e 55.3.

Tabela 55.3 Avaliação hormonal de puberdade precoce.

	LH basal	Pico de LH após estímulo	
IFMA	> 0,6 U/ℓ	Masculino > 9,6 U/ℓ	Feminino > 6,9 U/ℓ
ICMA	> 0,1 U/ℓ	> 5,0 U/ℓ (ou > 7,9 U/ℓ cerca de 2 DP)	

IFMA: imunofluorometria; ICMA: imunoquimioluminescência; LH: hormônio luteinizante.

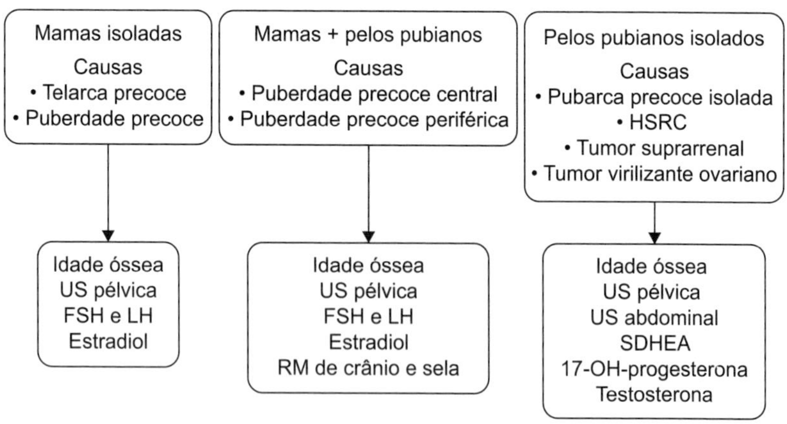

Figura 55.2 Investigação da puberdade precoce em meninas, considerando as características sexuais presentes. HSRC: hiperplasia suprarrenal congênita; US: ultrassonografia; LH: hormônio luteinizante; FSH: hormônio foliculoestimulante; RM: ressonância magnética; SDHEA: sulfato de desidroepiandrosterona.

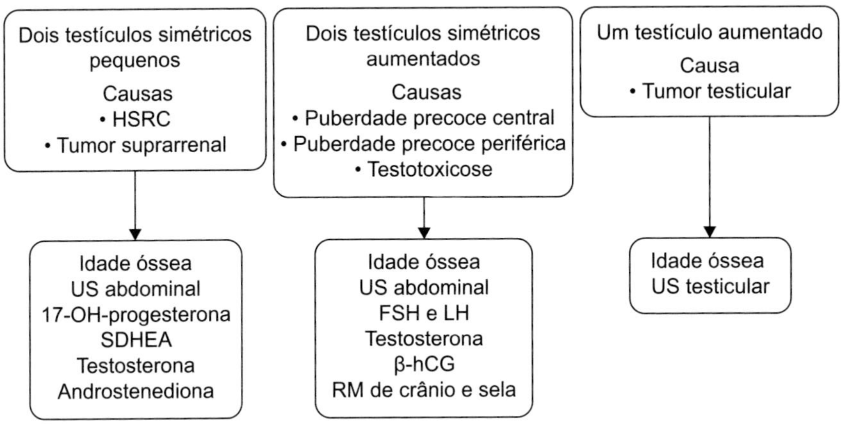

Figura 55.3 Investigação de puberdade precoce no sexo masculino de acordo com avaliação de tamanho e simetria de testículos. HSRC: hiperplasia suprarrenal congênita; US: ultrassonografia; FSH: hormônio foliculoestimulante; LH: hormônio luteinizante; β-hCG: fração beta da gonadotrofina coriônica humana; RM: ressonância magnética; SDHEA: sulfato de desidroepiandrosterona.

Tratamento

O estágio puberal, seu tempo de progressão, o avanço de idade óssea, a perda de previsão de estatura final, a identificação de uma puberdade progressiva (Tabela 55.4), assim como alterações em outros exames de imagem são os principais fatores determinantes do início de tratamento.

Puberdade precoce central

Na PPC progressiva idiopática, é indicado o tratamento com agonistas de GnRH (aGnRH) de longa ação. Os objetivos do tratamento são interromper o desenvolvimento sexual até a idade normal de início da puberdade e desacelerar o crescimento e o avanço da maturação

Tabela 55.4 Diferenciação entre puberdade precoce central progressiva e não progressiva.

Parâmetros	Não progressiva	Progressiva
Progressão de características sexuais secundárias	Estável ou regressão	Progressão 3 a 6 meses
Velocidade de crescimento	Normal para idade	Acelerada (> 6 cm/ano)
Idade óssea	Compatível (< 1 ano)	Avançada (> 1 ano)
Previsão de estatura final em relação ao alvo genético	Compatível	Abaixo
Ultrassonografia pélvica	Útero < 2 a 3 cm^3	Útero > 2 a 3 cm^3
	Útero < 34 mm	Útero > 34 mm
	Eco endometrial apenas perceptível	Eco endometrial aumentado
Valores de hormônio luteinizante (LH)	Pré-púbere	Púbere

óssea, além de evitar problemas emocionais na criança, aliviar a ansiedade dos pais, atrasar o início da atividade sexual, reduzir o risco de abuso sexual, e, nas meninas, prevenir a gravidez e o risco de câncer de mama associado à menarca precoce.

A medicação atualmente usada são os aGnRH, que inicialmente promovem a síntese e secreção de gonadotrofinas mas, quando administrados cronicamente, levam à supressão da produção de gonadotrofinas. Dessa maneira, com a estimulação contínua dos aGnRH, os gonadotrofos hipofisários são dessensibilizados, diminuindo a liberação de LH e FSH (*down-regulation*) com consequente supressão da produção de esteroides sexuais. Vários aGnRH estão disponíveis na forma *depot*, como acetato de leuprolida, triptorrelina e gosserrelina, entre outros, de aplicação intramuscular (IM), subcutânea (SC) ou como implantes transdérmicos. O mais usado é o acetato de leuprolida. A dose adequada para um bloqueio puberal satisfatório varia em torno de 3,75 a 7,5 mg a cada 28 dias (ou 11,25 mg a cada 90 dias), IM. Em decorrência da estimulação inicial, sangramento vaginal pode ocorrer após as primeiras doses. Com a administração crônica de aGnRH, espera-se regressão ou estabilização das características sexuais secundárias, normalização da velocidade de crescimento e redução do avanço da idade óssea.

O tratamento pode estar associado a cefaleia e sintomas de menopausa (fogachos). Complicações locais, incluindo abscesso estéril no local da injeção, ocorrem em 3 a 13% dos pacientes. Massa gordurosa tende a aumentar com o tratamento, enquanto a massa magra e o conteúdo mineral ósseo tendem a diminuir, retornando ao normal após o término do tratamento.

O estágio da puberdade, a altura e a idade óssea do paciente devem ser monitorados ao longo do tratamento. O exame clínico deve mostrar estabilização ou regressão das características puberais e diminuição da velocidade de crescimento. Na avaliação hormonal, as gonadotrofinas (LH e FSH), bem como os esteroides sexuais (estrogênio ou testosterona), devem ser detectáveis apenas em concentrações muito baixas, ou indetectáveis.

Em caso de dúvida, um teste de estímulo de gonadotrofinas pode ser realizado durante o tratamento imediatamente antes da próxima dose agendada de aGnRH, a fim de determinar se estas foram devidamente suprimidas. Se a medida de LH basal e/ou pós-estímulo está em concentrações mais elevadas, a dose do aGnRH deve ser aumentada ou o intervalo entre as doses, diminuído.

A idade cronológica para a suspensão do tratamento com aGnRH deve ser considerada juntamente com a idade óssea, o perfil psicológico e o desejo do paciente e da família. O tratamento deve ser suspenso quando a idade de puberdade normal for atingida e a previsão de estatura adulta estiver adequada. Os melhores resultados são obtidos com suspensão do tratamento entre idade óssea de 12 e 12,5 anos nas meninas e entre 13 e 13,5 anos nos meninos. A puberdade, então, evolui espontaneamente, com duração variável, dependendo do estágio atingido quando o tratamento foi interrompido. Pacientes tratados não apresentam distúrbios do eixo hipotálamo-hipófise-gônadas após término do tratamento. Quando o tratamento é iniciado precocemente, o paciente atinge altura adulta adequada. Os efeitos benéficos na estatura final são limitados quando a PP se inicia após os 6 anos de idade.

O uso de acetato de ciproterona ou medroxiprogesterona pode ser considerado quando a melhora na estatura adulta não for um objetivo, enquanto a parada de progressão da puberdade e menstruações é desejada, em geral, em pacientes com deficiência mental grave. Tem menos efeitos específicos e mais efeitos indesejáveis (glicocorticoide-símile). Na PPC de causa orgânica, o tratamento, além do uso de aGnRH, é direcionado à etiologia.

A forma rara de PP associada com hipotireoidismo juvenil é reversível com reposição de levotiroxina.

Puberdade precoce periférica

O tratamento da PPP é direcionado à causa. Cirurgia está indicada nos tumores gonadais, associada ou não a quimioterapia e/ou radioterapia. Nos cistos ovarianos volumosos (> 20 mℓ ou 3,4 cm de diâmetro), deve-se considerar puncionar, dado o risco de torção. Em caso de exposição a esteroides sexuais exógenos, estes devem ser suspensos. Na síndrome de McCune-Albright, têm sido usados inibidores da enzima aromatase (letrozol e anastrozol) para inibir a produção de estrogênios e moduladores seletivos do receptor de estrogênio (tamoxifeno) que interferem na ação dos estrogênios. Na testotoxicose familiar, podem-se administrar fármacos que bloqueiam a síntese de androgênios (cetoconazol) ou um bloqueador do receptor de androgênios (acetato de ciproterona, espironolactona), além dos inibidores da aromatase. O avanço da maturação hipotalâmica na PPP pode secundariamente causar PPC, que deve, então, ser tratada com aGnRH (Figura 55.4).

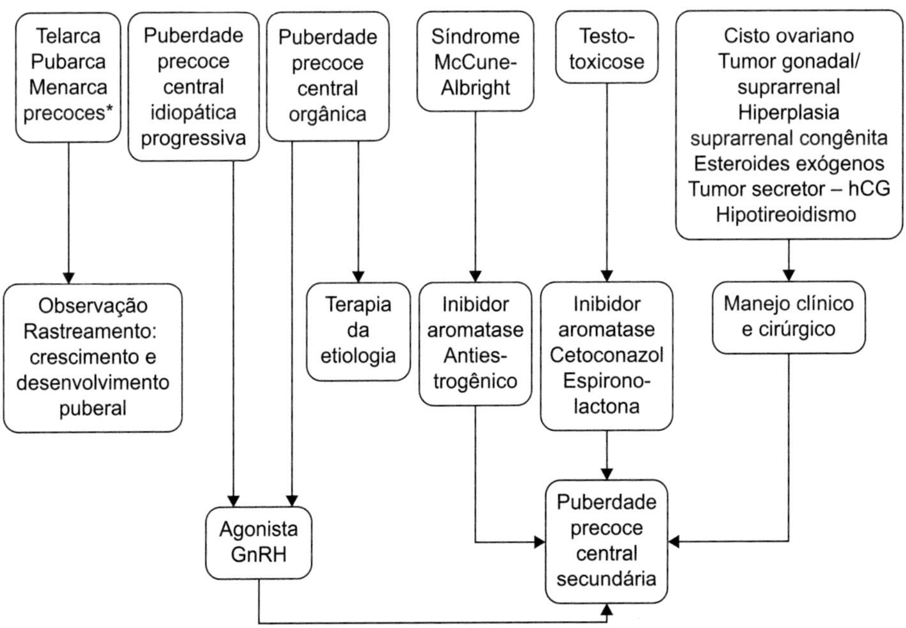

Figura 55.4 Tratamento da puberdade precoce. *Geralmente é autolimitada, mas pode ser a 1ª manifestação de PPC.

Leituras sugeridas

Brämswig J, Dübbers A. Disorders of pubertal development. Dtsch Arztebl Int. 2009; 106(17):295-304.

Carel JC, Eugster EA, Rogol A, Ghizzoni L, Palmert MR. ESPE-LWPES GnRH Analogs Consensus Conference Group. Consensus statement on the use of gonadotropin-releasing hormone analogs in children. Pediatrics. 2009; 123(4):e752-62.

Carel JC, Léger J. Clinical practice. Precocious puberty. N Engl J Med. 2008; 358(22):2366-77.

Fuqua JS. Treatment and outcomes of precocious puberty: an update. J Clin Endocrinol Metab. 2013; 98(6):2198-20.

Roy JR, Chakraborty S, Chakraborty TR. Estrogen-like endocrine disrupting chemicals affecting puberty in humans – a review. Med Sci Monit. 2009;15(6):RA137-45.

56

Puberdade Atrasada

Vanessa Leão de Medeiros | Maria Paula Costa Bandeira e Farias | Francisco Bandeira

Definição

Define-se puberdade atrasada como ausência de puberdade em meninos ≥ 14 anos (com volume testicular < 4 mℓ) e ausência de telarca (aparecimento do broto mamário) em meninas ≥ 13 anos ou ausência de menarca aos 16 anos, além de parada do desenvolvimento da puberdade (sem progressão de um estágio puberal intermediário por 2 anos).

Puberdade atrasada pode indicar uma condição temporária que se resolve espontaneamente, ou uma carência permanente da capacidade de progredir durante a puberdade.

Etiologia

Na Tabela 56.1 encontram-se as principais causas de puberdade atrasada.

Puberdade temporariamente atrasada

Retardo constitucional do crescimento e da puberdade (RCCP)

Causa mais comum de puberdade atrasada (65% em meninos e 30% em meninas), esta condição é compatível com extrema variação no tempo de início da puberdade, ou seja, é uma variação da normalidade. O aumento da secreção pulsátil de hormônio liberador de gonadotrofina (GnRH) na puberdade é lento, o que atrasa os níveis puberais de esteroides sexuais e seus efeitos no desenvolvimento das características sexuais secundárias e na produção do hormônio do crescimento (GH). Trata-se de um diagnóstico de exclusão, sendo mais comum no sexo masculino, e o crescimento é lento desde a infância: a criança apresenta bom estado nutricional e, na maioria dos casos, há casos no histórico familiar. A estatura é atrasada quando comparada à idade cronológica, mas é compatível com a idade óssea (IO), sem perda de altura final. Os níveis

Tabela 56.1 Causas de puberdade atrasada (homens e mulheres).

Hipogonadismo hipogonadotrófico	
Congênito	▪ Deficiência isolada de gonadotrofinas (esporádica ou familiar) ▪ Deficiência de LH (síndrome do eunuco fértil) ▪ Malformações sindrômicas ▪ Com anosmia (síndrome de Kallmann) ▪ Com outros achados (síndrome de Prader-Willi, displasia do septo óptico) ▪ Pan-hipopituitarismo ou deficiências hipofisárias múltiplas (idiopática ou síndrome da sela vazia)
Adquirido	▪ Tumores suprasselares (craniofaringioma etc.) ▪ Destruição hipofisária (adenomas, cirúrgica, traumática) ▪ Hiperprolactinemia (adenomas)
Hipogonadismo hipergonadotrófico	
Congênito	**Anomalias do cromossomo sexual** ▪ Síndrome de Turner ▪ Síndrome de Klinefelter (XXY e variantes) ▪ Disgenesias gonadais* (XO/XY e variantes) **Anomalias da biossíntese hormonal e dos receptores** ▪ Menopausa prematura ▪ Defeitos enzimáticos da biossíntese da testosterona* ▪ Deficiência da 5α-redutase* ▪ Insensibilidade androgênica parcial* **Malformações sindrômicas** ▪ Síndrome de Noonan etc.
Atraso puberal temporário	
Doenças crônicas	▪ Asma, fibrose cística ▪ Trato digestório (doença inflamatória intestinal)
Distúrbios hormonais	▪ Trato urinário (insuficiência renal crônica) ▪ Hipotireoidismo ▪ Doenças hematológicas (hemocromatose, talassemia, deficiência isolada de GH, anemia falciforme) ▪ Excesso de glicocorticoides (síndrome de Cushing)
Distúrbios nutricionais	▪ Desnutrição ▪ Estados mal-absortivos (doença celíaca) ▪ Doenças debilitantes (malignidades etc.) ▪ Gasto energético elevado (ginastas)
Retardo constitucional do crescimento e puberdade	

*Com possível virilização parcial e genitália ambígua.

séricos de fator de crescimento semelhante à insulina tipo 1 (IGF-1) e de proteína ligadora-3 do fator de crescimento similar à insulina (IGFBP-3) podem ser baixos para a idade cronológica, mas são normais quando comparados aos de meninos no mesmo estágio de desenvolvimento sexual, e os níveis de GH, sem *priming* (estímulo com baixa dose de hormônio sexual), são fisiologicamente insuficientes. No RCCP, ocorre atraso na adrenarca compatível com o atraso da gonadarca, diferentemente do que ocorre no hipogonadismo hipogonadotrófico isolado, no qual há uma dissociação da adrenarca com a gonadarca, sendo que a adrenarca ocorre em idade normal.

Doenças sistêmicas crônicas, nutricionais e outros distúrbios hormonais

Doenças crônicas podem afetar o potencial genético subjacente, perturbar a função fisiológica ou limitar a alimentação adequada. Muitas doenças crônicas irão afetar o crescimento e/ou o desenvolvimento na puberdade, com crescente efeito em relação a sua gravidade e duração. O tratamento visa à correção da causa básica.

Hipogonadismo hipogonadotrófico

Deficiência isolada de gonadotrofinas

Pode ocorrer esporadicamente ou como um distúrbio hereditário. Os pacientes têm altura normal até a adolescência. Os pacientes com mais idade apresentam características eunucoides, e, pelo fato de suas epífises não fecharem na idade adequada, eles podem continuar a crescer além da idade em que normalmente se dá a fusão epifisária e alcançar uma altura adulta normal ou acima do normal. Recomenda-se o tratamento no sexo masculino a partir dos 14 anos.

A síndrome de Kallmann é uma condição herdada, com prevalência entre 1:10.000 na população geral, em homens, a 1:50.000, em mulheres, com deficiência isolada de gonadotrofinas de origem hipotalâmica. A transmissão genética é heterogênea, podendo ser autossômica dominante, anormalidade ligada ao X do gene Kal (no Xp 22,3) e a mutações relacionadas com outros genes, como *FGFR1*, *FGF8*, *PROKR2* e *PROK2*. Os portadores dessa síndrome têm estatura normal até que ocorra uma falha ao passarem pelo estirão do crescimento normal na puberdade. Pacientes com síndrome de Kallmann têm o olfato alterado devido a disgenesia dos lobos olfatórios. Em algumas famílias, anosmia pode ser a única manifestação da síndrome. A apresentação clínica em Kallmann pode ser bastante variada, dependendo do gene afetado. Possíveis anomalias associadas incluem criptorquidismo, micropênis, surdez congênita, defeitos da linha média (p. ex., fenda palatina ou lábio leporino), cegueira para cores, malformações renais e malformações ósseas (p. ex., deslocamento congênito do quadril, anormalidades metacarpais e pé torto). Alguns pacientes podem ter obesidade e leve deficiência mental, mas isso é não comum.

Síndrome de Prader-Willi (SPW)

A incidência da doença é de 1:10.000 a 1:15.000 nascimentos. Há ausência de expressão dos genes da região cromossômica 15q11-q13 paterna, caracterizando o processo de *imprinting* genômico. Isto ocorre devido às diferenças na metilação do DNA, no mesmo lugar, entre os dois cromossomos dos pais, por mecanismos epigenéticos. A SPW caracteriza-se por duas fases clínicas. Na primeira, os sintomas cardinais são: hipotonia neonatal, dificuldade de alimentação, letargia, choro fraco e hiporreflexia. A segunda ocorre a partir dos 6 meses; o paciente apresenta melhora gradual da hipotonia, ganho de peso e desenvolvimento progressivo de hiperfagia e obesidade. Alterações genitais como criptorquidismo, micropênis e bolsa escrotal hipoplásica são encontradas em crianças do sexo masculino, e hipoplasia dos genitais externos, no sexo feminino. Crianças com obesidade decorrente de outras causas não apresentam complicações respiratórias significativas; já indivíduos com SPW podem ter problemas ventilatórios fatais. Nesses indivíduos, ocorrem diversas alterações de comportamento na infância, na adolescência e na vida adulta.

Pan-hipopituitarismo

O pan-hipopituitarismo é mais facilmente reconhecido pela história ou por demonstração de deficiências coexistentes de gonadotrofinas, hormônio do crescimento (GH), hormônio estimulador da tireoide (TSH) e hormônio adrenocorticotrófico (ACTH), em ordem de frequência. Esta condição pode ser demonstrada em testes de avaliação hipofisária ou de imagem anormais. O pan-hipopituitarismo presente na adolescência pode ser congênito ou adquirido. As causas adquiridas mais comuns incluem tumores da região hipotalâmico-hipofisária (craniofaringioma, germinoma, astrocitoma, glioma), sequela de cirurgia e radioterapia e infecções do sistema nervoso central (SNC). Duas características sugerem fortemente o início de um tumor do SNC: início tardio de deficiência hipofisária e a combinação de deficiências hormonais da adeno-hipófise e da neuro-hipófise.

Craniofaringiomas são raros, mas constituem a causa mais comum de tumor do SNC que afeta o funcionamento endócrino no grupo de 6 a 14 anos de idade. Os pacientes caracteristicamente reclamam de cefaleia, perda visual, poliúria e polidipsia. Tais tumores podem ser descobertos durante a investigação de baixa estatura, hipotireoidismo, imaturidade sexual, papiledema e atrofia óptica. Em relação ao tratamento, frequentemente se adota uma combinação de cirurgia e radioterapia, porque esses tumores são radiossensíveis.

Outras causas de pan-hipopituitarismo são: histiocitose das células de Langerhans, granulomas causados por tuberculose ou sarcoidose pós-infecciosa, lesões vasculares do SNC, traumatismos e hidrocefalia. Defeitos congênitos do SNC, incluindo lesões da linha média, frequentemente causam disfunção hipotalâmico-hipofisária. A displasia septo-óptica é um exemplo dessa condição. Outros defeitos da linha média são achados em associação com deficiências endócrinas; fenda palatina é um exemplo comum.

Hipogonadismo hipergonadotrófico

Síndrome de Turner

A síndrome de Turner é a principal causa de hipogonadismo em meninas, com incidência de aproximadamente 1:3.000 a 1:5.000 recém-nascidos do sexo feminino. É causada por ausência total ou parcial do segundo cromossomo sexual (XO), o que ocasiona uma variedade de achados clínicos. A perda do gene *SHOX* (*short stature homeobox*) presente na região do braço curto do cromossomo X é responsável pela baixa estatura e pelas alterações típicas no esqueleto. É a causa mais comum de falência ovariana primária, que leva ao surgimento de acentuada elevação dos níveis de gonadotrofinas na adolescência. Algumas são diagnosticadas na infância em vista de características dismórficas, problemas clínicos associados (anormalidades congênitas cardíacas ou renais) ou baixa estatura.

Contudo, algumas meninas, especialmente aquelas com mosaicismo do cromossomo sexual, têm poucas ou repentinas características. Estima-se que talvez apenas 10 a 20% das meninas com síndrome de Turner terão início espontâneo da puberdade, ao passo que 90 a 95% irão necessitar de tratamento com hormônio sexual para que a puberdade seja completada e se estabeleça a menstruação. A maioria irá situar-se abaixo do segundo percentil de altura. O diagnóstico é confirmado, em muitos casos, por análise cariotípica linfocitária, mas, em meninas com mosaicismo, o diagnóstico pode, ocasionalmente, ser difícil sem a análise das diferentes fontes celulares (biopsia de pele para cultura de fibroblastos).

Síndrome de Klinefelter

A síndrome de Klinefelter, ou disgenesia tubular seminífera, é relativamente comum, ocorrendo em cerca de 1:6.000 homens, mas poucos casos são diagnosticados antes da puberdade e podem não o ser até a idade adulta. O cariótipo é tipicamente 46XXY, mas podem ocorrer variações e mosaicismos. Quanto maior o número de cromossomos X, maiores as consequências fenotípicas, tanto gonadais como extragonadais.

Nessa síndrome, observa-se aumento do hormônio foliculoestimulante (FSH) e do hormônio luteinizante (LH), devido à falta do *feedback* negativo. O início da puberdade nem sempre está atrasado, mas a virilização inadequada resulta da síntese diminuída de testosterona pelas células de Leydig. A disgenesia dos túbulos seminíferos resulta em infertilidade e diminuição característica do volume testicular (< 6 mℓ) em relação ao grau de virilização com o decorrer da puberdade. Essa síndrome é uma causa de infertilidade masculina e de déficit variável de secreção androgênica. A associação de vários achados (p. ex., proporções eunucoides, ginecomastia, micropênis, alta estatura em relação à estatura dos pais e transtornos de comportamento no início da puberdade) pode sugerir o diagnóstico em um menino nesse estágio, antes de o diagnóstico tornar-se mais evidente por volume testicular pequeno. Em geral o diagnóstico é feito por meio do cariótipo de leucócitos periféricos. O tratamento exige aconselhamento cuidadoso com reposição de testosterona por longo prazo para proporcionar o surgimento da puberdade e da fusão epifisária e para que, na idade adulta, sejam alcançadas as necessidades físicas e psicológicas do indivíduo. A fertilidade pode ser alcançada por meio de reprodução assistida, mas esse procedimento tem importantes implicações genéticas, motivo pelo qual deve haver aconselhamento genético.

Síndrome de Noonan

A síndrome de Noonan é diagnosticada em pacientes de ambos os sexos com incidência similar e um fenótipo semelhante ao da síndrome de Turner. O defeito ocorre no cromossomo 12p. Os meninos apresentam testículos anormais (criptorquidismo, anorquia ou atrofia testicular), além de maturação sexual consistentemente atrasada. Muitos têm falência gonadal primária, sem puberdade espontânea, e é comum serem inférteis. Baixa estatura também é comum.

Defeitos congênitos da síntese de esteroides

Resultam em puberdade atrasada em associação com anomalias de diferenciação sexual. Exemplos típicos incluem os pacientes XY com deficiência da 17-hidroxilase, deficiência da 5α-redutase, insensibilidade androgênica parcial e insensibilidade androgênica completa (síndrome dos testículos feminilizantes). Esta insensibilidade apresenta fenótipo feminino com desenvolvimento mamário normal, pelos pubianos e axilares ausentes ou esparsos e amenorreia primária.

Diagnóstico

A análise da história clínica e do exame físico é fundamental para se estabelecer o diagnóstico (ver Figura 56.1).

Estudos radiológicos

A radiografia padrão da sela túrcica tem utilidade limitada. A ressonância magnética (RM) é útil nos casos de alterações morfológicas da hipófise ou na avaliação do bulbo olfatório.

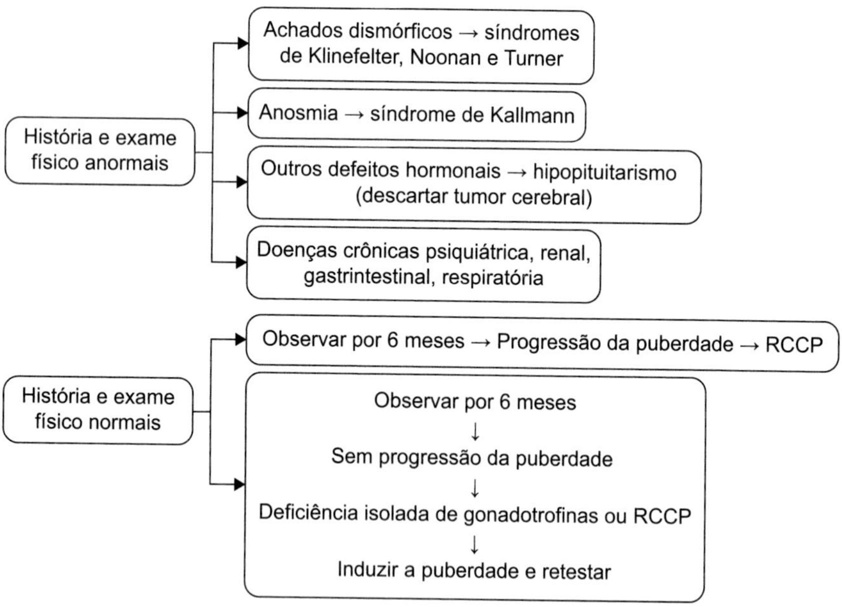

Figura 56.1 Causas de hipogonadismo de acordo com suas características. RCCP: retardo constitucional do crescimento e da puberdade.

Radiografias das mãos e dos punhos são utilizadas para avaliação da IO, e é possível fazer uma previsão ainda durante a puberdade no que diz respeito à estatura final.

Avaliação endócrina

Valores de LH acima de 0,6 UI/ℓ (por ensaios ultrassensíveis como a quimioluminescência) são específicos, mas não sensíveis para início da puberdade central. Valores de FSH acima do limite superior da normalidade são marcadores de deficiência de inibina B – logo, de falência gonadal primária (altas sensibilidade e especificidade). O teste de estímulo do GnRH não diferencia RCCP de hipogonadismo hipogonadotrófico, pois a resposta puberal do LH ao estímulo do GnRH indica maturação do eixo e início de puberdade central; todavia, em alguns pacientes com RCCP podem estar presentes respostas pré-puberais, bem como hipogonadismo hipogonadotrófico. A inibina B pode mostrar a diferenciação dessas duas entidades. Em meninos com valores elevados de inibina B é maior a probabilidade de RCCP. Em pré-púberes, valores acima de 35 pg/mℓ têm sensibilidade e especificidade de quase 100%, mas apenas no diagnóstico em crianças do sexo masculino.

Tratamento

Em condições ideais, o manuseio da puberdade atrasada deve tratar a doença de base (se tiver sido identificada alguma).

O RCCP exige atenção especial, por ser a situação mais comumente encontrada, sobretudo em meninos. Pode ser tratado apenas com apoio psicológico, já que o atraso no desenvolvimento não trará prejuízos para a estatura final nem para o desenvolvimento sexual. Entretanto, terapia hormonal por curto período, para início da puberdade, pode ser apropriada quando a IO estiver significativamente atrasada, ou quando um atraso puberal grave tiver levado a disfunção psicossocial, ou também devido à possibilidade de comprometimento no pico de densidade óssea. Estudos realizados em meninos com RCCP e meninas com síndrome de Turner evidenciaram que o início da terapia de reposição hormonal após 14 anos em meninos e 12 anos em meninas, com doses muito baixas de estrogênios ou testosterona, não afeta negativamente a altura final e promove simultaneamente o desenvolvimento natural das características sexuais secundárias.

Terapia com doses baixas de testosterona consiste em 50 a 100 mg de enantato de testosterona por via intramuscular (IM) a cada 4 semanas durante 3 meses. Em seguida, observa-se por 3 meses para avaliar a ocorrência de qualquer desenvolvimento puberal espontâneo, e, se necessário, pode-se iniciar outro curso de 3 meses. Passado 1 ano, muitos dos pacientes com RCCP terão desenvolvimento espontâneo. É necessário monitorar a IO durante o tratamento e suspender o tratamento se houver avanço na IO. Em alguns casos, pode-se associar um inibidor específico da aromatase (anastrazol, 1 mg/dia; ou letrozol, 2,5 mg/dia) como uma medida para aumentar a estatura final, já que a participação do estrogênio no fechamento das epífises é bem conhecida. Nos casos de hipogonadismo permanente, deve-se aumentar a dose de testosterona a cada 3 a 6 meses até a dose adulta de 250 mg/dia, a qual pode variar de acordo com os níveis de testosterona sérica. Se o menino estiver fazendo uso de GH, a testosterona é dada em doses menores e, mais tardiamente, em regime coordenado com a terapia de GH, para assegurar o máximo crescimento antes do fechamento epifisário.

A testosterona em gel é muito usada em adultos, mas não é bem estudada em crianças. Recentemente foi lançada a testosterona de uso tópico na axila, que pode ser usada na dose de 30 mg, 1 vez ao dia.

A indução da puberdade em meninas geralmente é iniciada com preparações transdérmicas de 17β-estradiol e seguida pelo acréscimo de progesterona após 1 a 2 anos, quando ocorrem o completo desenvolvimento mamário ou a menarca. Como o estrogênio é responsável pelo fechamento das epífises ósseas, a idade de início da reposição é mais tardia que a idade fisiológica, pelo risco de fechamento precoce das epífises, com repercussão na estatura final, mas isso pode levar a menor pico de massa óssea e problemas psicossociais. O 17β-estradiol pode ser iniciado com dose de 3,1 a 6,2 μg/dia (1/4 a 1/8 do adesivo [*patch*] de 25 μg), aumentando-se gradualmente 3,1 a 6,2 μg/dia a cada 6 meses nos 2 anos seguintes, até a dose adulta, de 100 a 200 μg/semana. Se não houver adesivos disponíveis, podem-se usar estrogênios conjugados (0,162 mg/dia, com aumento a cada 3 a 6 meses até a dose de 0,325 mg), ou etinilestradiol, 2 μg/dia, aumentando-se a cada 3 a 6 meses até 10 μg/dia.

Deve-se dar preferência à progesterona micronizada ou à di-hidrogesterona e, caso não estejam disponíveis, utilizar acetato de medroxiprogesterona (5 a 10 mg) ao deitar por 7 a 14 dias, coincidindo com a 2ª e 3ª semanas de estrogênio. Atingida a altura ideal, a maioria das pacientes prefere mudar para os contraceptivos orais (de baixa dose).

Para as pacientes para quem a baixa estatura é a maior preocupação (p. ex., portadoras da síndrome de Turner), devem ser consideradas outras opções terapêuticas antes da reposição estrogênica. O uso do GH nessas pacientes tem indicação formal, devendo ser iniciado assim que houver a desaceleração do crescimento, e mantido até idade óssea de 14 a 15 anos ou velocidade de crescimento < 2 cm/ano.

Leituras sugeridas

Colvin C, Devineni G, Ashraf AP. Delayed puberty. Bandeira F, Griz L, Caldas G. In: Bandeira F, Gharib H, Gilbert A, Griz L, Faria M. Endocrinology and diabetes: a problem-oriented approach. New York: Springer Science; 2014.

Harrington J, Palmert MR. Distinguishing constitutional delay of growth and puberty from isolated hypogonadotropic hypogonadism: critical appraisal of available diagnostic tests. J Clin Endocrinol Metab. 2012; 97(9):3056-67.

57

Doenças Tireoidianas na Infância

Vanessa Leão de Medeiros | Maria Paula Costa Bandeira e Farias |
Gustavo José Caldas Pinto Costa

Hipotireoidismo

O hipotireoidismo pode ser classificado como: (a) primário, no qual há alteração na glândula tireoide; (b) secundário, em que se observa alteração na hipófise ao produzir hormônio tireoestimulante (TSH); e (c) terciário, quando há alteração hipotalâmica na produção do hormônio liberador de tireotrofina (TRH).

Pode ser transitório *versus* permanente. O hipotireoidismo é a doença tireoidiana mais frequente na infância, sendo a tireoidite de Hashimoto a causa mais frequente.

Hipotireoidismo adquirido

Causas

- Tireoidite autoimune crônica (tireoidite de Hashimoto): predominância em pessoas do sexo feminino e de etnia branca, com aumento da prevalência durante a puberdade. Entre as pessoas portadoras de síndromes de Down, Turner e Klinefelter é maior a incidência de hipotireoidismo, por causa autoimune, do que entre a população em geral
- Bócio endêmico
- Uso de fármacos antitireoidianos, sobrecarga de iodo
- Hipotireoidismo adquirido hipotalâmico-hipofisário
- Hipotireoidismo após cirurgia, iodo ou radiação
- Doenças sistêmicas e cromossomopatias.

Apresentação clínica

A principal manifestação é baixa velocidade de crescimento, que leva a baixa estatura. Há diminuição do rendimento escolar, letargia, intolerância ao frio, secura na pele, constipação, mixedema. Ao exame físico é possível perceber bócio em 40% dos casos, além de aumento do peso; edema na face, decorrente do mixedema; bradicardia; alentecimento dos reflexos tendinosos.

Diagnóstico

O diagnóstico, dependendo do tipo de hipotireoidismo, se dá de diferentes maneiras:

- Primário: níveis de TSH aumentados com níveis de tiroxina livre (T4L) reduzidos
- Secundário e terciário: níveis de TSH normais ou diminuídos com níveis de T4L reduzidos

O hipotireoidismo subclínico (TSH entre 4,5 e 10 mUI/ℓ com T4L normal) só deve ser tratado se persistir a alteração em novo exame e se o antitireoperoxidase (anti-TPO) for positivo. Deve-se avaliar a velocidade de crescimento (VC) e a idade óssea. Caso a VC seja baixa, com idade óssea atrasada, deve-se cogitar tratamento. Em caso de TSH > 10 mUI/ℓ, inicia-se o tratamento. É importante atentar para o fato de que níveis de T4 e T3 aumentados e de TSH normais significam aumento da globulina ligadora de tiroxina (TBG) (por uso de estrogênio); e níveis de T4 e T3 diminuídos e de TSH normais indicam hipotireoidismo secundário ou terciário. Para homens, dosar a TBG pela possibilidade de sua deficiência.

Por meio de ultrassonografia (US) da tireoide, deve-se avaliar a textura e se há presença de nódulos.

O hipotireoidismo de longa duração pode levar a hipertrofia da hipófise, visualizada por meio de ressonância.

Tratamento

O tratamento é feito com a administração de levotiroxina (LT4), e a posologia é estabelecida de acordo com a idade, conforme se vê na Tabela 57.1.

Deve-se procurar manter o nível de TSH preferencialmente entre 0,5 e 2 mU/ℓ, e o de T4L entre 1 e 1,8 ng/dℓ. Diante de hipotireoidismo de longa duração, inicia-se com doses baixas, para evitar aceleração da idade óssea. A proteína da soja e a suplementação com ferro e cálcio diminuem a absorção de levotiroxina. Como consequências do hipertireoidismo iatrogênico observam-se: se as suturas cranianas estiverem abertas, craniossinostose; e, em crianças maiores, alteração do comportamento e diminuição do rendimento escolar.

Tabela 57.1 Posologia da levotiroxina.

Idade	Levotiroxina (μg/kg/dia)
0 a 3 meses	10
3 a 6 meses	7 a 10
6 a 12 meses	6 a 8
1 a 5 anos	4 a 6
6 a 12 anos	3 a 5
> 12 anos	3 a 4

Hipotireoidismo congênito

Trata-se da maior causa de deficiência mental evitável, desde que seja reconhecido e tratado precocemente. A incidência é de 1:2.800 a 1:3.500 nascidos vivos. O rastreamento neonatal visa detectar os casos de hipotireoidismo congênito (HC) assintomáticos no início da vida e iniciar tratamento precocemente (< 15 dias de vida), para evitar dano permanente ao cérebro (deficiência mental). O teste do pezinho tem abrangência nacional e sua realização é obrigatória. Ainda não há definição sobre o melhor método e o melhor ponto de corte para o rastreamento (TSH, TSH + T4L).

Causas

Encontram-se na Tabela 57.2 as principais causas de hipotireoidismo congênito.

Quando não está definido se o hipotireoidismo é definitivo ou transitório, deve-se suspender a levotiroxina por 1 mês e dosar o TSH. Caso o nível de TSH comece a subir, cogita-se hipotireoidismo permanente e retorna-se ao tratamento. O HC está associado a anomalias cardíacas, renais e neurológicas, e essas malformações devem ser pesquisadas. O rastreamento para avaliação auditiva é obrigatório.

Apresentação clínica

O quadro clínico varia com a gravidade do quadro e a idade ao diagnóstico. A Tabela 57.3 mostra as principais manifestações.

Diagnóstico

No Brasil, faz-se dosagem isolada de TSH na primeira semana de vida. As desvantagens são: não se conseguem identificar os casos de HC central (apesar de serem raros) e podem

Tabela 57.2 Causas de hipotireoidismo congênito.

Permanente	Transitório
Primário: disgenesia tireoidiana (ectopia, agenesia, hipoplasia) Disormonogênese Iatrogênico (radioiodo)	Deficiência de iodo
Secundário	Excesso de iodo
Terciário	Fármacos antitireoidianos
Resistência periférica aos hormônios tireoidianos	Anticorpos bloqueadores do TSH

Tabela 57.3 Apresentação clínica do HC.

Icterícia prolongada	Fontanelas amplas	Extremidades frias	Pele seca, áspera	Hérnia umbilical	Atraso do desenvolvimento neuropsicomotor
Choro rouco	Letargia	Anemia	Sucção débil	Macroglossia	Bradicardia

ocorrer casos de falso-negativos (elevação tardia do TSH). O ideal é dosar T4 e TSH; todavia, em saúde pública deve-se avaliar a relação entre custo e benefício.

A dosagem deve ser feita a partir de 48 h até 4 dias de vida ou antes da alta do hospital. Não se deve dosar antes de 48 h de vida, porque logo após o nascimento ocorre um pico de TSH.

O ponto de corte varia. Segundo a maior parte da literatura atual, adota-se como ponto de corte do TSH o valor de 10 μUI/mℓ.

Se TSH < 10 μUI/mℓ, o recém-nascido é considerado normal. Em prematuros, o exame deve ser repetido em 1 mês. Se TSH > 10 μUI/mℓ, a criança é encaminhada para realização de dosagem de TSH e T4L no soro.

Após diagnóstico de HC, deve-se realizar US da tireoide e/ou cintilografia da tireoide. Caso a tireoide seja ectópica, o tratamento será mantido indefinidamente. Caso a tireoide seja tópica, o tratamento é mantido até os 3 anos, idade em que deverá ser feita uma reavaliação.

Tratamento

Ver tópico "Tratamento" do hipotireoidismo adquirido.

Rastreamento

Verifique na Tabela 57.4 a periodicidade da dosagem de TSH e T4L para rastreamento.

Hipertireoidismo

Hipertireoidismo consiste em aumento inapropriado da síntese e secreção dos hormônios tireoidianos pela própria glândula.

A tireotoxicose caracteriza-se por altos níveis de hormônios tireoidianos nos tecidos, com manifestações clínicas.

A principal causa de hipertireoidismo na infância e na adolescência é a doença de Graves (que corresponde a 10 a 15% de todas as doenças tireoidianas na infância); rara em menores de 5 anos, a incidência aumenta com o crescimento; o pico se dá entre 11 e 15 anos.

As causas de tireotoxicose na infância são hashitoxicose, doença de Plummer, metástases hiperfuncionantes de carcinoma diferenciado da tireoide, adenoma hipofisário produtor de TSH, síndrome de McCune-Albright e resistência aos hormônios tireoidianos.

Tabela 57.4 Periodicidade da dosagem de TSH, T4L*.

Idade	Periodicidade
0 a 6 meses	Mensalmente
6 a 12 meses	A cada 2 meses
2 anos	A cada 3 meses
3 anos	A cada 4 meses
> 3 anos	A cada 6 meses

*Manter o T4L no limite superior da normalidade.

Apresentação clínica da tireotoxicose e do hipertireoidismo

A apresentação é semelhante à que se observa no adulto. O paciente não costuma apresentar fibrilação atrial, insuficiência cardíaca e tireotoxicose apática. Em geral se observa bócio pequeno, difuso, simétrico e elástico. Oftalmopatia geralmente não aparece na infância e, quando presente, é leve e não requer tratamento. Encontra-se na Tabela 57.5 a apresentação clínica da tireotoxicose e do hipertireoidismo.

Diagnóstico

O diagnóstico é estabelecido a partir de altos títulos de T4 e T3 total e livres; TSH suprimido; e anticorpo antirreceptor de TSH (TRAb) presente em 90% dos casos de doença de Graves.

Tratamento

O tratamento pode ser realizado com metimazol, iodo-131 ou tireoidectomia.

Iodo-131

É indicado para pacientes de 5 a 10 anos, de acordo com a dose calculada (máximo de 10 mCi); pode ser prescrito para pacientes > 10 anos se a atividade da tireoide for maior que 150 mCi/g de tecido tireoidiano. Pode-se utilizar iodo-131 em menores de 5 anos com alergia moderada a grave ao metimazol (MMI), em casos em que não esteja disponível cirurgião experiente ou haja contraindicação à cirurgia.

Deve ser evitado em pacientes com menos de 5 anos. Embora haja poucos estudos, sabe-se que a chance de câncer de tireoide com o uso de radiação externa é maior em crianças com menos de 5 anos.

Tireoidectomia

É indicada quando for requerida terapia definitiva, e quando a criança for muito nova para ser submetida a radioiodoterapia. A cirurgia deve ser realizada por cirurgião experiente.

Fármacos antitireoidianos

A remissão ocorre em um número pequeno de crianças, e o medicamento mais indicado para crianças é o metimazol. Antes de se dar início ao uso da medicação, deve-se realizar hemograma completo, incluindo contagem diferencial de leucócitos, bilirrubinas, transaminases e fosfatase alcalina.

Tabela 57.5 Apresentação clínica de tireotoxicose e de hipertireoidismo.

Taquicardia	Intolerância ao calor	Sudorese	Tremores	Nervosismo
Piora do rendimento escolar	Hiperatividade	Mudança de comportamento	Insônia	Fadiga

Metimazol por 1 a 2 anos é considerado a primeira linha de tratamento para a maioria das crianças. Entretanto, a maioria das crianças vai requerer iodo-131 ou tireoidectomia. Crianças muito novas para receberem iodo podem fazer uso de MMI até atingirem a idade permitida, na dosagem de 0,2 a 0,5 mg/kg/dia, ou conforme se vê na Tabela 57.6.

Tabela 57.6 Dosagem de MMI para crianças e adolescentes.

Idade (anos)	Dosagem (mg/dia)
< 1	1,25
1 a 5	2,5 a 5
5 a 10	5 a 10
10 a 18	10 a 20

Deve-se monitorar por meio dos níveis séricos de TSH, e em casos graves a dose pode ser até dobrada.

Se não for possível administrar MMI e estiver programada cirurgia, pode-se, enquanto isso, fazer uso de betabloqueadores e solução saturada de iodeto de potássio (50 mg de iodeto em gota, 3 a 7 gotas, 3 vezes ao dia, durante 10 dias antes da cirurgia) para controle dos sintomas, se não forem tão intensos. Outra opção é propiltiuracila por curto tempo com monitoramento da função hepática.

Em caso de reação cutânea leve ao metimazol, pode-se utilizar anti-histamínico ou suspender o uso da medicação e realizar terapia com iodo ou cirurgia. Pode ocorrer reação cruzada com o uso de propiltiuracila.

A taxa de remissão é de 20 a 30%. Baixa taxa de remissão ocorre se a glândula apresentar tamanho superior a 2,5 vezes o tamanho normal, em crianças < 12 anos ou não caucasianas, TRAb elevado mesmo em terapia e T4L > 4 ng/dℓ ao diagnóstico. O betabloqueador mais utilizado na infância é o propranolol, na dosagem de 1 a 2 mg/kg/dia, fracionados para três doses.

Leituras sugeridas

Bahn RS, Burch HB, Cooper DS, Garber JR, Greenlee MC, Klein I et al. Hyperthyroidism and other causes of thyrotoxicosis: management guidelines of the American Thyroid Association and American Association of Clinical Endocrinologists. The American Thyroid Association and American Association of Clinical Endocrinologists taskforce on hyperthyroidism and other causes of thyrotoxicosis. Thyroid. 2011; 21(6).

Fatourechi V. Hyperthyroidism and thyrotoxicosis. In: Bandeira F, Griz L, Caldas G. In: Bandeira F, Gharib H, Golbert A, Griz L, Faria M. Endocrinology and diabetes: a problem-oriented approach. New York: Springer Science, 2014.

Léger J, Olivieri A, Donaldson M, Torresani T, Krude H, Van Vliet G et al. European Society for Paediatric Endocrinology Consensus guidelines on screening, diagnosis, and management of congenital hypothyroidism. Horm Res Pediatr. 2014; 81(2):80-103.

58

Insensibilidade ao Hormônio do Crescimento

Vanessa Leão de Medeiros | Francisco Bandeira

Definição

A síndrome de insensibilidade ao hormônio do crescimento (IGH) ocorre por incapacidade do receptor hepático de responder ao GH endógeno ou exógeno em concentrações fisiológicas, o que leva a comprometimento na produção do fator de crescimento semelhante à insulina tipo 1 (IGF-1).

O GH atua no fígado e leva à produção de IGF-1, o qual, para atuar, precisa fazer parte do complexo ternário, formado por:

- Unidade acidolábil: estabiliza e prolonga a meia-vida do complexo ternário
- Proteína de ligação do IGF (IGFBP): principalmente a IGFBP-3, uma proteína carreadora que modula a ação do IGF, controlando o armazenamento e a liberação de IGF-1 na circulação, influindo em sua ligação com o seu receptor e facilitando o armazenamento de IGF em matrizes extracelulares.
- IGF: fator de crescimento semelhante à insulina; o principal é o IGF-1.

O GH atua também de forma parácrina nos condrócitos diferenciadores epifisários dos pré-condrócitos e realçadores da produção local (autócrina ou parácrina) do IGF-1, estimulando a expansão clonal de condrócitos diferenciados.

Base molecular da IGH

Os fenótipos mais graves foram descritos por Laron e colaboradores em 1966. A maioria dos casos tem herança autossômica recessiva, e a ampla maioria apresenta defeitos moleculares acarretados por mutações homozigóticas ou heterozigóticas. Foram identificadas mais de 70 mutações no receptor do GH (GHR).

Todas as mutações que resultam em IGH grave, quando presentes no estado de homozigose ou como um composto heterozigótico, estão associadas ao fenótipo típico de deficiência de hormônio do crescimento (GHD) grave (Laron).

Crescimento

Intrauterino

Durante a fase do crescimento fetal, o GH exerce pequeno efeito sobre o crescimento. Os fatores endócrinos determinantes para o desenvolvimento nesse período são o IGF (principalmente o IGF-2) e a insulina. Os níveis de IGF-1 fetais são diretamente relacionados com a nutrição do feto. O eixo glicose-insulina-IGF-1 promove o crescimento do embrião. A placenta transfere glicose para o feto, que secreta insulina, a qual determina a secreção de IGF-1.

A IGH costuma apresentar-se com falha no crescimento pós-natal.

O IGF-1 não dependente de GH é necessário para um crescimento normal, *in utero,* tanto do corpo como do cérebro. Os pacientes com mutações no IGF-1 apresentam grave retardo de crescimento intrauterino e microcefalia. Podem apresentar retardo do desenvolvimento neuropsicomotor, grave retardo do crescimento pós-natal e resistência à insulina durante a adolescência. A microcefalia presente nesses pacientes é capaz de diferenciar da síndrome de Silver-Russell, que também provoca restrição do crescimento intrauterino (RCIU), mas com relativa macrocefalia.

A velocidade de crescimento diminui rapidamente após o nascimento de crianças com déficit do receptor de GH (GHRD), demonstrando a necessidade imediata de síntese de IGF-1 estimulada por GH para o crescimento pós-natal. A velocidade de crescimento na ausência do GH é aproximadamente metade do padrão normal.

Formas leves de mutações e polimorfismos podem levar a baixa estatura idiopática (BEI), e em alguns casos podem ocorrer mutações nos genes do receptor do GH nos pacientes com BEI. Consanguinidade é descrita em alguns casos de IGH.

Pós-natal

O crescimento é multifatorial (fatores genéticos, ambientais), e o sistema GH/IGF-1 é o principal determinante e regulador do crescimento linear após o nascimento.

Etiologia

A etiologia e as características clínicas referentes à insensibilidade ao hormônio do crescimento encontram-se nas Tabelas 58.1 e 58.2.

Diagnóstico

O GHRD é prontamente diagnosticado em sua forma típica e completa devido a falha grave do crescimento, fenótipo clínico da GHD grave, níveis elevados do GH com

Tabela 58.1 Estados de insensibilidade ao hormônio do crescimento (GH).

Condição	Falha no crescimento	Fenótipo da GHD	GH	GHBP	IGF-1	IGFBP-3
Congênita						
GHRD – formas recessivas	Grave	Sim	Aumentado	Normalmente baixa ou ausente	Muito baixo	Diminuída
GHRD – dominante-negativo	Moderada	Não ou leve	Aumentado	Normal	Muito baixo	Normal ou baixa
Defeito de transdução de sinal (STAT-5b*)	Grave	Sim	Aumentado	Normal	Muito baixo	Muito baixa
Deleção do gene *IGF-1*	Grave	Não	Aumentado	Normal	Ausente	Normal
Mutação no gene *IGF-1*	Grave	Não	Aumentado	Normal	Aumentado	Normal
Mutação no receptor IGF-1	Moderada a grave	Não	Aumentado	Normal ou aumentada	Aumentado	Normal ou alta
Mutação na subunidade acidolábil (ALS)	Não ou leve	Não	Normal	Normal	Muito baixo	Muito baixa
Adquirida mais frequentemente						
Anticorpos inibidores do GH	Grave	Sim	Ausente	Normal	Muito baixo	Diminuída
Desnutrição	Não a moderada	Não	Aumentado	Diminuída	Variável	Normal/ diminuída
Diabetes melito	Não a moderada	Não	Aumentado	Diminuída	Diminuído	Aumentada
Doença renal	Leve a grave	Não	Normal	Diminuída	Normal	Aumentada

*STAT-5: sinal produzido a partir da ligação do GH com seu receptor; GHD: deficiência de GH; GHBP: proteína de ligação de GH; IGF-1: fator de crescimento semelhante à insulina tipo 1; IGFBP-3: proteína de ligação tipo 3 ao IGF; GHRD: déficit do receptor de GH.

acentuada redução nas concentrações plasmáticas de IGF-1 e IGFBP-3 e, aumento na de IGFBP-1 e IGFBP-2.

Em crianças sem o fenótipo clínico de GHD grave que têm velocidade de crescimento abaixo do normal e aumento do desvio de estatura na ausência de doença crônica, deficiência nutricional ou função tireoidiana anormal, concentração plasmática de IGF-1 ou IGFBP-3 $< -1,0$ desvio padrão (DP) para a idade é uma indicação para se testar deficiência de GH.

Tabela 58.2 Características clínicas da insensibilidade ao hormônio do crescimento (GH).

Crescimento
Peso ao nascimento: normal; comprimento ao nascimento: geralmente normal
Falha de crescimento grave desde o nascimento, com velocidade de crescimento cerca de 50% do normal
Desvio na altura relacionado com (baixos) níveis plasmáticos de IGF-1 e IGFBP-3
Idade óssea atrasada, mas avançada para a idade estatural
Mãos e pés pequenos (abaixo do percentil 10 para altura) (70%)
Relação dos segmentos corporais normal para a idade óssea em crianças e anormal em adultos (redução do segmento superior ou inferior e da envergadura)
Características craniofaciais
Cabelos escassos antes dos 7 anos (70%); recessão frontotemporal na linha de implantação do cabelo em todas as idades
Proeminência frontal
Hipoplasia da ponte nasal, enoftalmia
Diminuição da dimensão vertical da face
Sinal do pôr do sol em crianças < 10 anos (25%)
Escleras azuis
Retenção prolongada na dentição primária; dente permanente comprido; ausência do terceiro molar
Queixo esculpido
Ptose unilateral, assimetria facial (15%)
Composição corporal e musculoesquelética
Hipomuscularidade com atraso no andar
Displasia da costela: necrose avascular da cabeça do fêmur (25%)
Voz fina (alta tonalidade) em todas as crianças e na maioria dos adultos
Pele fina, prematuramente envelhecida
Extensibilidade limitada do cotovelo (adquirida; 85% após 5 anos)
Crianças com peso abaixo do normal para a altura, alguns adultos com sobrepeso para a altura; acentuada diminuição da relação entre massa magra e massa gorda, comparada ao normal, para todas as idades
Osteopenia
Desenvolvimento sexual
Pênis pequeno na infância; crescimento genital normal na puberdade
Puberdade retardada (50%)
Função reprodutiva normal

IGF-1: fator de crescimento semelhante à insulina tipo 1; IGFBP-3: proteína de ligação tipo 3 ao IGF.

Se a resposta a dois testes de estimulação do GH for normal, pode-se suspeitar de IGH primária, e um teste de geração de IGF-1 pode ser útil (quatro injeções diárias de GH [0,1 mg/kg de peso corporal ao dia], com a medição de IGF-1 na linha de base e 8 a 16 h após a última injeção). Deve haver um aumento de três vezes na concentração plasmática de IGF-1 ou um aumento para valores normais ou elevados para a idade.

Tratamento

O uso de IGF-1 recombinante humano (mecasermina) foi aprovado pela Food and Drug Administration (FDA) em 2005 para crianças com grave deficiência de IGF-1, para indivíduos que não responderam ao hormônio do crescimento recombinante humano (rhGH), em decorrência de defeitos no receptor ou pós-receptor do GH, ou para aqueles que apresentam anticorpos inativadores do GH após tratamento com rhGH. A definição bioquímica inclui desvio padrão para altura e nível basal de IGF-1 abaixo de –3, com GH normal ou elevado. Não há benefício para os pacientes com DGH.

A dosagem recomendada é de 60 a 120 mg/kg por via subcutânea (SC), 2 vezes ao dia.

Deve-se lembrar que, em alguns pacientes, a concentração de IGF-1 durante o tratamento pode permanecer abaixo do valor da normalidade ou no limite inferior, mas isso deve ser interpretado com cautela, já que nesses pacientes é esperada a ocorrência de anormalidades na IGFBP.

Os efeitos adversos relatados com mais frequência pela FDA foram hipersensibilidade, comportamento anormal, cefaleia, hiperglicemia, alterações na textura dos cabelos. Raros casos apresentaram hemorragia retiniana, aumento da pressão intracraniana, depressão, hipertrofia tonsilar e reações alérgicas.

Leituras sugeridas

Borges AH, Siqueira CR, Pedro FL, Palma VC, Sakai VT, Volpato LE. Growth hormone insensitivity syndrome: unusual oral manifestations. J Dent Child (Chic). 2013; 80(3):150-3.

Feigerlova E, Swinyard M, Derr MA, Farnsworth J, Andrew SF, Rosenfeld RG et al. A novel GHR intronic variant, c.266+83 G>T, activates a cryptic 5' splice site causing severe GHR deficiency and classical GH insensitivity syndrome. Horm Res Pediatr. 2013; 80(6):397-405.

Goswami S, Ghosh S, Chowdhury S. Growth hormone insensitivity syndrome: a sensitive approach. Indian J Endocrinol Metab. 2012; 16(5):817-8.

Rosenbloom A, Leão V, Bandeira F. Síndrome de insensibilidade ao hormônio do crescimento. In: Bandeira F, Gharib H, Golbert A, Griz L, Faria M. Endocrinology and diabetes: a problem-oriented approach. New York: Springer Science; 2014.

Savage MO. Phenotypes, investigation and treatment of primary IGF-1 deficiency. Endocr Dev. 2013; 24:138-49.

8
PARTE
Casos Clínicos

Caso Clínico 1

Marilia Martins Guimarães

História clínica

Paciente de 15 anos, sexo feminino, estudante. Queixa principal: "acne, pelos e problemas de menstruação." A paciente refere que seus pelos vêm aumentando progressivamente e que menstrua de maneira irregular, cerca de 3 vezes ao ano. Queixa-se de dismenorreia quando menstrua. Teve acne intensa por 2 anos, dos 13 aos 15 anos de idade, que melhorou após tratamento dermatológico, mas percebe que nos últimos 2 anos houve reaparecimento da acne tanto no rosto como na região dorsal, onde não havia anteriormente. Gestação com ameaça de abortamento no terceiro mês, tendo a mãe feito repouso. Nasceu de parto cesáreo a termo com 3.400 g e 50 cm, chorando logo ao nascer. Desenvolvimento psicomotor normal. Esquema vacinal em dia. Pubarca aos 6 anos de idade, telarca aos 8 anos e menarca aos 11 anos; desde então apresenta ciclos esparsos, mas com períodos de amenorreia de até 4 meses. Ainda não teve relações sexuais. Tem alimentação qualitativa boa, mas não ingere legumes e verduras. Teve parotidite aos 3 anos, refere alguns episódios de diarreia, crise convulsiva com 1 ano, tendo feito uso de fenobarbital por 3 anos. Nega alergias.

Pai saudável, refere ter entrado em puberdade aos 12 anos.

Mãe saudável, menstruou aos 12 anos, nega presença de pelos em excesso.

Uma irmã saudável de 8 anos impúbere.

Avós falecidos de doenças cardíacas e de "derrame". Nega doenças crônicas na família. O pai é mecânico e a mãe comerciária, moradia com boas condições de higiene e saneamento.

A paciente está cursando o 2º ano do ensino médio, apresenta boa escolaridade, mas no momento relaciona-se mal com os colegas por sentir vergonha dos pelos e da acne.

Exame físico

- Altura: 1,60 m
- Peso: 70 kg
- Índice de massa corporal (IMC): 24
- Pressão arterial (PA): 130 × 80 mmHg
- Frequência cardíaca (FC): 76 bpm
- Ectoscopia: acne na face e no dorso de média intensidade e esparsa. Discretos pelos em região masseterina e mentoniana, alguns pelos periareolares (retira com pinça), na linha alba em grande intensidade e na raiz das coxas. Apresenta acantose no pescoço e nas axilas. Mamas normais e sem galactorreia. Tireoide palpável normal. O restante do exame físico é normal.

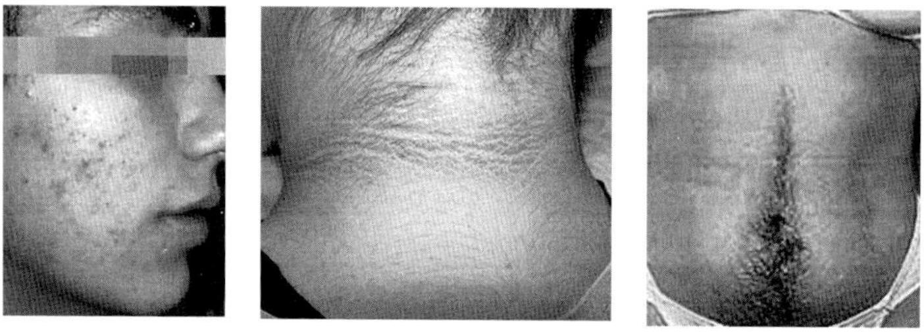

Adolescente apresentando hirsutismo, irregularidade menstrual, acne e acantose nigricante sem sinais de virilização.

Perguntas e comentários

- Quais as hipóteses diagnósticas?
  - Síndrome do ovário policístico (SOP)
  - Hiperplasia suprarrenal congênita forma não clássica (HSRCNC)
  - Resistência insulínica (RI)
  - Tumor ovariano
  - Tumor suprarrenal (são raros, e tanto os tumores hilares ovarianos como os do córtex suprarrenal promovem hirsutismo, mas geralmente acompanhados de virilização devido à hiperprodução de androgênios).

Síndrome do ovário policístico

Segundo os critérios de Rotterdam, as causas seriam hiperandrogenismo, irregularidade menstrual e ovário policístico. Essa síndrome ocorre em cerca de 18 e 22% das mulheres em idade reprodutiva.

A existência de 2 critérios é suficiente para o diagnóstico. A paciente apresenta hirsutismo, disfunção ovariana e acantose nigricante em 60, 70 e 50 a 80% dos casos, respectivamente.

Hiperplasia suprarrenal congênita forma não clássica

Ocorre em 0,1% da população. Na infância, costuma apresentar-se como pubarca (em até 92% dos casos) e evolui com distúrbios menstruais (54%), hirsutismo (59%) e acne (33%), o que ocorreu na paciente deste caso. Hirsutismo ocorre tanto no defeito da 21-hidroxilase como da 3-desidrogenase.

Resistência insulínica

A paciente apresenta acantose nigricante, um sinal de hiperinsulinismo. Na SOP, a RI ocorre entre 40 e 70% dos casos.

- Quais os exames iniciais necessários para confirmar suas hipóteses diagnósticas?
  - Hormônio foliculoestimulante (FSH), hormônio luteinizante (LH), estradiol, testosterona, di-hidrotestosterona, prolactina, globulina transportadora de hormônio sexual (SHBG)
  - Sulfato de desidroepiandrosterona (SDHEA), 17OH-progesterona, androstenediona (avaliação dos androgênios suprarrenais)
  - Glicose e insulina, teste oral de tolerância à glicose (TOTG, para avaliação da resistência insulínica)
  - Ultrassonografia (US) pélvica (para avaliar ovários micropolicísticos e/ou tumor ovariano)
  - US abdominal total (para avaliar massa suprarrenal)
- Relacione, entre os exames solicitados, quais são necessários para esclarecer cada hipótese diagnóstica
  - SOP: FSH, LH, estradiol, testosterona, di-hidrotestosterona, prolactina, 17OH-progesterona, androstenediona, SHBG, US pélvica
  - HSRCNC: SDHEA, 17OH-progesterona, androstenediona, testosterona
  - RI: glicose e insulina, TOTG
  - Tumor da suprarrenal: SDHEA, US abdominal
  - Tumor ovariano: estradiol, testosterona, di-hidrotestosterona, US do ovário.

Leituras sugeridas

Bremer AA. Polycystic ovary syndrome in the pediatric population. Metab Syndr Relat Disord. 2010; 8(5):375-94.

Dantas WS, Gualano B, Rocha MP, Barcellos CR, dos Reis VYV, Marcondes JA. Metabolic disturbance in PCOS: clinical and molecular effects on skeletal muscle tissue. Scientific World Journal. 2013:178-364.

Hagg L, McFarlane J, Dieberg G, Smart N. Effect of lifestyle intervention on the reproductive endocrine profile in women with polycystic ovarian syndrome: a systematic review and meta-analysis. Endocr Connect. 2014; 3(1):36-46.

Lakkakula BV, Thangavelu M, Godla UR. Genetic variants associated with insulin signaling and glucose homeostasis in the pathogenesis of insulin resistance in polycystic ovary syndrome: a systematic review. J Assist Reprod Genet. 2013; 30(7):883-95.

Nandi A, Chen Z, Patel R, Poretsky L. Polycystic ovary syndrome. Endocrinol Metab Clin N Am. 2014; 43(1):123-47.

Ojaniemi M, Tapanainen P, Morin-Papunen L. Management of polycystic ovary syndrome in childhood and adolescence. Horm Res Pediatr. 2010; 74(5):372-5.

Witchel SF. Non-classic congenital adrenal hyperplasia. Steroids. 2013; 78(8):747-50.

Caso Clínico 2

Cesar Luiz Boguszewski

História clínica

Mulher, 34 anos, há 5 anos com quadro progressivo de hiper-hidrose, prognatismo, artralgias e aumento no tamanho das mãos e dos pés. Nega alterações visuais. Há 3 meses teve diagnóstico de acromegalia confirmado laboratorialmente, causada por macroadenoma hipofisário intrasselar medindo 3,3 × 1,6 × 1,9 cm, insinuando-se para cisterna suprasselar e seios cavernosos (ver "imagem pré-operatória"). Há 20 dias a paciente foi submetida à cirurgia transesfenoidal, retornando para avaliação sem exames.

Apresenta hipertensão arterial há 3 anos e a mãe está em tratamento de diabetes e hipertensão arterial. É ex-tabagista, cessou há 1 ano com histórico de 13 anos de tabagismo, com a média de 1 carteira por dia. Seus ciclos menstruais são regulares. Gesta IV Abo III Ces I. Em revisão de sistemas, indica acne.

Exame físico

- Frequência cardíaca (FC): 84 bpm
- Pressão arterial (PA): 140 × 90 mmHg
- Índice de massa corporal (IMC): 26,3 kg/m^2
- Circunferência abdominal (CA): 83 cm
- Fácies acromegálica, com prognatismo, macroglossia discreta e aumento nasal
- Tireoide: normal
- Tórax: campos pleuropulmonares livres, ritmo cardíaco sinusal, discreta hipofonese de bulhas cardíacas
- Abdome: sem particularidades

- Membros: diâmetro do dedo anular da mão direita é 23
- Pele: acne grau II em face
- Campo visual (teste de confrontação): normal.

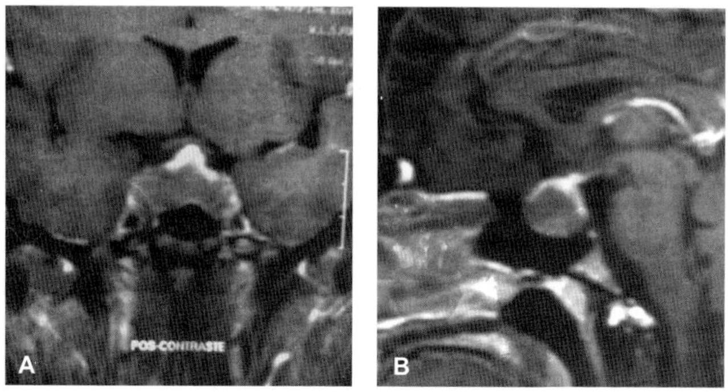

Ressonância de hipófise. **A.** Pré-operatório, corte coronal. **B.** Pré-operatório, corte sagital.

Perguntas e comentários

Com relação à avaliação do resultado do tratamento cirúrgico, responda:

- Quais exames laboratoriais você solicitaria?
  - Hormônio do crescimento (GH) com teste oral de tolerância à glicose (TOTG) e fator de crescimento semelhante à insulina tipo 1 (IGF-1) para controle de doença. Hormônio tireoestimulante (TSH), tiroxina livre (T4L), tri-iodotironina (T3), hormônio foliculoestimulante (FSH), hormônio luteinizante (LH), estradiol, cortisol basal e prolactina para avaliar deficiências pós-cirúrgicas
- Quais resultados você esperaria nos exames laboratoriais solicitados para definir que a paciente teve "controle da doença" com a cirurgia e em qual momento no pós-operatório solicitaria nova ressonância magnética de hipófise?
  - Solicitar GH quando o TOTG estiver abaixo de 1 ng/mℓ e IGF-1 normal para idade e sexo. Prolactina normal.

Evolução clínica

A paciente persistiu com hiper-hidrose, artralgias e sensação de inchaço nas mãos e nos pés após a cirurgia. O exame imuno-histoquímico do tumor foi positivo (+++) para GH e negativo para os demais hormônios hipofisários. Os exames laboratoriais demonstraram que não houve controle da doença, com níveis hormonais bastante alterados, apesar da ausência de remanescente tumoral na imagem (ver "imagens pós-operatórias").

- Qual seria a conduta terapêutica recomendada e como você faria a prescrição?
  - Análogos da somatostatina, como a octreotida (Sandostatin®) SC, 8/8 h, na dose inicial de 0,05 a 0,1 mg por injeção, ajustada conforme níveis de GH mensal

- Octreotida de liberação lenta (Sandostatin LAR®), que pode ser administrada na dose de 20 a 30 mg a cada 4 semanas, IM, na região glútea, a depender do controle do GH e do IGF-1
- Lanreotida autogel SC profunda (região glútea), na dose de 90 a 120 mg a cada 28 dias
- Uma possibilidade é a associação de um agonista dopaminérgico, como a cabergolina, uma vez que alguns adenomas têm receptores D2, com melhor resposta nos tumores cossecretores de prolactina.

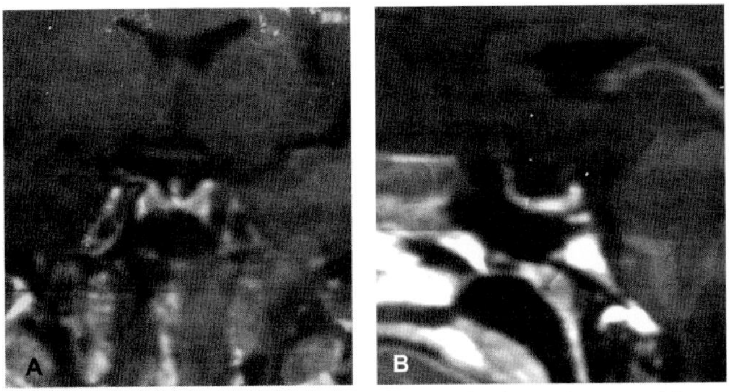

Imagens pós-operatórias da hipófise por ressonância magnética (RM). **A.** Pós-operatório, corte coronal. **B.** Pós-operatório, corte sagital.

Leituras sugeridas

Kaimal N, Trainer PJ. Acromegaly. In: Bandeira F, Gharib H, Golbert A, Griz L, Faria M. Endocrinology and diabetes: a problem-oriented approach. New York: Springer Science; 2014.

Melmed S, Casanueva FF, Klibanski A, Bronstein MD, Chanson P, Lamberts SW et al. A consensus on the diagnosis and treatment of acromegaly complications. Pituitary. 2013; 16(3):294-302.

Caso Clínico 3

Josivan Gomes de Lima

História clínica

Mulher, 84 anos, nunca fez nenhum tratamento específico para osteoporose, vem para consulta e traz duas densitometrias ósseas, sendo uma de 2 anos atrás e outra atual. Menarca aos 14 anos, gesta 0, menopausa aos 50 anos. Nega etilismo e tabagismo. Não faz atividade física regular, tem artrose em joelho. Teve trombose venosa profunda e usa anticoagulante (varfarina) há 3 anos.

Exames físico e complementares

- Peso: 70,5 kg
- Altura: 1,50 m
- Índice de massa corporal (IMC): 31,3 kg/m^2
- Pressão arterial (PA): 130 × 80 mmHg
- Frequência cardíaca (FC): 87 bpm
- Palpações da tireoide e do abdome normais, auscultas cardíaca e pulmonar normais.

Exames séricos

- Cálcio: 9,3 mg/ℓ
- Fósforo: 3,9 mg/dℓ
- Albumina: 4,1 mg/dℓ
- Creatinina: 0,9 mg/dℓ
- Glicemia de jejum: 93 mg/dℓ
- 25(OH)-vitamina D: 29,2 ng/dℓ

- Paratormônio (PTH): 48 pg/mℓ (10 a 65)
- Hemograma: normal
- Relação internacional normalizada (INR): 2,1.

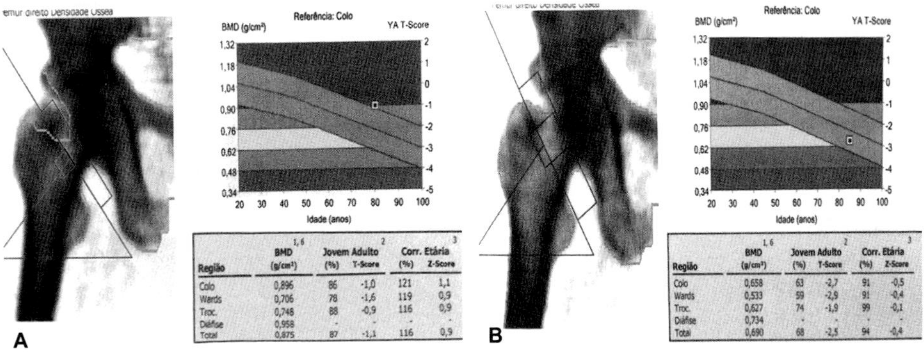

A. Exame 1. **B.** Exame 2.

Perguntas e comentários

- A paciente desenvolveu osteoporose nestes últimos 2 anos?
  - Não, provavelmente o exame 2 está mais correto e a paciente já deveria ter osteopenia importante ou osteoporose à época do exame 1. Na imagem 1, a paciente está mal posicionada para avaliação adequada da densidade mineral óssea. O alinhamento da diáfise femoral (sem adução ou abdução da coxa), a visualização de partes moles abaixo do ísquio e acima do grande trocanter, o aparecimento apenas parcial do pequeno trocanter, que deve estar parcialmente escondido pela rotação interna do membro inferior examinado, e o ângulo formado entre o fêmur e o ísquio devem possibilitar o encaixe do "retângulo" de identificação do colo do fêmur que, sempre que possível, deverá estar perpendicular ao colo e conter apenas partes moles em todos os seus ângulos
- Como explicar a ausência de critérios para osteoporose na densitometria da coluna?
  - Pela existência de osteófitos nos corpos vertebrais, pela artrose das interapofisárias, pelas calcificações nos ligamentos longitudinais e pela ateromatose aortoilíaca que podem falsear a densitometria
- A varfarina poderia interferir na evolução para osteoporose? Se sim, como?
  - Sim, a varfarina inibe a gamacarboxilação dos fatores de coagulação vitamina K-dependentes, e de forma similar, a gamacarboxilação da osteocalcina (formação óssea), que, uma vez não carboxilada, não pode ligar-se ao cálcio de modo eficaz.

Leituras sugeridas

Mesquita PN, Maia JMC, Bandeira F. Postmenopausal osteoporosis. In: Bandeira F, Gharib H, Golbert A, Griz L, Faria M. Endocrinology and diabetes: a problem-oriented approach. New York: Springer Science; 2014.

Rezaieyazdi Z, Falsoleiman H, Khajehdaluee M, Saghafi K, Mokhtari-Amirmajdi E. Reduced bone density in patients on long-term warfarin. Int J Rheum Dis. 2009; 12(2):130-5.

Caso Clínico 4

Marcio Corrêa Mancini

História clínica

Adolescente do sexo masculino, 17 anos, com história de ganho de peso a partir da idade pré-escolar. Nasceu com 4.100 g. Não gosta de frutas e hortaliças, prefere doces e frituras, principalmente nos finais de semana. Passa muitas horas por dia em frente à televisão e ao computador. Fazia atividade física apenas nas aulas de educação física na escola; atualmente está prestando vestibular. Já fez vários tratamentos clínicos com endocrinologistas desde os 10 anos de idade, com perda de 10 a 20 kg e ganho posterior de peso. Fez uso de sibutramina, o que causa muita cefaleia, e não quer usar orlistate devido à esteatorreia. Mãe e pai são obesos e com péssimos hábitos alimentares, pai com diabetes melito tipo 2, com antecedente de doença coronariana. Os avós paternos também são obesos diabéticos e avó materna é obesa. Mãe hipertensa, submetida à cirurgia bariátrica há 2 anos.

Exame físico

- Bom estado geral (BEG), corado, hidratado
- Peso: 142 kg
- Altura: 1,70 m
- Índice de massa corporal (IMC): 49 kg/m^2
- Região cervical: tireoide não palpável; lesão acinzentada com engrossamento e aspecto aveludado da pele que se entende da região posterior até a anterior do pescoço, com pequenos pólipos escurecidos (Figura a seguir)
- Pressão arterial (PA): 140 × 95 mmHg (medida com manguito adequado)
- Pulso: 72
- Sem outras alterações dignas de nota ao exame físico.

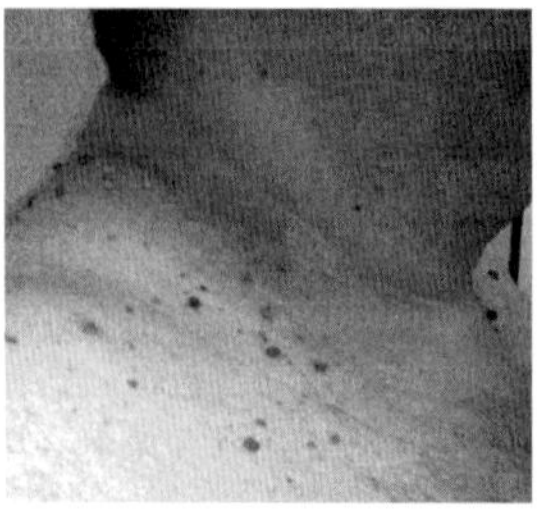

Região cervical.

Perguntas e comentários

- Qual o nome da lesão de pele do paciente?
  - Acantose nigricante e acrocórdons
- Qual a fisiopatologia da lesão de pele do paciente?
  - A insulinorresistência leva à hiperinsulinemia compensatória que, agindo sobre os receptores de insulina ou de fatores de crescimento semelhantes à insulina (IGF), tem ação proliferativa sobre os queratinócitos e os fibroblastos da pele
  - A hiperinsulinemia também leva a redução da proteína ligadora de IGF (IGFBP), aumentando o IGF-1 livre, que contribui para o efeito proliferativo semelhante à insulina. O melhor tratamento é a redução da hiperinsulinemia com a perda de peso, ainda que outros tratamentos tenham sido propostos
  - Acrocórdons (*skin tags*) são pápulas pedunculadas, macias, de cor acastanhada, mais observadas no pescoço, nas axilas e na virilha, frequentemente associadas à acantose nigricante. Estão mais associadas ao diabetes melito do que à obesidade. A fisiopatologia está relacionada com hiperinsulinemia e com o excesso de IGF-1, motivo pelo qual essas lesões são também observadas na acromegalia. O tratamento consiste na excisão e na eletro- ou criocauterização.

Evolução

Os pais do paciente perguntam sobre a possibilidade de o filho ser submetido à cirurgia bariátrica, pois a mãe foi operada com excelente resultado e o filho já fez vários tratamentos prolongados com endocrinologistas e não tolera bem os medicamentos. Além disso, está engordando cada vez mais, está hipertenso e sofre *bullying* no ambiente escolar.

- O paciente apresenta indicação de cirurgia bariátrica neste momento?
  - Sim, apresenta IMC > 40, associado a comorbidades como hipertensão, resistência à insulina, alteração no convívio social e consultas e tratamentos sucessivos e falhos com endocrinologistas para tentativas de perda de peso. A cirurgia pode ser realizada em menores de 18 anos de idade com doenças associadas à obesidade que impactem a qualidade de vida.

Leitura sugerida

Mundi M, Collazo-Clavell M. Bariatric surgery in treatment of the obese patient with type 2 diabetes. In: Bandeira F, Gharib H, Golbert A, Griz L, Faria M. Endocrinology and diabetes: a problem-oriented approach. New York: Springer Science, 2014.

Caso Clínico 5

Marisa Helena Cesar Coral | Alexandre Hohl

História clínica

Homem de 54 anos com história de ganho de peso a partir dos 40 anos de idade. Nos últimos 2 anos, refere cansaço progressivo, dificuldade para realizar atividades físicas, insônia, irritabilidade, queda de libido e edema leve em membros inferiores (MMII). No último ano, houve piora da qualidade da ereção. Associado a este quadro, refere noctúria e ronco excessivo. Está hipertenso há 5 anos em uso de valsartana 160 mg + anlodipino 5 mg, dislipidemia em uso de atorvastatina 10 mg. Faz caminhada de 30 min 2 vezes/semana irregularmente. Nega ingesta de álcool ou tabagismo.

Exame físico

- Altura: 1,78 m
- Peso: 105 kg
- Índice de massa corporal (IMC): 33,1 kg/m^2
- Circunferência abdominal: 108 cm
- Pressão arterial (PA): 133 × 82 mmHg
- Frequência cardíaca (FC): 72 bpm
- Bom estado geral, acantose nigricante em região cervical posterior, ausculta cardiopulmonar sem particularidades. Tireoide fibroelástica, sem nódulos
- MMII: edema +/++++
- Exame genital com varicocele à esquerda, testículos com 25 cm^3 cada. Sem galactorreia. Lipomastia bilateral.

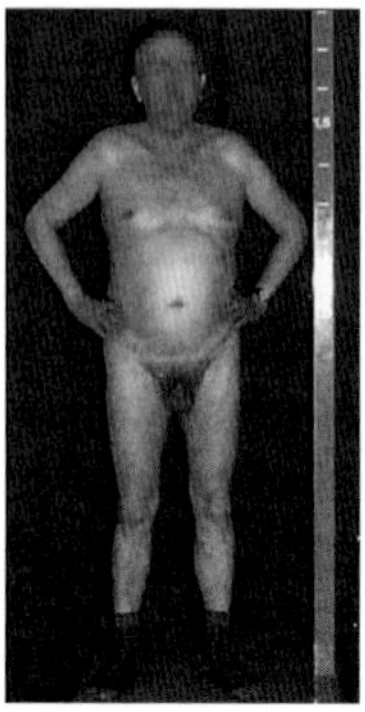

Apresentação física do paciente.

Exames complementares

- Glicemia em jejum: 120 mg/dℓ
- Hemoglobina glicada (HbA1c): 6,3%
- Colesterol total: 190 mg/dℓ
- HDL-C: 48 mg/dℓ
- Triglicerídeos: 178 mg/dℓ
- LDL-C: 106 mg/dℓ
- Creatinina: 0,9 mg/dℓ
- Aspartato transaminase (AST): 59 U/ℓ
- Alanina aminotransferase (ALT): 61 U/ℓ
- Ácido úrico: 8,1 mg/dℓ
- Proteína C reativa ultrassensível (PCR-US): 2,9 mg/dℓ
- Antígeno prostático específico (PSA): 1,3 ng/dℓ
- Prolactina: 16 ng/mℓ
- Testosterona total: 255 ng/dℓ.

Perguntas e comentários

- São necessários mais exames complementares para estabelecer o diagnóstico de hipogonadismo masculino tardio? Se a resposta for afirmativa, quais exames?
  - Sim, devem ser dosados hormônio foliculoestimulante (FSH), hormônio luteinizante (LH), hormônio tireoestimulante (TSH), tiroxina livre (T4L), globulina ligadora dos hormônios sexuais (SHBG) para diagnóstico diferencial e uma segunda dosagem de testosterona total para definir reposição hormonal. O paciente também apresenta síndrome metabólica, com sobrepeso/obesidade, hipertensão, glicemia de jejum alterada, esteato-hepatite, ácido úrico e proteína C reativa elevados, situação que por si só pode prejudicar a qualidade de vida e levar à disfunção erétil

- Que tratamento pode ser feito com o diagnóstico de hipogonadismo?
  - Controle das comorbidades, atividade física regular e reposição de testosterona preferencialmente por via intramuscular (undecanoato de testosterona) ou transdérmica, solução tópica a 2% (Axeron® 30 mg/1,5 mℓ, 1 vez/dia, em uma das axilas). Pode-se fazer o teste da ereção por via oral (VO) com um inibidor da fosfodiesterase tipo 5 e avaliar resposta clínica
- Como deve ser feito o monitoramento?
  - Toque retal semestral no primeiro ano, PSA total antes do toque retal, ultrassonografia de próstata semestral e colesterol total e frações e hematócrito 3 meses após inicio do tratamento.

Leituras sugeridas

Biundo B. Low testosterone in older men: a discussion and review of literature on health consequences of hypogonadism in the aging male. Int J Pharm Compd. 2009; 13(6):494-6.

Gibb FW, Strachan MW. Androgen deficiency and type 2 diabetes mellitus. Clin Biochem. 2014; 47(10-11):940-9.

Hohl A, Ronsoni MF. Male hypogonadism. In: Bandeira F, Gharib H, Golbert A, Griz L, Faria M. Endocrinology and diabetes: a problem-oriented approach. New York: Springer; 2014.

Caso Clínico 6

Francisco Bandeira | Isabel Oliveira de Sousa

História clínica

Paciente do sexo feminino, 31 anos, hipertensa, iniciou há cerca de 9 meses um quadro de fraqueza muscular generalizada. Os episódios duravam em média 3 dias, eram associados a cãibras e a parestesias nos membros inferiores (MMII), tendo resolução espontânea. Na ocasião da admissão, a paciente relata que este foi o terceiro episódio. Dada a piora da sintomatologia, procurou assistência médica, sendo internada na enfermaria de uma clínica médica. Foi evidenciada hipopotassemia, e a paciente foi transferida à endocrinologia para investigação e compensação do quadro.

Medicações em uso

- Atenolol 100 mg/dia
- Clortalidona 25 mg/dia
- Anlodipino 10 mg/dia
- Diazepam 10 mg
- Omeprazol 20 mg.

Exame físico

- Bom estado geral (BEG), normocorada, hidratada, eupneica
- Tireoide: normopalpável
- Aparelho cardiovascular (ACV): ritmo cardíaco vascular (RCR) em 2 tempos (T), bulhas normofonéticas (BNF) sem sopros
- Frequência cardíaca (FC): 82 bpm
- Pressão arterial (PA): 110 × 70 mmHg

- Aparelho respiratório (AR): murmúrio vesicular (MV) + em ambos hemitórax (AHT) sem ruídos adventícios (RA)
- Abdome (ABD): plano, flácido, indolor sem visceromegalias
- Altura: 1,62 m
- Peso: 61,200 kg
- Índice de massa corporal (IMC): 23,3 kg/m^2
- Circunferência abdominal: 90 cm
- Circunferência do quadril: 100 cm

Exames laboratoriais e de imagem

- Aldosterona plasmática: 18 ng/dℓ (valor normal [VN]: 12 a 15 ng/dℓ)
- Atividade de renina plasmática: 0,1 ng/mℓ/h (APR < 1 ng/mℓ/h).

Leuco	Neut (%)	Linf (%)	Mono	Eos	Baso	Hb	PLQ
7.230	78	17	4	1,0	0	12	215.000

Na	K	Ur	Cr	AST	ALT
144	2,0	20	0,6	49	33

Na	K	Ur	Cr	Ca	P
143	3,0	24	0,7	8,4	3,3

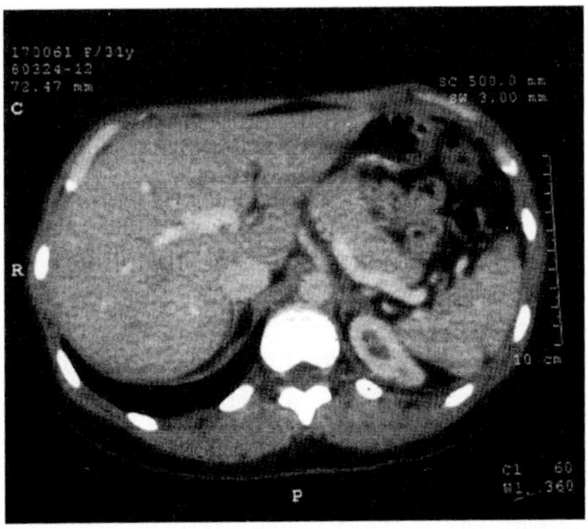

Tomografia computadorizada do abdome com contraste. Imagem nodular hipoatenuante na topografia de glândula suprarrenal esquerda medindo 1,5 cm × 0,8 cm, relacionada com o corpo e a porção lateral esquerda da glândula. Atenuação na sequência pré-contraste: 8 UH.

Perguntas e comentários

- Qual o diagnóstico diferencial?
  - Paciente com massa suprarrenal < 4 cm, com atenuação < 10 HU, que são características mais sugestivas de adenoma suprarrenal. Sintomática, com hipopotassemia, cãibras e fraqueza muscular, chama atenção para adenoma funcionante produtor de aldosterona (hiperaldosteronismo primário)
  - Deve ser feito diagnóstico diferencial principal com síndrome de Cushing, feocromocitoma e hiperplasia suprarrenal congênita na forma não clássica
  - A relação da concentração de aldosterona plasmática com atividade plasmática de renina maior que 40 é bastante sugestiva, e maior que 50 é praticamente patognomônica de hiperaldosteronismo primário. No caso desta paciente, a relação é de 180, e a atividade da renina é baixa mesmo em uso de diurético
- Quais as opções terapêuticas?
  - Cirurgia com adrenalectomia unilateral é o tratamento de escolha para os adenomas produtores de aldosterona e para hiperplasia suprarrenal congênita primária
  - Se a cirurgia for contraindicada ou recusada pela paciente, o tratamento por longo prazo com espironolactona pode ser eficaz. O fármaco eplerenona, um novo antagonista específico do receptor da aldosterona, também tem sido usado com bons resultados
  - Há ainda, como alternativa, a possibilidade em alguns centros de realizar ablação do aldosteronoma com etanol absoluto nas artérias que alimentam o tumor, injeção percutânea de ácido acético guiada por tomografia e ablação por radiofrequência
- Qual a evolução esperada para cada modalidade terapêutica escolhida?
  - No pós-operatório, é esperado que praticamente todos os pacientes apresentem melhora na pressão arterial, porém a longo prazo se observa uma taxa de reversão menor, com necessidade de manutenção do tratamento farmacológico. Fatores no pré-operatório como idade avançada, hipertensão arterial sistêmica mais acentuada, menor resposta à ação da espironolactona e grande elevação na relação aldosterona/atividade de renina implicam resposta menos favorável
  - Os pacientes que respondem clinicamente à espironolactona podem manter pressão arterial controlada com associação de hipotensores a longo prazo.

Leituras sugeridas

Boguszewski CL, Alessi A, Carvalho M. Endocrine hypertension. In: Bandeira F, Gharib H, Golbert A, Griz L, Faria M. Endocrinology and diabetes: a problem-oriented approach. New York: Springer Science; 2014.

Boscaro M, Ronconi V, Turchi F, Giacchetti G. Diagnosis and management of primary aldosteronism. Curr Opin Endocrinol Diabetes Obes. 2008;15(4):332-8.

Caso Clínico 7

Francisco Bandeira | Isabel Oliveira de Sousa

História clínica

Paciente do sexo feminino, 27 anos de idade, relata aumento dos pelos corporais de início na adolescência, porém com rápida progressão há aproximadamente 1 ano. Refere que há 2 anos está em amenorreia, mas anteriormente apresentava ciclos menstruais irregulares. Iniciou a investigação em um serviço de ginecologia há 1 ano e meio, sendo iniciado anticoncepcional oral na tentativa de regularizar os ciclos. Entretanto, após suspender por conta própria o uso do medicamento, voltou a apresentar amenorreia. Teve a menarca aos 12 anos e os ciclos posteriores foram irregulares.

Exame físico

- Peso: 62 kg
- Altura: 1,54 m
- Índice de massa corporal (IMC): 26,1 kg/m^2
- Circunferência abdominal: 100 cm
- Circunferência do quadril: 104 cm
- Escore de Ferriman: 26. Sem sinais de virilização (clitoromegalia, alteração da voz)
- Aparelho cardiovascular (ACV): RCR 2T, BNF sem sopros
- Pressão arterial (PA): 120 × 80 mmHg
- Frequência cardíaca (FC): 80 bpm
- Ausência de pletora facial, fácies de lua, fraqueza muscular e estrias violáceas.

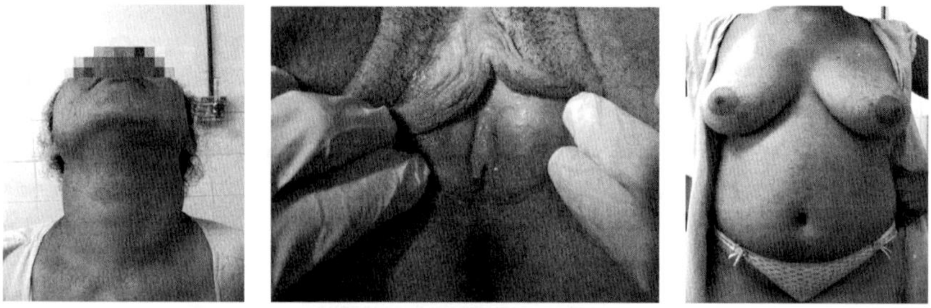

Apresentação física da paciente.

Exames laboratoriais

A paciente trouxe exames laboratoriais realizados em outra instituição

- Exames basais e pós-dexametasona (0,5 mg de 6/6 h por 4 dias)

Basal	4º dia
Testosterona: 535 ng/dℓ	Testosterona: 368 ng/dℓ
	17α-hidroxiprogesterona: 0,4 ng/mℓ
	Cortisol: 21,3 μg/dℓ
	Sulfato de desidroepiandrosterona (SDHEA): 531 μg/dℓ (50 a 380)

- Exames basais da admissão

Cortisol 13,4 μg/dℓ
SDHEA 1.612 μg/dℓ (60 a 430)
Testosterona 223 ng/dℓ
Adrostenediona 463 ng/dℓ (80 a 300)
Hormônio foliculoestimulante (FSH): 4,32
Hormônio luteinizante (LH): 5,99
Hormônio tireoestimulante (TSH): 1,17
Prolactina (PRL): 2,38
Cortisol salivar à meia-noite: 8 nmol/ℓ (0,5 a 1,2)

A tomografia computadorizada exibe lesão expansiva heterogênea e bem definida em topografia de glândula suprarrenal esquerda, apresentando realce heterogêneo e progressivo pelo contraste, com 15 UH na fase sem contraste, 32 UH na fase arterial e 37 UH nas fases portal e de excreção, medindo 6,5 × 6,4 cm.

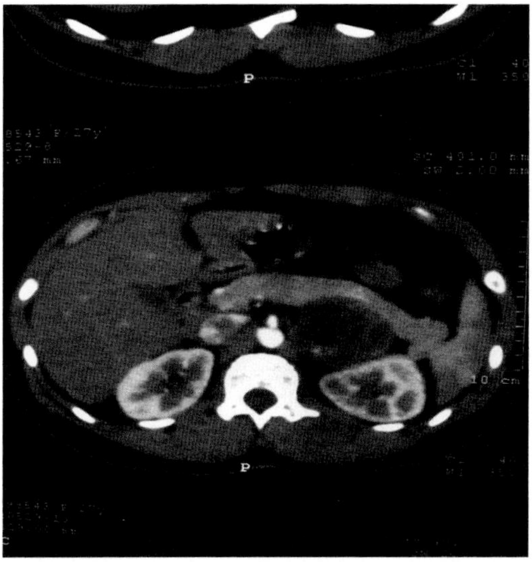

Exame de tomografia computadorizada.

Perguntas e comentários

- Qual a etiologia mais provável para explicar as alterações hormonais?
  - Os tumores virilizantes suprarrenais são raros, mas graves, e o quadro clínico tem início abrupto e progressão rápida. O início abrupto e a progressão rápida podem ser responsáveis pelo não aparecimento dos sinais clássicos da síndrome de Cushing e da virilização. A etiologia mais provável para explicar as alterações hormonais é um carcinoma adrenocortical, devido ao tamanho da lesão e à produção de androgênios. Pacientes com tumores adrenocorticais funcionantes (aproximadamente 60%) apresentam síndromes endócrinas, que resultam da secreção de cortisol e seus precursores, androgênios suprarrenais e seus precursores, ou raramente estrogênios ou mineralocorticoides. Aproximadamente 60% dos carcinomas adrenocorticais são suficientemente secretores para apresentarem síndrome clínica do excesso de hormônio. Adultos com carcinomas adrenocorticais costumam se apresentar com síndrome de Cushing isolada (45%), ou virilização e síndrome de Cushing, com excesso de produção de ambos os glicocorticoides e androgênios (25%). Menos de 10% dos pacientes apresentam apenas virilização, mas a existência de virilização em um paciente com neoplasia suprarrenal sugere carcinoma adrenocortical, em vez de adenoma. Geralmente são grandes quando diagnosticados e são bilaterais em até 10% dos casos. O carcinoma adrenocortical manifesta-se inicialmente à tomografia como massa grande (em 90% das lesões é maior que 6 cm). Quando grandes, essas massas apresentam-se com margens irregulares e textura heterogênea

- Por que existe dissociação entre as alterações hormonais e clínicas, como ausência de virilização e sinais clássicos de síndrome de Cushing?
  - O início abrupto e a progressão rápida podem ser responsáveis pelo não aparecimento dos sinais clássicos da síndrome de Cushing e da virilização. O diagnóstico precoce em adultos é particularmente difícil, pois, muitas vezes, sinais de excesso de hormônio podem não se manifestar. Por outro lado, aproximadamente 90% das crianças acometidas podem ser reconhecidas por excesso desses hormônios, o que possibilita o diagnóstico precoce.

Leituras sugeridas

Alexandraki KI, Grossman AB. Cushing's syndrome. In: Bandeira F, Gharib H, Golbert A, Griz L, Faria M. Endocrinology and diabetes: a problem-oriented approach. New York: Springer Science; 2014.

Bledsoe MB, Cobin RH, Futterweit W, Goldzieher JW, Petak SM, Smith KD et al. American Association of Clinical Endocrinologists Medical Guidelines for clinical practice for the diagnosis and treatment of hyperandrogenic disorders. Endocr Pract. 2001 ;7(2):120-34.

Lacroix A. Clinical presentation and evaluation of adrenocortical tumors. UpToDate [Internet]. Disponível em: http://www.uptodate.com/contents/clinical-presentation-and-evaluation-of-adrenocortical-tumors [Acesso em 15 Abr 2014].

Caso Clínico 8

Marisa Helena Cesar Coral | Alexandre Hohl

História clínica

Mulher de 48 anos, com história de ganho de peso a partir dos 45 anos de idade. Refere pouca disposição para suas atividades habituais de trabalho, com dificuldades de concentração, alterações de humor, diminuição da libido, insônia e dores articulares difusas. Há 1 ano apresenta fogachos que se acentuaram nos últimos 6 meses. Refere que seus ciclos menstruais ainda estão presentes, mas que fica por períodos de até 2 meses sem menstruar. Faz atividade física com regularidade, 4 vezes/semana. Pai com diabetes melito tipo 2 (DM2), mãe e avó materna com osteoporose, prima materna de segundo grau com câncer de mama curado. Menarca aos 12 anos, genitália em estágio 2, pelos pubianos em estágio 2 e pelos axilares em estágio 0.

Exame físico

- Altura: 1,55 m
- Peso: 56 kg
- Índice de massa corporal (IMC): 23,3 kg/m^2
- Pressão arterial (PA): 110 × 70 mmHg
- Tireoide diminuída à palpação, indolor, fibroelástica
- Ausculta cardiopulmonar normal
- Mamas densas sem nódulos palpáveis
- Circunferência abdominal: 79 cm
- Pele ressecada nos braços e nas pernas.

Exames complementares

- Glicemia em jejum: 98 mg/dℓ
- Hemoglobina glicada (HbA1c): 5,3%
- Colesterol total: 190 mg/dℓ
- HDL-C: 59 mg/dℓ
- Triglicerídeos: 120 mg/dℓ
- 25OH-vitamina D: 30 ng/mℓ
- Creatinina: 0,9 mg/dℓ
- Aspartato aminotransferase (AST): 59 U/ℓ
- Alanina transaminase (ALT): 61 U/ℓ
- Ácido úrico: 8,1 mg/dℓ
- Hormônio tireoestimulante (TSH): 3,1 mUI/ℓ
- Hormônio foliculoestimulante (FSH): 50 mUI/mℓ
- Estradiol: 30 pg/mℓ
- Prolactina: 16 ng/mℓ
- Mamografia digital e ultrassonografia (US) mamária: BIRADS1
- US transvaginal: útero sem miomas, ovários sem alterações e endométrio 4 mm.

Perguntas e comentários

- Esta paciente já está na menopausa? Justifique:
  - Não, a paciente em questão está no climatério, que envolve todo o período de transição dos ciclos ovulatórios para anovulatórios, até a completa ausência dos ciclos menstruais por 12 meses seguidos, quando se dá, então, a denominação de menopausa. Este período de alterações hormonais, com irregularidades menstruais, com ou sem sintomas, pode ser chamado de perimenopausa
- Qual é a opção terapêutica ideal de terapia hormonal para esta paciente e como deve ser feito o monitoramento?
  - Terapia de reposição hormonal (TRH) pode ser realizada nos 5 primeiros anos do climatério, para mulheres com sintomatologia desconfortável, desde que não tenham familiares de primeiro grau com câncer de mama ou endométrio ou risco aumentado para tromboses, doenças cardio- ou cerebrovasculares
  - A via transdérmica de administração tem sido preferida por não apresentar os efeitos adversos da metabolização hepática, e deve ser usada na menor dose necessária para alívio dos sintomas (adesivos de 25 μg 2 vezes/semana ou gel 1 a 2 mg/dia). Em mulheres com útero, associação de progesterona natural micronizada durante 10 a 12 dias no ciclo. As pacientes em uso de TRH devem realizar US mamária e mamografia, assim como US endovaginal a cada 6 meses ou 1 ano, a depender de história pregressa e familiar.

Leituras sugeridas

Burger HG. Unpredictable endocrinology of the menopause transition: clinical, diagnostic and management implications. Menopause Int. 2011;17(4):153-4.

Harlow SD, Gass M, Hall JE, Lobo R, Maki P, Rebar RW et al. Executive summary of the Stages of Reproductive Aging Workshop +10: addressing the unfinished agenda of staging reproductive aging. Menopause. 2012; 19(4):387-95.

Santen RJ, Allred DC, Ardoin SP, Archer DF, Boyd N, Braunstein GD et al. Postmenopausal hormone therapy: an Endocrine Society scientific statement. J Clin Endocrinol Metab. 2010; 95(7 Suppl 1): s1-s66.

Caso Clínico 9

Osmar Monte

História clínica

Homem branco, de 15 anos, encaminhado para avaliação de hipodesenvolvimento genital. Nasceu de parto normal a termo, com peso de 3.530 g e comprimento de 49 cm. Apresentou desenvolvimento neuropsicomotor adequado. Teve postectomia aos 2 anos e orquiopexia aos 4 anos, devido a criptorquidia bilateral. Mãe com estatura de 1,78 m, peso de 66 kg e menarca aos 13 anos de idade. Pai com estatura de 1,74 m e peso de 68 kg. Dois irmãos (18 e 22 anos) sem problemas semelhantes.

Exame físico

- Fácies incaracterística, bom estado geral e nutricional
- Peso: 49 kg (P10-25)
- Altura: 1,55 cm (P < 3)
- Envergadura: 159 cm
- Tanner G1 P2
- Genital masculino, testículos: 2 cm^3, pênis: 2,5 cm (< 3 DP da média)
- Ausência de malformações
- Idade óssea: 11 anos e 6 meses
- Testosterona total: < 10 ng/dℓ
- Hormônio luteinizante (LH) basal < 0,6 UI/ℓ
- Hormônio foliculoestimulante (FSH) basal < 1,0 UI/ℓ.

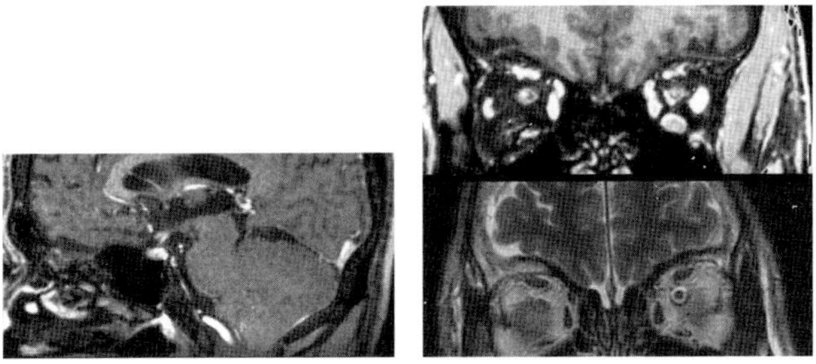

Imagens do crânio, por ressonância magnética.

Perguntas e comentários

- Qual o diagnóstico mais provável?
  - Hipogonadismo hipogonadotrófico por provável síndrome de Kallman
- Quais aspectos clínicos e de imagem deveriam ser pesquisados para o diagnóstico etiológico?
  - O exame clínico deveria ser avaliado para hiposmia ou anosmia, alterações no palato, sindactilia, e nos exames de imagem deveriam ser investigadas a aplasia dos bulbos olfatórios (mostrada nas imagens por ressonância magnética acima) e anomalias no trato urogenital. Pode ocorrer, ainda, déficit de aprendizagem e deficiência mental.

Leituras sugeridas

Ribeiro RS, Abucham J. Síndrome de Kallmann: uma revisão histórica, clínica e molecular. Arq Bras Endocrinol Metab. 2008; 52(1):8-17.

Ribeiro RS, Vieira TC, Abucham J. Reversible Kallmann syndrome: report of the first case with a KAL-1 mutation and literature review. Eur J Endocrinol. 2007; 156(3):285-9.

Trarbach EB, Baptista MT, Garmes HM, Hackel C. Molecular analysis of KAL-1, GnRH-R, NELF and EBF2 genes in a series of Kallmann syndrome and normosmic hypogonadotropic hypogonadism patients. J Endocrinol. 2005; 187(3):361-8.

Caso Clínico 10

Marcio Corrêa Mancini

História clínica

Paciente masculino de 18 anos relata 2 episódios prévios de pancreatite aguda, sendo o último, há 15 dias, o motivo de internação do paciente.

Exame físico

Corado, hidratado, com xantomas eruptivos nos braços e na região dorsal, sem outras alterações dignas de nota.

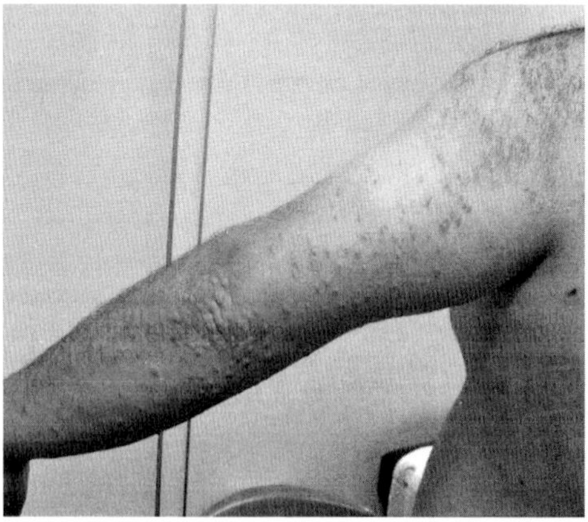

Xantomas eruptivos.

Exames laboratoriais

Na admissão:

- Amilase elevada
- Triglicerídeos: 5.700 mg/dℓ
- Colesterol total: 205 mg/dℓ
- HDL-C: 15 mg/dℓ
- Glicemia: 70 mg/dℓ.

Após 5 dias de internação, mantido em jejum e com aporte hidreletrolítico IV, observaram-se os seguintes resultados:

- Amilase normal
- Triglicerídeos: 240 mg/dℓ
- Colesterol total: 120 mg/dℓ
- HDL-C: 27 mg/dℓ
- Glicemia: 90 mg/dℓ.

Perguntas e comentários

- Qual a causa mais provável da hipertrigliceridemia?
  - Dislipidemia familiar tipo I ou V, que está associada a xantomas eruptivos e aumento dos quilomícrons, por deficiência primária da lipoproteína lipase ou da APO C-II
  - A centrifugação do soro ajuda na diferenciação por apresentar infranadante claro na dislipidemia tipo I e infranadante turvo (VLDL) na tipo V
- Qual o melhor tratamento para a hipertrigliceridemia?
  - O melhor tratamento é dietético, com restrição da gordura total, do álcool e de açúcares. Podem ser usados triglicerídeos de cadeia média. Os ácidos carboxílicos do ômega-3 (OM3-CA), recentemente aprovados para o uso clínico em pacientes com hipertrigliceridemia grave, têm maior biodisponibilidade do que as formas convencionais (esterificadas), por não requererem ingestão concomitante de gordura na dieta e apresentarem absorção intestinal independente das enzimas pancreáticas. A dose diária é de 2 a 4 g.

Leituras sugeridas

Diniz ET, Bandeira F. Dyslipidemia. In: Bandeira F, Gharib H, Golbert A, Griz L, Faria M. Endocrinology and diabetes: a problem-oriented approach. New York: Springer Science; 2014.

Quintao ECR, Nakandakare ER, Passarelli M. Lípides: Do metabolismo à aterosclerose. São Paulo: Sarvier; 2011.

National Cholesterol Education Program (NCEP) Expert Panel on Detection, Evaluation, and Treatment of High Blood Cholesterol in Adults (Adult Treatment Panel III). Third Report of the National Cholesterol Education Program (NCEP) Expert Panel on Detection, Evaluation, and Treatment of High Blood Cholesterol in Adults (Adult Treatment Panel III). Final report. Circulation. 2002;106(25):3143.

Caso Clínico 11

Marcio Corrêa Mancini

História clínica

Paciente masculino de 35 anos portador de obesidade desde a infância, já fez vários tratamentos de até 2 anos de duração com endocrinologistas desde a adolescência, com falência e/ou intolerância a medicamentos e dieta, recebendo indicação para cirurgia bariátrica. Teve ganho progressivo de peso, atualmente com 200 kg. Refere roncos e sonolência diurna, nega engasgos ou sufocação noturna. Nega outras doenças ou uso de medicamentos. Mãe e pai são obesos. Filho único.

Exame físico

- Bom estado geral, corado, hidratado, acianótico, ausência de acantose nigricante
- Peso: 199,5 kg
- Altura: 1,77 m
- Índice de massa corporal (IMC): 62 kg/m^2
- Circunferência abdominal: 158 cm
- Circunferência do quadril: 160 cm
- Relação C/Q: 0,98
- Circunferência cervical: 40 cm
- Pressão arterial (PA): 111 $\times$ 60 mmHg
- Frequência cardíaca (FC): 66 bpm
- Frequência respiratória (FR): 18 irpm
- Sat O_2: 98% em ar ambiente
- Sem outras alterações dignas de nota ao exame físico.

Exames laboratoriais

Foram realizados exames que revelaram:

- Glicemia: 75 mg/dℓ
- Hemoglobina glicada (HbA1c): 4,5%
- Insulina: 12 mU/mℓ
- Colesterol: 190 mg/dℓ (LDL 90 mg/dℓ, HDL 70 mg/dℓ)
- Triglicerídeos: 100 mg/dℓ
- Ácido úrico: 4,0 mg/dℓ
- Proteína C reativa ultrassensível (PCR-US): 0,1 mg/ℓ
- Alanina aminostransferase (ALT): 12 UI/ℓ
- Aspartato transaminase (AST): 13 UI/ℓ
- Gamaglutamil transferase (GGT): 18 UI/ℓ
- Ferritina: 60 ng/dℓ
- Ultrassonografia abdominal: normal, mas com qualidade diminuída em função do aumento da espessura da camada de gordura subcutânea
- Endoscopia normal.

Foi solicitada uma tomografia computadorizada de abdome. A imagem ilustra um corte tomográfico no nível da quinta vértebra lombar.

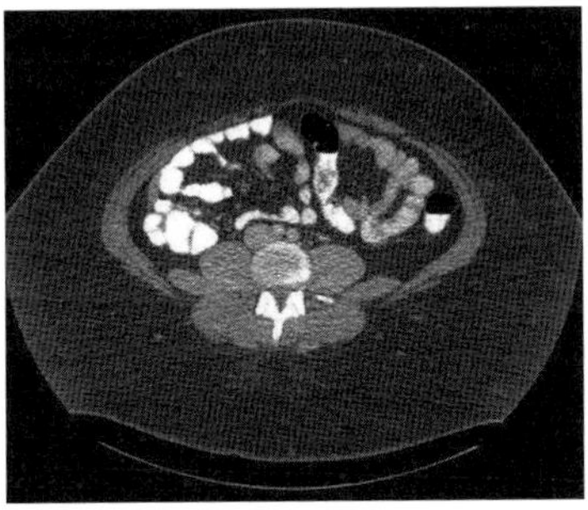

Tomografia computadorizada de abdome no nível de L5.

Perguntas e comentários

- Qual aspecto anatômico do corte da tomografia pode ajudar a explicar por que o paciente, apesar de ter um IMC > 60 kg/m², tem um perfil cardiometabólico saudável?
  - A tomografia no nível de L4/L5 pode ser usada para medir a área de tecido adiposo visceral (normal < 100 cm²). Embora não tenha sido relatado, é possível notar abundância de tecido adiposo subcutâneo em relação ao tecido adiposo visceral, presente em quantidade bem menor
- Cite uma das teorias fisiopatológicas que podem estar envolvidas
  - Teoria portal. O tecido adiposo subcutâneo é mais sensível à insulina e apresenta maior atividade da lipase lipoproteica (LPL), maior expressão de receptores

adrenérgicos alfa-2, enquanto o tecido adiposo visceral é menos sensível à insulina, tem menor atividade de LPL e maior expressão de receptores beta-adrenérgicos, com maior atividade lipolítica, o que gera maior mobilização de ácidos graxos para o fígado. Isso promove redução do *clearance* hepático de insulina com hiperinsulinemia, resistência à insulina e síntese de partículas ricas em VLDL. Além disso, o aumento de ácidos graxos circulantes no tecido visceral promove aumento do fator nuclear NFκB, inflamatório

- Tecido adiposo como órgão endócrino – produção de adipocitocinas. A expressão de fator de necrose tumoral alfa, interleucina-10 e interleucina-6 (associados a distúrbios metabólicos, resistência à insulina, inflamação vascular e aumento de PCR) e de angiotensinogênio (associado a hipertensão) é maior no tecido adiposo visceral. A expressão de leptina é maior no tecido adiposo subcutâneo. Há maior expressão de genes envolvidos em recrutamento de macrófagos MCP-1 (*monocyte chemoattracctrant protein-1*) para o tecido adiposo visceral
- Deposição ectópica de gordura. O tecido adiposo subcutâneo apresenta adipócitos maiores, com capacidade aumentada de armazenamento de triglicerídeos, o que limita o acúmulo de triglicerídeos no compartimento visceral/muscular/cardíaco.
- Falha na angiogênese. Aumento do número e no tamanho de adipócitos extrapola a capacidade local de suprimento de oxigênio, gerando hipoxia e ativação de vias de estresse e inflamação (no caso, a paciente tem boa angiogênese do adiposo subcutâneo).

Leituras sugeridas

Bastard JP, Maachi M, Lagathu C, Kim MJ, Caron M, Vidal H et al. Recent advances in the relationship between obesity, inflammation, and insulin resistance. Eur Cytokine Netw. 2006;17(1):4-12.

Bluher M. Clinical relevance of adipokines. Diabetes Metab J. 2012; 36(5):317-27.

Mancini MC, Geloneze B, Salles JEN, Lima JG, Carra MK. Tratado de obesidade. São Paulo: AC Farmacêutica; 2010.

Caso Clínico 12

Cesar Luiz Boguszewski

História clínica

Mulher de 40 anos, há 8 anos apresenta quadro progressivo de prognatismo e aumento no tamanho das mãos e dos pés. Negava alterações visuais. Sem outras comorbidades. Negava doenças crônicas pregressas. História familiar sem particularidades. Há 3 meses teve diagnóstico de acromegalia.

Exame físico

- Fator de crescimento semelhante a insulina tipo 1 (IGF-1): 1.630 ng/mℓ (valor de referência [VR] para idade: 109 a 284 ng/mℓ)
- Hormônio do crescimento (GH) basal: 118 ng/mℓ
- Função hipofisária normal, prolactina de 148 ng/mℓ (VR: até 25 ng/mℓ)
- Campimetria normal.

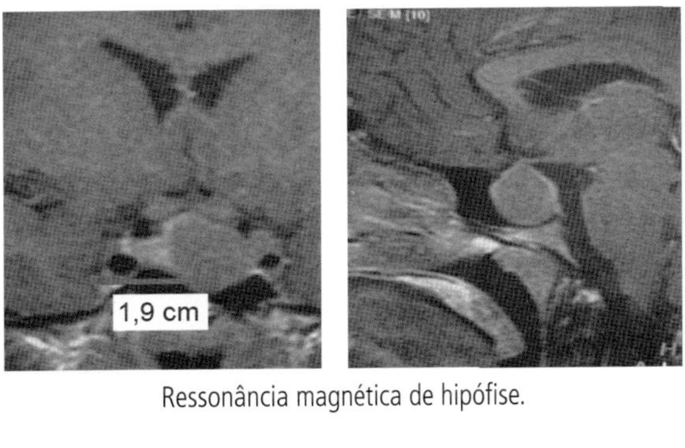

Ressonância magnética de hipófise.

Perguntas e comentários

Considere todas as modalidades terapêuticas atualmente disponíveis para o tratamento da acromegalia e responda:

- De acordo com as diretrizes atuais da Sociedade Brasileira de Endocrinologia e Metabologia (SBEM), quais **NÃO** devem ser usadas no tratamento inicial deste caso?
  - Recomenda-se a cirurgia nos pacientes com micro- e macroadenomas intrasselares, nos quais a chance de cura é alta (em torno de 75%), ou ainda naqueles com comprometimento visual. No caso de tumores com baixa chance de cura cirúrgica (níveis muito elevados de GH, tumores volumosos e existência de expansão parasselar) ou em pacientes com elevado risco cirúrgico ou que recusem submeter-se ao procedimento, a melhor opção é o tratamento medicamentoso primário com análogo da somatostatina. Em pacientes não controlados com tratamento medicamentoso isoladamente ou em combinação com cabergolina, cirurgia de *debulking* pode ser uma opção. Em pacientes resistentes à terapia com análogos da somatostatina, pode ser associado pegvisomanto (antagonista do receptor do GH).

Evolução clínica

Após 3 anos do tratamento inicial, a paciente vem em uso de dose máxima de análogo de somatostatina, com queda dos níveis de IGF-1 em relação ao início da terapia. Entretanto, neste período não menstruou mais e teve diagnóstico laboratorial confirmado de hipopituitarismo. Atualmente em tratamento de reposição com levotiroxina 50 μg/dia e prednisona 10 mg/dia. Refere ter ganho 5 kg no último ano, associado com astenia, sonolência e cefaleia.

O exame físico revelava, além das características fenotípicas da acromegalia:

- Peso: 84 kg
- Altura: 1,60 m
- Pressão arterial (PA): 150 × 90 mmHg
- Frequência cardíaca (FC): 66 bpm (com hipofonese de bulhas)
- Tireoide palpável, de consistência normal e sem nódulos e discreto edema de tornozelos.

Neste momento a investigação laboratorial revelou:

- GH: 0,9 ng/mℓ
- IGF-1: 258 ng/mℓ (101 a 267)
- Prolactina: 14 ng/mℓ (2,8 a 29,2)
- Hormônio tireoestimulante (TSH): 0,2 mUI/mℓ (0,4 a 5,0)
- Tiroxina livre (T4L): 0,65 ng/dℓ (0,7 a 1,5)
- Hormônio foliculoestimulante (FSH): 3 UI/ℓ
- Hormônio luteinizante (LH): 1,4 UI/ℓ
- Estradiol: 8 pg/mℓ

- Cortisol sérico: 1,5 μg/dℓ (5,4 a 25 μg/dℓ)
- Hormônio adrenocorticotrófico (ACTH) < 5 pg/mℓ (até 46 pg/mℓ).

A ressonância magnética de hipófise mostrava essas imagens nos planos coronal e sagital.

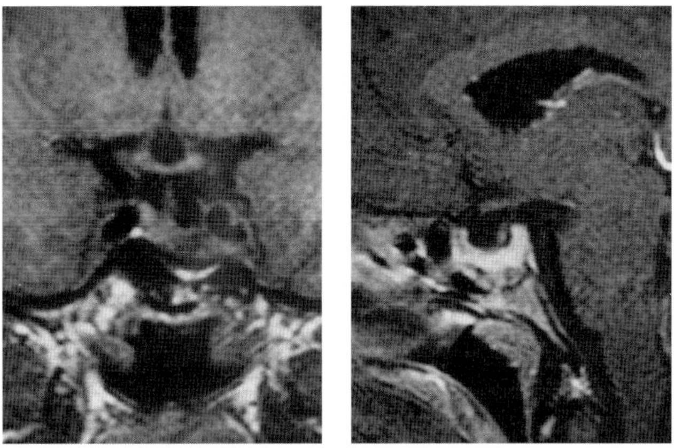

Ressonância magnética de hipófise nos planos coronal e sagital.

Perguntas e comentários

Considere os exames atuais da paciente e responda:

- Qual seria sua conduta terapêutica com relação ao tratamento de reposição hormonal desta paciente?
    - Paciente apresenta obesidade, hipertensão arterial sistêmica (HAS), ganho de peso, e apresenta T4L diminuída nos exames laboratoriais, além de estar em uso de uma dose maior que a fisiológica de corticoide. Assim, seria adequado diminuir a prednisona para níveis próximos dos fisiológicos de 5 mg e aumentar levotiroxina para 75 μg/dia.

Leituras sugeridas

Melmed S. Treatment of acromegaly. UpToDate. [Internet] Disponível em: http://www.uptodate.com/contents/treatment-of-acromegaly [Acesso 7 Nov 2016].

Melmed S, Casanueva FF, Klibanski A, Bronstein MD, Chanson P, Lamberts SW et al. A consensus on the diagnosis and treatment of acromegaly complications. Pituitary. 2013; 16(3):294-302.

Vieira Neto L, Abucham J, Araujo LA, Boguszewski CL, Bronstein MD, Czepielewski M et al. Recomendações do Departamento de Neuroendocrinologia da Sociedade Brasileira de Endocrinologia e Metabologia para o diagnóstico e tratamento da acromegalia no Brasil. Arq Bras Endocrinol Metab. 2011; 55(2):91-105.

Caso Clínico 13

Marisa Helena Cesar Coral

História clínica

Homem de 44 anos é internado na emergência com queixas de dores musculares intensas em membros inferiores sem irradiação e cãibras difusas. Há 3 dias passou a ter dificuldade para deambular. Sabe que é hipertenso há 5 anos e é medicado com hidroclorotiazida, atenolol e anlodipino. Informa ter apresentado episódio de isquemia cerebral transitória há 1 mês. Fuma 10 cigarros por dia. Etilista com ingesta aumentada nas últimas semanas. Trabalha com limpeza de terrenos nos finais de semana. Tem pai e irmão com diabetes.

Exame físico

- Altura: 1,75 m
- Peso: 85 kg
- Índice de massa corporal (IMC): 27,4 kg/m^2
- Circunferência abdominal: 98 cm
- Pressão arterial (PA) em pé e deitado: 170 × 110 mmHg
- Ausculta cardíaca e pulmonar normais, abdome sem massas palpáveis, membros inferiores sem edemas, panturrilhas dolorosas à palpação
- Exame neurológico: diminuição da força muscular e hiporreflexia patelar à esquerda.

Exames laboratoriais

- Hemograma normal
- Glicemia casual: 123 mg/dℓ
- Hemoglobina glicada (HbA1c): 5,5%

- Creatinina: 1,7 mg/dℓ
- Ureia: 48 mg/dℓ
- Magnésio: 0,9 mg/dℓ (1,8 a 2,4)
- Potássio: 1,6 mEq/ℓ (3,5 a 5,1)
- Sódio: 144 mEq/ℓ (136 a 145)
- Cálcio: 7,7 mg/dℓ (8,5 a 10,1 mg/dℓ)
- Creatinoquinase (CK): 5.058 U/ℓ (35 a 232)
- CK-MB: 88 U/ℓ (até 6 U/ℓ)
- Troponina: 0,01 μg/dℓ (até 0,10 μg/dℓ)
- Sorologias para leptospirose: negativas
- Exame de urina: proteinúria positiva ++++, hemoglobina positiva +++
- Eletrocardiograma: bloqueio do ramo direito com D2 longo.

Nódulo heterogêneo hipodenso em suprarrenal esquerda com margens bem definidas, medindo 17 mm × 16 mm com valor de atenuação de 5 UH. Cisto renal à esquerda.

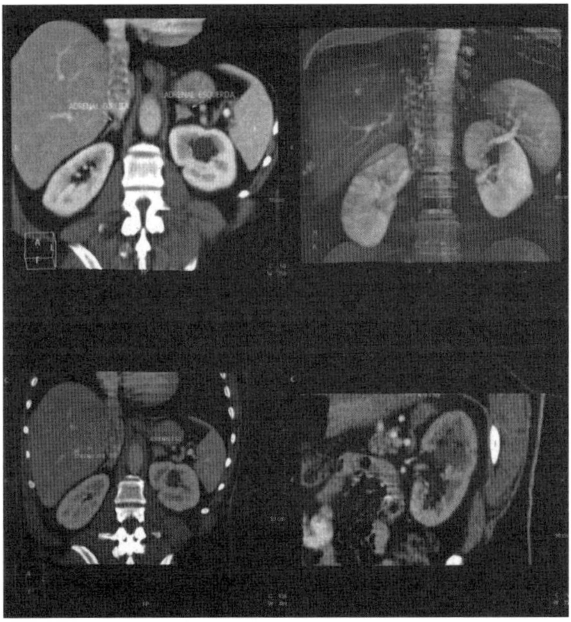

Tomografia computadorizada.

Perguntas e comentários

- Qual a suspeita diagnóstica?
  - Hiperaldosteronismo primário é a primeira hipótese diagnóstica, uma vez que o paciente tem hipertensão, com hipopotassemia grave e nódulo suprarrenal.

É importante lembrar que pacientes com sobrepeso e hipertensão arterial sistêmica (HAS) devem ser rastreados para essa condição clínica

- Hipercortisolismo (síndrome de Cushing) e, neste caso, massa suprarrenal. O aumento do cortisol livre promove, além da ação nos receptores de glicocorticoides, ação nos receptores mineralocorticoides, retenção de Na e água e HAS. Existe, ainda, uma alteração na função glomerular que leva à proteinúria, e uma alteração na função tubular que provoca hipocalcemia e alcalose. Com a perpetuação da doença, deterioração da função renal pode ocorrer em ambas as situações

▪ Que exames confirmariam seu diagnóstico?
  - Relação da concentração da aldosterona plasmática com atividade plasmática de renina. Em casos típicos como este, com hipopotassemia, caso essa relação seja maior que 40, poderiam ser dispensados testes de supressão confirmatórios (teste da infusão de solução salina ou estímulo da renina com diuréticos). Além disso, teste de supressão com dexametasona 1 ou 2 mg, cortisol livre urinário e cortisol salivar da meia-noite.

Leituras sugeridas

Boguszewski CL, Alessi A, Carvalho M. Endocrine hypertension. In: Bandeira F, Gharib H, Golbert A, Griz L, Faria M. Endocrinology and diabetes: a problem-oriented approach. New York: Springer Science; 2014.

Boscaro M, Ronconi V, Turchi F, Giacchetti G. Diagnosis and management of primary aldosteronism. Curr Opin Endocrinol Diabetes Obes. 2008; 15(4):332-8.

Nieman LK, Biller BM, Findling JW, Newell-Price J, Savage MO, Stewart PM et al. The diagnosis of Cushing's syndrome: an Endocrine Society Clinical Practice Guideline. J Clin Endocrinol Metab. 2008; 93(5):1526-40.

Smets P, Meyer E, Maddens B, Daminet S. Cushing's syndrome, glucocorticoids and the kidney. Gen Comp Endocrinol. 2010; 169(1):1-10.

Caso Clínico 14

Francisco Bandeira | Isabel Oliveira de Sousa | Mirna Alves de Sá

História clínica

Paciente do sexo feminino, 68 anos, com o diagnóstico de diabetes melito tipo 2 (DM2) há 8 anos. Teve tratamento inicial com metformina 1.500 mg associada a glimepirida 8 mg/dia. Há 1 ano usa insulina pré-misturada (asparte/asparte protamina 30/70; 30 unidades antes do desjejum e 8 unidades antes do jantar). Refere ganho de peso progressivo e dificuldade de controle glicêmico. Apetite exacerbado, especialmente para carboidratos. Não pratica exercícios físicos.

Exame físico

- Bom estado geral
- Peso: 77 kg
- Altura: 1,55 m
- Índice de massa corporal (IMC): 32 kg/m^2
- Pressão arterial (PA): 140/80 mmHg
- Circunferência abdominal: 92 cm
- Fundoscopia: microaneurismas esparsos.

Exames laboratoriais e seguimento

- Glicemia em jejum (GJ): 190 mg/dℓ
- Glicemia pós-prandial (GPP): 320 mg/dℓ
- Creatinina: 0,9 mg/dℓ
- Colesterol total: 360 mg/dℓ

- Colesterol HDL: 38 mg/dℓ
- Triglicerídeos: 270 mg/dℓ
- Hormônio tireoestimulante (TSH): 1,5 mU/ℓ
- Tiroxina (T4): 9 μg/dℓ
- K^+: 4,5 mEq/ℓ
- Cálcio: 9,2 mg/dℓ
- 25OHD: 32 ng/mℓ
- Hemoglobina glicada (HbA1c): 10,4%
- Orientação de dieta hipocalórica e substituição do esquema terapêutico para metformina 1.000 mg/dia + insulina 28 unidades à noite
- 10 semanas depois: peso: 78 kg; GCJ: 160 mg/dℓ; GPP: 270 mg/dℓ; HbA1c: 9,8%; iniciada exenatina 5 μg 2 vezes/dia (30 min antes do desejum e jantar) + insulina glargina 24 unidades à noite.

Visita	Manhã	GCJ	Noite	GPP*
10 semanas	Exenatida – 5 µg	160	Glargina – 24 U + Exe – 5 µg	270
11 semanas	Exenatida – 5 µg	149	Glargina – 24 U + Exe – 5 µg	188
12 semanas	Exenatida – 5 µg	116	Glargina – 24 U + Exe – 5 µg	155
13 semanas	Exenatida – 5 µg	141	Glargina – 24 U + Exe – 5 µg	137
14 semanas	Exenatida – 10 µg	122	Glargina – 24 U + Exe – 10 µg	105

GCJ: Glicemia capilar em jejum; *Glicemia capilar antes do jantar (peso: 78 kg, perda de 3 kg).

Visita	Antes do café da manhã	GJ	Antes do jantar	GPP
15 semanas	Exenatida – 10 µg	87	Exe – 10 µg + Glargina – 24 U	–
16 semanas	Exenatida – 10 µg	122	Exe – 10 µg + Glargina – 24 U	171
17 semanas	Exenatida – 10 µg	128	Exe – 10 µg + Glargina – 24 U	–
18 semanas	Exenatida – 10 µg	124	Exe – 10 µg + Glargina – 20 U	–
19 semanas	Exenatida – 10 µg	127	Exe – 10 µg + Lantus – 20 U	–
20 semanas	Exenatida – 10 µg	126	Exe – 10 µg + Glargina – 20 U	141
10 meses	Exenatida – 10 µg	82	Exe 10 µg + Metformina XR 1.000 mg	

Peso: 61 kg; (perda de 16 kg); HbA1c: 6,8%; GJ: glicemia de jejum.

Perguntas e comentários

- Por que houve dificuldade de controle nos primeiros anos de doença?
  - Paciente apresentava dieta inadequada e uso de fármaco com tendência a ganho de peso e em dose alta (glimepirida 8 mg), associada a uma alta dose total de insulina (38 UI), iniciada precocemente no curso da doença. Tendo a insulina uma ação anabólica, pode haver aumento ponderal significativo
- O que foi importante para a melhora do controle após as modificações terapêuticas?
  - Melhor controle alimentar, facilitado pela modificação do esquema terapêutico para uma insulina basal de perfil mais estável nas 24 h, sem picos e em dose menor, associada a um agonista do receptor do *glucagon-like peptide 1* (GLP-1). Estes estimulam a secreção de insulina de forma glicose-dependente, com menor risco de hipoglicemia, retardam o esvaziamento gástrico, levando a sensação de plenitude gástrica, redução do apetite, com consequente perda de peso, fundamental para melhor controle do diabetes.

Leituras sugeridas

Balena R, Hensley IE, Miller S, Barnett AH. Combination therapy with GLP-1 receptor agonists and basal insulin: a systematic review of the literature. Diabetes Obes Metab. 2013; 15(6):485-502.

Bandeira F, Moura F, Costi BB. GLP-1 Receptor agonists for the treatment of type 2 diabetes. In: Bandeira F, Gharib H, Golbert A, Griz L, Faria M. Endocrinology and diabetes: a problem-oriented approach. New York: Springer Science; 2014.

Inzucchi SE, Bergenstal RM, Buse JB, Diamant M, Ferrannini E, Nauck M et al.; American Diabetes Association (ADA); European Association for the Study of Diabetes (EASD). Management of hyperglycemia in type 2 diabetes: a patient-centered approach: position statement of the American Diabetes Association (ADA) and the European Association for the Study of Diabetes (EASD). Diabetes Care. 2012; 35(6):1364-79.

Kumar A. Insulin degludec/liraglutide: innovation-driven combination for advancement in diabetes therapy. Expert Opin Biol Ther. 2014; 14(6):869-78.

Scheen AJ, Van Gaal LF. Combating the dual burden: therapeutic targeting of common pathways in obesity and type 2 diabetes. Lancet Diabetes Endocrinol. 2014; 2(11):911-22.

Caso Clínico 15

Francisco Bandeira | Isabel Oliveira de Sousa | Mirna Alves de Sá

História clínica

Paciente do sexo feminino de 53 anos refere que há cerca de 1 ano apresentou quadro de rouquidão e aumento discreto do volume cervical. Negava perda de peso, disfagia, dispneia ou febre. Foi submetida a cirurgia na tireoide para retirada de "provável nódulo" há 23 anos. Não fez tratamento complementar e não sabe qual o resultado do exame histopatológico.

Exame físico

- Bom estado geral (BEG), orientada, consciente, eupneica, afebril, corada, hidratada
- Peso: 54 kg
- Altura: 1,50 m
- Índice de massa corporal (IMC): 24 kg/m^2
- Pressão arterial (PA): 120/80 mmHg
- Frequência cardíaca (FC): 80 bpm
- Abdome e extremidades: sem alterações
- Circunferência cervical: 29 cm
- Tireoide: aumentada de volume, à custa de lobo esquerdo (LE), limites imprecisos, consistência firme, aderida aos planos profundos, indolor. Cicatriz cirúrgica na região cervical anterior.

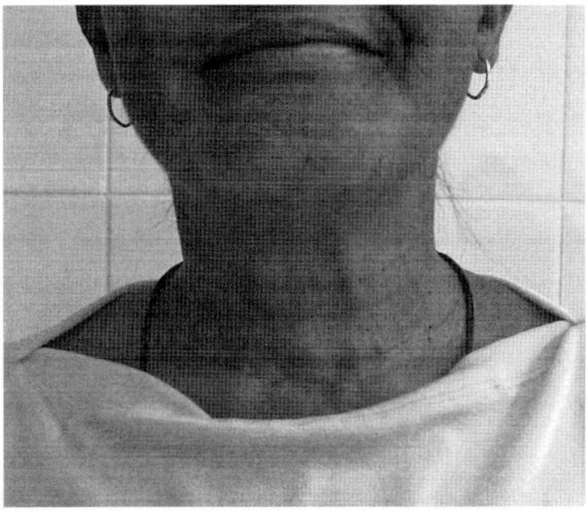

Tumoração de limites imprecisos entre istmo e LE de tireoide. Presença de cicatriz cirúrgica.

Exames laboratoriais

- Hormônio tireoestimulante (TSH): 2,2 UI/mℓ (0,4 a 4 UI/mℓ)
- Tiroxina livre (T4L): 1,05 ng/dℓ (0,8 a 1,9 ng/dℓ)
- Tireoglobulina: 35 ng/mℓ
- Anticorpos antitireoglobulina: 160 U/mℓ
- Cálcio: 9,9 mg/dℓ
- Albumina: 4,0 g/dℓ
- Creatinina: 0,8 mg/dℓ
- Aspartato aminotransferase (AST): 25 U/ℓ
- Alanina transaminase (ALT): 22 U/ℓ
- Fosfatase alcalina (FA): 72 U/ℓ (até 110 U/ℓ)

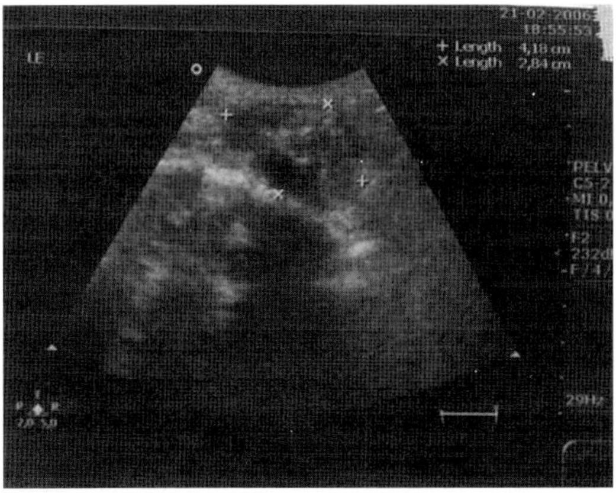

LE com parênquima de contornos imprecisos e irregulares (4,2 × 2,8 × 3,3 cm) encontrando-se em sua maior projeção nódulo hipoecoico, com calcificações e contornos maldefinidos (3,5 × 2,7 cm).

Tomografia computadorizada do pescoço

Processo expansivo localizado em topografia do LE da tireoide. Limites imprecisos, com calcificações grosseiras que promovem efeitos compressivos sobre a traqueia. Não se identificam linfonodomegalias.

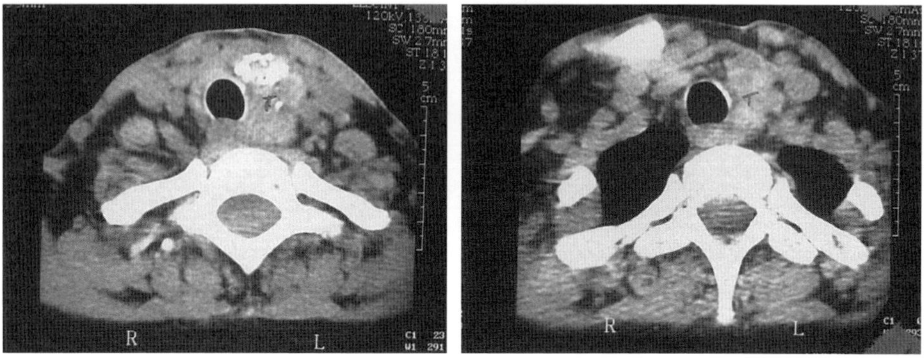

Tomografia computadorizada do pescoço.

Perguntas e comentários

- Diante da evolução da paciente, qual a hipótese diagnóstica mais plausível?
  - Deve tratar-se de carcinoma papilífero da tireoide, que dentre os tumores de tireoide tem maior incidência, evolui mais lentamente, com invasão local e linfonodal, e tem melhor prognóstico, visto tempo de doença sem tratamento específico da paciente em questão
- Qual a conduta mais adequada?
  - Punção aspirativa por agulha fina (PAAF) para confirmar diagnóstico e programar ressecção cirúrgica com tireoidectomia total seguida de dose terapêutica com iodo radioativo.

Evolução pós-operatória

O diagnóstico foi confirmado após tireoidectomia total e linfadenectomia cervical, e a paciente apresentava histologicamente carcinoma papilífero, variante clássica, multifocal, com acometimento linfonodal. A cintilografia pós-dose terapêutica com 150 mCi de radioiodo mostrou captação apenas em região cervical.

Leituras sugeridas

Griebeler ML, Gharib H. Thyroid nodules and cancer. In: Bandeira F, Gharib H, Golbert A, Griz L, Faria M. Endocrinology and diabetes: a problem-oriented approach. New York: Springer Science; 2014.

Jonklaas J, Nogueras-Gonzalez G, Munsell M, Litofsky D, Ain KB, Bigos ST et al. The impact of age and gender on papillary thyroid cancer survival. J Clin Endocrinol Metab. 2012; 97(6):E878-87.

Kloos RT. Papillary thyroid cancer: medical management and follow-up. Curr Treat Options Oncol. 2005; 6(4):323-38.

Mazzaferri EL, Jhiang SM. Long-term impact of initial surgical and medical therapy on papillary and follicular thyroid cancer. Am J Med. 1994; 97(5):418-28.

Mazzaferri EL, Massoll N. Management of papillary and follicular (differentiated) thyroid cancer: new paradigms using recombinant human thyrotropin. Endocr Relat Cancer. 2002; 9(4):227-47.

Caso Clínico 16

Marilia Martins Guimarães

História clínica

Bebê do sexo feminino, branca, 2 anos e 5 meses. Queixa principal: sangramento. A mãe relata que a criança apresentou sangramento vaginal aos 9 meses de idade e desde então novos episódios repetiram-se a cada 3 meses, com duração de 2 a 3 dias. Refere também aparecimento de pelos pubianos desde o nascimento, secreção vaginal, aumento da velocidade de crescimento, odor axilar e surgimento de telarca aos 2 anos. A mãe a levou ao ginecologista, que solicitou idade óssea e ultrassonografia (US) pélvica. Com o resultado dos exames, foi encaminhada ao endocrinologista. Mãe relata ter usado "medicação" para parar sangramento durante os primeiros meses de gestação devido à implantação baixa da placenta. O parto foi cesáreo, a termo, e a criança apresentou peso ao nascimento de 3.750 gramas e estatura de 52 cm. Evolução pós-natal sem intercorrências, desenvolvimento psicomotor normal, vacinada. Aleitamento materno até os 2 anos. Nega uso de drogas durante a amamentação. Filha única, pais saudáveis com puberdade em época normal. Avó paterna sofre de tireoide e toma remédio, mas a mãe não sabe dizer qual.

Exame físico

- Função intestinal: normal
- História pessoal pregressa (HPP): sem outras intercorrências até o momento
- Altura: 106,1 cm
- Peso: 18,8 kg
- Fácies atípica: aparentando mais idade; manchas café com leite pelo corpo (membro superior esquerdo e hemitórax esquerdo)
- Tireoide: lobo esquerdo (LE) > lobo direito (LD), superficie irregular

- Aparelho cardiovascular (ACV)
- Frequência cardíaca (FC): 80 bpm. Bulhas normorrítmicas e normofonéticas
- Aparelho respiratório (AR): sem alterações
- Aparelho digestório (AD): ausência de visceromegalias
- Aparelho geniturinário (AGU): mamas 3, pelos pubianos 3 (estádios de Tanner); pelos axilares ausentes
- Restante do exame físico sem alterações.

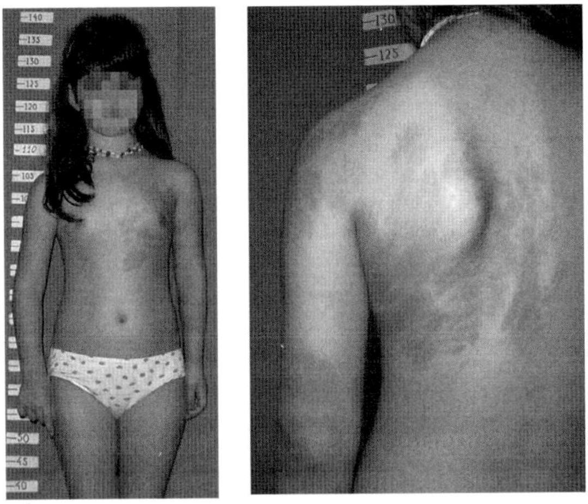

Apresentação física da paciente.

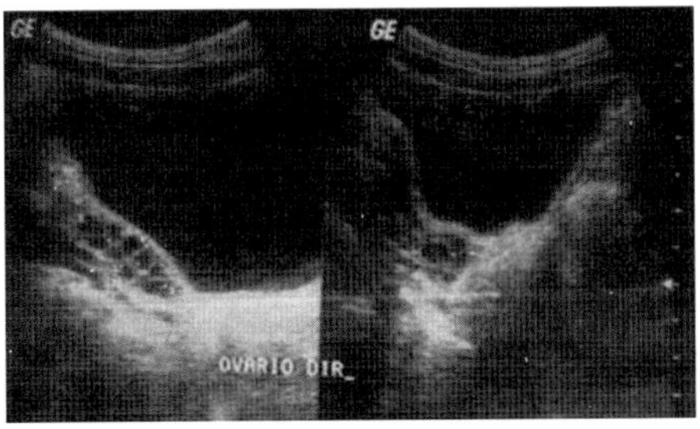

Ultrassonografia pélvica: o volume uterino é de 6 cm^3, eco endometrial presente. Ovários micropolicísticos. Ovário direito = 1,7 cm^3; ovário esquerdo = 0,7 cm^3.

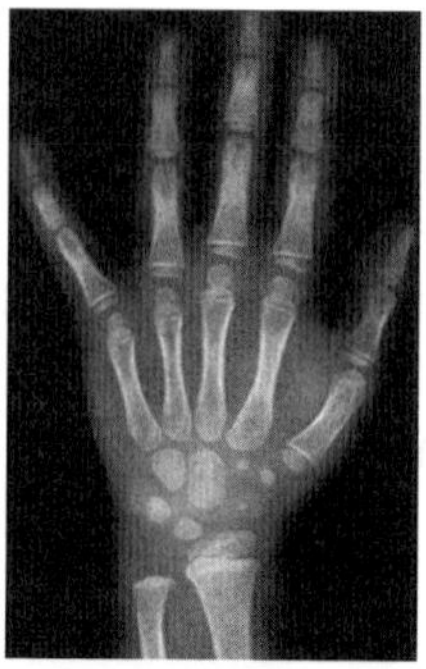

Idade óssea: 4 anos e 6 meses.

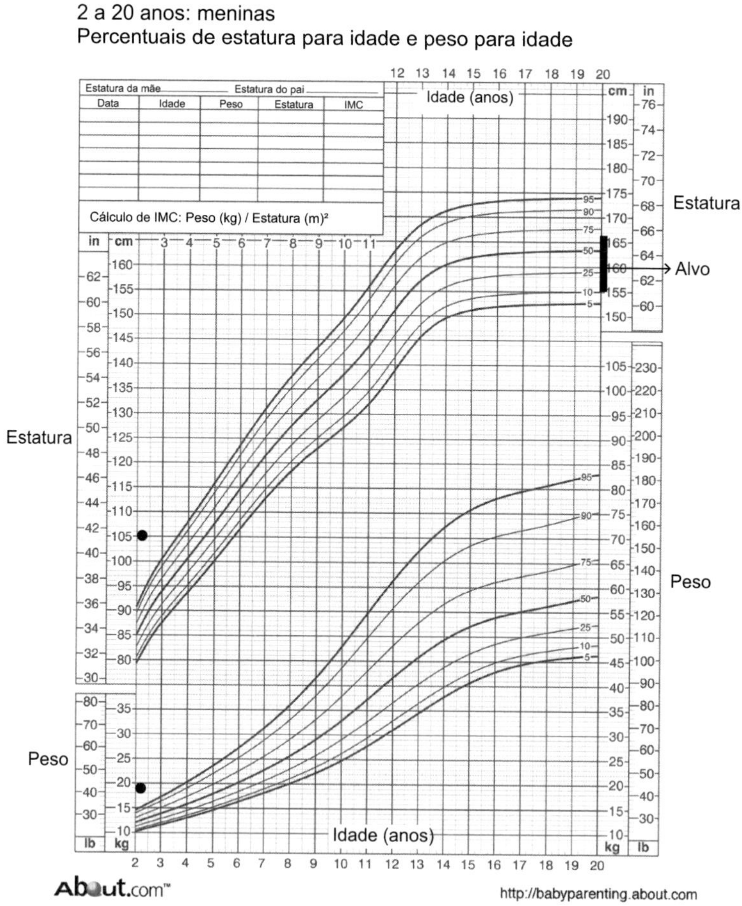

Gráfico de estatura e peso para meninas.

Perguntas e comentários

- Que outros exames devem ser solicitados?
  - Dosagens hormonais são necessárias para tentar estabelecer o diagnóstico, pois essas alterações são descritas na síndrome de McCune-Albright, caracterizada pela tríade de puberdade precoce, displasia fibrosa poliostótica e manchas café com leite. Como outras endocrinopatias podem estar associadas, deve-se solicitar rastreamento com os seguintes exames: hormônio tireoestimulante (TSH), tiroxina livre (T4L), tri-iodotironina (T3), cortisol, paratormônio (PTH), prolactina, hormônio do crescimento (GH) basal, fator de crescimento semelhante à insulina tipo 1 (IGF-1), além de radiografia dos ossos longos
- Cite uma ou mais opções terapêuticas neste caso
  - Inibidor da aromatase (letrozol)
  - Terapia específica para endocrinopatia (gigantismo, hipertireoidismo etc.).

Leituras sugeridas

Bhansali A, Sharma BS, Sreenivasulu P, Singh P, Vashisth RK, Dash RJ. Acromegaly with fibrous dysplasia: McCune-Albright Syndrome – clinical studies in 3 cases and brief review of literature. Endocr J. 2003; 50(6):793-9.

Fudge E. Precocious puberty. In: Bandeira F, Gharib H, Golbert A, Griz L, Faria M. Endocrinology and diabetes: a problem-oriented approach. New York: Springer Science; 2014.

Salenave S, Boyce AM, Collins MT, Chanson P. Acromegaly and McCune-Albright syndrome. J Clin Endocrinol Metab. 2014; 99(6):1955-69.

Caso Clínico 17

Josivan Gomes de Lima

História clínica

Paciente do sexo masculino de 62 anos não apresentava nenhuma sintomatologia até 2 anos atrás, quando passou a apresentar mialgia proximal, que dificulta deambulação, além de dor óssea e diminuição da estatura (10 cm/2 anos). Nega história familiar de fraturas ou outras doenças ósseas.

Exame físico

Ao exame, a marcha é lenta e difícil em função da mialgia, e o tórax é deformado devido a fraturas confirmadas em radiografia.

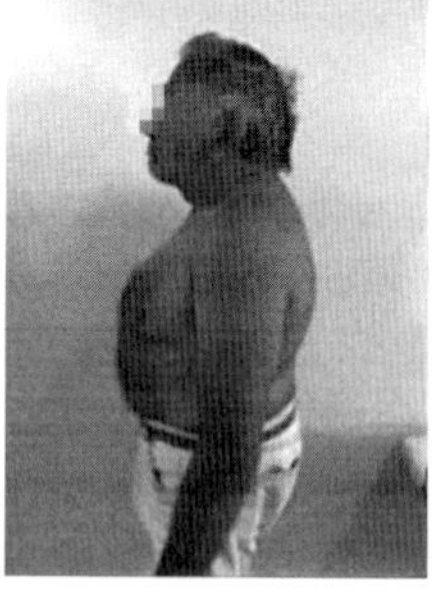

Apresentação física do paciente.

Exames laboratoriais

- Sangue
  - Cálcio: 10 mg/dℓ (8 a 10,2)
  - Fósforo: 2 mg/dℓ (2,5 a 3,5)
  - Paratormônio (PTH): 26 pg/mℓ (11 a 65)
- Urina de 24 h
  - Cálcio: 81 mg (até 250)
  - Fósforo: 964 mg (340 a 1.000).

Observação: A radiografia simples de tórax também mostra zonas de Looser em duas costelas, além das fraturas vertebrais compressivas.

Perguntas e comentários

- Na fisiopatologia desta doença, qual é o mecanismo da hiperfosfatúria, já que o fosfato sérico é baixo?
  - O metabolismo do fósforo é regulado pelo conjunto de hormônios. O PTH e a $1{,}25(OH)_2D_3$ são os mais bem estudados. As fosfatoninas ou fosfoproteínas, cujo representante principal é o fator de crescimento fibroblástico 23 (FGF23), regulam não apenas o metabolismo do fósforo, como também o do calcitriol. Por meio da inibição da enzima 1α-hidroxilase, as fosfatoninas promovem menor conversão renal de $25(OH)_2$ vitamina D em $1{,}25(OH)_2D_3$. Esta ação determina queda nos níveis de calcitriol a despeito de baixos níveis de fósforo. Independentemente do PTH, também inibem a reabsorção de fosfato, por meio da inativação do cotransportador sódio-fósforo (NaPT-2) no túbulo renal, com consequente hiperfosfatúria e espoliação de seus níveis plasmáticos
- Como confirmar o diagnóstico etiológico?
  - Em virtude da idade de início da hipofosfatemia, o diagnóstico de osteomalacia oncogênica hipofosfatêmica (OOH) torna-se o mais provável. Esta é uma síndrome paraneoplásica induzida por tumor, de tecidos moles ou ósseo, os quais secretam o fator fosfatúrico (FGF23). Apresenta-se com dor e fraturas, acompanhadas de hipofosfatemia, hiperfosfatúria e concentrações plasmáticas de $1{,}25(OH)_2D_3$ inapropriadamente normais/diminuídas. Métodos de imagens, como a cintilografia de corpo inteiro com sestamibi ou a tomografia computadorizada por emissão de pósitrons (PET-TC) com fluorodesoxiglicose, tornam-se necessários para rastreamento do tumor. Em geral, são tumores benignos, de pequenas dimensões. Quando o rastreamento de corpo inteiro mostra alguma captação anômala, a avaliação por tomografia computadorizada e ressonância magnética é recomendada. Nos casos duvidosos, o cateterismo de 15 a 20 segmentos venosos da região cervical até as extremidades inferiores pode ser realizado. As amostras sanguíneas são processadas para dosagem do FGF23, para verificar gradientes entre o afluente venoso e a veia periférica

- Qual o tratamento proposto para este paciente?
  - Na osteomalacia oncogênica induzida por tumor ósseo ou de tecidos moles, a retirada do tumor reverteria os sintomas. Quando o tumor não pode ser encontrado ou retirado, deve ser reposto fosfato de potássio e sódio (1 a 4 g de fósforo elementar/dia), associado a calcitriol 0,25 a 0,5 μg/dia. Outra alternativa seria o tratamento com octreotida, uma vez que alguns tumores apresentam receptores para a somatostatina.

Leituras sugeridas

Christodoulou S, Goula T, Ververidis A, Drosos G. Vitamin D and bone disease. Biomed Res Int. 2013; 2013:396541.

Fukumoto S. Phosphate metabolism and vitamin D. Bon Rep. 2014; 5(3):497.

Holick MF. Vitamin D deficiency. New Engl Med. 2007; 357(3):266-8.

Sahoo J, Balachandran K, Kamalanathan S, Das AK, Patro DR, Halanaik D et al. Tumor(s) induced osteomalacia–a curious case of double trouble. J Clin Endocrinol Metab. 2014; 99(2):395-8.

Caso Clínico 18

Josivan Gomes de Lima

História clínica

Mulher, 22 anos, referia perda de peso, palpitações, tremores, intolerância ao calor, aumento do globo ocular. A menarca foi aos 12 anos, gesta 0. Nega etilismo e tabagismo. Não faz atividade física regular. A mãe tem hipotireoidismo e a irmã hipertireoidismo.

Exame físico

- Peso: 48 kg
- Altura: 1,50 m
- Índice de massa corporal (IMC): 21,3 kg/m^2
- Frequência cardíaca (FC): 105 bpm
- Tireoide aumentada difusamente, sem nódulos
- Pele quente e sudorética, tremores finos de extremidades

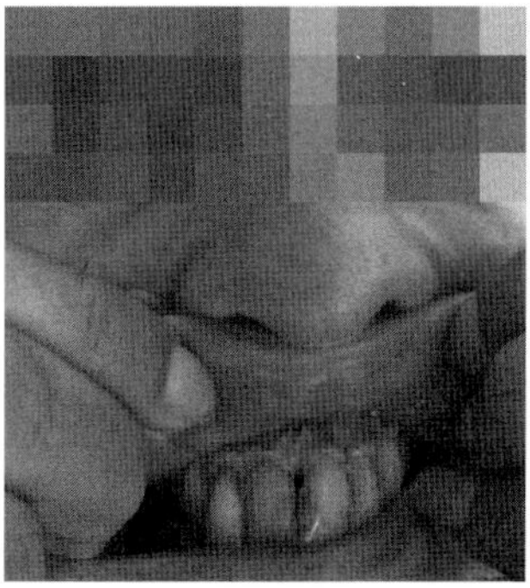

Gengivite.

- Exames mostraram hormônio tireoestimulante (TSH) suprimido e tiroxina (T4) livre elevada, sendo iniciado metimazol 30 mg/dia. Um mês após o início da medicação, a paciente retorna com dor de garganta e quadro compatível com gengivite necrosante.

Perguntas e comentários

- Qual é a principal a principal hipótese diagnóstica para a dor de garganta e a gengivite desta paciente?
  - A paciente apresentou agranulocitose, que costuma se apresentar como infecção das vias respiratórias superiores. A gengivite necrosante é uma infecção aguda oportunística que pode ocorrer em virtude da agranulocitose
- Foi escolhido o metimazol (MTZ) para tratamento desta paciente. Descreva as vantagens desta medicação em relação à propiltiouracila (PTU)
  - Metimazol alcança mais rapidamente o eutireoidismo, a posologia é 1 vez/dia e tem menor efeito na terapia com I^{131}, além de menos toxicidade.

Leituras sugeridas

David S, Cooper MD. Antithyroid drugs. N Engl J Med. 2005; 352:905-917.

Fatourechi V. Hyperthyroidism and thyrotoxicosis. In: Bandeira F, Gharib H, Golbert A, Griz L, Faria M. Endocrinology and diabetes: a problem-oriented approach. New York: Springer Science; 2014.

Ross D. Pharmacology and toxicity of tionamides. [Internet] UpToDate. Disponível em: http://www.uptodate.com/contents/pharmacology-and-toxicity-of-thionamides. [Acesso 19 Jan 2014.]

Caso Clínico 19

Francisco Bandeira | Marcela Melo Corrêa de Oliveira | Isabel Oliveira de Sousa

História clínica

Paciente do sexo feminino, 53 anos, procurou assistência médica para avaliação geral. Tem hipotireoidismo há vários anos e usa levotiroxina 50 μg/dia. A menopausa foi há 2 anos, e não há sintomas específicos. Gesta 3 para 0 (cesarianas).

Exame físico

- Peso: 76,2 kg
- Altura: 1,56 m
- Circunferência abdominal: 94 cm
- Índice de massa corporal (IMC): 31,3 kg/m^2
- Pressão arterial (PA): 120 × 70 mmHg
- Frequência cardíaca (FC): 72 bpm
- Tórax e abdome sem alterações
- Tireoide palpável, apresentando nódulo móvel no lobo direito.

Exames laboratoriais e de imagem

- Hormônio tireoestimulante (TSH): 6,14
- 25(OH)D: 20,4
- Tiroxina livre (T4L): 1 ng/dℓ (até 1,7)
- Tireoperoxidase (TPO): 34 UI/mℓ (até 35)
- Paratormônio (PTH): 26 pg/mℓ

- C-telopeptídeo sérico (CTX): 546 pg/mℓ
- Glicemia de jejum (GJ): 98 mg/dℓ
- Creatinina (Cr): 0,7 mg/dℓ
- Colesterol total (CT): 216 mg/dℓ
- Colesterol HDL (HDL-C): 45 mg/dℓ
- Triglicerídeos (Tg): 166 mg/dℓ
- Cálcio: 9,5 mg/dℓ
- Plano: aumentar a dose da T4L para 75 μg/dia
- Vitamina D_3: 2.000 UI/dia
- Ultrassonografia com punção aspirativa com agulha fina (PAAF) + citologia.

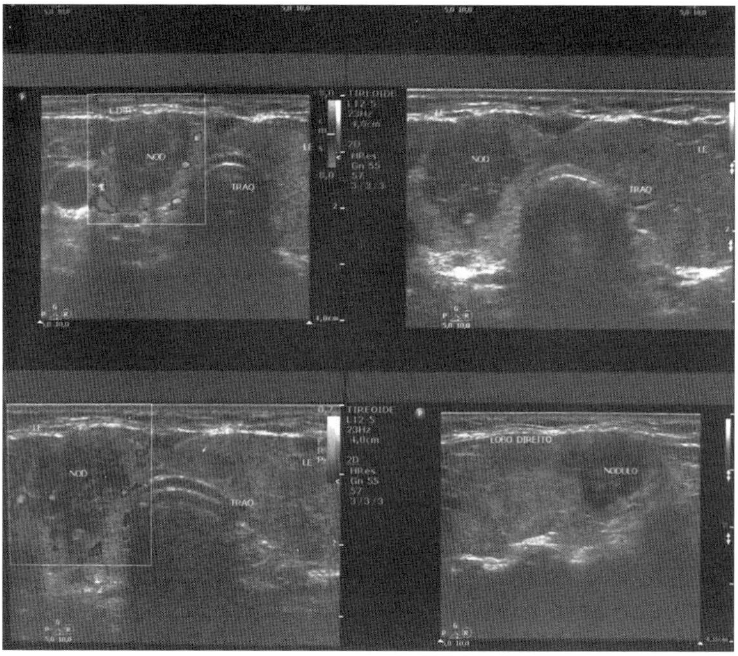

Ultrassonografia da tireoide.

LINFONODO NÍVEL III À DIREITA:

O material enviado ao laboratório consta de esfregaços citológicos fixados em etanol e corados pela técnica de Papanocolaou. Tais espécimes citológicos apresentam-se hemorrágicos. Observamos numerosos linfócitos em vários estágios de maturação, predominando as formas inativadas.

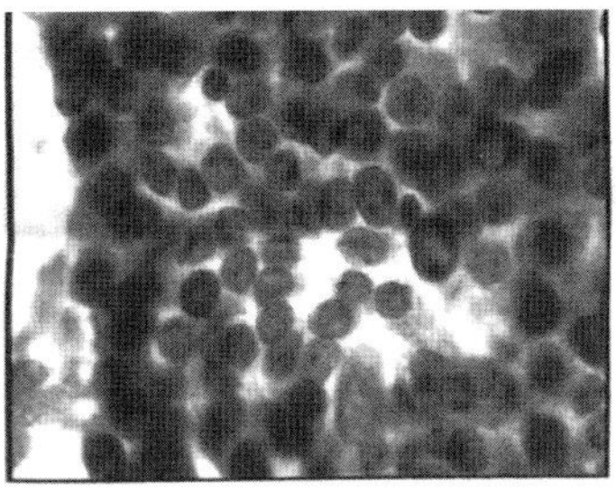

LD-CARCINOMA PAPILÍFERO

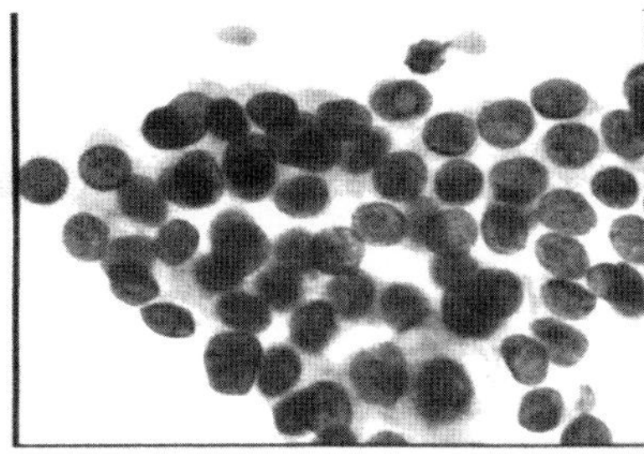

LD-CARCINOMA PAPILÍFERO

Células epiteliais foliculares exibindo citoplasma mal definido, núcleos arredondados a angulados, por vezes claros, eventuais fendas e pseudoinclusões.

Perguntas e comentários

- Explicar as imagens anteriores e as hipóteses diagnósticas:
  - Ultrassonografia mostra nódulo hipoecoico, de contornos irregulares e fluxo intranodal, 1,7 × 1,6 cm, com microcalcificações e íntima relação com a cápsula tireoidiana. Citologia compatível com carcinoma diferenciado da tireoide (CDT), do tipo papilífero
- Explicar a conduta terapêutica inicial e o seguimento:
  - A tireoidectomia total é o procedimento cirúrgico mais recomendável em pacientes com CDT. Em pacientes com ressecção tumoral incompleta ou metástases aparentes após a tireoidectomia e não candidatos a reintervenção cirúrgica, o tratamento com I^{131} está indicado. Em pacientes com ressecção tumoral aparentemente completa, mas classificados como de risco alto ou intermediário para doença persistente, a terapia adjuvante com I^{131} tem impacto no prognóstico, sendo recomendada. Já em indivíduos considerados de muito baixo risco, a ablação com I^{131} pode não ser indicada. Nos demais pacientes, de baixo risco para doença persistente/recorrente, a ablação é controversa. Nestes, a administração do I^{131} traria benefícios adicionais, como melhora da especificidade da tireoglobulina (Tg) no seguimento. A pesquisa de corpo inteiro (PCI) por cintilografia após radioiodo pós-dose, realizada aproveitando a mesma atividade e preparo da ablação/terapia com radioiodo, tem maior sensibilidade e é capaz de identificar metástases não suspeitadas. Dosagens séricas de tireoglobulina e anticorpo antitireoglobulina (AcTg) devem ser solicitadas imediatamente antes da administração do I^{131}. Dosagens séricas de Tg, AcTg e

uma ultrassonografia (US) cervical devem ser solicitadas 6 meses após ablação. Pacientes que alcançam remissão completa (Tg, AcTg e métodos de imagem negativos) após a terapia exibem baixo risco de recidiva a longo prazo.

Leituras sugeridas

Biscolla RP et al. Carcinomas diferenciados da tireoide. In: Bandeira F, Mancini M, Graf H, Faria M, Lazaretti-Castro M. (eds.). Endocrinologia e diabetes. 3ª ed. Rio de Janeiro: Medbook; 2015. pp. 230-40.

Griebeler ML, Gharib H. Thyroid nodules and cancer. In: Bandeira F, Gharib H, Golbert A, Griz L, Faria M. Endocrinology and diabetes: a problem-oriented approach. New York: Springer Science; 2014.

Caso Clínico 20

Francisco Bandeira | Amanda de Souza Barros | Isabel Oliveira de Sousa

História clínica

Paciente do sexo feminino, 82 anos de idade, em tratamento para osteoporose pós-menopausa há 10 anos com alendronato oral, ingestão de cálcio de aproximadamente 1.000 mg/dia em derivados do leite e suplementação de vitamina D_3 2.000 U/dia. Tem diabetes melito tipo 2 diagnosticado há 8 anos e apresenta glicemias capilares controladas, em uso de liraglutida 1,8 mg/dia; metformina 1.000 mg/dia e insulina detemir 18 unidades SC à noite. Usa também: candesartana 8 mg/dia e sinvastatina 20 mg/dia.

Exame físico

- Peso: 76 kg
- Altura: 1,62 m
- Índice de massa corporal (IMC): 29 kg/m^2
- Pressão arterial (PA): 130 × 75 mmHg
- Fundoscopia: sem sinais de retinopatia diabética
- Sensibilidade vibratória, tátil e termodolorosa preservada. Reflexos aquileus normais.

Exames laboratoriais e de imagem

- Hemoglobina (Hb): 12,3 g/dℓ
- Leucócitos: 6.200 mm^3, com contagem diferencial normal
- Glicemia em jejum (GJ): 105 mg/dℓ
- Glicemia pós-prandial (GPP): 114 mg/dℓ
- Hemoglobina glicada (HbA1c): 6,8%

- Creatinina: 0,9 mg/dℓ
- Colesterol total (CT): 180 mg/dℓ
- Colesterol HDL (HDL-C): 62 mg/dℓ
- Tireoglobulina (Tg): 124 mg/dℓ
- Colesterol LDL (LDL-C): 93 mg/dℓ
- Cálcio: 9,3 mg/dℓ
- Paratormônio (PTH): 38 pg/mℓ
- 25(OH)D: 34 ng/mℓ
- C-telopeptídeo sérico (CTX): 112 pg/mℓ
- Densidade mineral óssea (DMO) (escore T): coluna lombar (CL): –0,5; colo do fêmur (CF): –2,3.

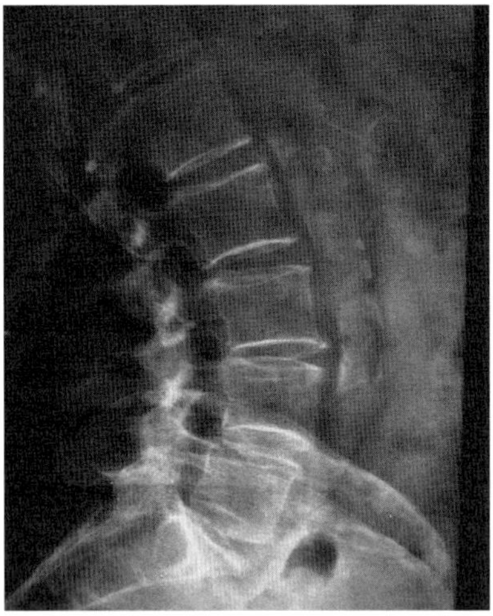

Radiografia da coluna lombar.

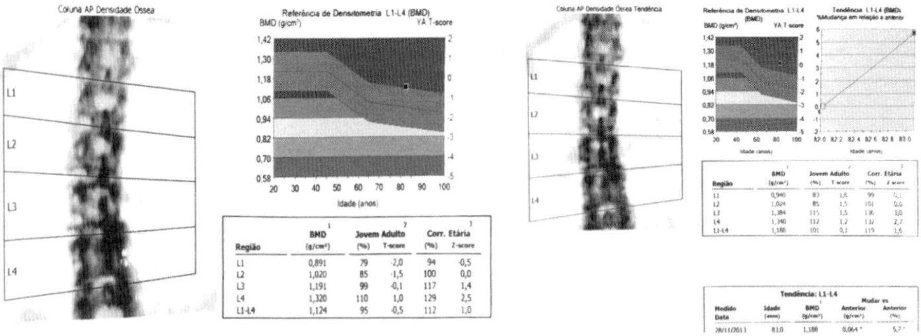

Evolução da densidade mineral óssea em coluna lombar.

Perguntas e comentários

- Explicar a divergência da DMO em coluna lombar e colo do fêmur:
  - Existem artefatos que podem falsear o resultado da DMO na CL, como osteófitos (espondiloartrose) e calcificações de artéria aorta
- Explicar as mudanças na DMO da coluna lombar no último ano:
  - As mudanças positivas foram mais evidentes em L3 e L4, onde existe uma área de maior calcificação da aorta adjacente à coluna, evidente à radiografia e na imagem pela DMO. A DMO está falsamente elevada por esse artefato
- Quais as próximas opções terapêuticas?
  - Como a paciente já faz uso de bisfosfonato há 10 anos, uma opção seria a pausa (*drug holiday*) no tratamento com alendronato e acompanhamento com dosagem de CTX e determinação da DMO após 1 ano.

Leituras sugeridas

Black DM, Bauer DC, Schwartz AV, Cummings SR, Rosen CJ. Continuing bisphosphonate treatment for osteoporosis – For whom and for how long? N Engl J Med. 2012; 366(22):2051-3.

Mesquita PN, Maia JNC, Bandeira F. Postmenopausal osteoporosis. In: Bandeira F, Gharib H, Golbert A, Griz L, Faria M. Endocrinology and diabetes: a problem-oriented approach. New York: Springer Science; 2014.

Caso Clínico 21

Marilia Martins Guimarães

História clínica

Paciente de 11 anos com história de ganho de peso progressivo desde os 2 anos, apresentando comportamento extremamente compulsivo. Houve várias tentativas de tratamento com nutricionistas e endocrinologistas, sem sucesso. Tem mau desenvolvimento na escola, é a criança mais baixa da turma e ainda não conseguiu se alfabetizar.

Exames físico e laboratoriais

- Peso: 50 kg
- Altura: 1,25 m
- Índice de massa corporal (IMC) 32 kg/m^2
- Presença de acantose nigricante
- Estádio de Tanner 1
- Exames laboratoriais realizados em outro serviço documentaram aumento dos níveis de leptina e de grelina.

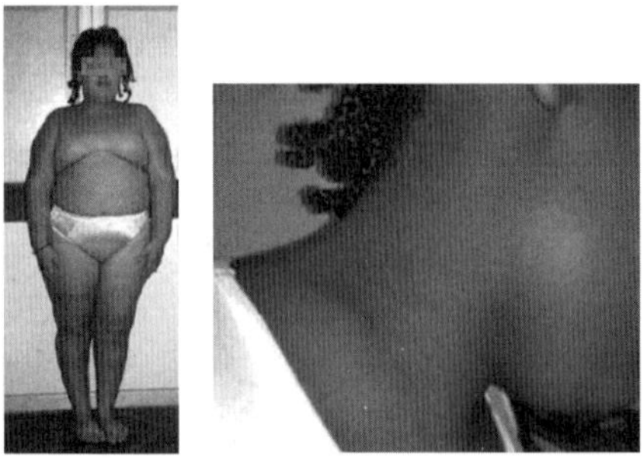

Apresentação física da paciente.

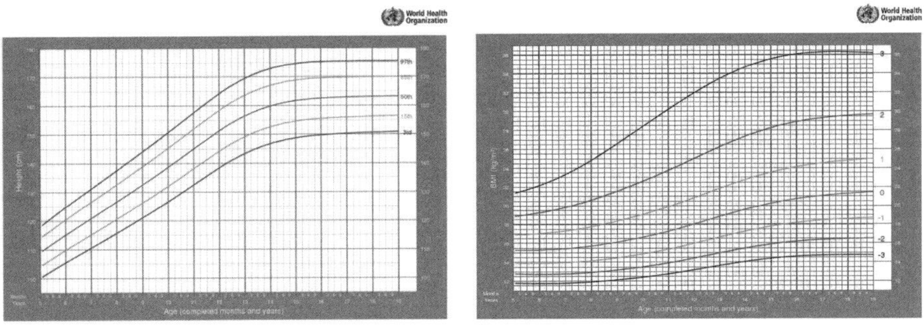

A B

A. Gráfico de altura para meninas. **B.** Gráfico de índice de massa corporal para meninas. Adaptada de WHO, 2007.

Perguntas e comentários

- Com base nas características apresentadas, qual o diagnóstico clínico mais provável?
  - Síndrome de Prader-Willi
- Qual exame poderia confirmar o diagnóstico?
  - Exame genético
- Qual a alteração genética encontrada no diagnóstico?
  - Deleção do segmento 15q11-13 de origem paterna em 75% dos casos. Podem ocorrer: dissomia materna do cromossomo 15 (ambos os cromossomos 15 são de origem materna) ou translocações.

Leituras sugeridas

Gunay-Aygun M, Schwartz S, Heeger S, O'Riordan MA, Cassidy SB. The changing purpose of Prader-Willi syndrome clinical diagnostic criteria and proposed revised criteria. Pediatrics. 2001; 108(5):E92.

Jiang YH, Wauki K, Liu Q, Bressler J, Pan Y, Kashork CD et al. Genomic analysis of the chromosome 15q11-q13 Prader-Willi syndrome region and characterization of transcripts for GOLGA8E and WHCD1 L1 from the proximal breakpoint region. BMC Genomics. 2008; 9:50.

Caso Clínico 22

Marcio Corrêa Mancini

História clínica

Paciente do sexo masculino, 18 anos, procurou assistência médica devido ao aparecimento de nódulos nas mãos, nos cotovelos, joelhos e tornozelos há cerca de 5 anos. O pai faleceu aos 35 anos, de causa desconhecida. A mãe é aparentemente saudável.

Exame físico

- Peso: 68 kg
- Altura: 1,72 m
- Índice de massa corporal (IMC): 23 kg/m^2
- Nódulos cutâneos de tonalidade avermelhada e núcleos amarelados distribuídos em ambas as mãos. Sem sinais inflamatórios
- Nódulos subcutâneos à altura do terço superior das tíbias, indolores.

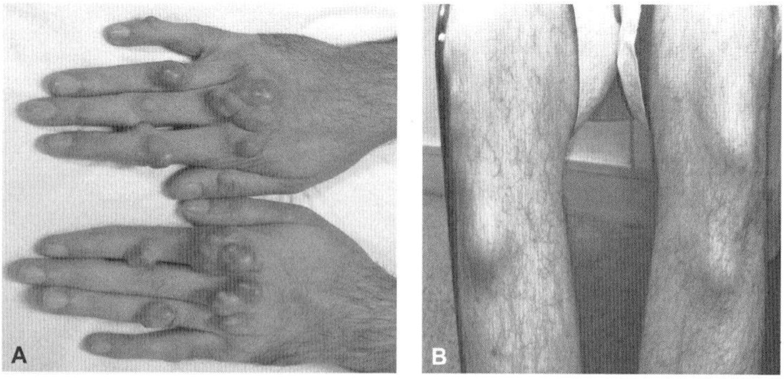

A. Nódulos cutâneos. **B.** Nódulos subcutâneos.

Exames laboratoriais

- Colesterol total 452 mg/dℓ
- LDL-C 387 mg/dℓ
- HDL-C 45 mg/dℓ
- Triglicerídeos 102 mg/dℓ
- Glicemia 86 mg/dℓ
- Aspartato aminotransferase (AST) 21 U/ℓ
- Alanina transaminase (ALT) 23 U/ℓ
- Hormônio tireoestimulante (TSH) 1,5 UI/mℓ
- Tiroxina (T4) livre 1,2 ng/dℓ
- Creatinina 0,7 mg/dℓ
- Ureia 22 mg/dℓ
- Creatinofosfoquinase (CPK) 171 U/ℓ.

Perguntas e comentários

- Qual o diagnóstico das lesões cutâneas?
  - Xantomas eruptivos e xantomas tendinosos
- Qual o diagnóstico e as prováveis causas da doença do paciente?
  - Hipercolesterolemia familiar primária ou genética
  - Causas: mutações nos genes do receptor de LDL, ou da apo B, ou da PCSK9 (ganho de função)
- Quais as medidas terapêuticas mais adequadas?
  - Tratamento com estatina associada ou não com ezetimiba
- Quais são os riscos para o paciente se não for tratado?
  - Desenvolvimento precoce de doença aterosclerótica, doença cardiovascular.

Leituras sugeridas

Diniz ET, Bandeira F. Dyslipidemia. In: Bandeira F, Gharib H, Golbert A, Griz L, Faria M. Endocrinology and diabetes: a problem-oriented approach. New York: Springer Science; 2014.

Mancini MC. Tratado de obesidade. Rio de Janeiro: Guanabara Koogan; 2010.

Caso Clínico 23

Cesar Luiz Boguszewski

História clínica

Mulher de 37 anos, há 2 anos com galactorreia bilateral, com dosagem de prolactina na ocasião de 89 ng/mℓ (valor de referência [VR]: até 24 ng/mℓ) e ressonância mostrando lesão selar com 13 × 10 mm.

Recebeu diagnóstico de prolactinoma e iniciou tratamento com agonista dopaminérgico que vem usando regularmente desde então, sem apresentar efeitos colaterais. Há 3 anos foi submetida à histerectomia por mioma volumoso.

Alguns meses após iniciar o tratamento, a paciente referiu resolução da galactorreia e as dosagens de prolactina normalizaram, mas foi solicitada avaliação pelo endocrinologista porque o tumor cresceu de tamanho no exame de imagem feito após 3 anos de terapia, passando para 16 × 12 mm e com extensão suprasselar aproximando a lesão do quiasma óptico.

Exames físico, laboratorial e de imagem

O exame físico era normal e os exames complementares nesta ocasião, com 3 anos de tratamento, mostraram:

- Prolactina: 7,2 ng/mℓ
- Hormônio do crescimento (GH): 1,8 ng/mℓ
- Fator de crescimento semelhante à insulina tipo 1 (IGF-1): 290 ng/mℓ (VR: 101 a 303)
- Cortisol: 9,17 μg/dℓ
- Tiroxina (T4) livre: 1 μg/dℓ
- Hormônio tireoestimulante (TSH): 2,27 mUI/mℓ
- Hormônio foliculoestimulante (FSH): 63,8 mUI/mℓ
- Subunidade alfa dos hormônios glicoproteicos: 1,02 mUI/mℓ (VR: 0,05 a 0,9)

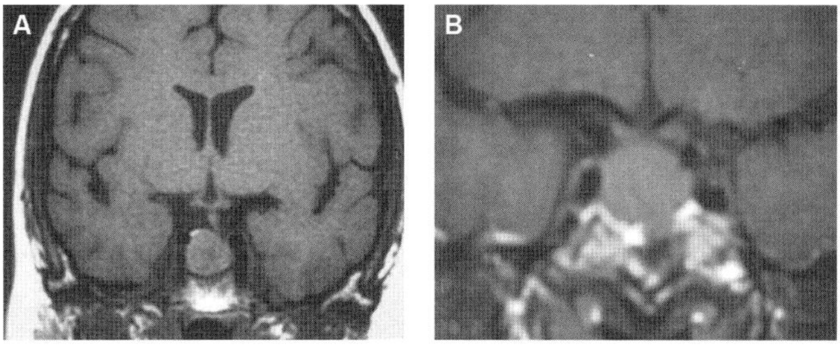

A. Ressonância magnética inicial pré-tratamento mostrando massa selar medindo 13 × 10 mm. **B.** Ressonância magnética após 3 anos de tratamento com agonista dopaminérgico mostrando massa selar de 16 × 12 mm, com evidente extensão suprasselar.

Perguntas e comentários

- Qual seria sua explicação para a dissociação entre as respostas clínica e hormonal e a resposta radiológica (crescimento tumoral) ao tratamento com agonista dopaminérgico?
    - Nos prolactinomas, a eficácia terapêutica dos agonistas dopaminérgicos (AD) é avaliada por meio da resposta clínica, laboratorial (normalização ou redução da prolactina) e tumoral. A dissociação na resposta terapêutica apresentada pela paciente deve levar ao diagnóstico diferencial com pseudoprolactinomas (lesões que causam hiperprolactinemia por compressão de haste hipofisária). Essas lesões não costumam expressar receptores D2 nas suas células e, portanto, não regridem de tamanho em resposta aos AD. Entretanto, o fármaco pode agir nos lactotrofos normais da adeno-hipófise, bloqueando a secreção aumentada de prolactina e resultando em melhora clínica e laboratorial. A elevação do FSH (paciente histerectomizada, fora da idade de menopausa e sem sintomas climatéricos), mais a elevação da subunidade alfa dos hormônios glicoproteicos sugerem nestes casos o diagnóstico de adenoma produtor de gonadotrofinas (gonadotropinoma)
- Qual seria sua conduta terapêutica?
    - Encaminhar a paciente para cirurgia
    - Adendo: essa paciente foi operada e a imuno-histoquímica confirmou o diagnóstico de gonadotropinoma.

Leituras sugeridas

Chanson P. Gonadotroph pituitary adenomas. Ann Endocrinol (Paris). 2000; 61(3):258-68.

Chanson P, Salenave S. Diagnosis and treatment of pituitary adenomas. Minerva Endocrinol. 2004; 29(4):241-75.

Todd B, Nippoldt F. Evaluation of sellar masses. In: Bandeira F, Gharib H, Golbert A, Griz L, Faria M. Endocrinology and diabetes: a problem-oriented approach. New York: Springer Science; 2014.

Caso Clínico 24

Marisa Helena Cesar Coral

História clínica

Paciente do sexo feminino de 20 anos, grávida de 25 semanas, internou-se na unidade de gestação de alto risco com crise hipertensiva. Na investigação inicial, foi observado nódulo da suprarrenal esquerda à ultrassonografia. Queixava-se de episódios frequentes de hipertensão acompanhados de taquicardia, rubor facial, cefaleia e escotomas. Há 3 anos foi submetida a cirurgia para retirada de tumor em suprarrenal. Informou ter uma irmã que fez uma tireoidectomia total há 6 meses.

Exame físico

- O exame físico não mostrou alterações de pele nem edemas
- Pressão arterial (PA): 130 × 85 mmHg
- Frequência cardíaca (FC): 88 bpm e aumento difuso da tireoide
- Exames laboratoriais de rotina normais.

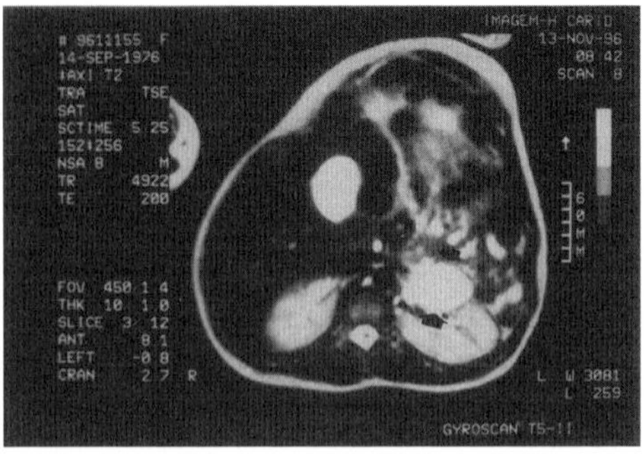

Ressonância magnética: massa suprarrenal esquerda 10 × 6 × 5 cm, sem invasão de tecidos vizinhos. Suprarrenal direita ausente.

Perguntas e comentários

- Qual o diagnóstico provável e quais exames de laboratório devem ser solicitados para confirmar?
  - Paciente com diagnóstico provável de feocromocitoma. Dosar catecolaminas plasmáticas e metanefrinas e normetanefrinas urinárias para rastreio, além de outros hormônios para investigar endocrinopatias associadas, como atividade plasmática de renina, aldosterona plasmática, hormônio tireoestimulante (TSH), tiroxina livre (T4L), tri-iodotironina (T3) (paciente tem bócio), cortisol salivar da meia-noite, cortisol livre urinário, hormônio adrenocorticotrófico (ACTH), paratormônio (PTH), cálcio iônico
- Quais endocrinopatias poderiam estar associadas a este caso?
  - Apesar de raros, pode haver casos em que a massa pode ser secretora de outros hormônios como cortisol (síndrome de Cushing associada) e de aldosterona (hiperaldosteronismo). O feocromocitoma também pode fazer parte de uma neoplasia endócrina múltipla, do tipo II, associada a carcinoma medular da tireoide e hiperparatireoidismo.

Leituras sugeridas

Boguszewsky CL et al. Endocrine hypertension. In: Bandeira F, Gharib H, Golbert A, Griz L, Faria M. Endocrinology and diabetes: a problem-oriented approach. New York: Springer Science; 2014.

Maia AL, Gross JL, Puñales MK. Neoplasia endócrina múltipla tipo 2. Arq Bras Endocrinol Metab. 2005; 49(5):725-34.

Caso Clínico 25

Francisco Bandeira | Rafael Rabelo Lira | Isabel Oliveira de Sousa

História clínica

Paciente do sexo feminino de 36 anos procurou assistência médica com queixas de aumento do volume cervical há mais ou menos 1 ano, além de glicemia em jejum (GJ) de 300 mg/dℓ. Ao exame físico, foram identificados prognatismo, aumento de partes moles em mãos e pés, escassez de tecido gorduroso e aparente hipertrofia muscular.

Exames físico e laboratoriais

- Aumento de extremidades, pele espessa, prognatismo, panículo adiposo reduzido com aparente hipertrofia muscular
- GJ: 169 mg/dℓ
- Peptídeo C: 2,45 ng/mℓ (1,1 a 4,4)
- Tireoglobulina: 189 mg/dℓ
- Colesterol total (CT): 106 mg/dℓ
- Colesterol HDL (HDL-C): 45 mg/dℓ
- Tiroxina livre (T4L): 1,25 ng/dℓ (até 1,7) com hormônio tireoestimulante (TSH) < 0,004 mcU/mℓ
- Anti-TPO e TRAB negativos
- Hormônio luteinizante (LH): 13,8 mU/mℓ
- Hormônio foliculoestimulante (FSH): 4,67 mU/mℓ
- Prolactina (PRL): 14,8 ng/mℓ
- Cortisol: 17,4 μg/dℓ
- Testosterona < 20 ng/dℓ
- Hormônio do crescimento (GH): 1,55 ng/mℓ (0,02 a 3,61)
- Fator de crescimento semelhante à insulina tipo 1 (IGF-1): 315 ng/mℓ (117 a 321).

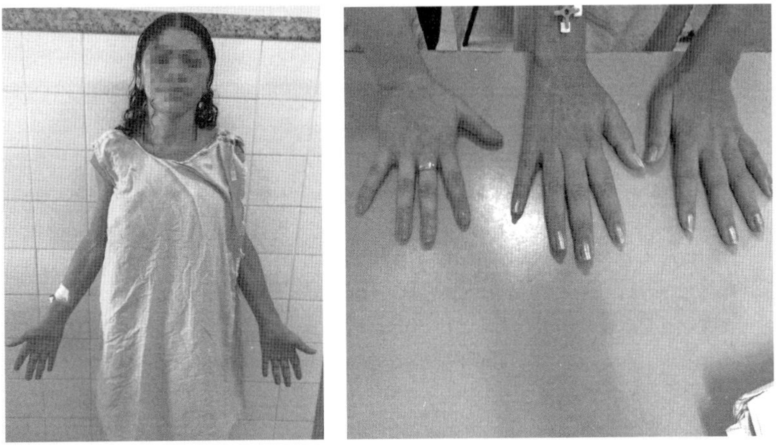

Apresentação física da paciente.

Exames de imagem

Os exames de imagem apresentaram os seguintes resultados:

- Ressonância magnética (RM) de sela túrcica sem alterações
- Cintilografia de tireoide com áreas focais de hipo- e hipercaptação em ambos os lobos e captação 24 h de iodo de 26,3%
- Ultrassonografia (US) de tireoide com nódulos hipoecoicos em lobo direito de 2,0 × 1,5 cm e em lobo esquerdo de 1,9 × 1,1 cm com sinais de calcificação em terço inferior
- Citologia por punção aspirativa com agulha fina (PAAF) sugestiva de bócio adenomatoso
- Composição corporal (na densitometria óssea [DXA]):
  - Densidade mineral óssea (DMO) (corpo total): 1,098 com escore T +0,1
  - Conteúdo mineral ósseo: 3,8%
  - Massa magra: 83%
  - Massa gorda: 13,1%
  - Índice de massa muscular (IMC): 7,4 kg/m^2.

Perguntas e comentários

- Quais as hipóteses diagnósticas?
  - Lipodistrofia hereditária (diabetes melito [DM] secundário a síndrome de Berardinelli) e bócio multinodular tóxico. A síndrome de Berardinelli-Seip, ou lipodistrofia congênita generalizada caracteriza-se clinicamente pela redução extrema da quantidade de tecido adiposo, cursando com fácies grosseira, hipertrofia muscular, mãos e pés grandes, acantose nigricante, hepatomegalia, hipertrigliceridemia, esteatose

hepática, grave resistência à insulina, tolerância alterada à glicose ou DM e aterosclerose de início precoce. Em relação ao bócio multinodular tóxico, esta é uma condição mais comum em mulheres e que geralmente evoluiu lentamente de um bócio multinodular (BMN) atóxico ou pré-tóxico (BMN com hipertireoidismo SC). A paciente apresentou as principais características da doença: US de tireoide com nódulos (2 maiores que 1 cm) e TSH < 0,1. A ausência de oftalmopatia + anti-TPO e TRAB negativos ajudam a excluir doença de Graves como causa do hipertireoidismo. A cintilografia de tireoide também foi típica da doença, com áreas de hipercaptação (nódulos) em volta de áreas de hipocaptação (tecido normal) e com captação de 24 h de iodo um pouco acima de 25%. Por fim, a PAAF foi sugestiva de natureza adenomatosa, também comum em nódulos autônomos.

Evolução clínica

A paciente recebeu alta em uso de metformina 850 mg, 2 vezes/dia, insulina NPH 26 U antes do desjejum e 20 U ao deitar associada à insulina regular 10 U antes do desjejum e jantar. Paciente seguiu em acompanhamento ambulatorial, retornando em setembro de 2013 com os seguintes resultados: HbA1c: 9,82%; GJ: 235 mg/dℓ; GPP: 230 mg/dℓ; tireoglobulina: 406 mg/dℓ; CT: 138 mg/dℓ; e HDL-C: 30 mg/dℓ.

- Quais as opções terapêuticas a seguir?
    - Essa condição também é caracteristicamente associada a resistência periférica à insulina, DM e hipertrigliceridemia, em geral de início na infância ou adolescência e de difícil manejo terapêutico. Os exames da paciente evidenciam esses distúrbios metabólicos, inclusive com peptídeo C normal, evidenciando DM por resistência insulínica e não por insulinopenia. Com base nisso, foi iniciada pioglitazona 30 mg/dia (grave resistência à insulina), com resposta favorável e controle glicêmico adequado, redução da HbA1c para 6,35% e GJ de 127 mg/dℓ em exames de janeiro de 2014.

Observação: a metreleptina, um análogo da leptina, já encontra-se disponível em frasco-ampolas de 11,3 mg, e seu uso aprovado em outros países para lipodistrofias generalizadas.

Leituras sugeridas

Garg A. Lipodystrophies: genetic and acquired body fat disorders. J Clin Endocrinol Metab. 2011; 96(11):3313-25.

Prieur X, Dollet L, Takahashi M, Nemani M, Pillot B, Le May C et al. Thiazolidinediones partially reverse the metabolic disturbances observed in Bscl2/seipin-deficient mice. Diabetologia. 2013; 56(8):1813-25.

Rêgo AG, Mesquita ET, Faria CA, Rêgo MA, Baracho MF, Santos MG et al. Anormalidades cardiovasculares e metabólicas em pacientes com a síndrome de Berardinelli-Seip. Arq Bras Cardiol. 2010; 94(1):109-18.

Caso Clínico 26

Osmar Monte

História clínica

Paciente do sexo feminino, com 15 anos, natural e procedente de São Paulo, com diagnóstico de diabetes melito tipo 1 (DM1) há 3 anos, em tratamento atual com insulina NPH 32 U às 8 h e 20 U às 22 h. Queixa-se de hipoglicemia de madrugada, conferida por medidas da glicemia capilar, geralmente abaixo de 40 mg/dℓ, de 2 a 3 vezes/semana.

Exame físico

- Bom estado geral
- Hidratada, corada
- Peso: 48,5 kg
- Altura: 1,56 m
- Ausculta pulmonar, cardíaca e exame do abdome normais.

Exames laboratoriais

- O monitoramento da glicemia capilar mostra valores altos no jejum (entre 150 e 280 mg/dℓ), pré-almoço entre 90 e 140 mg/dℓ, pós-almoço entre 180 e 260 mg/dℓ, pré-jantar entre 40 e 240 mg/dℓ, pós-jantar entre 60 e 160 mg/dℓ
- Hemoglobina glicada (HbA1c): 7,2%
- Colesterol: 184 mg/dℓ
- Triglicerídeos: 56 mg/dℓ
- HDL-C: 45 mg/dℓ
- Creatinina: 0,8 mg/dℓ
- Microalbuminúria em amostra isolada: negativa.

Perguntas e comentários

- Qual seria a conduta para melhorar o controle glicêmico da paciente? Explique o motivo da escolha e como colocá-la em prática. Como explicar o valor da HbA1c se os controles das glicemias capilares estão alterados?
    - Pode-se optar por dois esquemas de tratamento: passar para o esquema basal/bólus, usando análogos, de perfil mais estável, agindo nas 24 h, com os bólus de insulina rápida corrigindo as refeições, ou esquema de três doses de NPH + R para tentar doses menores, com menos picos, abrangendo as 24 h. Na segunda questão, a HbA1c quase normal deve-se às hipoglicemias frequentes relatadas pela paciente, que podem falsear um controle adequado.

Leituras sugeridas

Genhth S. Insights from the diabetes control and complications trial/epidemiology of diabetes interventions and complications study on the use of intensive glycemic treatment to reduce the risk of complications of type 1 diabetes. Endocr Pract. 2006; 12(1):34-41.

Little SA, Leelarathna L, Barendse SM, Walkinshaw E, Tan HK, Lubina Solomon A et al. Severe hypoglycaemia in type 1 diabetes mellitus: underlying drivers and potential strategies for successful prevention. Diabetes Metab Res Rev. 2014; 30(3):175-90.

Wróbel MP, Wystrychowski G, Psurek A, Szymborska-Kajanek A, Strojek K. Association between hypoglycemia and the type of insulin in diabetic patients treated with multiple injections: an observational study. Pol Arch Med Wewn. 2014; 124(4):173-9.

Caso Clínico 27

Francisco Bandeira | Isabel Oliveira de Sousa

História clínica

Paciente do sexo feminino, 55 anos, com diagnóstico de diabetes melito aos 32 anos. Na ocasião apresentou poliúria e sede sem perda ponderal (índice de massa corporal [IMC]: 21,2 kg/m^2). Gesta 2 para 0 (cesarianas; recém-nascidos eutróficos). Apresentou hipoglicemias com doses baixas de insulina e manteve bom controle glicêmico por aproximadamente 2 anos e meio, com glipizida 5 mg, 2 vezes/dia. Nesta ocasião, os anticorpos anti-GAD foram positivos e o peptídeo C sérico foi de 3,4 ng/mℓ (normal de 1 a 3,5 ng/mℓ). A hemoglobina glicada (HbA1c) foi 8,8%.

Evolução clínica

Após 2 anos e meio do diagnóstico, as glicemias de jejum elevaram-se para valores acima de 180 mg/dℓ (HbA1c: 10,2%), e insulina NPH ao deitar foi iniciada; em 4 meses, a glipizida foi substituída por insulina regular antes das 3 principais refeições. Com o advento da insulina lispro, a paciente continuou com o esquema basal/bólus (NPH ao deitar e lispro antes das refeições), e a HbA1c manteve-se entre 6,2 e 7%.

A paciente manteve controle glicêmico adequado até 2 anos atrás, quando a HbA1c subiu para 7,8%, resultado associado ao aumento progressivo do peso corporal. A adição de pramlintide ao esquema terapêutico levou a um melhor controle, porém foi suspenso pelo alto custo. Na sequência foram tentados exenatida e liraglutida, ambos não tolerados mesmo em doses baixas (náuseas persistentes).

Exame físico

- Sem queixas, exceto tosse e regurgitações por refluxo gastresofágico (melhoraram com o uso de pantoprazol 40 mg/dia)

- Pressão arterial (PA): 120 × 70 mmHg
- Frequência cardíaca (FC): 68 bpm
- Peso: 71 kg
- Altura: 1,61 m
- IMC: 27,4 kg/m^2
- Abdome normal
- Extremidades: redução da sensibilidade tátil, dolorosa e vibratória. Percepção ao monofilamento preservada. Reflexos aquileus normais.

Exames laboratoriais

- Peptídeo C: 0,07 ng/mℓ (1,2 a 4,4)
- Anti-GAD: 1,4 U/mℓ (até 1)
- Hemograma normal
- Glicemia em jejum (GJ): 174 mg/dℓ
- Glicemia pós-prandial (GPP): 210 mg/dℓ
- HbA1c: 8,2%
- Colesterol total (CT): 239 mg/dℓ
- Colesterol HDL (HDL-C): 63 mg/dℓ
- Tireoglobulina: 64 mg/dℓ
- Cálcio: 9,2 mg/dℓ
- Albumina: 4,1 g/ℓ
- Hormônio tireoestimulante (TSH): 1,7 mU/ℓ
- Tiroxina livre (T4L): 1,2 ng/dℓ
- 25(OH)D: 22 ng/mℓ
- Creatinina: 0,8 mg/dℓ
- Microalbumina: 5 mg/g Cr.

Medicamentos

- Pantoprazol: 40 mg/dia
- Sinvastatina: 40 mg/dia
- Estradiol: 1 mg dia
- Noretisterona: 0,34 mg/dia
- Insulina detemir: 8 unidades antes do desjejum e 16 unidades às 21 h
- Insulina lispro antes das principais refeições, de acordo com os resultados das glicemias capilares pré-prandiais
- Dose total de insulina: em torno de 50 unidades ao dia
- Início de vildagliptina: 50 mg, 2 vezes/dia.

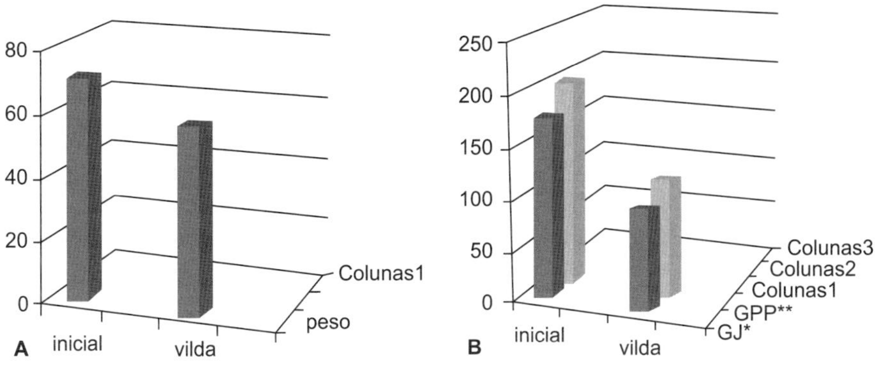

Evolução do peso corporal (**A**) e das glicemias (*jejum e **pós-prandiais) (**B**) 1 ano após a adição de vildagliptina.

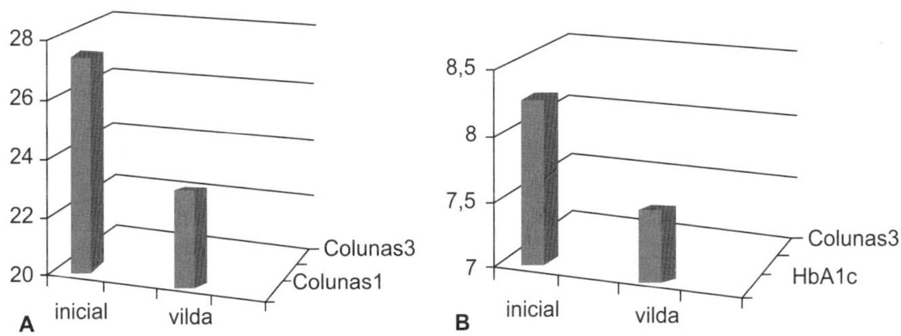

Evolução do índice de massa corporal (IMC) (**A**) e da hemoglobina glicada (HbA1c) (**B**) 1 ano após a adição de vildagliptina.

Perguntas e comentários

- Considerando a classificação atual do diabetes melito, qual o tipo que mais provavelmente se enquadraria no caso desta paciente?
  - Diabetes latente autoimune do adulto (LADA) de progressão mais lenta, em idade mais tardia que o tipo 1
- Explique os mecanismos de ganho ponderal progressivo com deterioração do controle glicêmico:
  - Pacientes com diabetes tipo 1 em tratamento insulínico intensivo têm facilidade de ganho de peso, pois o processo assemelha-se a um regime de excessiva ingestão calórica
- Explique por que a excessiva sensibilidade aos agonistas do receptor do GLP-1, e a boa resposta a adição de um inibidor de DPP-4:
  - Gastroparesia subclínica e refluxo gastresofágico (RGE) mais intenso. A queda do glucagon constitui-se no principal mecanismo de melhora do controle glicêmico,

levando a redução da dose de insulina e menor ingestão calórica. A perda de peso é incomum com os inibidores da DPP-4, mas o seu uso no LADA inicial pode retardar a falência da célula beta, por sua ação no sistema imune.

Leituras sugeridas

Shui BS, Duncan T. Classification and laboratory diagnosis of diabetes mellitus. In: Bandeira F, Gharib H, Golbert A, Griz L, Faria M. Endocrinology and diabetes: a problem-oriented approach. New York: Springer Science; 2014.

Zhao Y, Yang L, Xiang Y, Liu L, Huang G, Long Z et al. Dipeptidyl peptidase 4 inhibitor sitagliptin maintains β-cell function in patients with recent-onset latent autoimmune diabetes in adults: one year prospective study. J Clin Endocrinol Metab. 2014; 99(5):E876-80. Zhou Z, Xiang Y, Ji L, Jia W, Ning G, Huang G et al.; LADA China Study Group. Frequency, immunogenetics, and clinical characteristics of latent autoimmune diabetes in China (LADA China study): a nationwide, multicenter, clinic-based cross-sectional study. Diabetes. 2013; 62(2):543-50.

Caso Clínico 28

Marcela Maia Pitaluga | Francisco Bandeira

História clínica

Paciente do sexo feminino, 75 anos de idade, com diagnóstico de diabetes melito tipo 2 (DM2) há 10 anos, em tratamento atual com glimepirida 4 mg/dia. Queixa-se de dor de forte intensidade em coluna lombar associada a parestesia de membros inferiores, com início nos últimos 2 meses, e vertigem posicional ocasional. Nega sintomas neurológicos, gastrintestinais ou respiratórios. Menopausa cirúrgica aos 46 anos de idade. Gesta 3 para 3.

Exame físico

- Bom estado geral
- Peso: 85 kg
- Altura: 1,55 m
- Índice de massa corporal (IMC): 35,4 kg/m^2
- Circunferência abdominal (CA):115 cm
- Pressão arterial (PA): 160 × 85 mmHg
- Frequência cardíaca (FC): 84 bpm
- Tireoide palpável, de consistência normal
- Tórax e abdome: ausência de alterações
- Aumento de cifose dorsal
- Extremidades: redução da sensibilidade vibratória nas extremidades inferiores. Exame com monofilamento alterado. Reflexos aquileus ausentes. Sinal de Lasègue negativo.

Evolução clínica

Para adequação de parâmetros, foi proposto o seguinte esquema terapêutico: suspensão da glimepirida. Iniciada dieta hipocalórica e prescritos: dapagliflozina 10 mg/dia, losartana 50 mg/dia, sinvastatina 40 mg/dia e metformina 2 g/dia. Solicitada ressonância magnética (RM) de coluna, exames laboratoriais e avaliação de escore trabecular ósseo nas imagens da densidade mineral óssea (DMO).

Exames

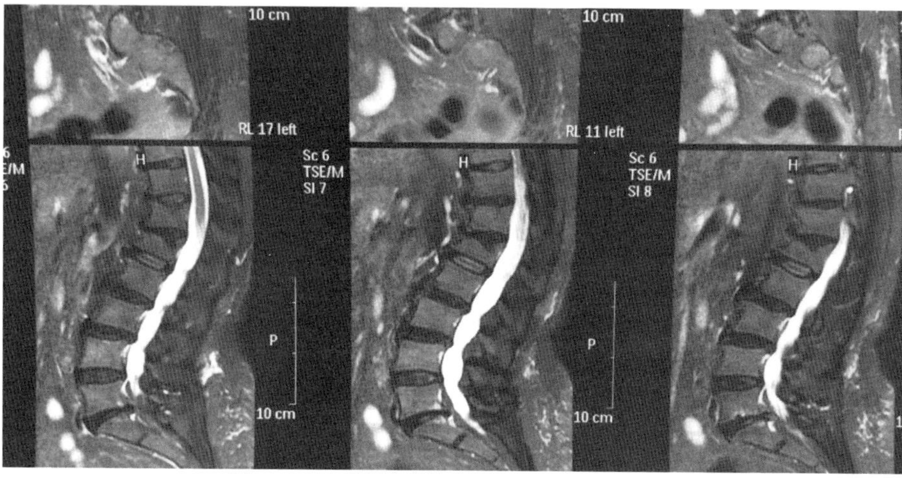

Ressonância magnética apresentando colapsos vertebrais em T12 e L1.

Exames iniciais	**Exames em reavaliação (após 1 mês)**
GJ = 182 mg/dℓ	GCJ = 187, 168, 154, 142 (mg/dℓ)
HbA1c = 8,6%	GCPP = 207, 190, 180, 160 (mg/dℓ)
Colesterol total = 247 mg/dℓ	TSH = 3,3 μU/mℓ
Triglicerídeos = 169 mg/dℓ	25(OH)D = 12,6 ng/mℓ
Creatinina = 0,9 mg/dℓ (MDRD = 86 mℓ/min)	Cálcio = 9 mg/dℓ
Densitometria óssea – GE/Lunar *Coluna lombar* DMO = 1.044 (g/cm²)/*T score* = –0,1 *Colo do fêmur* DMO = 0,850 (g/cm²)/*T score* = –1,4	K^+ = 4,6 mEq/ℓ
	PTH = 64 pg/mℓ
	TBS = 0,998
	CTX = 258 pg/mℓ
	Gamaglobulina = 1,1 g/dℓ
	Albumina sérica = 4,1 g/dℓ
	Albumina urinária = 20 mg/gCr
	US: tireoide difusa Exame físico: Peso: 80 kg; circunferência abdominal: 110 cm; PA: 50 × 90 mmHg

Perguntas e comentários

- Quais as próximas opções terapêuticas?
  - Considerando os benefícios glicêmicos e extraglicêmicos (perda ponderal, redução de PA e dislipidemia), associar liraglutida. Suplementar vitamina D, com dose de ataque de 50.000 UI/semana durante 4 a 8 semanas e reavaliar em 6 meses: PTH e 25(OH)D. Prescrever fosfato tricálcico 600 a 400 mg/dia. Por fim, dar início ao uso de risedronato oral. O paciente diabético apresenta melhor e maior resposta ao uso de bisfosfonatos, que atuam como potentes inibidores da reabsorção óssea, por meio da redução de recrutamento e ativação dos osteoclastos e pelo aumento de sua apoptose. O risedronato tem meia-vida de 1 a 2 anos e pode ser prescrito com *clearance* de creatina até 30 mℓ/min, desde que não haja suspeita de doença óssea adinâmica
- Por que existe dissociação entre DMO, CTX e TBS na paciente com DM2?
  - A divergência desses exames ocorre devido à fisiopatologia do DM2 no metabolismo ósseo, em que há risco aumentado de fraturas, mesmo com valores maiores à DMO, *turnover* ósseo normal e microarquitetura preservada na tomografia computadorizada de alta resolução (HRpQCT). Justifica-se pela ação da glicosilação não enzimática do colágeno, que afeta a matriz orgânica do osso, levando a um colágeno defeituoso. No DM2, o aumento da porosidade cortical é relacionado com a fragilidade do osso. A microendentação, exame realizado com uma sonda óssea (OsteoProbe®), consegue verificar as propriedades da matriz pela profundidade atingida por meio da sua penetração na face anterior da tíbia. Com isso, verifica-se a firmeza óssea, comprometida no DM2, e inversamente correlacionada com a fluorescência cutânea, marcador de glicosilação não enzimática de colágeno
- Qual a melhor maneira de avaliar o risco de fraturas em paciente com DM2?
  - A adição do TBS à ferramenta FRAX é considerada o melhor preditor de fratura nos pacientes com DM2. Espera-se que, em um futuro próximo, a microidentação seja aprovada para uso clínico.

Leituras sugeridas

Farr JN, Khosla S. Determinants of bone strength and quality in diabetes mellitus in humans. Bone. 2016; 82:28-34.

Furst J, Bandeira L, Fan W, Agarwal S, Nishiyama KK, McMahon DJ et al. Advanced glycation endproducts and bone material strength in type 2 diabetes. J Clin Endocrinol Metab. 2016; 101(6):2502-10.

Caso Clínico 29

Alyne Layane Pereira Lemos | Thyciara Fontenele Marques | Francisco Bandeira

História clínica

Paciente, sexo masculino, 20 anos de idade, previamente hígido há mais ou menos 6 anos quando apresentou ganho progressivo de peso, mesmo mantendo os mesmos hábitos alimentares e esforço físico. Não procurou atendimento médico. Há 4 meses passou a apresentar aumento mais expressivo do peso (não sabe quantificar) associado a hiperfagia, fraqueza muscular com dificuldade para subir escadas e segurar objetos mais pesados, e atualmente apresenta dificuldade até para deambulação, mialgia generalizada, surgimento de equimoses não relacionadas com trauma, escurecimento da pele em região cervical, axilas e raiz das coxas, labilidade emocional com episódios de ansiedade e até agressividade, surgimento de edema em extremidades inferiores e estrias abdominais. Nos últimos dias afirma surgimento de lombalgia de forte intensidade, sem irradiação e sem alívio após uso de analgésicos comuns, bem como dispneia aos mínimos esforços, sem dispneia paroxística noturna. Nega uso de corticoide, seja oral, injetável ou tópico. É tabagista há 10 anos. Há 4 meses procurou atendimento, sendo identificados níveis pressóricos elevados e início de uso de losartana.

Exame físico

- Peso: 77 kg
- Altura: 1,47 m
- Índice de massa corporal (IMC): 35,6 kg/m^2
- Bom estado geral (BEG), anictérico, acianótico, afebril, corado, hidratado, fácies cushingoide, obesidade central, gibosidade
- Aparelho cardiovascular (ACV): ritmo cardíaco regular, em dois tempos, bulhas normofonéticas sem sopro

- Frequência cardíaca: 98 bpm
- Pressão arterial: 150 × 90 mmHg
- Aparelho respiratório (AR): murmúrio vesicular positivo em ambos hemitórax, sem ruídos adventícios
- Abdome (ABD): globoso, depressível, com equimoses em hipogástrio, indolor à palpação
- Extremidades: edema de membros inferiores (3+/4+), panturrilhas livres
- Pele e fâneros: adelgaçamento de pele, livedo reticular, estrias violáceas em abdome e acantose nigricante
- Sistema musculoesquelético: fraqueza muscular em cinturas pélvica e escapular, hipotrofia de coxas e braços.

Exames complementares

Exames laboratoriais							
Data	**1ª visita**	**2ª visita**	**3ª visita**	**4ª visita**	**5ª visita**	**6ª visita**	**7ª visita**
HB (g/dℓ)				13,3	13,5	14,5	14,1
HT (%)					40,9	42,9	40,9
LEUCO (cél./μℓ)				13.300	13.000	16.100	14.300
PLAQ (cél./μℓ)				147.000	171.000	158.000	211.000
Na^+(mEq/ℓ)			140	139		137	144
K^+ (mEq/ℓ)	3,2	2,7	3,5	3,1	3,3		4,6
UR (mg/dℓ)		28		28		33	49
CR (mg/dℓ)		0,3		0,3		0,1	0,3
AST (U/ℓ)	54	49		55	52	63	47
ALT (U/ℓ)	201	153		164	203	170	118
FA (U/ℓ)	254	204		227	285	315	292
GGT (U/ℓ)	1.400	2.938		2.884	3.460	4.259	4.465
BT (mg/dℓ)				1,26	1,3	1,19	1,08
BD (mg/dℓ)					1,2	1,19	
ALB (g/dℓ)				3,3		3,8	
Ca^{++} (mEq/ℓ)				9,0		9,9	
P (mEq/ℓ)				3,1		3,2	
PCR (mg/dℓ)						0,6	

- Cortisol pós-supressão com 2 mg de dexametasona: 34,17 μg/dℓ
- Hormônio adrenocorticotrófico (ACTH): 78 pg/mℓ
- Testosterona: 1,22 ng/dℓ
- 25(OH)-vitamina D: 19 ng/mℓ
- Glicemia em jejum (GJ): 277 mg/dℓ
- Hemoglobina glicada (HbA1c): 7,9%
- Metanefrinas urinárias (em uso de atensina): metanefrina: 43 μg/g de creatinina (20 a 150)/normetanefrina: 89 μg/g de creatinina (70 a 335)/total: 132 μg/g de creatinina (110 a 480).

Dosagem de cortisol durante infusão de etomidato	
Infusões de etomidato	**Respostas do cortisol plasmático**
1º infusão (0,15 mg/kg/h por 4 h)	77 μg/dℓ
2º infusão (0,3 mg/kg/h por 4 h)	29,7 μg/dℓ
3º infusão	38,9 μg/dℓ
4º infusão	25,8 μg/dℓ
5º infusão	19,8 μg/dℓ
6º infusão	34,6 μg/dℓ
7º infusão	42,8 μg/dℓ
8º infusão	29,2 μg/dℓ
9º infusão	18,9 μg/dℓ
10º infusão	25,6 μg/dℓ
11º infusão	40,9 μg/dℓ
12º infusão	59,9 μg/dℓ
13º infusão	22,6 μg/dℓ
14º infusão	23,5 μg/dℓ

Exames de imagem

- DXA (18/11/15) – Hologic: CL: DMO (0,683)/T: –3,7/Z: –3,7; CF: 0,551/T: –2,8/Z: –2,8
- Ressonância magnética (RM) de sela túrcica: sela túrcica de volume e configuração normais. Glândula hipofisária de volume preservado com intensidade de sinal habitual, sem evidências de lesões focais intrasselares, detectáveis ao método. Haste hipofisária centrada de espessura normal; quiasma óptico de aspecto anatômico; cisterna suprasselar livre; seios cavernosos simétricos apresentando *flow void* habitual das artérias carótidas internas. Neuro-hipófise tópica com intensidade de sinal habitual. Seio esfenoidal com transparência normal
- Tomografia de tórax e abdome total: Consolidações parenquimatosas no lobo médio, de provável natureza inflamatória/infecciosa inespecífica. Estrias fibroatelectásicas na língula e em segmento basal posterior direito, de provável natureza residual. Espessamento pleural basal bilateral. Fígado apresentando extensas áreas de esteatose, notadamente no lobo direito. Pequeno baço acessório. Suprarrenais (adrenais) espessadas. Nódulo sólido, com forte realce pós-contraste venoso, na suprarrenal direita, medindo 1,4 × 1,4 cm nos maiores diâmetros axiais. Pequena hérnia umbilical, com anel herniário medindo 2,0 cm, observando-se passagem de material gorduroso pelo referido anel. Colapsos parciais de vários corpos vertebrais dorsais e lombares.

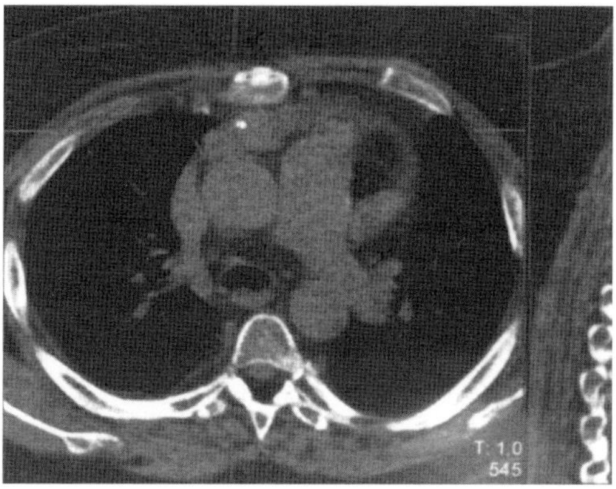

Tomografia computadorizada de tórax.

- Cintilografia com análogo da somatostatina: Observa-se área focal de hipercaptação moderada do traçador em massa com atenuação de partes moles e pequenas calcificações de permeio, localizada no mediastino anterior (na topograf ia do timo) e medindo cerca de 3,4 × 2,1 cm. Nota-se também discreta captação do traçador na cauda do pâncreas, sem alterações anatômicas à tomografia computadorizada sem contraste. Não foi identificada captação do traçador nas suprarrenais. As demais regiões apresentam distribuição fisiológica do traçador, sem outras áreas de captação anormal.

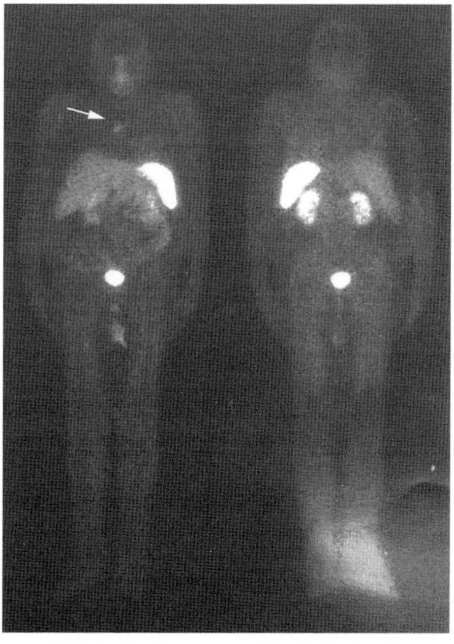

Anterior tardia **Posterior tardia**

Cintilografia com análogo da somatostatina.

Exame histopatológico

- Tumor no mediastino: neoplasia neuroendócrina moderadamente diferenciada consistente com tumor carcinoide atípico

Marcadores		
Anticorpo	**Clone**	**Resultado**
CD3-receptor de linfócitos T (cadeia épsilon)	Policlonal	Negativo
Citoqueratinas de 40, 48, 50, 50,6 kDa	*AE1/AE3*	Positivo
Proteína P63 (epitélio escamoso/transicional; células mioepiteliais)	*Dak-p63*	Positivo
Desoxinucleotidil-transferase (TdT)	*EP2-66*	Negativo
Hormônio adrenocorticotrófico (ACTH)	*02A3*	Negativo
Hormônio da paratireoide PTH (MQR-31)	*3B3*	Negativo
Cromogranina A	*DAK-A3*	Positivo
K1-67 (antígeno de proliferação celular)	*SP6*	Positivo
Sinaptofisina	*DAK-SYNAP*	Positivo

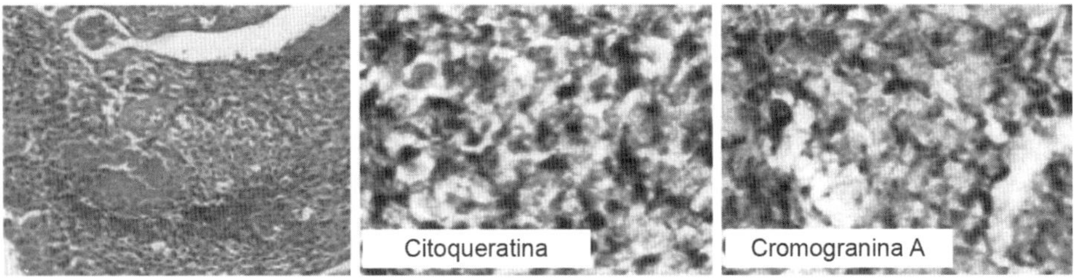

Exame histopatológico.

Perguntas e comentários

- Como explicar os achados à tomografia e à cintilografia?
  - Paciente com quadro de doença de Cushing ACTH-dependente. Realizou-se a RM de sela túrcica com o objetivo de investigar adenoma hipofisário, que corresponde a 80 a 90% dos casos de Cushing ACTH-dependente. Com a RM normal, considerou-se a secreção ectópica de ACTH e a tomografia de tórax foi solicitada. Nas imagens é possível identificar lesão em anatomia tímica, sem nenhum achado pulmonar que justifique o quadro clínico. Para esclarecimento, a cintilografia com análogo da somatostatina foi solicitada e identificou-se área de hipercaptação em mediastino anterior, na anatomia do timo. A possibilidade de doença de Cushing secundária a tumor produtor de ACTH foi aventada
  - Os tumores neuroendócrinos tímicos são raras neoplasias que se manifestam por massa em topografia de mediastino anterior. Os carcinoides tímicos estão

relacionados com a produção de ACTH ectópica. São tumores raros, com incidência de 0,2 a 1,5% de todos os tumores malignos

- Qual a conduta nesses casos?
  - A conduta nos casos de carcinomas tímicos é a ressecção cirúrgica completa associada ou não à radioterapia. Nem sempre é possível realizar uma ressecção completa devido à invasão de estruturas adjacentes como vasos sanguíneos, pericárdio e nervo frênico. Não está claro se a ressecção de grandes tumores confere benefício na sobrevivência. Às vezes a cirurgia paliativa é indicada nos casos de Cushing grave. Os pacientes com doença refratária podem precisar de ablação de órgãos-alvo como adrenalectomia
  - Há necessidade de controlar o hipercortisolismo e seus efeitos. Neste paciente foi tentado controle do hipercortisolismo após completada a investigação laboratorial e as infusões foram realizadas.

Leituras sugeridas

Dixon JL, Borgaonkar SP, Patel AK, Reznik SI, Smythe WR, Rascoe PA. Thymic neuroendocrine carcinoma producing ectopic adrenocorticotropic hormone and cushing syndrome. Ann Thorac Surg. 2013 Oct;96(4):e81-3.

Falk NK, Weissferdt A, Habra MA, Roy-Chowdhuri S. Adrenocorticotropic hormone-producing neuroendocrine carcinoma with oncocytic features: a case report and review of literature. Diagn Cytopathol. 2015 Apr;43(4):329-34.

Treglia G, Giovanella L, Lococo F, Bertagna F. An unusual case of thymic carcinoid causing cushing's syndrome due to ectopic ACTH secretion detected by F-FDG PET/CT. Rev Esp Med Nucl Imagen Mol. 2014;33(4):253-254.

Caso Clínico 30

Éllyda Duarte | Francisco Bandeira

História clínica

Paciente do sexo feminino, 50 anos de idade, iniciou há 2 anos quadro de dor progressiva em porção lateroproximal de coxa direita contínua que piorava com a deambulação. Após 1 ano da admissão, paciente iniciou quadro de dorsalgia à direita com irradiação para região sacral em peso, contínua, que piora a movimentação, associada a dor em região de costelas bilateralmente. Paciente portadora de HIV, diagnosticado aos 33 anos de idade, vinha em esquema com antirretrovirais há 8 anos. Tinha como antecedente pessoal passado de tuberculose, candidíase orofaríngea e herpes-zóster, consequentes à imunodeficiência.

Medicações em uso

Efavirenz 600 mg/dia + lamivudina 300 mg/dia + tenofovir 300 mg/dia.

Exame físico

- Bom estado geral (BEG), consciente, orientada, emagrecida, eupneica, desidratada (+/4+), sem edema de membros inferiores (MMII)
- Peso: 45 kg
- Altura: 1,50 m
- Índice de massa corporal (IMC): 20 kg/m^2
- Pressão arterial: 110 × 70 mmHg
- Frequência cardíaca: 86 bpm.

Exames laboratoriais

Exame	1ª visita	2ª visita	3ª visita	4ª visita
Hb/HT (g/dℓ)/(%)		13,9/44,4		12,8/38,8
Leuco (/microℓ)		8.500		5.400
Plaquetas (/microℓ)		242.000		138.000
Ureia (mg/dℓ)		54,8	46	42,3
Creatinina (mg/dℓ)		1,4	1,2	2,7
Sódio (mEq/ℓ)		145	138	141
Potássio (mEq/ℓ)		4,2	4,0	3,2
Cloro (mEq/ℓ)				99
Cálcio (mg/dℓ)	8,1	9,9		9,3
Fósforo (mg/dℓ)		2,7		1,7
Magnésio (mg/dℓ)				2,0
Albumina (g/dℓ)		4,6		4,6
Glicemia em jejum (mg/dℓ)		79		90
HbA1c (%)				5,2
Colesterol total (mg/dℓ)				131
HDL/LDL (mg/dℓ)				23/75
Triglicerídeos (mg/dℓ)				167
TGO/TGP (UI/ℓ)		28/27		26/28
DHL (U/ℓ)				400
CK (U/ℓ)				34
Fosfatase alcalina (U/ℓ)	344			165
GGT (UI/ℓ)		45		10
FA óssea (U/ℓ)		228		
PTH (pg/mℓ)	88			5,9
Calciúria 24 h (mg)/Volume urinário (mℓ)				261/2840
Calcio urinário (mg/ℓ)		59		
Creatinina na amostra urinária (mg/ℓ)		420		
Relação cálcio/creatinina		0,14 (VN: < 0,2)		
Fósforo urinário (mg/ℓ)		415		
Relação fósforo/creatinina		0,99 (VN: 0,18 a 0,62)		
CTX (pg/mℓ)		1,040		
TSH (microUI/mℓ)				0,86
T4L (ng/dℓ)				0,92
Gasometria arterial		pH: 7,38 PCO_2: 30,5 HCO_3: 17,7		
25(OH)D (ng/mℓ)		8		26

Exames de imagem

- Tomografia computadorizada (TC) de pelve/bacia: fraturas com ossificação viciosa nos ramos isquiopúbicos e ramos iliopúbico à esquerda. Fratura transversal no colo femoral esquerdo. Fraturas sacroilíacas bilaterais sem significativa inclinação. Relações articulares preservadas. Partes moles sem particularidades. Ausência de derrame articular
- Radiografia de coluna: colapsos vertebrais múltiplos, de D5-D8
- Radiografia dos pés: diminuição da mineralização óssea com pequena fissura no calcâneo direito. Ausência de fraturas. Contornos articulares de aspecto normal, com espaços articulares íntegros. Partes moles sem alterações
- Radiografia das mãos: diminuição da mineralização óssea com estruturas ósseas conservadas. Ausência de sinais de fraturas. Contornos articulares íntegros. Partes moles sem alterações
- Densitometria Hologic: CL (L1-L4): 0,527; T: –4,7; Z: –4,0; CF: 0,263; T: –5,3; Z: –4,6
- Cintilografia óssea: Aumento da remodelação óssea nos arcos costais anteriores e posteriores à direita e à esquerda, vértebras torácicas e lombares difusamente, sacro e sacroilíacas e nos troncanteres femorais, cujos aspectos cintilográficos mais sugerem áreas de traumas/fraturas, em remodelação.

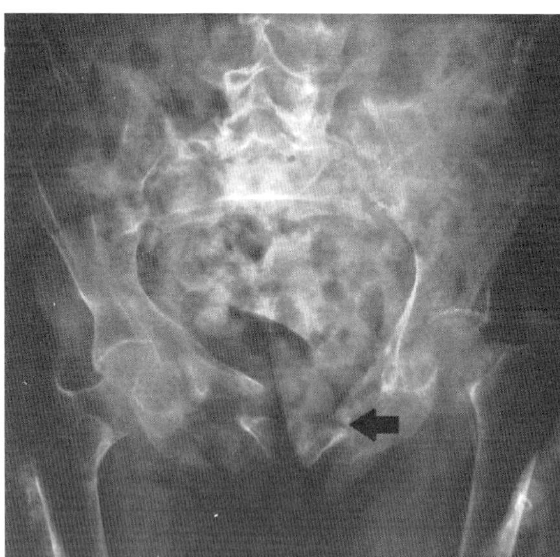

Fraturas de ramos isquiopubianos.

Perguntas e comentários

- Qual a provável etiologia da doença óssea da paciente?
  - O caso relatado se trata de osteomalacia, condição em que se reflete mineralização inadequada ou atrasada do osteoide em osso cortical e trabecular maduro. A mineralização óssea depende da concentração adequada de íons cálcio e fósforo, bem como de elementos que possibilitem sua absorção, como a vitamina D. As causas da osteomalacia são diversas, podendo estar relacionada com deficiência de vitamina D, causas hipofosfatêmicas, deficiência de cálcio e medicamentosa. As principais manifestações clínicas e radiológicas são semelhantes nos diversos tipos de osteomalacia. Anamnese, antecedentes familiares e exames laboratoriais são necessários para se estabelecer uma diferenciação. Em casos específicos, faz-se necessário o estudo histológico e até mesmo o molecular
- Qual a relação entre essa doença óssea e o HIV?
  - Uma série de doenças ósseas, incluindo osteoporose, osteonecrose e mesmo osteomalacia, embora rara, tem sido descrita em pacientes com HIV, seja devido à infecção em si, às comorbidades associadas ao vírus ou à toxicidade dos antirretrovirais
  - O tenofovir é um inibidor nucleosídeo da transcriptase reversa, amplamente prescrito em combinação com a terapia antirretroviral, por causa da dosagem conveniente e do bom perfil de segurança. No entanto, existe uma preocupação sobre sua nefrotoxicidade potencial, tendo sido associada com tubulopatia renal proximal e perda de densidade mineral óssea. Disfunção tubular renal proximal mínima levando a hipofosfatúria, além de redução da atividade da 1α-hidroxilase, com consequente deficiência de vitamina D e osteomalacia clínica, foram encontradas em cerca de 1,6 a 22% dos pacientes tratados com tenofovir
  - O efavirenz, inibidor da transcriptase reversa não análogo dos nucleosídeos, está associado a diminuição dos níveis de 25(OH)D, aumentando o risco de deficiência de vitamina D e osteomalacia.

Observação: entre a segunda e quarta visitas, efavirenz e lamivudina foram substituídos por ritonavir/atazanavir e a paciente recebeu 50.000 UI de vitamina D_3 por via oral semanalmente.

Leituras sugeridas

Bandeira F, Mancini M, Graf H, Faria M, Lazaretti-Castro M. Endocrinologia e diabetes, 3ª ed. Rio de Janeiro: Medbook; 2015.

De Socio GL, Fabbriciani G, Massarotti M, Messina S, Cecchini E, Marasini B. Hypophosphatemic osteomalacia associated with tenofovir: a multidisciplinary approach is required. Mediterr J Hematol Infect Dis. 2012; 4(1):e2012025.

Saeedi R, Jiang SY, Holmes DT, Kendler DL. Fibroblast growth factor 23 is elevated in tenofovir-related hypophosphatemia. Calcif Tissue Int. 2014; 94(6):665-8.

Apêndices

Apêndice 1

Diagnóstico, Complicações e Prevenção da Obesidade

Tabela A.1 Indicadores antropométricos no diagnóstico de obesidade.

Interpretação clínica do índice de massa corporal (IMC): IMC elevado é indício de excesso de adiposidade, levando-se em consideração idade, sexo, musculatura, hidratação, edema, grandes massas tumorais, acúmulo de líquidos no terceiro espaço, sarcopenia
Circunferência abdominal se IMC < 35: acrescenta informações sobre o risco de doença cardiovascular usando-se parâmetros de acordo com sexo e etnia
Podem ser considerados métodos de avaliação da composição corporal: absorciometria de raios X de dupla energia, impedância bioelétrica, pletismografia

Adaptada das Diretrizes de Obesidade 2016 da AACE (American Association of Clinical Endocrinologists).

Tabela A.2 Complicações causadas ou exacerbadas pelo excesso de peso.

Diabetes tipo 2	Osteoartrite
Síndrome metabólica/pré-diabetes	Incontinência urinária por estresse
Dislipidemia	Doença do refluxo gastresofágico
Hipertensão	Depressão
Doença cardiovascular	Apneia obstrutiva do sono
Doença hepática gordurosa não alcoólica	Asma ou doença reativa das vias respiratórias
Síndrome dos ovários policísticos	Infertilidade feminina
Hipogonadismo masculino	–

Tabela A.3 Prevenção e complicações da obesidade.

Diagnóstico			Tratamento	
Prevenção	**Antropometria**	**Componente clínico**	**Intervenção/objetivo na perda de peso**	**Objetivos**
Primária				
Prevenção essencial	IMC ≤ 25	Ambiente que estimula à obesidade	Educação pública Modificações no ambiente Acesso a alimentação saudável	Redução da incidência de sobrepeso e obesidade
Prevenção primária	IMC ≤ 25	Alto risco para indivíduos ou subgrupos com base em estilo de vida, etnia, história familiar, componente genético	Rastreamento anual com IMC Reeducação alimentar Aumento de atividade física	Redução da incidência de sobrepeso e obesidade nos indivíduos de alto risco e subgrupos identificados
Secundária				
Sobrepeso	IMC de 25 a 29,9	Sem alterações clínicas relacionadas com excesso de peso significativas ou detectáveis	Prevenir ganho progressivo de peso ou favorecer perda de peso	Prevenir progressão para obesidade Prevenir o aparecimento de complicações relacionadas com excesso de peso
Obesidade	IMC ≥ 30	Sem alterações clínicas relacionadas com excesso de peso significativas ou detectáveis	Perda de peso ou prevenir ganho progressivo de peso	Prevenir o aparecimento de complicações relacionadas com excesso de peso
Terciária				
Sobrepeso ou obesidade	IMC ≥ 25	Síndrome metabólica	10%	Prevenção de DM2
		Pré-diabetes	10%	Prevenção de DM2
		Diabetes tipo 2	5 a ≥ 15%	Redução de HbA1c Redução do número e/ou das doses de medicações utilizadas Remissão da doença principalmente caso tenha se manifestado há pouco tempo
		Dislipidemia	5 a ≥ 15%	Redução dos triglicerídeos Aumento de HDL Redução do colesterol não HDL

Diagnóstico			Tratamento	
Terciária				
Sobrepeso ou obesidade	IMC ≥ 25	Hipertensão	5 a ≥ 15%	Redução da pressão sistólica e diastólica Redução do número e/ou das doses de medicações
		Doença hepática gordurosa não alcoólica		
		Esteatose	≥ 5%	Redução da esteatose hepática
		Esteato-hepatite	10 a 40%	Redução da inflamação e da fibrose
		Síndrome dos ovários policísticos	5 a ≥ 15%	Ovulação Regularização dos ciclos Diminuição do hirsutismo Melhora da sensibilidade à insulina Redução dos níveis androgênicos
		Infertilidade feminina	≥ 10%	Ovulação Gestação
		Hipogonadismo masculino	5 a ≥ 10%	Aumento da testosterona sérica
		Apneia obstrutiva do sono	7 a ≥ 11%	Melhora dos sintomas Redução do índice de apneia-hipopneia
		Asma/doença reativa das vias respiratórias	7 a ≥ 8%	Melhora dos sintomas Melhora do VEF_1
		Osteoartrite	≥ 10% 5 a ≥ 10% quando associado a exercício	Melhora dos sintomas Melhora da funcionalidade
		Incontinência urinária por estresse	5 a ≥ 10%	Redução da frequência e dos episódios de incontinência
		Doença do refluxo gastresofágico	≥ 10%	Redução dos sintomas
		Depressão	Não definido	Redução dos sintomas

IMC: índice de massa corporal; DM2: diabetes melito tipo 2; HbA1c: hemoglobina glicada; VEF_1: volume expiratório forçado no primeiro segundo; HDL: lipoproteína de alta densidade. Adaptada das Diretrizes de Obesidade 2016 da AACE (American Association of Clinical Endocrinologists)

Apêndice 2

Dietas para Controle do Peso

Tabela A.4 Cardápio baseado na dieta paleolítica.

Item	Calorias (kcal)	Carboidratos (g)	Proteínas (g)	Gorduras (g)	Fibras (g)	Cálcio (mg)
Café da manhã						
1 fatia de melão	26,1	6,75	0,63	–	0,27	–
2 fatias de pão integral	121	22	4,30	1,8	1,6	–
1 ovo cozido	146	0,6	13,3	9,5	na	49
100 g de frango grelhado	159	–	32	2,5	–	5
Almoço						
Acelga + alface-americana + brócolis + couve-flor (50 g de cada)	37	7,3	2,65	0,5	–	62
3 unidades de castanhas-do-pará	75	1,56	1,68	7,94	0,41	–
50g de batata-doce cozida	38,5	9,1	0,3	0,05	1,1	8,5
100 g de salmão	116	0	19,8	3,46	–	–
Azeite de oliva	76	–	–	12	–	–
Jantar						
Sopa de legumes e macarrão	182	28,44	4,16	5,82	4,37	–
Lanche						
10 amêndoas	64	1,73	2,1	5,49	–	–

Alta ingestão de legumes, frutas, nozes, ovos, peixe e carne magra, enquanto exclui açúcar refinado, sal, produtos lácteos e grãos.
Compõe-se de 30% de proteínas, 30% de carboidratos e 40% de gorduras poli-insaturadas e monossaturadas
Este cardápio constitui-se de 37% de carboidratos, 39% de proteínas e 23% de gorduras. Calorias totais: 1040,6 kcal.

Tabela A.5 Principais resultados da comparação das diversas intervenções dietéticas para controle do peso.

Dieta	Características	Perda de peso em 24 meses ($p = 0,001$)	Circunferência abdominal ($p = 0,03$)	Pressão sistólica ($p = 0,64$)	Pressão diastólica ($p = 0,43$)	Avaliação metabólica
Dieta com baixo teor de carboidratos	Percentual calórico diário não foi limitado 20 g de carboidratos por dia por 2 meses, com aumento gradual até 120 g/dia	–47 ± 6,5 kg	–3,8 ± 5,2 cm	–3,9 ± 12,8 mmHg	–0,8 ± 8,7 mmHg	Significativa elevação do colesterol HDL, redução dos triglicerídeos, redução da proteína C reativa (PCR) de alta sensibilidade, elevação da adiponectina e redução da leptina
Dieta com baixo teor lipídico	♀: 1.500 kcal/dia ♂: 1.800 kcal/dia 30% de gorduras 10% de gorduras saturadas 300 mg de colesterol/dia	–2,9 ± 4,2 kg	–2,8 ± 4,3 cm	–4,3 ± 11,8 mmHg	–0,9 ± 8,1 mmHg	Significativa elevação da adiponectina e redução da leptina
Dieta do Mediterrâneo	♀: 1.500 kcal/dia ♂: 1.800 kcal/dia Até 35% de gorduras (35 a 40 g de azeite de oliva e < 20 g de nozes por dia)	–4,4 ± 6,0 kg	–3,5 ± 5,1 cm	–5,5 ± 14,3 mmHg	–2,2 ± 9,5 mmHg	Significativa redução da PCR de alta sensibilidade, elevação da adiponectina, redução da leptina e redução da glicemia de jejum em pacientes com diabetes

Adaptada de Shai I, Schwarzfuchs D, Henkin Y et al.; Dietary Intervention Randomized Controlled Trial (DIRECT) Group. Weight loss with a low-carbohydrate, Mediterranean or low-fat diet. New Engl J Med. 2008; 359(3):229-41.

Tabela A.6 Dieta com 1.000 kcal diárias.

Item	Calorias (kcal)	Carboidratos (g)	Proteínas (g)	Gorduras T/S (g)	Fibras (g)	Cálcio (mg)
			Café da manhã			
1 copo de leite desnatado	69	10	6,7	–	–	500
1 fatia de melão	26,1	6,75	0,63	–	0,27	17
3 torradas integrais *light*	105	16	2,5	Total: 1,8	1,8	–
1 colher geleia de morango *light*	25	9	–	–	–	5
			Almoço			
Salada: Alface 1 tomate pequeno 3 fatias de pepino 3 colheres de cenoura ralada	22,4	4,53	1,42	Total: 0,33	2,69	77,5
1 colher de azeite de oliva	108	–	–	Total: 12 Saturada: 1,7	–	–
3 colheres de feijão-verde	26,06	0,8	0,2	Total: 2,57 Saturada: 0,37	0,36	51
3 colheres de arroz integral	74,4	15,48	1,56	Total: 0,6 Saturada: 0,18	1,62	–
1 posta peq. de salmão	116	–	19,8	Total: 3,46 Saturada: 0,56	–	–
1 tangerina	50	10,9	0,8	Total: 0,3		41
			Jantar			
3 fatias peq. de batata-doce	92,4	22,08	0,72	Total: 0,12	2,64	60
1 fatia de queijo minas *light*	24,8	0,74	2,6	Total: 1,28 Saturada: 0,8	–	213
1 copo de iogurte *light*	43	6,1	4,7	–	–	181
1 pera	66	16,5	–	–	2,2	15
			Lanche			
5 nozes	162,75	4,63	3,7	Total: 16	0,53	40
Total	1.010,91 kcal	123,51 g 494,04 kcal (49,4%)	45,33 g 181,32 kcal (18,1%)	Total: 38,46 g 346,14 kcal (34,6%) Saturada: 3,61 g 32,49 kcal (9%)	12,11 g	1.200

Tabela A.7 Dieta com aproximadamente 800 kcal.

Item	Calorias (kcal)	Carboidratos (g)	Proteínas (g)	Gorduras T/S (g)	Fibras (g)	Cálcio (mg)
Café da manhã*						
2 colheres de sopa de leite Molico® Total Cálcio	69	10	6,7	–	–	500
1 iogurte natural desnatado	79	10,9	7,7	0,59/0,2	–	240 a 500
1 coalhada desnatada sem açúcar	42,3	5,04	5,49	–	–	240
+						
1 fatia pequena de queijo coalho *light*	42	0,26	3,48	3,03/0	–	–
2 colheres de sopa queijo *cottage*	36	1,37	6,2	0,52/0,2	–	–
1 fatia pequena de ricota	35	0,61	2,26	2,6/1,66	–	–
Ovo pochê	64,9	0,55	5,58	4,5/1,39	–	–
+						
1 rodela média de inhame	69,6	16,55	0,89	0,08	2,34	–
1 fatia de pão integral	60,5	11	2,15	0,9	1,6	–
1 colher de sopa de aveia (papa – adicionar ao leite ou frutas)	52	8,5	2,15	1,1	1,45	–
2 colheres de sopa de cuscuz de milho cozido	56,5	12,65	1,1	0,35	1,05	–
+						
1 fatia média de melão	26,1	6,75	0,63	–	0,27	–
1 fatia média de abacaxi	36	9,53	0,68	0,08	0,75	–
8 unidades de uva-rubi	31,36	8,13	0,38	0,13	0,58	–
Suco de fruta ou polpa sem açúcar (p. ex., acerola)	40	6,6	–	–	–	–
Almoço						
Vegetal A (100 g – 4 colheres de sopa): acelga, alface, tomate, cebola, repolho, espinafre, pepino, couve (folha), pimentão, brócolis cozido, couve-flor cozida, agrião	10 a 20	3,0 a 4,0	0 a 1,0	–	–	–

(continua)

Tabela A.7 Dieta com aproximadamente 800 kcal. (*continuação*)

Item	Calorias (kcal)	Carboidratos (g)	Proteínas (g)	Gorduras T/S (g)	Fibras (g)	Cálcio (mg)
Vegetal B (100 g – 4 colheres de sopa): vagem, cenoura, beterraba, berinjela, quiabo, maxixe	20 a 30	5,0 a 6,0	1,2 a 1,4	–	–	–
Azeite de oliva	76	–	–	12/1,7	–	–
			+			
1 filé médio de peixe cozido	123	–	28,35	1,08/0,2	–	–
1 filé médio de salmão	116	–	19,8	3,46/0,84	–	–
1 filé médio de frango grelhado	159	-	32	2,5/0,9	–	–
3 colheres de sopa de proteína de soja	168	12	28,8	–	12	–
			+			
2 colheres de sopa de arroz integral	49,6	10,32	1,04	0,4/0,06	1,08	–
1 colher de sopa de purê de batata	48	7,18	0,87	1,94/0,5	0,44	–
1 colher de sopa de macarrão integral	49,6	10,62	2,13	0,220,1	1,12	–
1 colher de sopa de farinha de linhaça	75	5,0	2,1	1,2/0,3	3,99	–
			+			
2 colheres de sopa de feijão-macáçar cozido	25	4,6	1,63	0,17	2,89	–
3 colheres de sopa de feijão-verde	26	0,8	0,2	2,57/0,12	0,36	–
1 colher de sopa de grão-de-bico	35	6,03	1,95	0,57/0,06	1,08	–
2 colheres de sopa de lentilha	29	8,26	2,02	0,16/0	2,53	–
			Jantar**			
Sopa de legumes e macarrão	182	28,44	4,16	5,82	4,37	–
			Lanche			
Barra de cereal *light*	65	12	1,5	–	2,3	–
3 unidades de castanha-do-pará	75	1,56	1,68	7,94/0	0,41	–
10 unidades de amêndoas	64	1,73	2,1	5,49/0	–	–

(*continua*)

Tabela A.7 Dieta com aproximadamente 800 kcal. (*continuação*)

Item	Calorias (kcal)	Carboidratos (g)	Proteínas (g)	Gorduras T/S (g)	Fibras (g)	Cálcio (mg)
3 castanhas de caju	51	2,58	0,94	4,17/0	0,05	-
2 unidades de nozes	65	1,85	1,48	6,4/0	0,21	-
1 porção de frutas (ver café da manhã)						
Percentual diário por refeição						
Café da manhã	200	38	10	4,0	2,0	500
Almoço	330	30	20	17	4,0	–
Jantar	200	30	10	4,0	2,0	500
Lanche	70	2,0	1,0	6,0	–	–
Total (aproximado)	800	90	40	33/2,7	8	1.000

Proporção de macronutrientes:

- Carboidratos (1 g a 4 kcal) = 50% = 400 kcal = 100 g
- Proteínas (1 g a 4 kcal) = 15% = 120 kcal = 30 g. Dieta com o presente valor calórico deve apresentar maior percentual de proteínas, de 25 a 30% do valor calórico total. Essa suplementação pode ser feita com a ingestão de proteína do soro de leite (*whey protein*) isolada, na dose de 1 a 2 g/kg/dia, preferencialmente nos dias em que o paciente pratique atividade física, antes ou após o treino
- Gorduras (1 g a 9 kcal) = 35% = 280 kcal = 31 g/3 g de gordura saturada (< 10% de gordura saturada).

*Cada tabela contém 3 ou 4 opções, e deve ser escolhida apenas uma opção de cada tabela, em cada refeição.

**Outra opção é seguir as sugestões do café da manhã.

Apêndice 3

Farmacoterapia da Obesidade

Tabela A.8 Principais estudos com novos fármacos no tratamento da obesidade.

Fármacos	Estudos	N	Semanas	Perda de peso (subtraído o placebo) %
Lorcaserina	BLOOM (fase 3) BLOSSOM (fase 3)	3.182 4.008	52 52	3,6 3,1
Fentermina + Topiramato	EQUIP (fase 3) CONQUER (fase 3)	1.267 2.487	56 56	9,4 8,6
Tesofensina	TIPO-1 (fase 2)	203	24	9,2 (0,5 mg)
Liraglutida	SCALE (fase 3)	3.662	56	5,4 (3 mg)
Cetilistate	Fase 2	612	12	1,3 (120 mg)
Bupropiona + Naltrexona	COR-I (fase 3) COR-II (fase 3)	1.742 1.496	60 60	4,8 5,2
Bupropiona + Zonisamida	Fase 2	320	24	6,1

Adaptada de Powell AG, Apovian CM, Aronne LJ. New drugs targets for the treatment of obesity. Clin Pharmacol Ther. 2011; 90(1):40-51. Le Roux C et al. Endocrine Society Annual Meeting. 2014; P-SAT0937. N: pacientes

Tabela A.9 Tratamento farmacológico da obesidade em situações especiais.

Características clínicas e doenças coexistentes	Liraglutida (3 mg)	Naltrexona/bupropiona	Fentermina/topiramato	Lorcaserina	Orlistate
Síndrome metabólica e pré-diabetes		Evidência insuficiente para prevenção de DM2	–	Evidência insuficiente para prevenção de DM2	–
Hipertensão	Monitorar FC	Monitorar FC e PA (contraindicada em caso de HAS descontrolada)	Monitorar FC	–	–
Doença cardiovascular					
▪ DAC	Monitorar FC	Monitorar FC e PA	Monitorar FC	–	–
▪ Arritmia	Monitorar FC e ritmo	Monitorar FC, PA e ritmo	Monitorar FC e ritmo	Monitorar bradicardia	–
▪ IC	Dados insuficientes	Dados insuficientes	Dados insuficientes	Dados insuficientes	Dados insuficientes
Doença renal crônica					
▪ 30 a 49 mℓ/min	–	Não exceder 8 mg/90 mg 2 vezes/dia	Não exceder 7,5 mg/46 mg/dia	–	–
▪ < 30 mℓ/min	Evitar se houver vômitos ou depleção de volume (usar com cautela)	Evitar uso	Evitar uso	Evitar uso	Usar com cautela para nefropatia por oxalato
Nefrolitíase	–	–	Cálculos de fosfato	–	Cálculos de oxalato
Doença hepática					
▪ Child-Pugh 5 a 9	Precaução para colelitíase	Não exceder 8 mg/90 mg pela manhã	Não exceder 7,5 mg/46 mg/dia	Metabolismo hepático do fármaco (usar com cautela)	Precaução para colelitíase
▪ Child-Pugh > 9	Não recomendado	Não recomendado	Não recomendado	Não recomendado	Não recomendado

(*continua*)

Tabela A.9 Tratamento farmacológico da obesidade em situações especiais. (*continuação*)

Características clínicas e doenças coexistentes	Liraglutida (3 mg)	Naltrexona/bupropiona	Fentermina/topiramato	Lorcaserina	Orlistate
Depressão	–	Poucos dados sobre segurança Evitar em adolescentes e adultos jovens	Evitar dose máxima: 15 mg/92 mg/dia	Poucos dados sobre segurança Evitar combinação com fármacos serotoninérgicos	–
Ansiedade	–	–	Evitar dose máxima: 15 mg/92 mg/dia	–	–
Compulsão alimentar	Dados insuficientes	Dados insuficientes Possível benefício com base em estudos com bupropiona (evitar em pacientes com bulimia)	Dados insuficientes Possível benefício com base em estudos com topiramato	Dados insuficientes Possível benefício em caso de ansiedade em relação à alimentação	
Glaucoma	–	Pode causar fechamento angular	Pode causar fechamento angular (contraindicado)	–	–
Epilepsia	–	Bupropiona reduz o limiar convulsivo	Se for suspender o uso na dose de 15 mg/92 mg, reduzir a dose progressivamente	–	–
Pancreatite	Monitorar sintomas (evitar o uso se doença prévia ou atual)	–	–	–	Monitorar sintomas

Uso de opioides	–	Antagoniza os opioides ou opiáceos	–	–	–
Mulher em idade fértil					
▪ Gravidez	Usar método contraceptivo e suspender o uso na gravidez	Usar método contraceptivo e suspender o uso na gravidez	Usar método contraceptivo e suspender o uso na gravidez	Usar método contraceptivo e suspender o uso na gravidez	Usar método contraceptivo e descontinuar uso na gravidez
▪ Amamentação	Não é recomendado	Não é recomendado	Não é recomendado	Não é recomendado	Não é recomendado
Idade ≥ 65 anos	Poucos dados disponíveis	Dados insuficientes	Poucos dados disponíveis	Dados insuficientes	Poucos dados disponíveis
Etilismo	–	Evitar o uso em vista do risco de convulsão e redução do limiar convulsivo com bupropiona	Dados insuficientes Topiramato pode trazer algum benefício no tratamento	Pode haver potencial de abuso pela euforia em altas doses	–
Pós-cirurgia bariátrica	Estudos com dose de 1,8 a 3 mg/dia	Dados insuficientes	Poucos dados disponíveis	Dados insuficientes	Dados insuficientes

DM2: diabetes melito tipo 2; FC: frequência cardíaca; PA: pressão arterial; HAS: hipertensão arterial sistêmica; DAC: doença arterial coronariana; IC: insuficiência cardíaca.
Adaptada das Diretrizes de Obesidade 2016 da AACE (American Association of Clinical Endocrinologists).

Apêndice 4

Avaliação Pré e Pós-Cirurgia Bariátrica

Tabela A.10 Avaliação pré-operatória de pacientes candidatos à cirurgia bariátrica.

***Check-list* pré-operatório**
1. História clínica e exame físico: comorbidades, história de perda de peso, adesão às mudanças no estilo de vida, peso, índice de massa corporal (IMC), medidas antropométricas
2. Rotina laboratorial: glicemia de jejum, perfil lipídico, função renal, perfil hepático, sumário de urina, tempo de protrombina/relação normalizada internacional (INR), tipagem sanguínea
3. Rastreio para deficiência nutricional: estudo do ferro, vitamina B_{12}, ácido fólico, 25OH-vitamina D (vitaminas A e E, homocisteína, ácido metilmalônico são opcionais) – considerar investigação mais extensa nos pacientes que serão submetidos a procedimentos disabsortivos e com base nos sintomas e risco individuais
4. Avaliação cardiopulmonar com rastreamento para apneia obstrutiva do sono: eletrocardiograma (ECG), radiografia de tórax, ecocardiograma em caso de suspeita de doença cardíaca ou de hipertensão pulmonar, avaliação para trombose venosa profunda (TVP), se indicado
5. Avaliação gastrintestinal: rastreio para *H. pylori* em áreas de alta prevalência; avaliação de doença biliar, se sintomas presentes. Em caso de elevação de aspartato transaminase/alanina aminotransferase (AST/ALT) (2 a 3 vezes o limite superior da normalidade), deve-se realizar ultrassonografia (US) de abdome e sorologias para hepatites virais
6. Avaliação endócrina: hemoglobina glicada (HbA1c) nos casos suspeitos ou diagnosticados de diabetes ou pré-diabetes; hormônio tireoestimulante (TSH) em caso de sintomas ou risco aumentado de doença tireoidiana; androgênios na suspeita de síndrome do ovário policístico (SOP) (testosterona total/livre, sulfato de desidroepiandrosterona [SDHEA], androstenediona); rastreamento para síndrome de Cushing em caso de suspeita clínica (cortisol após 1 mg de dexametasona, cortisol livre urinário ou cortisol salivar às 23 h)
7. Densitometria óssea: avaliação de rotina não indicada, mas pode ser realizada
8. Avaliação nutricional
9. Avaliação psicossocial/comportamental
10. Consentimento informado

(*continua*)

Tabela A.10 Avaliação pré-operatória de pacientes candidatos à cirurgia bariátrica. (*continuação*)

***Check-list* pré-operatório**
11. Otimizar o controle glicêmico ▪ HbA1c ≤ 6,5 a 7%, glicemia de jejum (GJ) ≤ 110 mg/dℓ e glicemia pós-prandial (GPP) ≤ 140 mg/dℓ ▪ HbA1c ≤ 7 a 8% (se complicações micro- ou macrovasculares, comorbidades ou diabetes melito [DM] de longa duração)
12. Aconselhamento acerca de gravidez ▪ Evitar engravidar por 12 a 18 meses após a cirurgia bariátrica ▪ Evitar anticoncepcionais orais (ACO) no caso de cirurgias disabsortivas
13. Descontinuar anticoncepcional oral (ACO) por um ciclo e a terapia hormonal por 3 semanas previamente à cirurgia bariátrica
14. Cessar o tabagismo (ao menos 6 semanas previamente à cirurgia)
15. Rastreamento para câncer (endométrio, bexiga, rins, mama, cólon, pâncreas, esôfago) – ainda não há consenso para indicação formal e o seu achado não contraindica a cirurgia bariátrica

Adaptada de Mechanick JI, Youdim A, Jones DB et al.; American Association of Clinical Endocrinologists; Obesity Society; American Society for Metabolic & Bariatric Surgery. Clinical practice guidelines for the perioperative nutritional, metabolic and nonsurgical support of the bariatric surgery patient – 2013 update: cosponsored by American Association of Clinical Endocrinologists, the Obesity Society, and American Society for Metabolic & Bariatric Surgery. Endocr Pract. 2013; 19(2):337-72.

Tabela A.11 Avaliação pós-operatória de pacientes submetidos à cirurgia bariátrica.

***Check-list* pós-operatório**	**LAGB**	**LSG**	**RYBG**	**BPDDS**
1. Intervalo das consultas médicas (meses) Inicialmente: ▪ Consultas posteriores até estabilização do peso ▪ Após estabilização do peso	1 1 a 2 12	1 3 a 6 12	1 3 6 a 12	1 3 6
2. Dieta: progressão supervisionada ▪ Posteriormente: três refeições pequenas por dia, com cinco porções diárias de frutas e vegetais. Ingesta proteica mínima: 60 g/dia (até 1,5 g/kg de peso ideal) ▪ Evitar doces concentrados (risco de *dumping* – RYGB)	+		+	+
3. Atividade física ▪ Exercício aeróbico: 150 a 300 min/semana ▪ Exercícios de resistência: 2 a 3 vezes/semana	+	+	+	+
4. Micronutrientes – comprimidos/dia (a depender da composição) ▪ Cálcio elementar: 1.500 a 3.000 mg/dia ▪ Vitamina D_3: 3.000 UI/dia a 50.000 UI 3 vezes/semana (manter 25(OH)-vitamina D > 30 ng/mℓ) ▪ Vitamina B_{12}: 1.000 μg/dia ▪ Ferro elementar 45 a 60 mg/dia ▪ Ácido fólico: 400 μg/dia ▪ Cobre: 2 mg/dia (normalmente já disponível nos polivitamínicos)	+	+	+	+

(*continua*)

Tabela A.11 Avaliação pós-operatória de pacientes submetidos à cirurgia bariátrica. (*continuação*)

Check-list **pós-operatório**	**LAGB**	**LSG**	**RYBG**	**BPDDS**
5. Avaliação dos lipídios (com base no risco e na terapia)	6 m	6 m	6 m	6 m
6. Densitometria óssea – basal (opcional) e após 2 anos	+	+	+	+
7. Calciúria 24 h (6 meses e depois anualmente)	+	+	+	+
8. Vitamina B_{12}: anualmente e em caso de tratamento, avaliar de 3 a 6 meses	+	+	+	+
9. Ácido fólico, estudo do ferro, 25(OH)-vitamina D, paratormônio (PTH)	x	x	+	+
10. Vitamina A: inicialmente e de 6 a 12 meses, posteriormente	x	x	Opcional	+
11. Rastreamento para deficiência de selênio em caso de: ▪ Anemia ou fadiga inexplicada por outras causas ▪ Diarreia persistente ▪ Cardiomiopatia ▪ Doença osteometabólica	x	x	+	+
12. Rastreamento para deficiência de zinco em caso de: ▪ Queda de cabelo ▪ Disgeusia ▪ Homens com hipogonadismo e disfunção erétil	x	x	+	Sempre suplementar
13. Rastreamento para cobre em caso de: ▪ Anemia ▪ Neutropenia ▪ Mieloneuropatia ▪ Alteração na cicatrização de feridas	x	x	+	+
14. Rastreamento ou suplementação empírica de tiamina em caso de: ▪ Perda rápida de peso ▪ Vômitos prolongados ▪ Nutrição parenteral ▪ Uso excessivo de álcool ▪ Neuropatia ou encefalopatia ▪ Insuficiência cardíaca	+	+	+	+
15. Ajustar doses de hipoglicemiantes orais e insulina conforme monitoramento glicêmico e quando houver sintomas de hipoglicemia	+	+	+	+
16. Ajustar dose dos anti-hipertensivos a cada consulta	+	+	+	+

LAGB: banda gástrica ajustável; LSG: gastrectomia vertical (*sleeve*); RYBG: *bypass* gástrico em Y de Roux; BPDDS: derivação biliopancreática com *switch* duodenal; +: realizar; x: não realizar. Adaptada de Mechanick JI, Youdim A, Jones DB et al.; American Association of Clinical Endocrinologists; Obesity Society; American Society for Metabolic & Bariatric Surgery. Clinical practice guidelines for the perioperative nutritional, metabolic and nonsurgical support of the bariatric surgery patient – 2013 update: cosponsored by American Association of Clinical Endocrinologists, the Obesity Society, and American Society for Metabolic & Bariatric Surgery. Endocr Pract. 2013; 19(2):337-72.

Apêndice 5

Estruturas dos Análogos de Insulina

Representação esquemática dos análogos da insulina

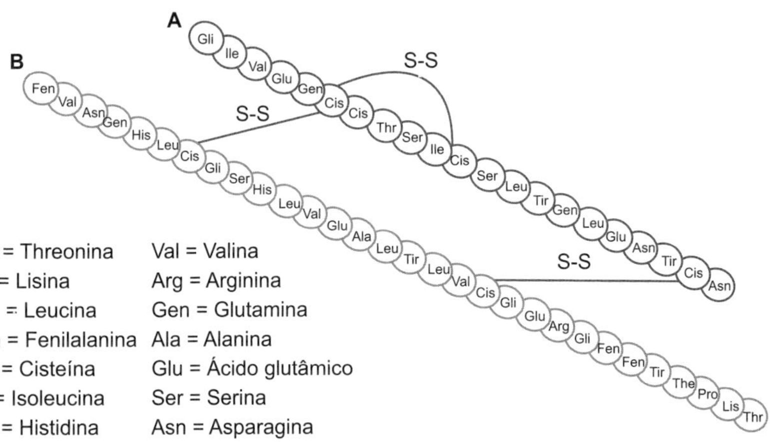

Thr = Threonina
Lis = Lisina
Leu = Leucina
Fen = Fenilalanina
Cis = Cisteína
Ile = Isoleucina
His = Histidina
Tir = Tirosina
Pro = Prolina

Val = Valina
Arg = Arginina
Gen = Glutamina
Ala = Alanina
Glu = Ácido glutâmico
Ser = Serina
Asn = Asparagina
Gli = Glicina
Asp = Ácido aspártico

Figura A.1 Insulina humana.

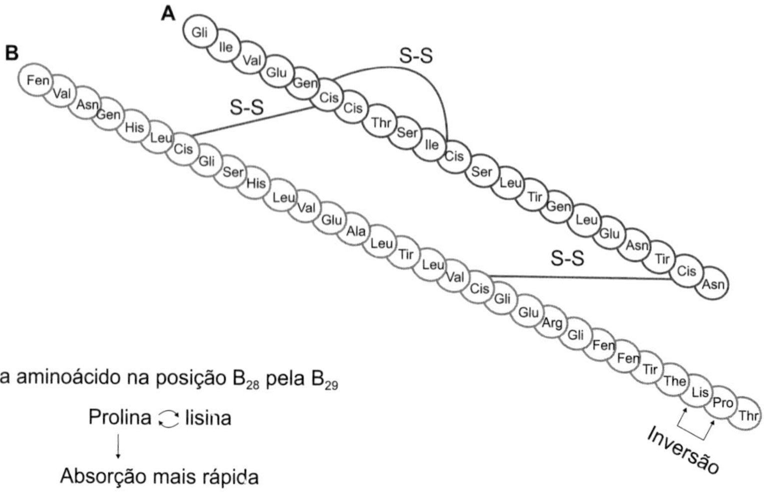

Figura A.2 Insulina lispro.

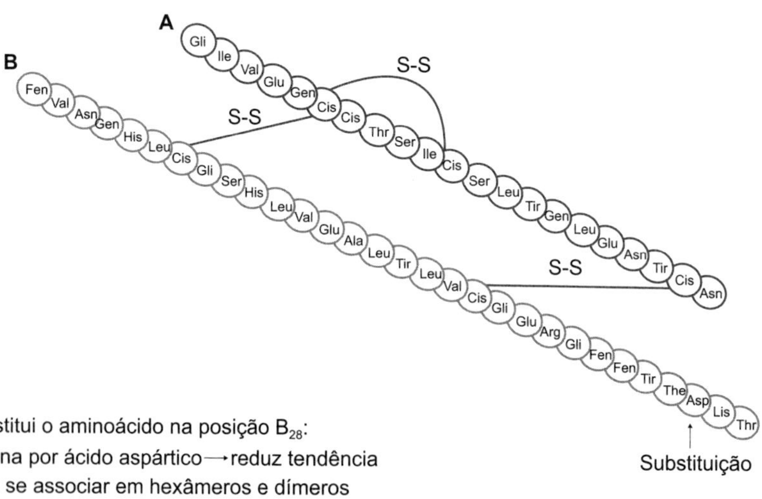

Figura A.3 Insulina asparte.

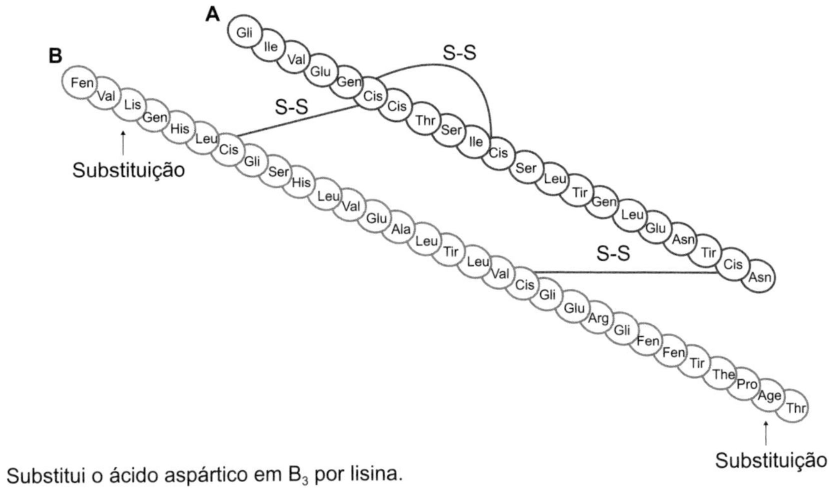

Figura A.4 Insulina glulisina.

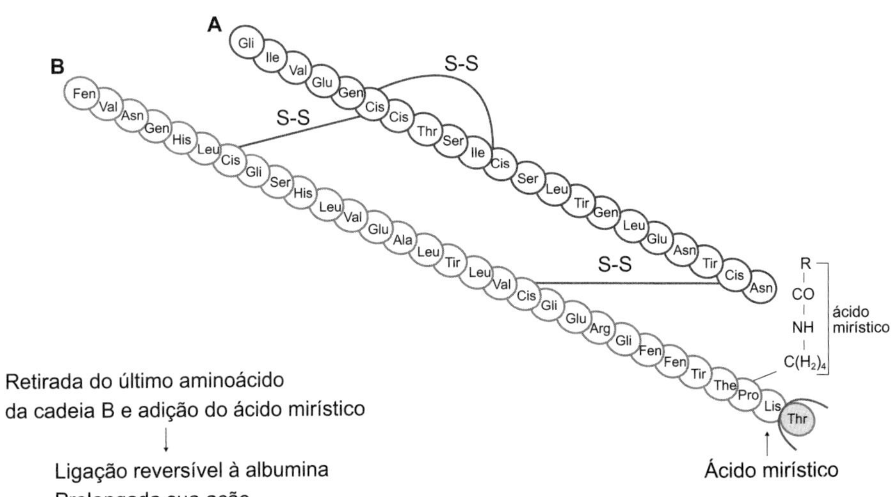

Figura A.5 Insulina detemir.

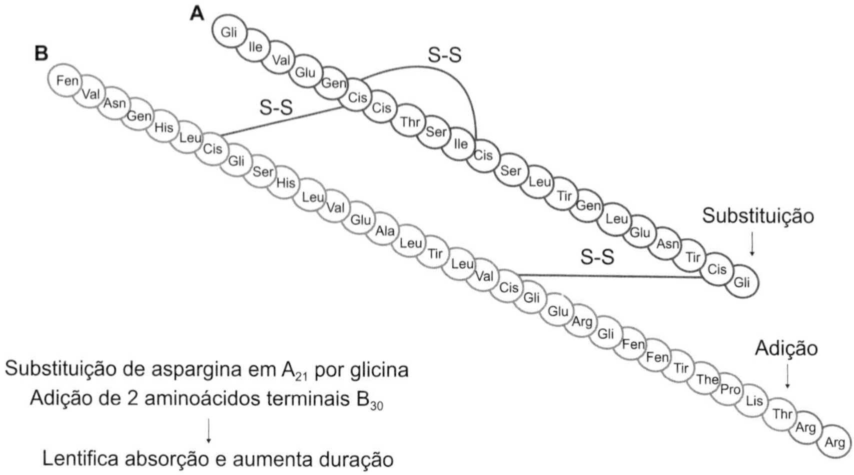

Figura A.6 Insulina glargina.

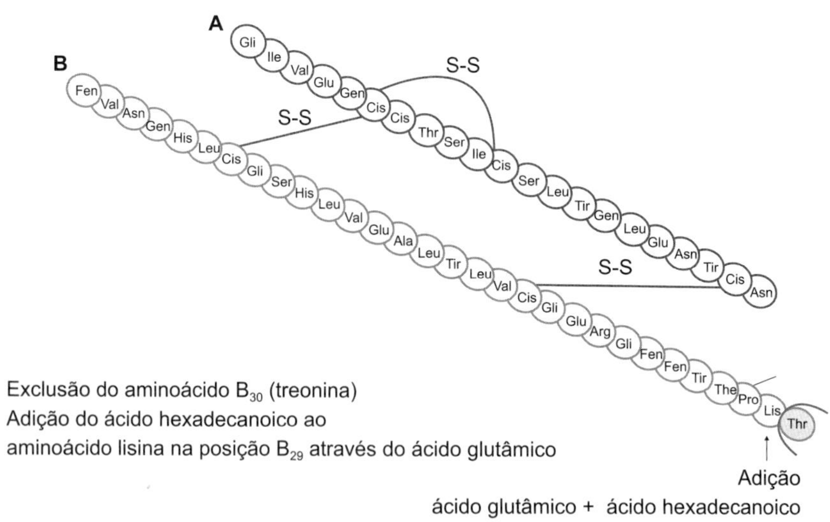

Figura A.7 Insulina degludec.

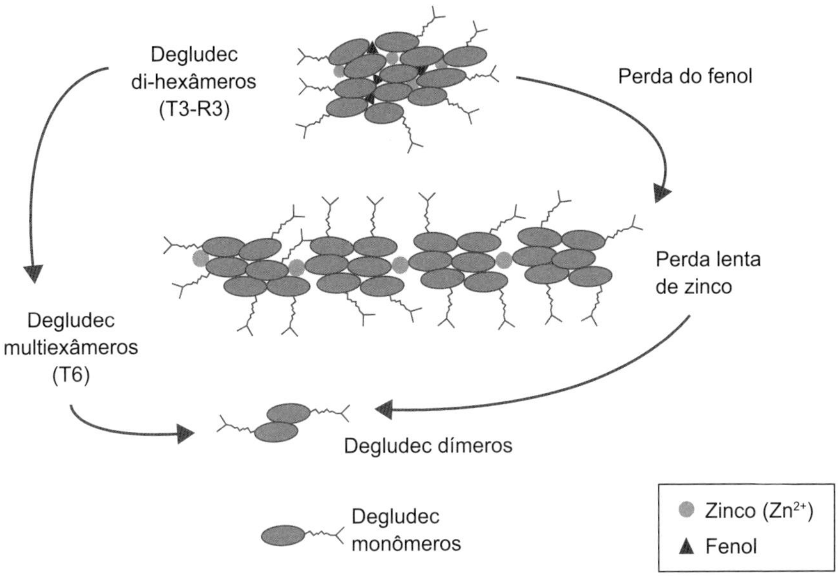

Figura A.8 Insulina degludec após injeção subcutânea.

Apêndice 6

Fatores de Conversão para Testes Laboratoriais Hormonais

Tabela A.12 Fatores de conversão para dosagens hormonais.

Androstenediona × 3,49	ng/mℓ para nmol/ℓ
Aldosterona × 27,7	ng/dℓ para pmol/ℓ
Atividade de renina plasmática × 0,77	ng/mℓ/h para pmol/mℓ/h
ACTH × 0,22	pg/mℓ para pmol/ℓ
ADH × 0,92	pg/mℓ para pmol/ℓ
Cortisol (soro) × 27,8	μ/dℓ para nmol/ℓ
Cortisol (livre urinário) × 2,78	μ/24 h para nmol/24 h
DHEA-S × 0,0027	ng/mℓ para μmol/ℓ
Di-hidrotestosterona × 34,4	ng/dℓ para pmol/ℓ
Estradiol × 3,67	pg/mℓ para pmol/ℓ
GH × 2,6	ng/mℓ para mU/ℓ
17-hidroxiprogesterona × 3,03	ng/mℓ para nmol/ℓ
Progesterona × 0,0318	ng/dℓ para nmol/ℓ
Prolactina × 21	ng/mℓ para mU/ℓ
PTH × 0,1061	pg/mℓ para pmol/ℓ
Testosterona × 0,0346	ng/dℓ para nmol/ℓ
T4 livre × 12,87	ng/dℓ para pmol/ℓ
T3 livre × 1,54	pg/mℓ para pmol/ℓ
T4 total × 12,87	μ/dℓ para nmol/ℓ
T3 total × 0,0154	ng/dℓ para nmol/ℓ
25(OH)D × 2,599	ng/mℓ para nmol/ℓ

Índice Alfabético

E

F

G

H

U

V

X